LAONIANREN CHANGQI ZHAOHU
SHIYONG SHOUCE

老年人长期照护实用手册

谭美青　姜日进　张志勤　主编　　杨根来　主审

化学工业出版社
·北京·

内容简介

　　《老年人长期照护实用手册》以128个老年人长期照护实用技能为要点，突出并整合了近年来老年人长期照护与养老护理员职业技能考评、职业技能竞赛、社会化等级评定的典型案例和规范化操作，涵盖了养老护理员、失智老人照护员常用的操作技能。

　　本书可作为居家照护、机构养老和照护者的实用手册，同时也适用于各地举办的养老护理员、失智老人照护员等职业技能等级培训、备战职业技能竞赛等，以及大中专院校老年服务类专业教学。书中实用量表同时配备电子版（扫描二维码获取），方便读者学习使用。

图书在版编目（CIP）数据

老年人长期照护实用手册 / 谭美青，姜日进，张志勤
主编. —北京：化学工业出版社，2022.9（2025.1重印）
ISBN 978-7-122-41611-7

Ⅰ. ①老… Ⅱ. ①谭… ②姜… ③张… Ⅲ. ①老年人 -
护理学 - 手册 Ⅳ. ①R473.59-62

中国版本图书馆 CIP 数据核字（2022）第 097293 号

责任编辑：章梦婕　刘　哲　李植峰　　　　　文字编辑：张晓锦
责任校对：田睿涵　　　　　　　　　　　　　装帧设计：张　辉

出版发行：化学工业出版社（北京市东城区青年湖南街 13 号　邮政编码 100011）
印　　装：三河市双峰印刷装订有限公司
787mm×1092mm　1/16　印张 19¼　字数 499 千字　2025 年 1 月北京第 1 版第 3 次印刷

购书咨询：010-64518888　　　　　　　　　售后服务：010-64518899
网　　址：http://www.cip.com.cn
凡购买本书，如有缺损质量问题，本社销售中心负责调换。

定　　价：78.00 元

《老年人长期照护实用手册》编审人员

主　编　谭美青　姜日进　张志勤
副主编　冯翠平　迟玉芳　王　燕　石晓燕　赵贤慧　李慧菊
编　者　（按照姓名汉语拼音排列）

曹雅娟　[北京社会管理职业学院（民政部培训中心）]
迟玉芳　[北京社会管理职业学院（民政部培训中心）]
刁　磊　（青岛市长期照护协会）
丁颖铭　（青岛市北红十字护老院）
冯翠平　[北京社会管理职业学院（民政部培训中心）]
郝贵霞　（青岛市北红十字护老院）
惠　鑫　（青岛市北红十字护老院）
纪　斌　（青岛市长期照护协会）
姜日进　（青岛市长期照护协会）
李慧菊　（兰州大学）
李继宗　[北京社会管理职业学院（民政部培训中心）]
李　玲　（淄博职业技术学院）
刘　飞　（青岛市北红十字护老院）
刘　锋　（青岛市北红十字护老院）
刘　琪　（青岛市北红十字护老院）
柳淑娟　（青岛市北红十字护老院）
裘　云　（江苏经贸职业技术学院）
曲温超　（潍坊护理职业学院）
石晓燕　[江苏经贸职业技术学院、上海九如城企业（集团）有限公司]
孙宏鑫　（北京青城养老服务有限公司）
谭美青　（青岛市市北区人民医院、青岛市长期照护协会）
王　猛　（潍坊护理职业学院）
王晓凡　（青岛市北红十字护老院）
王　燕　（潍坊护理职业学院）
王英鑫　（青岛市北红十字护老院）
王　莹　（青岛市长期照护协会）
王　圆　（青岛市长期照护协会）
谢东东　（青岛市长期照护协会）
薛宇辰　（青岛市长期照护协会）
袁绍青　（青岛市北红十字护老院）
张　昊　（青岛市长期照护协会）
张志勤　（青岛市长期照护协会）
赵明辉　（南京医科大学附属逸夫医院）
赵贤慧　（青岛市北红十字护老院）
朱振华　（青岛市北红十字护老院）
插　图　薛宇辰　（青岛市长期照护协会）
艾力亚尔　[北京社会管理职业学院（民政部培训中心）]
主　审　杨根来　[北京社会管理职业学院（民政部培训中心）]

序

看到由国投健康产业投资有限公司、北京中民福祉教育科技有限责任公司、青岛市长期照护协会联合推出，由谭美青、姜日进、张志勤三位青岛的同仁主编的《老年人长期照护实用手册》即将由化学工业出版社付梓出版，甚是高兴。

想起2017年，在北京社会管理职业学院召开的"第四届全国健康养老产教对话活动"期间，由我倡导的"养老服务实用手册"系列丛书，继韩振秋《社区居家养老服务手册》、卓永岳《家庭访问护理员手册》之后，又有新作出版，而且是我由衷尊敬和佩服的养老服务实务专家、长期坚守"医养结合"养老服务一线、默默无闻奉献的优秀共产党员谭美青院长亲自撰写的大作出版，我万分欣喜、感慨万千。

与谭美青院长结缘于2009年9月《养老护理员国家职业技能标准》的修订。那时的她已经以一名内科医师和医院院长的身份，在养老院院长岗位上工作了6年多，具有丰富的医疗和养老从业经验。

俗话说，物以类聚，人以群分。我和谭院长就是一群不甘寂寞的人。我们精诚合作、并肩战斗、相互砥砺、彼此尊重，通过各种方式，共同为促进我国养老护理员队伍的建设，为我国养老护理事业尽心尽力。

从修订2011年和2019年版《养老护理员国家职业技能标准》，编写2013年版《养老护理员国家职业资格培训教程》和2020年《养老护理员国家职业技能等级认定培训教材》，到开发养老护理员题库，组织全国1800余名的养老护理员师资培训、400余名养老护理员行业与院校职业技能竞赛裁判员培训，再到2010年首次组织院校民政职业（养老护理员）技能竞赛、首次全国民政行业职业（养老护理员）技能竞赛……谭美青院长作为2014年学院聘任的16位养老服务专业的兼职教授之一，在产教融合、校企合作上积极探索，为了鼓励"老年服务与管理"专业毕业生致力于养老服务事业，她和她的机构还为学生们设置了专项"奖学奖教金"，5年来，累计为老年福祉学院捐助30万元。2019年，国家倡导职业教育改革，实施"学历证书+若干职业技能等级证书"，我们又在一起研究《失智老年人照护职业技能等级标准》，编辑出版了初级、中级和高级《失智老年人照护职业技能教材》。

人做好一件事和几件事不难，但是能够几十年如一日地持续做好一件看似平常的事却十分不易。10多年来，谭院长始终坚守养老服务一线，那种对业务精益求精、追求尽善尽美，对事业满腔热情、持之以恒，对工作严格认真、不知疲倦，对同事宽宏大量、循循善诱的品质，给每一位认识她的人都留下了难以忘怀的印象。

10多年来，谭美青院长作为"感动青岛人物"和优秀共产党员，时刻鼓舞着我和我的团队。我们用"不用扬鞭自奋蹄"的韧劲，扎根养老服务事业这片沃土，义无反顾地开掘这片属于我们的富矿，也做出了不少无愧于时代、有利于养老服务人才队伍建设的成绩。

青岛市长期照护协会是全国第一家以从事长期照护业务的机构为会员单位的地方性行业组织。2012年，青岛市在全国率先推出了"长期医疗护理保险制度"，2018年，青岛市又进一步完善了"长期护理保险制度"，开启了"医养康护"长期照护新模式。该协会围绕"青岛市长期护理保险制度"开展了多项业务，做了大量工作。青岛市医疗保险中心原副主任姜日进担任会长，原青岛市民间组织管理局局长张志勤任秘书长，谭美青院长担任常务副会长，我们一起在青岛建立了全国养老服务优秀实训基地和教育部首批现代学徒制实习基地，2014～2018 年，我几乎每年都要带领 100 多名教师和学生到青岛市养老机构挂职锻炼，进行社会实践。实践活动也得到了青岛市长期照护协会的大力支持，姜日进主任和张志勤局长对我国进行长期护理保险试点工作的贡献和敬业精神，让我深受感动。

在开展养老护理师资培训时，在为养老护理员进行鉴定时，在组织养老护理员职业技能大赛时，面对养老护理培训和职业等级考核，面对全国养老护理员职业技能大赛，面对各省、市没有统一的技能实操标准，面对养老机构"4050"一线员工难以通过现有教材进行实操技能自学，如何解决这些问题一直以来都是谭院长的一个"心结"，这也是促进全国第一部《老年人长期照护实用手册》出版的原因。

这本书是她和她的学生们经过多年实践、多年思考、总结、沉淀，历时一年多，执笔编著的精华之作。《老年人长期照护实用手册》体例独特、编排科学，对每一项照护项目，都以情境导入、操作步骤与流程、相关知识拓展的顺序进行编写，128 项操作技能涵盖了新版养老护理员国家职业技能标准的 70%，涵盖了中高职养老服务专业的 40%，涵盖了老年照护、失智老年人照护的 20%。不但有益于大中专院校老年专业（中职为老年人服务与管理、高职专科为智慧健康养老服务与管理、高职本科为智慧健康养老管理、普通本科为老年学与老年服务管理专业）教育教学，也有利于养老护理员、失智老年人照护员等职业技能等级培训、职业技能竞赛。对于老年照护、失智老年人照护、老年康体指导等职业技能等级证书培训也有重要参考价值。可以讲，谭院长是在养老领域倾注全部心血，并为之一以贯之的名副其实的养老专家和"优秀教师"。这本书是倾注她的心血和情感的"优秀教材"，是一本难得的实用手册。

社会的现在和将来，无一不渗透着老年人当年的贡献。关注老年人的长期照护问题，不断提高老年人的生活品质，让老年人享受有尊严的晚年，不仅仅是个人和家庭的现实问题，也是一个重大的社会问题；是一个涉及千家万户和亿万老年人最现实、最突出的民生问题；是人类社会文明进步的重要标志；是全社会义不容辞的责任。20 世纪，第一代养老人说："家家有老人，人人都会老，关爱今天的老人，就是关心明天的自己。"今天，我经常挂在嘴边的一句话是："为老年人做事，做多多都不为多，做多少都不嫌少。"当我们还年轻、身体还健康、时间还充足、手中还有资源、岗位还有权力、工作还有机会的时候，让我们为我们的老年人多做一些努力吧！当父母前辈需要照护时别推辞，当老人长者有需求时别搪塞！

俗话说，榜样的力量是无穷的。谭美青院长已经给我们树立了很好的榜样！

写序不难，难就难在让人看到了什么。我还是把谭院长的故事写出来，权且作为本书之序。

北京中民福祉教育科技有限责任公司执行董事　法定代表人　总经理
北京社会管理职业学院（民政部培训中心）乐龄研究院院长　教授

2022年9月于北京东燕郊

前言

随着我国进入人口老龄化社会，失能失智老人的长期生活照料和医疗护理成为一个亟待解决的社会问题。探索建立长期护理保险制度，是党中央、国务院为应对人口老龄化、建立健全社会保障体系的重要部署。近年来，部分地区与城市积极开展长期护理保险制度试点工作，在制度框架、政策标准、运行机制、管理办法等方面进行了有益的探索，取得了可喜的成效。

青岛市早在2006年7月就出台了有关城镇基本医疗保险社区老年医疗护理住院的政策，经过6年实践，于2012年7月在全国率先推出了"长期医疗护理保险制度"，并荣获2015年度中国政府创新最高奖——"最佳实践奖"；于2016年被列入全国长期护理保险试点城市以后，通过学习国内外先进经验，结合本地实际，先后两次对长期照护服务内容保障范围及支付方式等进行了整合与升级，对服务与资源进行了整合和升级，开启了具有青岛特色的"医养康护"新模式。

长期护理保险制度的出台，推动了青岛市长期照护事业的发展，但是专业照护人员严重不足，服务水平参差不齐，仍然是制约长期照护工作快速发展的瓶颈因素。

青岛市长期照护协会是全国第一家以从事长期照护业务的机构为会员单位的地方性行业组织，成立以来围绕"青岛市长期护理保险制度"做了大量的工作。为了培养职业化、专业化、素质高的长期照护队伍，协会在北京社会管理职业学院（民政部培训中心）老年福祉学院首任院长、民政部民政政策理论研究基地负责人杨根来教授主持下，经过精心准备和策划，组织编写了这本《老年人长期照护实用手册》。

本书的编者中有孜孜不倦为创建"医疗保险制度""长期护理保险制度"而呕心沥血的专业领导；有几十年从事医疗和养老一线工作的医师和护士；有长期执教于老年服务类专业的教师；还有老年服务与管理专业毕业生、曾荣获全国和省、市"养老护理员职业技能大赛一等奖"的"青春养老人"。我们老、中、青三代编者结合实践经验和理论共同完成了本书的编写。

本书分上、下两篇。上篇为长期照护概述，包括中国老龄化现状及应对措施和长期照护制度体系。下篇为照护技能，包括生活照护技能、基础照护技能、康复照护技能、心理照护技能、培训与指导技能，合计128个具体实操技能。

本书的创新之处在于，每个实操技能都设置有情境导入，操作步骤按流程详细讲解并注明注意事项，多数技能后面还配有相关知识拓展。其中，情境来源于真实的案例，操作过程加入了常用的沟通交流话术，知识拓展则是与操作目的有关联的部分理论知识。这样编写有利于长期照护相关人员迅速掌握操作要领，有利于在一线工作中难以长时间参加培训的长期照护人员的自学，有利于学生备战职业技能考核，同时也有利于长期照护人员在开展健康教育活动时参考。

本书的编写得到国投健康产业投资有限公司、北京中民福祉教育科技有限责任公司等单位的大力支持。在此，我们还要特别感谢北京社会管理职业学院（民政部培训中心）党委书记邹文开教授，党委副书记、院长王胜三教授，党委委员、副院长赵红岗教授；青岛市市立医院神经内科急诊主任张伟主任医师；国投健康产业投资有限公司董事长刘剑先生、副总经理徐从瑞先生。本书有幸邀请到北京社会管理职业学院（民政部培训中心）杨根来教授作序。他满怀在我国实行长期护理保险制度的情结，满怀对建设高水平长期照护队伍的期待，对我们多年的工作进行了深情的总结，提出了殷切的希望。面对鼓励，我们除了感谢，更应该在长期照护的道路上勤奋努力、兢兢业业、再接再厉。

现在，谨以此书献给长期辛勤照护失智失能老人的养老人，献给热爱并坚守长期照护事业的莘莘学子。希望我们积累多年的长期照护经验能为大家带来一点点帮助。由于编写水平有限，编写时间紧迫，编写内容较多，书中难免出现疏漏，敬请各位同仁和读者斧正，以利再版时修正，在此表示诚挚的感谢和敬意！

编　者
2022年8月

目录
CONTENTS

上 篇

长期照护概述

下 篇

长期照护技能

上篇

长期照护概述

第一章　中国人口老龄化现状及应对措施

随着中国经济社会的高速发展和物质生活条件的不断改善，医疗保障水平的不断提高，人口预期寿命的不断延长，人口老龄化进程的逐渐加剧，中国初始阶段低水平的养老保障以及养老服务业已经不再适应现阶段人口老龄化严峻的状况。面临人口老龄化带来的一系列问题，我们应积极面对挑战，制定详细战略，为我国可持续发展做出贡献。

第一节　中国人口老龄化现状分析

知识点一　中国人口老龄化现状与特点

一、中国人口老龄化现状

1.何谓老龄化社会

21世纪已进入世界人口老龄化时期，人口老龄化社会是指老年人口占总人口达到或超过一定的比例的人口结构模型。按照联合国的传统标准，一个地区或国家60岁及60岁以上老年人达到总人口的10%，65岁及65岁以上老年人占总人口的7%，就意味着这个地区或国家已经进入人口老龄化社会。

2.中国人口老龄化状况

按照上述标准，中国早在20世纪末就已经进入老龄化社会，是较早进入老龄化社会的发展中国家之一。据2020年第七次全国人口普查数据显示，我国60岁及60岁以上为264018766人，占18.70%，其中65岁及65岁以上为190635280人，占13.50%。与2010年第六次全国人口普查相比，60岁及60岁以上人口的比重上升5.44个百分点，65岁及65岁以上人口的比重上升4.63个百分点。人口老龄化程度进一步加深，未来一段时期将持续面临人口长期均衡发展的压力。

二、中国人口老龄化的特点

1.人口老龄化提前达到高峰

从世界范围看，中国属于较晚进入人口老龄化社会的国家，在20世纪末，为了控制人口的急剧增长，中国推行了计划生育政策，使得当时人口出生率迅速下降，却加快了中国人口老龄化的进程，不可避免地使中国提早达到人口老龄化的高峰。

2.人口老龄化来势迅猛

由于老年人口每年以3.2%的速度攀升，中国人口老龄化速度之快，令人担忧。西方发达国家人口老龄化进程长达几十年到上百年，如法国为115年、美国为60年、德国为40年，日本用了24年才进入人口老龄化社会，而中国仅用了18年的时间。清华大学就业与社会保障研究中心主任曾讲道，中国的人口老龄化拥有两个世界第一：一是老龄人口数量为世界第一，二是人口老龄化速度为世界第一。

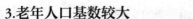

3.老年人口基数较大

有关报告称，至 2025 年 65 岁及 65 岁以上的老年人将超过 2.1 亿人，至 2035 年和 2050 年时，中国 65 岁及 65 岁以上的老年人将达到 3.1 亿人或接近 3.8 亿人，到 2050 年时将接近 5 亿老年人。老年人口基数较大，是中国人口老龄化的特点之一。

4.高龄化现象凸显

高龄化也是中国人口老龄化一个重要的特征。我国 80 岁及 80 岁以上高龄老年人的数量和比例在高速增长，其增速大约是 65 岁及 65 岁以上老年人口总体增长速度的 2 倍。随着三次生育高峰的出生人口相继进入高龄期，未来老年人口年龄结构中"高龄化"的现象将逐渐凸显。

5.老年人健康状况不佳

中国不仅人口老龄化来势迅猛，而且老年人整体健康状况亦不容乐观。据统计，目前约有超过 1.8 亿老年人患有慢性病，患有慢性病的老年人比例高达 75%，失能和部分失能老年人口约有 4000 万人。从这一组数字来看，失能、半失能是老年群体面临的一个关键问题。

6.呈现"未富先老"局面

先期进入人口老龄化社会的一些西方经济发达国家，人均国内生产总值达到 20000 美元以上，呈现出的是"先富后老"的局面，这为解决人口老龄化带来的问题奠定了经济基础。而中国进入人口老龄化社会时，人均国内生产总值仅约为 3000 美元，呈现出的是"未富先老"的特殊困难局面。

7.人口老龄化进程不平衡

中国人口老龄化进程不平衡体现在三个方面。一是城乡不平衡，农村老年人口比例高于城镇老年人口；二是区域不平衡，表现在东部地区快于西部地区；三是结构不平衡，中国出生人口存在大起大落的现象，使人口年龄结构失衡的现象比较突出。人口老龄化的进程也有明显阶段性的不均衡。

8.养老照护人才不足

中国人口老龄化的速度和程度均为世界之最，为了提高老年人生活质量，中国政府 2018 年修订了《中华人民共和国老年人权益保障法》，提出了"老有所养、老有所医、老有所为、老有所学、老有所乐"的工作目标。为了达到这"五个老有"的工作目标，我国亟需培训打造一支专业化、职业化的养老护理人员队伍。养老照护员的数量、素质，直接关系到老年人基本生活质量的高低，并对我国经济社会发展至关重要。

目前我国养老业老年护理人才不足，我国高等院校普遍缺少养老护理专业课程的设置与专业的人才培养，储备人才空缺，尤其是老年生活照护的养老护理员从业人员存在着较大缺口。随着我国老龄化进程不断加剧，失能、失智、独居和高龄老年人日益增多，一方面社会对养老照护员的需求日益扩大，另一方面社会各阶层对养老照护行业从业人员的认可度较低，养老照护员长期承担着社会认知、护理劳动体力和自卑心理的多重压力，因此养老照护员队伍专业化建设的步伐缓慢而艰难。养老照护人才的匮乏会影响政府制定的"五个老有"工作目标的实施和落实。

知识点二　中国人口老龄化对经济社会的影响

一、人口老龄化对经济发展的影响

1.在多重压力下应对老龄化

中国在建立和完善社会主义市场经济体制过程中，改革和发展的任务非常繁重。经济需要可持续发展，社会需要保持稳定，在各种错综复杂的矛盾面前，使中国解决人口老龄化的问题，相较发达国家和人口较少的国家更为艰巨。据全国老龄办最新统计，目前中国平均近4个劳动力抚养一位老年人。在其后 10 多年间，中国人口发展将处于关键转折期，人口结构将逐步由快速老龄化进入急速老龄化阶段。由于中国老年人基数大，老龄化提前达到高峰，并且来势迅猛，呈现"未富先老"的局面等特点，在中国社会经济尚欠发达的状态下，不仅现在增加了中国解决人口老龄化问题的难度，而且对中国未来经济社会的长远发展产生巨大压力。

2.人口红利消失影响经济发展

所谓"人口红利"，是指一个国家的劳动年龄人口占总人口比重较大，抚养率比较低，为经济发展创造了有利的人口条件，整个国家的经济呈高储蓄、高投资和高增长的局面。

随着中国人口老龄化程度不断加深，上一代人的老去和新生一代的不足，导致中国劳动年龄人口在不断减少，人口红利趋于消失。人口红利的消失，造成中国未来经济发展要过一个"减速关"，不断加剧的用工荒，劳动力成本成倍增加，将明显影响和制约中国经济的发展速度和财富增长。

3.储蓄率下降影响社会资本形成

人口老龄化导致的劳动力供给减少，不仅使潜在经济增长率面临下行的压力，而且老龄化使人口结构老化，居民储蓄率的变化呈现先增后降的趋势。由于退休金的替代率下降速度增快，导致全社会储蓄率下降，影响社会资本的形成，也会使消费能力下降，导致需求不足。在此情况下，政府财政将面临收入减缓和养老、医疗等社会保障支出增加的双重压力，从而严重制约政府直接投资和间接引导投资的能力。

二、人口老龄化对养老承载的影响

1.对家庭养老的影响

老年人口的增加，不仅使政府公共财政在基本养老金、退休金、保险费补贴和医疗方面的支出增加，并且对中国传统家庭养老方式也提出了严峻的挑战。代际结构"4∶2∶1""6∶2∶1"甚至"8∶2∶1"的出现和人口地域流动性的加强，都在削弱家庭的养老功能，使家庭代际矛盾凸显，导致家庭养老的风险增加。家庭养老作用的日益下降，难以适应日益严峻的养老形势，社会化养老必将是大势所趋。

2.对社会养老的影响

因为人口老龄化来势迅猛、老年人人口基数大、老年人健康状况不佳，造成中国养老政策体系与日益严重的人口老龄化趋势相比，老龄服务的有效供应存在不足，无论东部发达地区，还是中西部欠发达地区，都存在养老服务项目偏少、养老服务设施功能不完善、利用率不高、与老百姓需求相比具有较大差距的问题，同时，中国老年人口近六成分布在农村，这些老年人的养老问题更是令人担忧。

第二节　应对老龄化问题的措施

知识点一　积极应对中国人口老龄化问题

一、加快养老社会保障体系建设

1.增强应对老龄化的紧迫性

全社会应把老龄社会作为 21 世纪中国的一个重要国情来认真对待，树立老龄意识，增

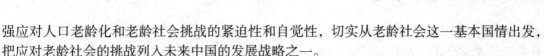

强应对人口老龄化和老龄社会挑战的紧迫性和自觉性，切实从老龄社会这一基本国情出发，把应对老龄社会的挑战列入未来中国的发展战略之一。

2.加快老年社会保障体系建设

中国养老产业尚处在发展的初级阶段，存在着盈利模式没有形成、运行机制不完善、监督管理不严格等问题，迫切需要政府在政策制定时做到统筹兼顾、科学规划，以构建真正能为现代化养老体系保驾护航的政策法规体系。例如，加快制定出台具有全国性指导意义的法律文件；加快制定更强有力的具有资源引导性的政策；鼓励建立行业协会并加快制定行业运行指导政策，并且使该类政策从养老产业运行主体、运行机制、服务标准、硬件设施、从业管理、监督管理等各个方面出发，形成具有行业实践指导意义的规范性文件，以引领养老行业快速、健康地发展，争取最大范畴地妥善解决人口老龄化问题。

二、大力推进长期护理保险制度

随着年龄的增长，老年人身体功能逐渐衰退，慢性疾病患病风险上升，认知功能下降，这些因素导致老年人口需要进行长期照护。为了让以老年人为主的失能人群能获得持续有效的长期照护服务，大力推进长期护理保险制度是中国积极应对人口老龄化的一项重要举措。2015年党的十八届五中全会将"探索建立长期护理保险制度，开展长期护理保险试点"写入"十三五"规划中。2016年，人力资源和社会保障部（简称"人社部"）发布了《关于开展长期护理保险制度试点的指导意见》。该意见指出，探索建立长期护理保险制度，是应对人口老龄化、促进社会经济发展的战略举措，是实现共享发展改革成果的重大民生工程，是健全社会保障体系的重要制度安排。2022年，党的二十大报告指出："建立长期护理保险制度、积极发展商业医疗保险。"

知识点二 加快老龄事业和老年产业发展

一、加快老龄事业的发展

以满足不同层次老年人服务需求为目标，从生活照护、基础照护、康复护理、心理护理、医养结合照护服务出发，努力打造职业化养老服务队伍，不断完善"居家为基础、社区为依托、机构为补充、医养相结合"的养老服务体系。立足当前，完善政策，加大投入，把解决老龄社会的各种矛盾和问题纳入全面建成小康社会和社会主义现代化建设的总体发展战略，加快老龄事业的快速发展。

二、加强养老照护队伍建设

1.加快照护服务专业培训

按照国际公认的3名失能老年人配备1名照护员的标准计算，目前，我国养老照护服务人员缺口巨大，并且照护服务能力亟待提高。为了满足数量庞大老年人群的众多需求，围绕"老有所养、老有所医、老有所为、老有所学、老有所乐"五个原则，我国应加快照护服务人员的专业化培养力度，应支持和鼓励国家高等或职业院校开设养老护理专业课程，储备养老康复护理专业人才，并积极承担照护从业人员的培训任务，以加快提升照护员的文化素质和专业照护服务能力，为老年人提供更加优质的服务。

2.呼吁社会关爱养老照护员

期颐之年如何养老，已成为全社会关注的话题。按照中国"养儿防老"传统观念，照护老年人的责任应该由子女承担，然而，由于家庭结构和养老方式的改变，日夜陪伴老年人的往往是养老照护员。面对当下养老服务的迫切需求，养老照护员理应受到全社会的尊重。当前养老照护职业还没有被人们广泛认可，养老照护群体正在承担着繁重体力和受歧视心理的双重压力，从而间接影响到老年人的长期照护服务质量。我们呼吁全社会在关爱老年人的同时也要加强对长期照护服务人员的关爱，消除歧视，营造良好的老年人长期照护服务从业氛围，提升长期照护服务人员的社会地位和待遇条件，吸引更多人员加入长期照护队伍，为积极应对中国老龄化问题而共同努力。

3.形成良好的养老照护行业风气

养老照护员的数量、素质直接关系社会养老机构为老年人提供养老服务质量的高低。为了充分保障老年人的合法权益，推动中国老龄事业可持续发展，在扶持地方企业发展养老照护服务业务，关爱长期照护服务人员的同时，还应积极开展对养老机构进行行业服务硬件和软件，即总体服务质量的星级信用评级活动。通过强化政府监管，发挥行业协会作用，对照护从业人员建立信用综合评分，逐步形成诚信为本、操守为重的良好行业风气，不断完善行业信用星级评级体系建设，推动养老机构提高经营水平，使其良性竞争、健康发展。

三、推动老年产业的健康发展

老年产品的开发是一项涉及文化观念、生活方式、政策制定等的科学性、多方面的系统工程。社会要充分认识老年产品与消费市场的广阔前景，遵照国家"优先发展社会养老服务"的要求，从老年食品、老年保健、老年康复、老年服装、老年生活用品、老年人住房、老年旅游、老年交通工具等多方面，做好多渠道开发老年产品和消费市场，以满足不同阶层、不同类别老年人的消费需要，推动老年产业健康发展。

知识点三　加强健康管理延缓失智失能

一、健康管理的概念

健康管理是 20 世纪 50 年代末最先在美国提出的概念，其核心内容是医疗保险机构通过对其医疗保险客户（包括疾病患者或高危人群）开展系统的健康管理，达到有效控制疾病的发生或发展，显著降低出险概率和实际医疗支出，从而减少医疗保险赔付损失的目的。随着实际业务内容的不断充实和发展，健康管理逐步发展为专门的系统方案和营运业务，并开始出现区别于医院等传统医疗机构的专业健康管理公司，作为第三方服务机构与医疗保险机构直接面向个体的需求，提供系统专业的健康管理服务。

二、健康管理的目的

1.通过健康管理利用有限的资源达到最大的健康效果

健康管理服务是以预防和控制疾病发生与发展，降低医疗费用，提高生命质量为目的，针对个体及群体的健康危险因素进行全面管理的过程。其宗旨是调动个人、集体和社会的积极性，有效地利用有限的资源来达到最大的健康效果。

2.通过健康管理在疾病形成之前进行有针对性的预防干预

每个人都会经历从年轻到衰老，从健康到失能的过程。疾病是导致老年人失能的重要危险因素。一般来说，一个人从健康到低危险状态，再到高危险状态，从发生早期病变，再到

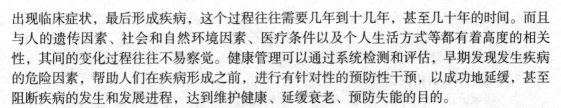

出现临床症状，最后形成疾病，这个过程往往需要几年到十几年，甚至几十年的时间。而且与人的遗传因素、社会和自然环境因素、医疗条件以及个人生活方式等都有着高度的相关性，其间的变化过程往往不易察觉。健康管理可以通过系统检测和评估，早期发现发生疾病的危险因素，帮助人们在疾病形成之前，进行有针对性的预防性干预，以成功地延缓，甚至阻断疾病的发生和发展进程，达到维护健康、延缓衰老、预防失能的目的。

3.加强健康管理是积极应对老龄化的有效措施

健康管理不仅仅是一个概念，也是一种方法，更是一套完善、周密的服务程序，其目的在于使患者以及健康人群更好地恢复健康、维护健康、促进健康，并有效节约医疗和照护费用，让有限的医疗和照护资源惠及更多人群。应该说，对全社会加强健康管理是积极应对老龄化的有效措施。

三、积极推进健康老龄化

1.健康老龄化的概念

健康老龄化的概念，于1987年5月在世界卫生大会上被提出，并在1990年世界老龄大会上被世界卫生组织作为应对人口老龄化的一项发展战略。健康老龄化包括三项内容：老年人个体健康，生理和心理健康，有良好的社会适应能力；老年人口群体的整体健康，健康预期寿命的延长以及与社会整体相协调；人文环境健康，人口老龄化社会的社会氛围良好，发展持续、有序、合规律。健康老龄化，一方面是指老年人个体和群体的健康，另一方面是指老年人生活在一个良好的社会环境中。

2.健康老龄化的目标

随着人口老龄化进程的进一步加深，相比较一个人寿命的长度，个体寿命质量越来越受到全社会的广泛关注，而健康预期寿命就是在此基础上被提出来的。相比平均预期寿命，健康预期寿命既反映寿命的数量，也反映寿命的质量。它将死亡与健康相统一，为健康公共政策的制定提供了较为可靠的依据。为了稳步提高健康预期寿命，世界卫生组织长期以来大力提倡健康老龄化理念，并于2015年提出了健康老龄化战略。2017年3月，《"十三五"健康老龄化规划》的出台，则象征着健康老龄化战略在中国宏观战略布局中的地位得到进一步提升。

《2021年我国卫生健康事业发展统计公报》显示，全国设有国家老年疾病临床医学研究中心6个；设有老年医学科的二级及以上综合性医院4685个，设有临终关怀（安宁疗护）科的医疗卫生机构1027个。"十三五"期间，中国人均预期寿命从76.3岁提高到77.3岁，提高了1岁。政府工作报告在"十四五"规划目标任务概述中提出，人均预期寿命再提高1岁。中国老年人整体健康状况并不乐观，由于中国老龄人口的快速增长，带病时间长，对中国的国民经济发展及社会稳定产生了重大影响。如何实现健康老龄化，提高老年人的生命质量，缩短带病生存期，延长健康预期寿命，已经成为老龄工作者的长期目标。

作为指导健康中国建设的行动纲领，《"健康中国2030"规划纲要》明确提出了推动老年卫生服务体系建设等多项举措，旨在促进健康老龄化。促进健康老龄化不仅是打造健康中国的战略性要求，也是应对人口老龄化新时期所凸显矛盾的客观需要。

如何在中国实现健康老龄化，《健康老龄化的中国方案探讨：内涵、主要障碍及其方略》一文中指出的三个核心目标可作参考。

一是老年人的寿命质量得到普遍提升。随着平均预期寿命的延长，中国老年群体的慢性疾病负担日趋严重，而健康老龄化中国方案最根本的宗旨就是提升老年人的寿命质量，减轻慢性疾病的影响。

二是实现年龄友好的社会人文环境。在宏观层面，建立年龄友好的社会人文环境能够消除年龄歧视，有利于老年人的自我发展，加强该群体的社会参与、社会融合以及社会贡献。

三是老年人的功能发挥得到全面提升。健康老龄化在中国的实践既要提倡"尊老敬老"的优良传统，也要突出老年人的尊严和自主性。

3.实现健康老龄化的措施

为了实现上述核心目标，应该明确以下具体措施。

一是完善健康老龄化战略的顶层设计。通过制定和完善相应规划和政策法规，发挥政府的引导性作用，明确健康老龄化战略要做什么、怎么做。

二是完善整合型老年医疗卫生服务体系。整合型医疗卫生服务体系的建立和完善，使所有老年人能够得到有效健康服务的保障。

三是建立适应中国国情的长期照护体系。针对失能和半失能老年人，在协调家庭、社区卫生医疗机构和私人机构合作关系的基础上，构建长期持续性的照护体系，是维护老年人晚年生活尊严的重要举措。

四是提升尊老爱老的社会人文环境。老年友好环境的打造，要从城乡、社区到家庭等多个层面着手，要将老年友好城市的建设与老年友好社区、老年友好家庭的构建相联系。

五是提高对于健康老龄化的测评和监督水平。无论是打造老年医疗卫生综合服务体系，还是建立长期照护体系，健康老龄化的实现必然伴随着对于上述方面成果的有效测评和监督。

第三节 构建良好养老社会环境和社区

知识点一 构建老年友好环境

一、何谓老年友好环境

老年友好环境就是适应老年人需求，为老年人安度晚年而创造的安全、舒适、优美、和谐的生存环境。

二、建设老年友好环境的重要性

随着人口老龄化的快速发展，老年人口将逐渐成为人口结构主体，老年人的居住条件、公共服务、社区环境、权益维护、社会参与等方面暴露出的环境问题也将越来越突出，老年人日常生活和社会参与存在的障碍将越来越明显，而这些问题尚未引起足够的重视。目前，中国由快速城市化的"成年型"社会迈向快速人口老龄化的"老年型"社会，老年友好环境建设工作不仅意义重大，而且刻不容缓。2009年，中国在借鉴世界卫生组织老年友好新理念的基础上，在全国7个省市15个城市开展了老年友好城市、老年宜居社区建设试点。老年宜居环境建设已在2012年修订时写入《中华人民共和国老年人权益保障法》，专门增加了"宜居环境"一章。营造老年友好氛围，不仅是全面建成小康社会，促进经济社会协调发展和维护社会和谐稳定的内在必然要求，而且也是衡量国家社会进步和文明程度的一个重要标志。

知识点二 构建老年友好社区

一、构建老年友好社区工作任务

世界卫生组织提出，老年友好型城市的建设涵盖户外空间和建筑、交通、住房、社会参与、尊重与社会包容、市民参与和就业、交流和信息、社区支持和卫生保健服务八个领域。

我国创建示范性老年友好型社区借鉴了世界卫生组织理念，是我国此前开展老年宜居环境建设的延续。为了推进老年友好社区建设，国家卫生健康委员会（简称"国家卫生健康委"）、全国老龄办决定在全国开展示范性老年友好型社区创建工作。有关通知提出，创建老年友好型社区的工作任务是：改善老年人的居住环境、方便老年人的日常出行、提升为老年人服务的质量、扩大老年人的社会参与、丰富老年人的精神文化生活、提高为老服务的科技化水平六个方面。

二、如何营造老年友好社区

1.依靠社区实现"老有所养"

2021年政府工作报告明确提出，加强基本民生保障。发展社区养老、托幼、用餐、保洁等多样化服务，加强配套设施建设，实施更优惠政策，让社区生活更加便利。完善传统服务保障措施，为老年人等群体提供更周全、更贴心的服务。

2.依靠社区实现"老有所医"

老有所医逐渐成为刚需。老年人除可能逐渐出现的失能、半失能以外，困扰他们的另一个重要问题是慢性病。老年人患慢性病不仅是家庭和社会的沉重负担，也是导致其生活质量下降的重要原因。这使老年人对养老服务的要求越来越高，对医疗和护理的依赖性越来越强，从而凸显出医养结合的必要性。针对目前养老系统普遍存在的"医"不懂"养"、"养"不懂"医"的短板，建立并发展社区老年人医疗服务网络，充分利用该地段医院、护理院、护理中心、诊所、药店的资源，为本社区老年人提供医疗保险、健康咨询、健康检查、疾病诊治、慢性病防治以及医疗护理等医疗保健服务，让所有老年人实现"老有所医"。

3.依靠社区实现"老有所为"

美国心理学家马斯洛把人的需求依次从较低层次到较高层次分成生理需求、安全需求、社交需求、尊重需求和自我实现需求五类。随着中国经济的发展、养老保障体系不断的完善，老年人对层次较低的生理需求、安全需求得到满足后，会对高层次的社交需求、尊重需求和自我实现需求更加关注。老年人有其他年龄层次的人们所难以具备的极其丰富的知识技能和经验积累，其中部分健康老年人并不满足于"共享"，更愿意"共建"，愿意继续为社会再做贡献。社区应为老年人创造条件让他们回归社会，发挥聪明才智，参与促进社会发展，体现人生价值，这是让老年人实现"老有所为"的有效做法。

4.依靠社区实现"老有所学"

老有所学就是让老年人根据自己的爱好，学习掌握一些新知识和新技能，既能从中陶冶情操，又能学到"老有所为"的新本领。"老有所学"，并不是为了得到一个新的学历或学位，而是创造条件让老年人保持学习和理解能力，以延缓衰老，预防失智失能，达到延年益寿的目的。为了让老年人实现"老有所学"，社区要做好三个方面的工作：一要抓舆论引导，促进老年人保持学习的兴趣；二要搭建平台，吸引更多老年人参与；三要创造条件，给予老年人更多参与写字、画画、写作、剪纸、音乐、舞蹈、营养保健、初级救护等老年人喜闻乐见的学习形式。

5.依靠社区实现"老有所乐"

人无论多大年龄，无论疾病与否，都有一颗不老的童心，任何时候都需要欢乐。为了营造老年友好氛围，社区应健全各种养老服务设施，大力开展各具特色、丰富多彩的文化、娱乐、体育、旅游等活动，让老年人"玩儿起来""唱起来""舞起来""动起来""心里亮堂起来"是满足老年人"老有所乐"的良好措施。这些多形式的活动，一方面可以丰富老年人文化生活，缓解其心理障碍，振奋其精神，另一方面也能够提高老年人对社区的认同感和归属感。

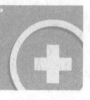

第二章　长期照护制度体系

世界卫生组织对长期照护做了如下界定：长期照护是由非正规照护提供者（家人、朋友或邻居）、正规照护提供者（卫生、社会及其他专业人士），以及志愿者进行的护理照料活动体系，以保证那些因不具备完全自我照料能力的人能继续得到其个人喜欢的以及较高的生活质量，获得最大可能的独立程度、自主、参与、个人满足及人格尊严。

长期照护体系包括的内容有以下几个方面。

一是照护的对象，即被照护人，指那些因身体、精神及认知能力障碍而失去自理能力的人，可以简称为失能者。

二是照护服务提供者，即照护人，包括三类人：非正规照护提供者（家人、朋友或邻居）；正规照护提供者（卫生、社会及其他专业人士）；志愿者。

三是照护服务的内容，包括基本医疗护理和部分生活照料。

四是照护的目的或目标，使失能者"继续得到其个人喜欢的以及较高的生活质量，获得最大可能的独立程度、自主、参与、个人满足及人格尊严"。这个表述与我们传统理解的照护、看护有很大的不同，即不是被动地照护，而是要在照护中充分调动被照护者自身的积极因素，尽可能使之得到自主感、参与感、满足感和人格尊严，获得较高的生活质量。

五是长期照护的含义，长期照护区别于急性病的临床护理或短期护理，指被照护对象已基本没有恢复自理能力的可能，需要进行长期照护。为此有些国家将长期照护确定为失能期6个月，超过6个月仍不能自理的，可申请长期照护待遇。

作为一个制度体系，长期照护包括保障体系、服务体系、需求评估体系、运行管理体系。

第一节　长期照护保障体系

知识点一　长期照护保障体系的产生背景

长期照护保障体系有广义、狭义之分。广义的长期照护保障体系就是将长期照护作为一个完整的社会服务保障体系，包括了服务体系；狭义的长期照护保障体系是指相对于服务体系的支付体系，这是长期照护体系的基础和核心，因为没有支付体系，服务体系就难以发展。其产生背景如下。

1.老年照护需求急剧增加

长期照护保障体系产生的根本原因是人口老龄化导致失能老年人照护需求急剧增加。

2.家庭照护负担沉重

随着社会经济的发展、女性就业率的提高和少子化现象，各国家庭结构普遍趋于小型化。失能者的增多，家庭照护功能的弱化，使照护费用不断增加，失能者家庭负担沉重，政府救济杯水车薪不堪重负，在这种背景下，长期照护保险应运而生。

3.医疗保险不堪重负

由于失能者的照护无制度保障，很多失能者通过"社会性住院"挤进医保支付，形成了规模化的医保"道德风险"，这种状况造成医保压力剧增，使医疗保险不堪重负。

4.政府应承担低收入失能者的照护责任以维护社会稳定

上述原因首先催生了政府的福利制度。为维护社会稳定，政府必须承担低收入失能者的照护责任，继而中等收入的失能者也不得不纳入救助范围，逐步形成了福利性的长护保障制度。其次，催生了商业护理保险。20世纪70年代，长期护理保险保单开始在美国商业保险市场上出现，保险业发达的欧洲国家也都陆续出现了商业护理保险，但覆盖率不高，多是富人参加。再次，逐步产生了社会长期照护保险。1986年，以色列政府率先推出了法定长期护理保险制度，随后，奥地利、荷兰、德国、日本、韩国等国也相继建立了长期护理保险制度。

知识点二　长期照护保障体系的模式及选择

目前世界上大部分进入老龄化社会的发达国家已经建立了不同形式的长期照护保障制度，大体上可分为社会福利、商业保险、社会保险三种基本模式。

一、长期照护保障体系的模式

1.社会福利模式

一些高福利国家的长期照护保障制度被称为社会福利模式，这些国家的医疗保障基金一般都是通过税收筹集的，由政府直接提供全体国民的基本医疗保障，因此也被称为国家保险模式，如英国、澳大利亚等英联邦国家，瑞典、丹麦等北欧国家。由于这些国家社会经济都比较发达，财政比较充裕，医疗保障的范围和水平较高，随着老龄化的发展，其失能老年人长期照护的费用实际上早已逐步纳入了医疗保障支付。当然也有只将医疗护理的费用纳入医保支付的，如上面提到的英国。

另外，很多现行以社会保险为主的国家，在照护保险制度建立之前，实际上早已以福利制实施照护保障，只不过是保障范围窄、保障水平低，如德国、日本、韩国等（如同我国目前对农村"五保"、城镇"三无"和低保失能者实施的福利救助式的照护保障）。

2.商业保险模式

商业长期照护保险是伴随着老龄化社会的到来出现的商业保险险种。实际上，现在不管是实行社会保险模式还是社会福利模式的国家，在其基本制度实施之前，均已经存在商业长期护理保险，在基本制度建立后，商业长期护理保险作为基本制度的一个补充，仍然发挥着不可或缺的作用。

美国是商业长期照护保险最为发达的国家，这或许与其医疗保障是以商业保险为主有关。有学者认为美国的长期照护保障制度是以商业保险为主，实际上并不准确，美国亦应属于以福利和救济为主的国家。近期有一篇介绍美国长期照护筹资结构的文章披露，美国某年度的长期照护支出中，政府承担了61%，个人承担了28%，商业护理保险等只承担了11%。

英国是实行全民医疗保障最早的国家之一，其老年医疗护理早已纳入了医疗保障，我国国内的一些文献将其划入了长期护理实行社会福利模式的国家。其实该国除贫困家庭外，其失能老年人的生活护理一直要靠个人承担或商业保险解决。近些年，随着人口老龄化的加剧，住养老院的费用直线上升，参加商业保险的费用也随之上升，一些中产阶层老年人也难以承受，因此，社会各界强烈要求由政府出面建立社会照护保险。

3.社会保险模式

社会照护保险是继社会福利制、商业照护保险之后，最晚产生的一种照护保障模式。因为社会福利制要求政府有强大的财力，许多国家的财政拿不出这么多钱，因而只能保障低收入群体的失能照护，且保障水平难以随社会发展水平而提高；而商业保险由其自愿性、营利性、高成本等特性所决定，中低收入群体无力或不愿参加，如商业长期照护保险最发达的美国，其购买商业照护险的人数，也远远低于享受政府补助或救济的人数。因此，近些年越来越多的国家选择了强制性的统筹互济的社会长期照护保险的保障模式。

二、我国的长期照护保障模式

1.建立社会长期照护保险试点

我国长期照护保障体系到底应当采用何种模式，一直是业界争论的焦点。目前各相关领域的专家比较一致的意见是，根据我国国情并借鉴国际经验，建立以社会保险为主、社会救助为辅、商业保险为补充的长期照护保障体系。此前，鉴于建立社会长护保险的条件尚不成熟，也曾鼓励先发展商业长期照护保险，许多保险公司推出了长期照护险种，但历时6年的商业长期照护险发展举步维艰，问津者寥寥无几，根本形不成规模。面对快速人口老龄化，失能老年人照护需求剧增的局面，单纯依靠福利救助已明显力不从心。为此，一些地区开始建立社会长期照护保险的试点。

2.保险费用由政府、社会和个人共同承担

社会长期护理保险是近些年从福利制起步或者从医疗保险衍生出来的一种保障模式，代表了一种发展趋势。它的优越性在于保险费用由政府、社会和个人共同承担；可以大大减轻财政的压力；其普遍性和保障性能够为更多需要照护的普通民众提供低成本的基本保障；其强制性能够将保险意识薄弱的民众也纳入保障的范围；其非营利性可以降低基金筹集的成本并提高其使用的效率。

3.初步具备建立社会保险制长期照护保障模式的基础

长期照护保障模式的选择，除了文化历史传统、经济发展水平、政府财力强弱等因素外，还与医疗保障模式密切相关。现实行福利制长期照护保障模式的发达国家，其医疗保障一般也都是福利制，如英联邦国家、北欧福利制国家，而已经建立或准备建立社会长期照护保险的国家，如德、荷、日、韩等国，其医疗保障基本也都是社会保险制，我国基本医疗实行的是社会保险制，并且已经实现了城乡全覆盖，初步具备了建立社会保险制长期照护保障模式的基础。

4.实践说明社会长期照护保险适合我国国情

我国养老业面临的是一个"未富先老"的发展现状，以政府的财力无法支撑福利制长期照护保障所需的巨大支出，并且现阶段人民的平均收入较低、保险意识淡薄，还难以发挥商业长期照护险基本保障作用。从实践看，社会长期照护保险最适合我国国情。因此，国家确定了"建立长期护理保险制度"，有关部门也已在部分省市开展工作，实际上，我国长期照护保障模式的选择已经明确化了。

第二节　长期照护服务体系

前文讲到长期照护服务体系也有广义、狭义之分。以下所说的服务体系是狭义的，即相对于保障体系或支付体系的供给体系，也即养老保障体系的"供给侧"。长期照护服务体系包括服务内容、服务和支付形式、服务机构、人力资源等。

知识点一　长期照护服务内容

长期照护服务内容具体的项目定位，对于服务机构的设置、服务人员的配备、支付原则的确定都具有非常重要的意义。长期照护服务的内容最初是由需求决定的，有需求才会催生服务。一旦有了稳定的支付制度，服务范围、服务内容才会与支付范围逐步趋于一致。

长期照护支付一般都是从医疗护理开始的，早期未将生活照料纳入范围。随着人口老龄化的加剧和长期照护制度的实践，人们发现，失能老年人对生活照料的需求远远大于医疗护理的需求。对老年人而言，最主要的问题是控制慢性病的发展和延缓各种生理功能的衰退，从而能自立自尊地生活。因此，长期照护的重点不是医疗护理而是生活照料。国外有文献分析，如果将长期照护服务折算成费用或时间，医疗护理只占 10% ~ 15%，其余内容都是与生活照料相关的服务。

一、国外长期照护服务内容

由于各国的长期照护保障及服务模式、保障范围、保障水平不同，所以照护服务内容也有较大的差异。下面以最主要的照护服务形式——居家照护为例，看看其他国家和地区照护服务内容的差别。

1.德国

居家照护服务分为生活照料和医疗护理两类。生活照料服务主要包括：个人卫生，如洗澡、刷牙、理发、梳头、如厕等；进食，如做饭、喂饭等；行动，如协助站立或走动、穿脱衣服、帮助就医等；家务，如买东西、打扫房间、洗衣服等。医疗护理（不含康复，德国的社区康复纳入医保结算）主要包括：药品管理，如按时送药服药；注射，如静脉注射、肌内注射、注射胰岛素等；口腔、会阴清理，压疮处理，换药；更换胃管，尿管，灌肠等。虽然生活照料和医疗护理项目好像差不多，但后者发生的概率要低得多，如果换算成时间则比例会更低。

2.日本

居家照护服务包括上门护理，分为生活上帮助与身体上的照护两类，提供上门看护、日托、康复训练、无障碍改造、护理用具租赁等 13 种服务。2006 年新增了护理预防的服务项目，将为轻度失能老年人提供提高运动技能、营养改善等护理预防服务也纳入了给付范围。日本的照护服务内容突出了"自立支援"的照护理念，即照护服务主要目的不是代替失能者失去的功能，而是支持和维护其残存的功能，充分体现了世界卫生组织关于使失能者"继续得到其个人喜欢的以及较高的生活质量，获得最大可能的独立程度、自主、参与、个人满足及人格尊严"照护宗旨。

3.荷兰

居家照护大体上也是分为生活照料和医疗护理两大部分。生活照料包括个人卫生和家政服务等，与德国差不多；医疗护理服务涵盖的范围比德国更广，如荷兰在我国部分城市合作推出的居家护理服务项目，实际上就是移植了其国内的医疗护理部分，包括了基础护理、专科护理、康复训练、健康管理、陪同就医等几个方面。

二、国内试点城市长期照护服务现状及内容

1.照护服务内容正在探索

我国长期照护体系刚刚起步，由于缺少支付制度，尚未形成一个独立的行业，只是作为

养老服务业甚至是家庭服务业的一部分而存在，因此，具体的照护服务内容正在探索之中。

2.长期照护制度试点模式繁多

前期各地的长期照护制度试点模式繁多，但一般都是只保医疗护理，不保生活照料。自人力资源和社会保障部（简称"人社部"）的试点文件提出了试点期间"重点解决重度失能人员基本生活照料和与基本生活密切相关的医疗护理等所需费用"的要求后，各地试点的服务内容已逐步向此规定靠拢。

上海市将服务内容分为基本生活照料和常用临床护理两类，共计42项。其中基本生活照料27项，常用临床护理15项，每一项都有具体的内容和相对应的服务规范。广州市的照护服务内容也是分基本生活照料和医疗护理两大类，基本生活照料项目7类31项，医疗护理服务项目19项，共计50项。成都市的服务内容分为生活照料、护理照护、风险防范、功能维护等4类31项。青岛市对居家照护的服务内容规定了4类60项，其中医疗护理25项，生活照料17项，康复训练15项，其他服务3项。

3.服务内容随试点的深入逐步完善

由于各地长期护理保险试点刚刚启动，缺乏经验，加之筹资标准较低，照护服务的内容不可能包含太宽。一是与生活环境相关的家政服务、环境改造、器具租赁等项目尚未纳入范围；二是康复护理等刚性服务内容比重太少，且太过笼统；三是与国外的长期护理保险保障内容相比，医疗护理的项目占比过大，精神慰藉以及对失智人员的照护服务偏少；四是照护服务的内容需逐步清晰规范。当然，我国的这项制度还刚刚起步，需要一个循序渐进的过程，服务内容将随着试点的深入逐步补充和完善。

知识点二　长期照护的服务和支付形式

一、服务形式

长期照护服务的形式与支付制度密切相关，从某种意义讲，服务形式也是由支付形式决定的。例如，我国青岛市的长期护理保险按"机构照护""居家照护""日间照护"三种方式支付费用，服务机构也是按这三种方式提供服务的。

国际上一般都是将服务按照服务场所分为机构服务和居家服务两种形式。例如，德国分住宅（即居家）和住院（即入住机构）两种，日本分为居家服务和设施服务两种，其中设施服务又根据不同功能等因素分为福利设施、保健设施、疗养设施三类。我国台湾地区的照护服务形式除居家和机构外，又增加了与这两种形式相连接的社区服务和家庭照顾者支持服务。

二、支付形式

支付形式有别于服务形式，还有实物或劳务及现金支付之分。许多商业长期照护保险不提供实物支付，只付现金，也有的社会长期照护保险存在现金支付形式。德国为减少社会照护成本，节省基金支出，对由亲属照护的失能者给予现金补贴，支付标准只有同等级失能者申请机构照护服务的一半。韩国对于居住在偏远地区、难以享受照护机构提供服务的失能者也给予现金支付。为应对照护服务供给严重不足的问题，国内部分城市的试点方案也规定，保障对象由家属或保姆提供照护服务的，给予照护补贴。

三、相关政策逐步完善

我国的长期照护体系建设尚处于探索阶段。目前的社会养老服务体系主要由居家养老、社区养老和机构养老三个有机部分组成。这实际上相当于国外长期照护的三种服务形式。养老服务与长期照护服务相比，二者还是有很大区别。首先是服务对象涵盖范围不同，前者涵盖全体老年人，后者是专指失能老年人。其次服务的内容也不同，前者要满足老年人的多方面需求，后者主要是考虑其长期照护需求。目前有许多政策似乎混淆了二者的区别，三种服务形式的定位不够清晰，发展比例的确定也缺乏详尽的调研做支撑。国家有关职能部门已经认识到这个问题，相关政策也正在逐步完善。

知识点三 长期照护服务的机构

长期照护服务机构指提供长期照护服务的机构，按其性质、功能、场所、服务对象等，可以划分为若干类别。例如，荷兰的长期照护业分为 8 种模式，实际就是 8 类机构；日本的分类更多更细。下面结合国内的情况，主要按服务的场所和内容作分类介绍。

一、居家照护服务机构

居家照护服务机构指专业从事居家照护服务的机构，如荷兰的护理中心、德国的护理站、日本的居家介护事务所、我国的居家养老服务中心等。居家照护服务的对象都是社区周边的、在家里居住的失能老年人。服务站、所一般需配备 5 ～ 10 名专业照护员，独立运营成本较高，因此各国都鼓励民营机构连锁经营。我国也开始鼓励居家照护机构的连锁发展，青岛市实行连锁经营的社区居家照护机构也就是社区医疗定点机构，已有几十家，其中有多家机构的连锁点在 30 个以上。

二、社区照护服务机构

社区照护服务机构具体指在社区设立的具有托老和日间照料等功能的小型照护机构。日本叫日托中心（有文献翻译为"通所介护机构"），包括床位数不超过 30 张，同时提供日间照料、长短期托养、居家服务等功能的小微型照护机构。我国对于这类机构，一般统称日间照料中心，由于服务定位不准确、没有住宿功能、缺乏可持续运行机制等原因，已建立的机构大部分处于歇业状态，部分也只能承担老年人娱乐活动中心的功能。为解决这一问题，上海市推行建立"长者照护中心"，北京市推行社区"养老服务驿站"建设，扩展服务功能，按照类似于日本的综合性微型照护服务机构模式经营。近期有专家推介了美国的一种"医养结合"的社区护理项目，简称"PACE"，实际就是一个由医师、护士、康复师、营养师、护理员、社工等组成的多专业综合团队，以日间照料中心为依托，为社区的会员老年人（即符合政府享受"医疗照顾计划"的 65 岁以上老年人和符合享受政府"医疗救助计划"的低收入老年人）提供医疗、保健、护理、照料等"打包式"服务。青岛市借鉴"PACE"模式，也提出整合式长期护理保险管理服务模式。

由于我国老年人多以居家社区养老为选择，按照"9073"或"9064"模式，社区和居家照护服务机构是长期照护的主体服务机构，共承担了 80% 以上的失能老年人的照护工作。

三、长托（住宿）照护服务机构

国外一般叫老年人院、护理院，国内一般叫养老院、敬老院、护养院、老年公寓等，即能够提供 24h 住宿照护的专业照护机构。国际上的"机构服务"及我国的"机构养老"，通常就是指入住这些机构接受照护服务。另外，我国由卫生部门登记及管理的护理院，以及近期新增设的安宁疗护（即临终关怀）机构，也应属于这类照护机构。

四、综合性照护服务机构

小微型提供综合照护服务的机构一般可划入社区照护机构的范畴，这里特指具有一定规模的（如 30 张床位以上）提供住宿、日托、居家等综合性照护服务的机构，如我国台湾地区的恒安照护集团、日本长生养老集团、荷兰博组客等上市公司跨国公司。我国大陆已经出现一些较有影响的养老、长期照护，甚至大健康的连锁品牌，并且这也已成为一个发展趋势，青岛市也正在逐步形成这样一些综合性的照护机构。

近几年随着老龄化的加剧和养老市场需求巨大，国家财政加大养老业投入。国内一些社会资本也开始涉足养老、照护和健康管理领域，并逐步由自建养老地产、养老社区，转为大量收购养老、照护或医疗、康复机构，目前已形成了一些具有一定规模的养老、照护或健康管理的连锁产业集团。

知识点四　长期照护服务的人力资源

长期照护服务的人力资源，即从事失能者照护的人员。按世界卫生组织的说法，包括正规照护者、非正规照护者和志愿者三类，其中志愿者亦可作为非正规照护者。

一、正规照护者

正规照护者，即各类专业照护员，这是长期照护服务的主体。

1.国外正规照护者概况

在欧美发达国家，正规的长期照护服务一般都是以注册护士（具有处方权、可独立开业的护士）为核心，由护士、护士助理（相当于护工）、营养师、康复师、社工师等组成的团队来实施的。服务团队的正规照护员一般分为两类：一类是专业性较强的如医师、护士、营养师、康复师、社工等；另一类专业性不太强的被称为一线工作者，主要是护士助理（国内称护工或护理员）、家政服务员等。

由于工作环境和条件的限制，机构照护的人员分工更专业、更细致一些，这样工作效率也更高一些。居家照护分工相对交叉一些（如荷兰的护士也兼做生活照护，包括提供家政服务），因为一次登门服务往往需要一并提供非本人专业，而本人又可以提供的服务，每个服务人员以某一专业为主，必须兼顾其他专业，这样才能有较高的效率。

亚洲国家中日本的照护服务体系比较完善。日本的照护服务专业人员分为保健医疗类和社会福利类。保健医疗类包括医师、护士、药剂师、康复师（理学、作业疗法师，语言听觉师）等，社会福利类主要包括介护福利师（类似我国的高级养老护理员）、社会福利师（类似我国的社工师）、精神保健福利师（类似我国的心理咨询师），上述专业人员均属于国家资格管理系列。社会福利类服务人员中还有一种叫家庭照护员（或称上门介护员，类似我国的初、中级养老护理员，由省一级组织考试），是日本照护服务行业人数最多、收入较低、流动性最强的一类人员。

除了上述两大类外，日本比欧美国家增加了一类照护专门管理人员，叫介护支援专管员，也有专家翻译为照护经理，是照护服务的组织管理者。其主要职责是：帮助失能者办理申请认可手续；参与失能者照护等级评估认定；为失能者制订照护服务计划；为照护服务对象联系、协调服务机构，或直接安排及监督照护服务计划的实施。照护经理虽然是通过省一级考试才有资格担任，但必须是具备国家资格管理资质的护士、康复师、社工师、医师等专业人员，并有 5 年以上的照护实际工作经验，才有资格参加考试，且资格有效期只有 5 年，5 年后须再次考试合格才能继续执业。许多专家认为，日本介护保险制度能够顺利运转，照护经理功不可没。

2.我国正规照护者概况

我国的长期照护体系建设尚处于起步阶段，照护服务的人力资源相对短缺。据有关方面统计，我国目前有失能老年人约 4600 万人，按 1 名护理人员照护 4 名失能老年人的低标准计算，也需要有 1000 万名养老护理人员。目前养老机构专业照护员"招不进、留不住"的问题比较突出，不少专门收住失能老年人的机构内 1 名护理员需照护 6 名甚至更多老年人，并且护理员的年龄一般都在 40～50 岁，文化程度大都是初中以下。据民政部门统计，全国经过培训持证上岗的养老护理员只有十几万人。日本人口不足我国的 1/10，仅取得照护福利士职称者就有 90 万人，还有社会福利士 13 万人、照护经理 10 多万人、上门照护员 38 万人。相比之下，我国照护专业人员短缺的情况可见一斑。由于我国的长期照护尚未形成一个独立的、社会公认的行业，学历教育中尚无设立针对长期照护的专业，"养老护理员"作为职业培训中唯一一个国家职业资格，在培训和评价方面也受到一些制约，所以暂时还没有形成一个合理有序的职业发展体系。长期照护业人力资源短缺，一线照护员"招不进，留不住"的问题，已成为长期照护业发展的瓶颈，亟待解决。

二、非正规照护者

非正规照护者主要是指照护失能者的家庭成员，如配偶、子女等，以及自聘的家政服务员、志愿者等。

1.国外非正规照护者概况

利用政策引导和制度保障，鼓励志愿者积极参与照护服务，是各国弥补照护服务人力资源不足的普遍做法。如日本的失智者之友、西方国家的时间银行等。

2.我国非正规照护者概况

由于受传统的孝道文化及养儿防老观念影响，我国在相当长的一个时期内，以家庭成员为主的非正规照护，要比其他老龄化国家占更大的比重。我国的独生子女政策在迅速控制人口增长的同时，也加剧了我国家庭的少子化，"4∶2∶1"的家庭结构将使照护人力不足的问题尤为突出，预计再过 10 年左右，还会明显地凸显出来。因此，充分支持和鼓励家庭照护发挥作用，动员社会力量，加强对非正规照护员的照护培训，提高其照护效率和质量，是我国长期照护保障制度试点应考虑的重点问题之一。同时，应借鉴国际经验，给予家庭照护者和志愿者多方面的支持。

第三节 长期照护需求评估体系

长期照护需求等级评估是长期照护制度体系的重要组成部分，是长期照护体系建设的基础。

知识点一　长期照护需求等级评估及作用

一、长期照护需求等级评估的概念

长期照护需求等级评估的概念可归纳如下：由专业人员使用科学的方法，依据相关标准，对失能者疾病、衰弱情况，生理、心理、精神状况（亦可包括对经济条件和生活环境等的评估）等，进行综合分析评估，以确定其照护等级。

二、长期照护需求等级评估的作用

需求等级评估是长期照护制度运行的基础和核心环节。从支付体系来说，它是支付待遇的依据，又是控制费用支出的闸门，是支付管理的关键。这一点与医疗保险明显不同，医保的保障对象因每个人的疾病不同，治疗方式千差万别，费用支出高低悬殊，所以其监管工作也相当复杂，被称为世界性难题。护理保险是按照照护等级支付待遇的，只要评估标准合理，评估结果公正、准确，服务和支付环节的监管则简单很多。这也凸显了长期护理保险评估环节的重要性。

从服务体系来说，需求等级评估是照护服务机构制定照护计划、实行个性化服务的依据。实际上，在照护支付体系建立之前，照护服务机构即已自发地开始了照护需求评估，根据评估结果，即服务对象的失能情况和照护需求，确定收取护理费的标准，同时有针对性地制订照护计划，提供照护服务。

我国长期照护体系建设虽然处于起步阶段，但是评估体系的建设已迫在眉睫。除长期护理保险外，至少以下方面也急需评估标准和相应的评估制度的支撑：一是民政部门发放失能补贴、养老机构运营补贴、为政府保障对象提供居家服务、轮候入住公办养老机构；二是养老机构、照护机构收取服务对象的护理费，提供个性化照护服务；三是商业保险公司长期护理保险险种的待遇支付和管理。

知识点二　长期照护评估的机制与体制

长期照护评估的机制、体制，是指评估的体系是如何组织的，由谁来实施、评估运作的机制模式等。评估的机制、体制一般是由长期照护及医疗保障体系的机制、体制来决定的。目前国际上通行的大体有以下几种机制模式。

一、行政评估

行政评估指由政府通过行政方式组织实施的评估。一般医疗或长期照护保障采用福利制的国家，如北欧国家、英联邦国家，其政府主导的照护评估都是采用此种模式。我国台湾地区目前的长期照护实行福利制，基本也是行政评估，在基层设立了长期照顾管理中心（卫生福利部门管理的下属单位），负责照护等级评估、照护服务机构管理等工作。北京、上海等地民政部门，多年前就开展了老年人能力评估工作，其中对政府保障对象的评估都是采用了行政评估，如上海民政部门，几年前就建立了专门的评估机构，形成了三级评估网络。由于福利制的保障对象一般都限定为中低收入以下群体，因此行政评估的内容除能力和健康状况外，还包括了经济状况、生活环境等内容。行政评估实施方便、快捷、成本低，但易出现专业性不足、弄虚作假、公平性差、效率不高等问题。为此，2015年民政部已下发了《民政部关于探索建立社会组织第三方评估机制的指导意见》（民发〔2015〕89号），逐步推进第

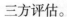

三方评估。

二、服务方评估

　　服务方评估指由长期照护服务机构实施的评估，一般是未纳入或无关长期照护社会支付体系的评估。有三种情况：一是在没有社会支付体系的情况下，服务机构对服务对象的能力状况及服务需求实施评估，以确定收费标准及提供针对性服务；二是对于纳入社会支付的服务对象，适时或定期实施评估，以制订或调整服务计划，更好地实施照护服务；三是在社会支付制度实施初期，支付方由于缺乏经验或人力不足，委托服务方对保障对象实施准入评估。实行服务方评估，可以发挥长期照护服务机构评估人才、经验的优势，大大减少支付方的管理成本和工作压力，因此在长期照护制度建立的初期多被采用。该评估模式的弊端也是明显的：对于机构提供服务的评估，因供需双方对评估结果的期望不同，会影响评估的公正，增加评估的争议纠纷；对于支付方委托服务方的准入评估，由于服务机构与服务对象双方利益的一致性，又容易出现降低评估标准，甚至共同作假套取费用的问题。因此，此种评估模式也正在逐步被第三方评估所取代。

三、支付方评估

　　支付方评估，指长期护理保险的支付方，即长期护理保险经办管理机构实施的评估。商业长期护理保险评估，一般均由险企自配的医师或专业评估人员承担，且在投保人投保前就须先行评估。一些国家的社会长期护理保险制度，也由保险经办机构自己实施评估，但都建立了法定的评估标准和比较完善的评估制度体系。例如日本、韩国，参保人的待遇申请由长期护理保险经办机构受理，并派人或安排专业评估人员对申请人进行现场评估（一次评估）；借用基层政府的行政职能，在市、町、村组建介护认定审查会（韩国称为护理等级评定委员会），负责对申请人的综合评估（二次评估），并确定照护等级。国内大部分长期护理保险试点城市，特别是使用单一量表（ADL）为评估工具的城市，都采用了支付方评估，即长期护理保险经办机构评估。有的城市直接规定由人社部门所属的劳动能力鉴定机构实施评估，因人社部门是长期护理保险的主管部门，所以这也应属于支付方评估。支付方评估优势在于，由保险经办机构直接把住基金出口，能够有效地控制费用支出，防范基金风险。此模式由于是经办者自己评估，存在"既是运动员又是裁判员"的状况，使其难以撇清利益关系，可能影响经办机构的公信力，无端增加评估争议纠纷，因此也需要不断完善。

四、第三方评估

　　第三方评估指由与长期护理保险供需双方无利害关系的第三方机构实施的评估。由专业性的社会中介机构实施长期照护需求等级评估，似乎是一个发展趋势。德国的照护等级评估是由医保协会所属的医学机构（有的文献翻译为医事鉴定机构）负责，这个机构与具体经办照护保险业务的机构没有隶属及利益关系，与提供照护服务的机构也没有具体的利益关系，因此属于第三方机构。具体的程序是：经办机构在接到护理申请后，委托该机构登门对申请者的失能情况按标准进行调查评估，提出评估意见，经办机构审查后，最终确定护理等级，并通知申请人。我国上海的长期护理保险评估已建立了第三方评估的机制。苏州也确定实行第三方评估。青岛市《青岛市长期照护需求等级评估实施办法》已经明确，要逐步建立科学合理、公平公正的第三方评估机制。考虑到目前条件尚不成熟，所以规定在青岛市专业评估机构建立之前，申请护理保险待遇人员的评估工作，暂由政府公开招标采购中标的商业保险

老年人长期照护实用手册

公司承担；申请其他待遇人员的评估工作，由民政部门确定的评估机构承担。其他入住医疗护理机构需护理服务的 60 岁及 60 岁以上老年人的评估工作，由卫生健康部门确定的评估机构承担。

知识点三　长期照护需求评估的工具

评估要参照一定的标准，依据标准来进行操作，确定等级。这个标准实际上就是一个工具，它是长期照护评估体系的一个重要组成部分。

一、国际上评估工具的变迁和发展

第一阶段，借用临床护理的单一指标（量表）来评估失能者的身体状况。最早出现的是日常生活活动能力（即 ADL）量表。后来又细分为 BADL 量表，评估饮食、如厕、个人卫生自理活动及坐、站、行等基本活动；IADL 量表，被称为工具性日常生活活动能力量表，评估在社区中独立生活所需要的关键性技能，如打电话、购物、做饭等。此后又出现了简易智能精神状态量表，即失智量表（MMSE）。失智量表也逐步细化出多种。

第二阶段，开发复合指标，即复合性量表，全面评估失能者的能力。目前已建立长期照护体系的各国都使用复合量表评估。我国民政行业标准《老年人能力评估》也是复合量表。

第三阶段，由单纯的能力评估逐步演变为照护需求评估，即将能力评估与照护需求的评估结合起来。长期照护的实践证明，照护对象的失能程度即能力等级与其照护需求并不完全一致，如失能程度低的失智者，其需要照护的时间及成本可能大大高于失能程度高者。因此，除了对照护对象的身体状况作出评估，还应对其需要帮助服务的程度作出评估，找出身体状态与照护服务之间的逻辑关系。德国、日本、韩国等，目前均已不是单纯地能力评估，而是融入了照护需求评估。

当前被全世界绝大部分国家使用的评估工具叫作 interRAI。interRAI 是居民评估工具，是一种在照护、健康、护理、社工、照护险、照护补贴等领域使用的、具有海量循证医学证据的工具，目前已经发展成为一个使用信息系统管理操作的比较复杂的体系。

二、我国评估工具现状

2008 年民政部开始着手制定《老年人能力评估》标准，2011 年形成初稿开始征求意见，2013 年以国家民政行业标准颁布。目前各地民政部门一般都在使用这个标准，因这个标准是一个推荐性标准，不属强制性标准，所以有不少地区在这个标准的基础上作了变通，制定了自己的标准。

2016 年，人社部开展长期护理保险试点后，建立适应长期护理保险的评估标准和评估体系提上了议程，有许多大学、研究机构及保险公司，都在配合试点工作进行这方面的研究。目前各试点城市基本都已出台了试点方案，大部分城市的护理等级确定选用了单一的评估标准，即日常生活活动能力（ADL）量表，只有上海、成都、青岛、苏州等少数城市选用了复合量表（相关评估量表详见附录）。

第四节　长期照护的运行管理体系

知识点一　长期照护的政府主管部门

长期照护作为随着人口老龄化而出现的一个新兴产业，其 GDP 已占全球的 1%，有的人口老龄化国家已超过 2%；作为一项基本社会制度也日益显示出其重要性，是各国政府社会管理的一个重要方面，必须有一个部门制定相关政策，并对政策的实施进行管理和监督。

具体由政府的哪个部门负责，各国并不一致，有的是劳动部门，如德国；有的是社会福利部门，如北欧各国；有的是卫生部门，如英联邦国家；也有国家的劳动保障、社会事务和医疗卫生是一个部门，如日本，其厚生省即为此类型，这样可以避免部门利益的掣肘，管理比较顺畅，能够有效提高管理效率。

我国台湾地区在前些年，长期照护主要由"内政部"和"卫生署"两个部门管理，基本是"内政部"主管生活照料，"卫生署"主管医疗护理；2013 年，将"卫生署"与"内政部""社会司"等部门整合，组建了"卫生福利部"，统一管理长期照护。

由于我国大陆的长期照护体系建设与管理处于起步阶段，为防止"多龙治水"的问题，国务院组建了国家医疗保障局，并在该局的"三定"方案中明确规定，长期护理保险纳入该局的管理范围，为理顺和完善长期照护体系奠定了良好基础。

知识点二　长期照护运行管理机制

一、部分国家长期照护运行的监督机制

德国的长期护理保险依从于医疗保险，其征缴支付均由医疗保险的经办机构负责。德国虽然是社会医疗保险国家，但其经办管理并不是政府机构承担，而是由数百个没有隶属关系的非营利的保险基金会承担。这些保险基金会组建了医疗保险协会，协调行业利益，参与政府决策。各医疗保险基金会专设一个照护保险基金会，负责长期照护保险的运行管理。由医疗保险机构统一负责两个险种的管理，这样，既可以节省经办资源，减少管理成本，又可以较好地解决因两个险种给付业务交叉所产生的一些矛盾。

韩国长期照护保险的管理借鉴德国经验，也是依从医疗保险。负责经办管理的是隶属于政府的韩国国民健康保险公团，该公团设专门机构负责长期照护保险业务，其从事照护等级确认、费用审核拨付、定点管理、制度研究设计等专职业务人员有 2300 多名，约每 2 万人配备 1 名专职管理人员。

日本介护保险的征缴依托医疗保险，其支出管理主体是基层政权。基层政权下设专门机构负责经办管理，与医疗保险机构无隶属关系。这或许与日本的现行行政及医保管理体制、历史传统、制度建立前长期照护业的归属等因素有关。日本的社会医疗保险分别由政府和工会举办，基本都是按行业组织的。介护保险的保障对象基本都是按"块块"居住在社区的老年人，按"条条"组织的医保机构，难以实施管理。基层政权负责辖区内农民、自由职业者等个体人员的医疗保险，在新制度实施前，辖区内无收入和低收入老年群体的福利制度也是由基层政权（市町村）负责的，有一定的管理基础。所以，日本的介护保险由基层政权负责经办管理顺理成章。

二、我国长期照护经办管理机制的现状

与其他先期进入老龄化的国家相同，我国长期照护制度形成之前，政府通过福利制提供长期照护保障，具体工作由民政部门承担。长期以来，农村"五保"老年人、城镇"三无"

人员，以及低保失能老年人的照护保障，都是由财政出资、民政部门组织基层政权机构实施的。

近些年，部分地方开始长期护理保险制度试点后，根据我国有关法律规定，长期护理保险作为社会保险，其行政主管部门是医保部门，其具体业务应由隶属于医保部门的医疗保险经办机构承担。由于各级医疗保险经办机构普遍存在人员不足的问题，国家有关部门在试点文件中提出，保险经办机构可以探索委托具有资质的商业保险机构参与长期护理保险的经办管理服务。目前大部分试点城市通过招标引进商业保险机构参与承担长期护理保险经办业务，但是参与的程度和承担的范围各地有差异。

由于我国目前长期护理保险的试点范围有限，且首先在职工群体中实施，绝大部分地区及群体的长期照护保障仍是福利制，民政部门负责行政管理，基层政权机构负责经办服务，照护服务机构及队伍相对短缺。不少长期护理保险试点地区出现了同一保障对象同时享受福利制和保险制两种待遇，分别由养老服务机构和长期护理保险定点机构提供服务的现象。

青岛市的长期护理保险经过多年探索逐步实行整合式的服务模式，这也是不断完善长期照护经办管理和服务体系的一个尝试。我们相信，随着改革的深入，我国长期照护的经办管理机制一定会逐步发展并趋于完善。

下篇

长期照护技能

模块一	生活照护技能

项目一 清洁照护

技能1 照护员手部清洁

一、情境导入

　　赵红，女，30岁，从事长期照护工作多年。上午 9:00，赵红为卧床的王奶奶进行了翻身，对床的刘奶奶希望她为自己端一杯热牛奶。赵红向老人解释，照护员在为每一位老人进行服务前、后必须洗手。现在刚刚为王奶奶进行了翻身，所以要先洗手后才能为刘奶奶服务。刘奶奶表示理解。现在赵红用七步洗手法进行手部清洁。

二、操作步骤

步骤		照护员手部清洁技能操作流程
步骤1	工作准备	（1）环境准备：清洁、整齐、安全、温湿度适宜，盥洗间内备有洗手盆。根据不同季节调节室温，冬季不低于18℃，夏季不高于30℃，以避免受凉或中暑 （2）照护员准备：着装整齐，工作态度良好 （3）老人准备：平卧在床，盖好盖被，支起床档。评估老人神志清楚，情绪与病情稳定，有喝牛奶愿望，能理解照护员在操作前需要洗手的解释 （4）物品准备：在盥洗间准备清洁毛巾1条、香皂1块、洗手液1瓶，检查洗手盆完好，洗手液外包装完好，在有效使用期内
步骤2	沟通交流	（1）到老人床前，向老人解释目的，取得理解与配合 （2）态度和蔼，语言亲切，如"奶奶好！您要喝牛奶啊？我刚干完活，手不干净，不能拿吃的东西，我先把手洗干净，再为您准备牛奶，好吗？"
步骤3	清洁双手	（1）肥皂洗手法 ①到盥洗间洗手盆前，挽起衣袖，用流水浸湿双手，涂擦香皂 ②按照七步洗手法步骤，揉搓见泡沫，流水冲净，用清洁毛巾擦干 （2）免洗洗手液洗手法法 ①用手背按压免洗洗手液瓶上按压器，取洗手液3～5mL于手心 ②按照七步洗手法步骤洗手，至洗手液干燥 （3）七步洗手法操作步骤 ①第一步：洗手掌。流水湿润双手，涂抹洗手液或肥皂，掌心相对，手指并拢，相互揉搓 ②第二步：洗背侧指缝。手心对手背沿指缝相互揉搓，双手交替更换进行 ③第三步：洗掌侧指缝。掌心相对，双手交叉沿指缝相互揉搓 ④第四步：洗指背。弯曲各手指关节，半握拳把指背放在另一手掌心旋转揉搓，双手交替更换进行 ⑤第五步：洗拇指。一手握另一手大拇指旋转揉搓，双手交替更换进行 ⑥第六步：洗指尖。弯曲各手指关节，把指尖合拢在另一手掌心旋转揉搓，双手交替更换进行 ⑦第七步：洗手腕。用一手握另一手腕，螺旋式揉搓，双手交替更换进行 ⑧手指向下，在流水下冲掉皂液，用干净毛巾擦干双手
步骤4	整理	（1）先为老人进行照护，再进行物品整理和洗手盆的清洁工作 （2）所用物品放回原处备用

续表

步骤	照护员手部清洁技能操作流程
注意事项	（1）照护老人时应做到饭前便后要洗手；照护前要洗手，照护后也要洗手；进行环境、便器清洁后要洗手 （2）指甲应每周剪一次，不留长指甲，不涂指甲油，甲下不存污垢 （3）七步洗手法所用时间为20～30s，操作过程应认真，保证手掌和手指的每个面都要清洁 （4）清洁双手后不得触摸抹布或洗手盆等处，完成照护服务后再进行物品整理 （5）用免洗洗手液洗手，无须用流水冲洗 （6）操作全过程动作准确、熟练、快捷、安全。注意劳动保护，运用人体力学原理实现节力

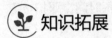 **知识拓展**

照护员手部清洁基本知识

一、为什么要进行手部清洁

1. 手部细菌多

作为全身与外界接触最多的部位，手接触病毒细菌感染的概率很大。曾有疾病预防控制中心报道：一双未洗过的手，最多有80万个细菌存在，1g指甲垢里能藏有38亿个细菌。

2. 手是传播途径

入住养老机构的老年人基本是衰老或与疾病并存的，其所处环境易成为一个较大的贮菌库。某些感染通常是以直接或间接的接触性途径所引起的。手是照护工作中最常使用的"工具"，所有照护都要经过照护员的手来完成，如果手不清洁会使手成为传播疾病的主要途径。

3. 勤洗手可除菌

尽管人的手上有大量微生物，但是，人体绝大部分细菌既无益也无害，病原体只占其中很小一部分。有实验表明，一般情况下，用流水洗手就能使手上的致病微生物减少80%；用肥皂充分搓洗，再用流水冲洗，能使病原微生物减少95%。最近新型冠状病毒疫情严峻，世界卫生组织推荐的新型冠状病毒防护指南，第一条就是勤洗手。

二、免洗洗手消毒液相关知识

1. 用免洗洗手消毒液洗手无须用水

在全社会倡导"节约水资源""保护环境"的今天，免洗洗手液在保证人体健康的同时，也帮助节约宝贵的水资源。用免洗洗手液洗手。无须使用水、肥皂和毛巾等。

2. 主要功能与特点

（1）能有效灭活病毒和细菌。

（2）使用、携带方便，免水洗，随时随地可以清洁双手。

（3）效果持续时间长，灭菌效果可持续4～5h，最长可达6h。

（4）具有控制手部氧化应激水平，防止皮肤损伤的功能。

3. 适用范围

适用于医疗机构、养老机构、公共场所等，在无水源和肥皂的环境中，也可以进行手部消毒。

4. 注意事项

（1）不得口服，不慎溅入眼内，立即用清水冲洗。

（2）远离明火，置于阴凉处保存，防止燃烧。

（3）在养老机构应用，应置于老年人不可触摸的位置，避免老年人误用、误食。

（4）发生过敏反应时立即停止使用，严重者及时就医。

（5）洗手液无法抵御一种能引发致命肠炎的梭状芽孢杆菌，其效果远不如香皂。此外，酒精还会加速皮肤水分流失，使皮肤变得干燥紧绷。

技能2　为卧床老年人手部清洁

一、情境导入

钱奶奶，82岁，患脑梗死后左侧肢体活动不灵，目前神志清楚，能交流，长期卧床，左上肢向前屈曲于腹前，腕关节掌屈，手指屈曲，右侧肢体活动无力。午餐时间，照护员需为钱奶奶做餐前洗手。钱奶奶躺在床上，肢体左侧靠墙，右侧靠活动区。

二、操作步骤

步骤		为卧床老人手部清洁技能操作流程
步骤1	工作准备	（1）环境准备：清洁、整齐、安全、温湿度适宜。根据不同季节调节室温，冬季不低于18℃，夏季不高于30℃，以避免受凉或中暑 （2）照护员准备：着装整齐，工作态度良好，用七步洗手法清洁双手 （3）老人准备：平卧在床，盖好盖被，支起床档。评估神志清楚，能交流，有洗手愿望，左上肢向前屈曲于腹前，腕关节掌屈，手指屈曲，右侧上肢能活动，已帮助处理大小便等问题，能配合操作 （4）物品准备：香皂1块、清洁大毛巾1条、清洁小毛巾1条、洗手盆1个、护理垫1块、温水壶1个（内盛40℃温水），摆放在护理车上层。污水桶1个，摆放于护理车下层
步骤2	沟通交流	（1）携带物品进入房间到老人右侧床边 （2）向老人解释目的，取得理解和配合，态度和蔼，语言亲切，如"奶奶好！要吃午饭了，咱们先把手洗干净好吗？"
步骤3	为老年人洗手	（1）在床的右侧操作。将护理车置于右侧床边中间位置，根据老年人需要高度摇高床头，再站回右侧床边的中间位置，两腿分开同肩宽，放下床档，将盖被向下反折，暴露老年人双手，将洗手盆置于右侧床边椅上，靠近老年人右手 （2）先洗对侧。在老年人左手下平铺防水护理垫，将左手以功能位置摆放于护理垫上 （3）取温水壶，将温水倒入洗手盆内，取小毛巾浸湿，绞干不滴水为宜，在腕部测试温度适宜，为38～40℃ （4）先用毛巾浸湿左手，再擦香皂，按照老年人左手功能位置，依次揉搓手背、手心、手指见泡沫 （5）依次清洗毛巾、擦洗左手2次，擦净左手肥皂泡沫，再用干毛巾擦干后用左手托住 （6）用右手撤掉老年人左手下防水护理垫，在老年人胸腹前平铺干净毛巾1条，将洗净的左手以功能位置摆放于毛巾上 （7）将洗手盆内污水倒入污水桶，重新摆放于床边椅子上，取温水壶，将温水倒入洗手盆内，测试水温为38～40℃ （8）将老年人右手置于洗手盆内浸湿后抬起，擦香皂，揉搓手心、手背和每个手指见泡沫，放入洗手盆内洗净肥皂泡沫，用清洁毛巾擦干 （9）将洗净的右手也置于干净毛巾上，嘱老年人保持双手清洁，不要触摸其他物品，等待午餐 （10）支起床档并检查床档安全。取洗手盆，将污水倾倒于污水桶内
步骤4	整理记录	（1）把用过的毛巾放入洗手盆内，倾倒污水，所用物品清洗干净放回原处备用 （2）用七步洗手法洗净双手。记录老年人洗手时间及反应
注意事项		（1）为卧床老年人洗手时先洗对侧再洗近侧，避免污染已清洁的手 （2）操作过程严肃认真，保证手背、手心和手指的每个面都清洗干净 （3）如果老年人手指屈曲，要按照功能位置清洗，不可强拉硬拽，避免损伤 （4）操作全过程动作轻稳、准确、熟练、快捷、安全，运用人体力学原理实现节力。与老年人沟通交流贯穿全过程，体现尊重和人文关怀

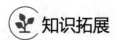知识拓展

为老年人清洁双手的意义

1. 预防疾病

（1）卧床老年人生理功能下降明显，免疫力很低，尽管活动范围减小，但是在床上的诸多活动中，双手仍可接触很多东西。例如，自己的身体、衣服、被褥、排泄物等，这些接触可以使很多病菌在手上滋生，并且在摸口鼻、揉眼睛或进食时让病菌乘虚而入，使老年人的健康受到威胁。

（2）帮助老年人养成按时洗手的习惯，能阻挡很多疾病的发生，尤其在老年人进食前或者看完报纸、触摸钞票、接触大小便以及用手捂住口鼻打喷嚏、咳嗽或擤鼻涕以后，一定要为老年人洗手。通过洗手去除细菌，有助于预防老年人呼吸道、消化道、泌尿系统或皮肤及眼、耳、鼻、口等部位的黏膜感染。

2. 保护手部皮肤

（1）经常用温水为老年人清洗双手，增加舒适度。

（2）洗手后用护手霜滋润手部皮肤，可预防皮肤粗糙和皲裂，起到保护老年人手部皮肤的作用。

技能3　为新入院老年人备床

一、情境导入

孙爷爷，80岁，生活半自理，神志清楚，认知功能良好，能借助手杖行走，家属希望孙爷爷得到24h陪伴，当其女儿带他入住养老机构时，须请照护员为孙爷爷备床。

二、操作步骤

步骤		为新入院老年人备床技能操作流程
步骤1	工作准备	（1）环境准备：清洁、整齐、安全、打开窗户，温湿度适宜，根据不同季节调节室温，冬季不低于18℃、夏季不高于30℃，以避免受凉或中暑 （2）照护员准备：着装整洁，用七步洗手法洗净双手，戴帽子和口罩 （3）老年人准备：安置老年人暂时在休息室的沙发上休息 （4）物品准备：清洁床单、床罩、枕套各1个，床刷、刷套各1个，脸盆2个，分别放在护理车上层，下层摆放脸盆1个，用以盛装污染刷套
步骤2	沟通交流	（1）向老年人及其家属解释目的，取得配合 （2）态度和蔼，语言亲切，如"爷爷好！阿姨好！欢迎您来我们养老院，请您先在沙发上坐一会儿，我去为您铺床，铺好了就请您回房间休息，好吗？"
步骤3	铺床单	（1）备齐用物，推护理车进入老年人居室，置于靠近床尾的位置。站在右侧床边中间位置，两腿分开同肩宽，依靠床边站稳 （2）将棉垫翻个，取刷套，套刷套，从床头到床尾，将棉垫清扫干净 （3）床单按正面向上、反面向下、中线居中，平铺于棉垫上面 （4）折床单角：依次将远侧、近侧床单的床头、床尾四个角，按45°或90°反折于床褥下，再将床体部分按远、近侧分别折床褥下，绷紧床单，使床面平整、美观
步骤4	套被罩	（1）被罩按被头、被尾分置于床头、床尾，中线居中，平铺于床单上 （2）打开被罩被尾开口端，尽量将上层向床头方向上推，一手握住被罩尾部中线上层提起，一手抓住S形折叠的棉胎被头部分，将棉胎装入被罩内，在被罩内将棉胎向两侧展开、铺平 （3）按床中线摆正，齐床沿折好被筒和被头。被头距床头5cm
步骤5	套枕套	（1）将枕芯竖向摆平放于被罩上，将枕套反面向外、开口处朝向照护员平铺于枕芯上 （2）一手伸入枕套远侧，分别抓住枕套和枕芯，一手反转枕套，将枕芯套入，整理平整 （3）枕头开口处置于床面远侧或背向门口放于床头的床中线位置

续表

步骤		为新入院老年人备床技能操作流程
步骤6	整理记录	（1）操作后开窗通风，擦净家具表面浮尘，拖地，保持房间地面、用具干净整齐，所产生垃圾按分类处理 （2）帮助老年人回房间，搀扶老年人到床上休息，盖好盖被，支起床档，检查床档安全 （3）用七步洗手法洗手。记录备床和老年人到床上休息时间
注意事项		（1）铺好的床单要平整、美观 （2）被头被尾四角无虚沿，被筒对称、两侧齐床沿，被尾整齐 （3）枕头四角充实，外观平整、美观，高度适合老年人使用 （4）操作全过程动作轻稳、熟练、快捷，避免渣屑、尘埃飞扬，运用人体力学原理实现节力，做好劳动保护

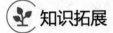 **知识拓展**

铺备用床基本知识

（1）目的　保持居室整洁，床铺平整、舒适，准备接收新入院的老年人。

（2）注意　同房间老年人进食时或正在做治疗时暂停铺床。

（3）操作前准备　先移开床头柜和床尾座椅，距离以方便操作和不妨碍同房间老年人活动为宜。

（4）省力原则　铺床前，将所有物品备齐，按使用顺序放置。铺床时，站在床中间位置，两腿前后或左右分开，两脚间距离与肩同宽，两膝稍屈，靠近床边，以扩大支持面，降低重心，增加身体稳定性。上身保持直立，手臂动作要协调，尽量使用连续动作，既能适应不同方向的操作，又能减少抬起、放下、停止、走动的次数，避免无效动作。应用节力的原则，可达到缩短铺床时间，避免腰部过度弯曲，保护腰部免受劳损的目的。

照护员常见损伤的预防和人体力学原理在照护工作中的运用

一、照护员常见损伤的预防

1. 预防颈椎损伤

（1）颈椎病的表现　颈椎病是颈椎间盘退行性变及其继发的改变引起的周围组织压迫并产生临床症状的疾病，表现为颈部疼痛、上肢麻木、行走无力等。通常以老年人发病比例较高，现在发病有年轻化的趋势。很多人经常有脖子不舒服、酸痛，手臂疼痛麻木等，这些与颈椎"受伤"有关，而"受伤"后的颈椎也会加速退行性变而发生颈椎病。

（2）常见颈椎受伤原因

① 结构受伤。颈椎的一项重要作用就是支撑头颅。颈椎和头颅的关系就像是一根木棍撑着一个大球，当头颅在颈椎的正上方时，颈椎呈最稳定、最省力状态。当头颅位置向前偏离，颈椎的受力就会加大，而且偏离越大，受力也会越大。人的头颅重量一般在5kg左右，而颈椎只由七节椎体构成，虽然周围有韧带、肌肉进行加强，但是相比头颅而言还是比较单薄，这样的结构比较容易使颈椎"受伤"。

② 外力受伤。因为颈椎本身较为脆弱，外力很容易导致其损伤。外力损伤主要见于"挥鞭样损伤"。例如急刹车时，因躯干绑着安全带，颈椎会因惯性向前快速移动，再向后回弹停住，就像挥舞鞭子一样。这种损伤容易导致颈椎骨折、脱位及颈髓损伤，颈髓损伤严重时会引起呼吸困难、四肢瘫痪，甚至危及生命。

（3）如何预防颈椎损伤

① 了解颈椎结构，注意保护。

② 改变不良习惯和姿势。在日常要改变长期伏案、低头看手机、靠在床头看书、睡高

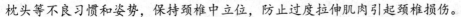

枕头等不良习惯和姿势，保持颈椎中立位，防止过度拉伸肌肉引起颈椎损伤。

③加强颈部肌肉锻炼。颈椎的结构相对脆弱，但是可以通过加强颈部肌肉力量锻炼来增加颈椎的稳定性。常见的肌肉锻炼方法是头手对抗等长收缩锻炼。锻炼颈后肌肉可双手交叉放在头的枕部，手向前用力，头向后用力进行锻炼，锻炼颈前肌肉可将手放在额头，手向后用力，头向前用力进行锻炼。相互对抗时应保持头的中立位置不动，每次10s。

④避免工作不当造成损伤。照护员面对的老年人，大多失能、半失能，他们行动不便、活动不灵，并且很难配合，尤其是翻身、转移等照护。为了避免颈椎受力增大引起结构损伤，或者协助老年人站立时，为了应对老年人突然脚滑、无力、身体下坠引起站立不稳，照护员为了避免跌倒，会下意识地猛然利用自己颈部力量支撑，导致因外力而引起类似"挥鞭样损伤"，所以在协助老年人站立或转移时，应禁忌让老年人抱住自己的颈部进行操作。

2. 预防腰扭伤

（1）腰扭伤的表现　腰扭伤是由于跳跃、活动、摔倒或者搬抬重物时突然用力或姿势不当，造成的腰部损伤。当腰部肌肉损伤时，表现为腰部两侧肌肉疼痛，咳嗽或打喷嚏时加重，韧带损伤时疼痛点固定，活动时加剧，小关节紊乱、错位时，疼痛剧烈，活动完全受限。

（2）如何预防腰扭伤

①加强日常锻炼。注意日常锻炼，增强肌力，增加机体的平衡性和反应的灵活性。

②做好工作前准备。工作前要充分做好准备活动，避免突然用力拉伤腰部肌肉、韧带或引起小关节紊乱。

③注意发挥团队精神。在为老年人进行照护时，提前评估老年人身高、体重和活动能力，如果力量不对等或者操作难度大，为了保证老年人和照护员双方的安全，要充分发挥团队精神，两人或多人合作完成操作，或者利用辅助工具完成照护任务。

二、人体力学原理在照护工作中的运用

1. 照护工作中的用力问题

不了解照护操作技能的人，一般认为个高、体重大的老年人必须选择身材高大、力气较大的照护员才能完成照护任务。其实，运用人体力学原理，娇小的照护员同样可以转移不同的老年人。因此，养老照护员要了解人体力学在照护工作中的运用和意义。

2. 何谓人体力学

人体力学是把力学原理应用于人体活动，研究人在日常生活及工作中如何保持正确姿势、维持和掌握身体平衡，使身体各部分协调活动，让人体以最小的能量输出，取得最大的工作效率，并避免运动器官急慢性损伤的一门科学。

3. 人体力学的作用

人体的活动由骨、关节和骨骼肌共同完成，它们在神经系统的调节和其他系统的配合下，对身体起着保护、支持和运动的作用。在运动中，骨骼起着杠杆作用，关节起着枢纽作用，骨骼肌起着动力作用。人体的活动主要是杠杆作用，而且与姿势有着密切的关系。人在工作中，身体保持正确的姿势，能发挥各部位的正常作用，可以输出最小的能量，发挥最大的工作效能。而不正确的姿势，容易使人体肌肉产生紧张和疲劳，甚至造成肌肉、肌腱的劳损，影响人的身体健康。

4. 杠杆作用的三种基本形式

（1）平衡杠杆作用　其支点位于作用点与阻力点之间。可用小的作用力克服大的阻力，如以枕环关节为支点，颈后肌牵拉为作用力、头的重量为阻力，借这种杠杆作用调整人体姿

态，维持头部位置平衡。

（2）省力杠杆作用　其阻力作用点位于作用点与支点之间。如人用脚尖走路时，脚尖是支点，踝关节和跟腱为作用力，人的体重落在两者之间的踝关节上。这杠杆运动幅度小，但效应大，用较小的力就足以支持体重，所以省力。

（3）速度杠杆作用　其力点作用于阻力点与支点之间，是人体最常见的杠杆运动。如手持重物时肘关节弯曲，肱二头肌作为作用力，手部重物为重力，肘关节为支点，动力臂短于阻力臂。这种杠杆虽然费力，但却赢得了速度和运动范围。

5. 人体的平衡作用

（1）人体平衡比较复杂　人体就像一座结构复杂的高楼大厦，有复杂的受力传导，从双踝到双膝到骨盆到脊柱到肩胛上肢和头部，构成一个双侧对称的力学传导链，在维持躯体平衡中起到非常重要的作用。人体躯体平衡主要包括脊柱平衡、骨盆平衡、胸廓平衡和四肢平衡等。

（2）不同姿势的平衡特点

① 平卧：当人平卧时，因重心低，支撑面大，身体稳定平衡性大。

② 站立：当人站立时，因重心高，支撑面小，并且重力线经常变动，身体平衡的稳定性小。

③ 弯腰：当人做弯腰活动时，两脚应根据活动情况向前后或左右分开，以扩大支撑面，使重心保持在支撑面内，以保持身体的平衡。

（3）肌肉在平衡中的付出　人体肌肉的活动和维持平衡有很大关系。人体平衡的稳度越大，需要肌肉付出的力就越小；相反，人体平衡的稳度越小，需要肌肉付出的力就越大。

6. 人体力学在照护工作中的意义和运用

（1）人体力学原理对照护工作的意义　看似简单的人体力学原理，却很少有人应用得当，尤其是养老照护员。如果养老照护员能掌握人体力学原理，充分将其应用于照护工作中，不仅能保护老年人的安全，对降低照护员劳动强度、使自身免受损伤也有很大帮助。

（2）人体力学原理在照护工作中的运用　人体力学包含的项目有：扩大支撑面积、缩小照护对象、靠近照护对象的身体、降低重心、使用大的肌肉群、水平移动、杠杆原理、脚尖指向动作方向等。

① 扩大支撑面积。两脚采取前后或左右分开的站立姿势，会扩大支撑面积，一般分开距离同肩宽站立比较稳。借鉴几何的概念，照护员在为老年人进行床—轮椅转移时，双脚前后错开呈"蹲马步"，基底面积会增大，身体重心会稳定，会起到足够的支持作用，能避免因为老年人突然倒向自己，因重心不稳让老年人和自己一起摔倒的现象。

② 缩小照护对象所占面积。进行某些照护前，尽量缩小老年人身体所占的空间面积。例如协助翻身或者坐立时，让老年人双手握于胸前，两膝关节屈曲，头部、胸部向自己腹部收缩，使其身高尽量缩小，在进行照护操作时，就可减少老年人身体与床的接触面和与床之间的摩擦阻力，从而减少照护员所使用的力量，降低照护负担和对腰背部及腿部的影响。

③ 靠近照护对象的身体。在各种移动、移位的过程中，照护员尽量让老年人的身体跟自己贴近，因为老年人和自己是两个重心，两个重心同时移动，过程会非常不稳定，如果让老年人和自己靠近，就会使两个重心贴近，能增强移动照护过程中安定性、稳定性，同时也能有效地减轻照护员的腰腿受力。

④ 降低重心。在做铺床、更换床单被罩、翻身或转移照护时，要求照护员站立时两脚分开并呈"蹲马步"，两膝靠近床帮，不仅增大基底面积，还会降低重心，增强稳定性。如此操作，运用的是大腿肌肉的力量，对膝盖和腰部的影响很小，不仅让老年人觉得稳定安

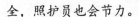

全，照护员也会节力。

⑤ 使用大的肌肉群。在照护过程中，为了避免腰部和关节、肌肉的损伤，照护员要学会使用腹肌、背肌、大腿肌肉等主要大肌肉群，在移动照护中，让老年人尽量靠近自己达到重心合一，把压力分散到身体各个部位，运用大关节、大肌肉群进行照护活动，不仅保持体位稳定，而且对减少腰扭伤和四肢肌肉拉伤，延长照护员的职业生涯有非常大的意义。

⑥ 水平移动。水平移动就是希望照护员在移位中找到跟老年人重心一样的点，沿水平方向移动，免受重力影响，轻松完成操作。例如为老年人翻身预防压疮，由一个体位转换为另一个体位时，为了让老年人卧于床中间位置，照护员首先要将老年人身体向对侧或近侧移位，移位时要求老年人用健侧肢体撑住床面与照护员合力水平移动。这样做，不仅让老年人舒适和增加活动机会，延缓活动能力下降，同时也减轻了照护员的身体压力。让老年人坐立和站立时移动，采取水平移动也是同样道理。

⑦ 利用杠杆原理。面对一块大石头，徒手移位非常困难，如果用一根木棍，插到石头下面，木棍下垫一抗压物件，再压木棍另一端，石头就很容易被撬动，这就是杠杆的原理。协助老年人翻身或床边坐起，照护员首先缩小老年人身体，老年人与床的接触面可能仅是臀部或髋部一个点，那个点就是杠杆原理当中的支点。照护员通过支点一只手扶住老年人髋、腿部，一只手扶住或抱住老年人肩部，使老年人翻身或旋转坐立在床边，这都是杠杆的原理，这样操作，既让老年人很轻松移位，也使照护员减少了腰腿部用力的力度，避免造成腰腿不适或疼痛。

⑧ 脚尖指向动作方向。在照护工作中，为了保证照护员的身体不发生扭曲、歪斜，始终保持稳定的姿势，照护员的双脚一定要始终指向动作的方向。例如，让老年人从床移动到轮椅，照护员身体重心为主的脚尖，必须冲向轮椅的方向。例如翻身，照护员的脚尖必须冲向床的方向。如果脚尖位置方向不对，就会造成身体重心变化，失去稳定度，影响操作和节力，甚至导致损伤、跌倒等意外。

技能4　为卧床老年人更换被罩

一、情境导入

李爷爷，85岁，生活不能自理，身体虚弱，长期卧床，神志清楚，能交流。早餐时不小心将菜汁撒在被罩上，请照护员为李爷爷更换被罩。老人躺在床上，肢体左侧靠墙，右侧靠活动区。

二、操作步骤

步骤		为卧床老年人更换被罩技能操作流程
步骤1	工作准备	（1）环境准备：清洁、整齐、安全、关闭门窗，温湿度适宜。根据不同季节调节室温，冬季不低于18℃，夏季不高于30℃，以避免受凉或中暑 （2）照护员准备：着装整齐，用七步洗手法洗净双手，戴帽子、口罩 （3）老年人准备：平卧在床，盖好盖被，支起床档。评估神志清楚，四肢活动无力，情绪与病情稳定，有更换被罩的愿望，已经处理喝水及大小便等问题，能够配合操作 （4）物品准备：护理车1辆、清洁被罩1条
步骤2	沟通交流	（1）备齐用物，推护理车到右侧床边，置于靠近床尾处 （2）向老年人解释目的，取得配合，态度和蔼，语言亲切，如"爷爷好，被罩脏了啊，我现在就帮您换干净的，好吗？"
步骤3	更换被罩	（1）站在右侧床边中间位置，两腿分开同肩宽，依靠床旁，放下床档，将老年人身上盖被的两侧及被尾分别展开，平盖于老年人身体上 （2）打开被罩被尾开口端，一手抓住被罩上层边缘，一手伸入被罩中分别将两侧被胎向中间对折

续表

步骤		为卧床老年人更换被罩技能操作流程
步骤3	更换被罩	（3）一手抓住被罩被头部分，一手抓住被胎被头部分，将被胎呈S形从被罩中撤出，折叠于床尾，原被罩仍覆盖在老年人身体上 （4）取护理车上清洁被罩平铺于污被罩上，被罩中线对准床中线 （5）将被罩的被头部分置于老年人颈部，打开清洁被罩被尾开口端，尽量将上层向床头方向上推，一手握住干净被罩尾部中线处上层，提起，一手抓住棉胎被头部分将棉胎装入清洁被罩内，在被罩内将棉胎向两侧展开铺平 （6）左手握住被头中线，右手在盖被内从床头向床尾方向反卷撤出污被罩，对折，放在护理车污物袋内 （7）将盖被纵向分别向两侧内折，支起床档并检查床档安全。到床尾将被尾向内反折，使被筒平整、舒适
步骤4	整理记录	（1）开窗通风，拖地，擦净家具表面浮尘，保持床单位周围清洁 （2）更换下的被罩统一洗涤、消毒、晾干、备用，所产生垃圾按分类处理 （3）用七步洗手法洗净双手。记录被罩更换时间和老年人反应
注意事项		（1）不要过多暴露老年人身体，避免受凉 （2）不要遮住老年人口鼻，避免影响呼吸 （3）操作中注意观察老年人表情，以及时发现老年人不适并及时处理 （4）棉胎装入被罩内后，被头、被罩及四角充实，无虚沿 （5）操作全过程动作轻稳、准确、熟练、快捷，运用人体力学原理实现节力。体现尊重和人文关怀，与老年人的沟通交流贯穿全过程

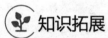 **知识拓展**

如何为老年人选择床上用品？

1. 面料

为老年人选择床上用品，首先考虑面料。最好选择质地柔软、透气性能良好、不产生静电的棉质面料。

2. 颜色

为老年人选择床上用品还要考虑颜色。每个人对颜色的审美不同，所以选择前要了解老年人的爱好。一般不选择令人兴奋的大红、大绿或者比较稚嫩的浅粉色。可以选择让人安神的浅绿、浅蓝、浅紫或棕色、灰色等比较沉稳的颜色，花纹也不宜太复杂，符合老年人喜好为宜。

3. 床垫

老年人骨骼的硬度和韧性都减弱，为了延缓脊柱变形、弯曲，在为老年人选择床垫的时候，一般根据老年人的睡眠习惯和生理特征，选择硬度较高一些的床垫比较合适。为了观察身体曲线是否和床垫贴合，可以让老年人分别平躺和侧卧在床垫上，照护员将手分别伸入老年人的脖子、后背、腰及臀部和大腿下面摸一下，若这几个身体部位下面基本没有空隙，说明曲线贴合，床垫适合老年人睡眠和符合舒适感。

4. 褥子

褥子最好选择稍微软一些的，高度最好在 3 ~ 5cm 之间，褥芯要选择保暖、环保的材料。

5. 被子

为老年人选择被子，被芯最好选择既保暖、透气又较轻的材料，如棉花被、蚕丝被等。

6. 枕头

根据老年人生理变化，为老年人选择枕头时，注意高度要略高于普通人，一般以 10 ~ 15cm 为宜。对于喜欢仰卧的老年人来说，以 8 ~ 12cm 较为合适。为了避免患颈椎病，不宜选择高枕头。荞麦枕比较好，可以根据老年人的睡姿，自动定型，对颈椎起到支撑作用，对老年人颈部健康有利。

技能5　为卧床老年人更换床单

一、情境导入

　　周爷爷，86岁，脑梗死后左侧肢体活动不灵，长期卧床，生活不能自理。目前神志清楚，能交流，左上肢向前屈曲于腹部，左下肢强直，帮助下左膝关节能做轻微屈伸活动，右侧能活动但是无力。巡视发现床单潮湿有污渍，照护员立即为周爷爷更换床单。老人的床在居室中间位置。

二、操作步骤

步骤		为卧床老人更换床单技能操作流程
步骤1	工作准备	（1）环境准备：清洁、整齐、安全、关闭门窗，必要时屏风遮挡。温湿度适宜，根据不同季节调节室温，冬季不低于18℃，夏季不高于30℃，以避免受凉或中暑 （2）照护员准备：着装整洁，用七步洗手法洗净双手，戴好帽子和口罩 （3）老年人准备：平卧在床，盖好盖被，支起床档。通过交流和检查，评估老年人神志清楚，情绪与病情稳定，有更换床单的愿望，左侧肢体活动不灵，左上肢向前屈曲于腹部，右侧能活动但是无力，已帮助处理喝水及大小便等问题，能够配合操作 （4）物品准备：清洁床单1床，软垫4个，床刷、刷套各1个，脸盆3个，摆放于护理车上层。下层摆放脸盆1个，以盛装污染刷套
步骤2	沟通交流	（1）备齐用物，推护理车到右侧床边，置于靠近床尾处 （2）向老年人解释目的，取得配合，态度和蔼，语言亲切，"爷爷好，您的被单脏了，睡着不舒服，我帮您换一个干净的好吗？"
步骤3	更换床单	（1）更换右侧床单 ①向对侧翻身：照护员站在床右侧中间，两腿分开同肩宽，放下床档，打开盖被，S形折叠对侧。一手托起老年人头部，一手将枕头平移向床的左侧，将老年人头部转向左侧，嘱老年人右手握住左手，将双手相握置于腹部，将右腿搭在左腿上，照护员左手托住老年人右肩部，右手从老年人右大腿下扶住左大腿，整体翻身呈左侧卧位。取一小软垫垫于左侧颈部固定体位，从对侧拉起盖被覆盖老年人身体 ②撤右侧床单：左手抓住床头床单，右手抓住床尾床单，分别向床中间拉出。双手松开近侧床体床单，向对侧卷起，塞于老年人身下 ③扫右侧面：取刷套套在床刷上，左手扶床，右手拿床刷，从床中线开始，从床头至床尾，清扫褥垫，每扫一刷重叠上一刷的1/3，将渣屑沿床尾从内向外轻轻扫于一个脸盆内，摆放于护理车下层。将床刷污染面向下，置于护理车下层 ④铺右侧床单：清洁床单对齐床中线，从内向外铺平近侧床单，余下一半向内侧卷起，塞于老年人身下 ⑤折床角：先将右侧床单床头部分45°或90°反折于床褥下，再将床尾部分45°或90°反折于床褥下，双手将床体部分折于床褥下，绷紧并铺平床单 ⑥协助平卧：照护员将盖被拉开，向床左侧折叠，一手托起老年人头部，一手将枕头平移向床的右侧，将老年人头部转为仰卧，双手相握置于腹部，左手扶住老年人左肩部，右手扶住老年人右髋部，整体翻身呈平卧位 ⑦翻身右侧卧位：照护员将老年人头部转向右侧位，双手相握置于腹部，支起双膝关节，左手扶住老年人左肩部，右手扶住老年人右髋部，整体翻身呈右侧卧位，在右侧颈部垫一小软枕固定体位，盖好盖被，支起床档 （2）更换左侧床单 ①撤左侧床单：照护员推护理车转至老年人肢体左侧，置于左侧靠近床头位置，右手抓住床头床单，左手抓住床尾床单，向床中间拉出，双手松开左侧床体床单，向对侧卷起至老年人身下，再分别用两手从床头、床尾将污染床单向中间卷起，取下，放在污物袋内 ②扫左侧面：右手扶床，左手拿床刷用干净面，从床中线开始，从床头至床尾，清扫褥垫，每扫一刷重叠上一刷的1/3。将渣屑沿床尾从内向外轻轻扫于盛放渣屑的脸盆内，再放回护理车下层。取下用过的床刷套，放于护理车下层的脸盆内，床刷放在护理车上层固定位置备用 ③铺左侧床单：拉出老年人身体下的清洁床单，平铺于左侧床褥上，将床单床头部分45°或90°反折于床褥下，将床尾部分45°或90°反折于床褥下，剩余部分反折床体床褥下，绷紧并铺平床单 ④协助老年人平卧于床中线，保持左上肢功能位置，在右臂下垫一软枕保持舒适，双膝下垫一软垫，以保持舒适及减轻足跟压力预防压疮。折好被筒，支起床档并检查床档安全。站到床尾，将被尾向内反折，整理被筒整齐舒适

续表

步骤		为卧床老人更换床单技能操作流程
步骤4	整理记录	（1）操作后开窗通风，拖地，保持床周围地面清洁。所产生垃圾按分类处理 （2）更换下的床单统一洗涤、消毒、晾干备用 （3）用七步洗手法洗净双手。记录更换床单时间及老年人反应
注意事项		（1）不要过多暴露老年人身体，避免受凉 （2）协助老年人翻身时，注意安全，防止坠床 （3）扫床时，每扫一刷要重叠上一刷的1/3，一床一刷套，不可重复交叉使用 （4）操作时注意观察老年人表情，以及时发现老年人不适并及时处理 （5）操作全过程动作轻稳、熟练、准确、快捷、安全，运用人体力学原理实现节力。与老年人的沟通交流贯穿全过程，体现尊重和人文关怀

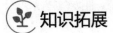 **知识拓展**

为卧床老年人更换被罩、床单的注意事项

1. 对尚能移动的老年人

在照护员体力允许的情况下，可由一位照护员进行操作。

2. 对不能转动的老年人

对体重较大、自己不能转动的老年人，尽量由两位照护员协作操作。可采用两位照护员分别站立于床的两侧，各自操作一侧的方式或两位照护员分别站立于一侧床边的两端，采取合力的方式进行操作。

3. 对一侧肢体尚能活动的老年人

对一侧肢体能够活动的老年人，需要移动活动时，指导老年人尽量使用健侧肢体带动患侧肢体共同用力活动，以维持老年人的活动能力。

4. 注意观察病情变化

操作全过程，注意观察老年人表情，并随时与老年人沟通，发现不适，及时调整操作方法或报告医护人员及时处理。

5. 遵循节力的原则

操作中，照护员要利用人体力学原理实现节力，做好劳动保护，避免损伤。

技能6　为卧床老年人修饰仪容仪表

一、情境导入

吴爷爷，81岁，3年前患脑梗死，左侧肢体活动不灵，大部分时间卧床，生活不能自理。目前左上肢向前屈曲于腹前，左下肢强直，帮助下左膝关节能做轻微屈伸活动，右侧活动良好，可以坐轮椅活动。一天，吴爷爷朋友将来养老院探视，老年人希望照护员帮助他到盥洗室修饰仪容仪表。老年人躺在床上，肢体左侧靠墙，右侧靠活动区。

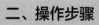

二、操作步骤

步骤		为卧床老年人修饰仪容仪表技能操作流程
步骤1	工作准备	（1）环境准备：清洁、整齐、安全，关闭门窗，温湿度适宜，根据不同季节调节室温，冬季不低于18℃，夏季不高于30℃，以防受凉或中暑 （2）照护员准备：着装整洁，用七步洗手法洗净双手 （3）老年人准备：平卧在床，盖好盖被，支起床档。评估神志清楚，情绪稳定，左侧肢体活动不灵，帮助下左膝关节能做轻微屈伸活动，右侧活动良好，已处理喝水、排便等问题，能够配合坐轮椅到盥洗室修饰仪容仪表的操作 （4）物品准备：准备香皂、毛巾、梳子、剃须刀、脸盆、纸巾、润肤霜、镜子、指甲剪、轮椅等
步骤2	沟通交流	（1）备齐洗漱用物放入盥洗室，推轮椅来到老年人房间 （2）向老年人解释目的，取得配合。态度和蔼，语言亲切，如"爷爷好！我帮您坐到轮椅上好吗？""我带您去盥洗室洗脸、剃胡须吗？"
步骤3	轮椅转移	（1）推轮椅到老年人床边，置于右侧床头位置，与床边呈30°～45°夹角，刹车，进行健侧转移 （2）协助翻身：照护员站在床中间位置，两腿分开同肩宽，依靠床边站稳，放下床档，打开盖被呈S形折叠对侧。协助老年人头部右侧位，嘱老年人用右手将左手放在胸腹前，用健侧下肢带动患侧下肢移到床边，照护员帮助穿鞋。再将右手放在老年人左髋部，左手放在老年人左颈肩部，帮助老年人整体向右侧翻身 （3）协助坐立：嘱老年人用右手撑住床面，照护员右手放在老年人左髋部，左手托住老年人右侧颈肩部，协助老年人按30°、60°、90°在床边坐起 （4）协助站立：让老年人右手扶住照护员肩部，照护员右脚前伸，插在老年人两腿之间，左脚向后，呈"蹲马步"，双手分别托住老年人两侧腋下肌肉，用双腿力量向上垂直托举，协助老年人站立 （5）协助床—轮椅转移：指导老年人眼看轮椅，右腿迈向轮椅，照护员用右膝关节推老年人左膝关节，协助老年人向右侧旋转坐入轮椅，调整舒适坐位，系安全带，用脚放下脚踏板，协助老年人双脚放在踏板上，使用软垫为老年人调整腰背使其挺直坐立，推轮椅进入盥洗室
步骤4	修饰仪容仪表	（1）协助洗脸：在脸盆内盛水适量，浸湿毛巾，为老年人湿润面部，涂香皂，洗净面部，用清水冲净皂液，拧干毛巾擦干 （2）协助剃须：脸盆内更换38～40℃温水，用温热毛巾热敷老年人两侧面颊部，用电动剃须刀，从左至右，从上到下，先顺毛孔，再逆毛孔的顺序进行剃须。洗净面部，擦干 （3）协助洗手：在老年人手上涂香皂，为老年人洗手。冲净，用毛巾擦干 （4）协助涂润肤霜：挤润肤霜在手心，双手揉匀后分别涂于老年人面部和手部 （5）协助梳头发：为老年人将头发梳理整齐 （6）协助轮椅—床转移：洗漱完毕，推轮椅回房间，进行轮椅—床转移，恢复老年人平卧位 （7）修剪指甲：分别在双手下铺垫纸巾，照护员左手握住老年人手指，右手持指甲剪修剪指甲，长度留白1mm，两侧尖角修圆，锉平边缘 （8）修剪趾甲：分别在脚下铺垫纸巾，照护员左手握住老年人脚趾，右手持指甲剪分别修剪老年人双脚趾甲，不可太短，锉平边缘 （9）丢弃指（趾）甲碎屑。用纸巾包裹指（趾）甲碎屑，按生活垃圾处理，丢入垃圾桶 （10）整理平整衣服，折好被筒，支起床档并检查床档安全，根据老年人要求，摇高床头 （11）为老年人照镜子，观察仪容，并征求意见，如"爷爷，您看一下，这样好吗？""爷爷，您很帅啊！您先坐着休息，一会儿您的朋友来了，我带他们来看您。"
步骤5	整理记录	（1）用过的毛巾清洗晾干，其他物品清理干净，放回原处备用 （2）所产生垃圾按分类处理 （3）用七步洗手法洗净双手。记录照护时间、措施和老年人反应
注意事项		（1）轮椅转移前要评估老年人肌力和关节活动情况，健侧转移，转移活动要在老年人肢体活动能力范围内进行 （2）对体重较大、活动不灵的老年人，最好两人合作完成转移，以保证老年人的安全，同时避免照护员腰扭伤或肢体肌肉拉伤 （3）洗脸时避免皂液刺激眼睛，剃须避免太短，以防止倒须刺激皮肤形成剃刀肿块导致局部疼痛。剃须之后涂抹适量护肤油，以保养局部皮肤 （4）指（趾）甲修剪不可太短，避免伤害软组织引起感染，糖尿病老年人更要慎重。指（趾）较硬时可用温水浸泡5～10min以后再修剪 （5）操作全过程动作轻稳、准确、熟练、快捷、安全。运用人体力学原理实现节力。与老年人的沟通交流贯穿全过程，体现尊重和人文关怀

知识拓展

帮助老年人刷牙和剃须应注意的问题

一、刷牙应注意的问题

（1）牙刷的选择　注意牙刷刷头不宜太大；刷毛为软而细的优质尼龙丝材质，顶端应该磨光呈椭圆形；刷柄不宜过长、过大，避免影响操作。

（2）刷牙的次数　每天早晚各一次即可，最好在餐后30～60min进行，餐前可以用清水漱口，这样可以保持口腔清洁的时间更长。

（3）刷牙的力度　为了避免刺激牙龈，引起出血或损伤，刷牙力度要轻。

（4）刷牙的时间　一般在2min左右。

（5）牙刷的更换　为了维持牙刷的卫生，建议每3个月更换一次新牙刷。

二、剃须应注意的问题

（1）在早上剃须　皮肤经过一夜修整，处于松弛状态，晨间洁面、热敷后，毛孔张开、胡须变软，利于剃须，所以最好在早晨帮助老年人剃须。

（2）用电动剃须刀剃须　老年人活动精确度降低，为了避免刀片割破皮肤，最好使用电动剃须刀，并且专人专用，以保证剃须的卫生和安全。

（3）按照胡须生长方向剃须　帮助老年人剃须，要先顺着胡须的生长方向剃除80%，然后再逆着胡须的生长方向剃须，就可以全部剃除。

（4）避免剃须过短　剃须勿过短，因为胡子刮得越干净，那些很短的胡须就越容易向皮肤里面生长，形成倒须。倒须刺激皮肤，会形成"剃刀肿块"，造成局部皮肤疼痛、红肿，所以帮助老年人剃须，应避免剃须过短。

（5）剃须后进行皮肤保养　帮助老年人剃须之后，将面部胡茬清洁干净，用毛巾擦干，为老年人涂抹适量护肤油，能对局部皮肤起到保养作用。

技能7　为老年人清洁义齿

一、情境导入

郑奶奶，80岁，身体虚弱，长期卧床，神志清楚，镶配全口义齿，能漱口，不能对义齿进行清洗。每天吃过午餐1h，照护员需为郑奶奶进行义齿清洁。郑奶奶躺在床上，右侧肢体靠墙，左侧靠活动区。

二、操作步骤

步骤		为老年人清洁义齿技能操作流程
步骤1	工作准备	（1）环境准备：清洁、整齐、安全，温湿度适宜。根据不同季节调节室温，冬季不低于18℃，夏季不高于30℃，以防受凉或中暑 （2）照护员准备：着装整洁，用七步洗手法洗净双手 （3）老年人准备：平卧在床，盖好盖被，支起床档。评估神志清楚，病情及情绪稳定，镶配全口义齿，能漱口，有清洁义齿的意愿，可以配合操作 （4）物品准备：治疗盘，水杯2个（分别盛装冷水和38～40℃温水），弯盘（内放软毛牙刷、牙膏），污物碗1个、干净毛巾、干净纱布方、一次性手套等。所有物品摆放于治疗盘内

续表

步骤		为老年人清洁义齿技能操作流程
步骤2	沟通交流	（1）携带物品到老年人左侧床边，解释目的，取得配合 （2）态度和蔼，语言亲切，如"奶奶好！午餐吃过了，我看您牙齿上沾有饭渣，我帮您把义齿取下来，清洗一下好吗？"
步骤3	摘义齿	（1）到床尾，根据老年人需要的高度摇高床头。到老年人左侧床边，将干净毛巾铺于老年人胸前 （2）协助老年人取头部左侧位，嘱老年人张口，检查口腔无异常 （3）戴一次性手套，嘱老年人再次张口，垫纱布先取下上义齿，再取下下义齿，浸泡于冷水杯内 （4）取温水杯，嘱老年人喝水漱口，将漱口液吐于污物碗内
步骤4	清洁义齿	（1）嘱老年人休息。端摆放盛装义齿的水杯、软毛牙刷、牙膏、干净纱布的治疗盘到水盆前，取义齿用流水冲净黏附在上的食物残渣后，放在干净纱布上 （2）取牙膏挤出黄豆大小在软毛牙刷上，轻轻刷洗义齿，用流水冲洗干净牙膏泡沫，放在干净纱布上 （3）取水杯清洗干净，盛装半杯冷水，将义齿浸泡在内
步骤5	戴义齿	（1）端治疗盘回到老年人左侧床边 （2）嘱老年人张口，垫纱布先为老年人戴下义齿，再戴上义齿 （3）嘱老年人轻轻咬合上下义齿至稳定
步骤6	整理记录	（1）用干毛巾擦干口周及水渍后撤掉，将床头摇平，恢复老年人舒适体位，检查床档安全 （2）清洗所用物品并放回原处备用，口罩、纱布与一次性手套按医疗垃圾处理 （3）用七步洗手法洗净双手。记录义齿清洁时间和老年人反应
注意事项		（1）建议老年人避免吃过硬或过黏的食物，以防损坏义齿 （2）每餐后取下义齿，冲洗干净，再帮助戴上，以保持口腔清洁 （3）在冷水中浸泡义齿，禁止浸泡于乙醇（俗称酒精）及热水中，避免变形 （4）操作全过程动作轻稳、准确、熟练、快捷、安全，运用人体力学原理实现节力。与老年人沟通交流贯穿全过程，体现尊重和人文关怀

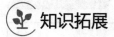 **知识拓展**

义齿的种类与保养

一、义齿的种类

牙齿对人的生活非常重要，不仅关乎美观，更影响咀嚼、消化和营养的吸收。为此，许多牙齿脱落的老年人都会安装义齿。老年人常用的义齿有三大类，即活动义齿、固定义齿和种植义齿。活动义齿包括局部活动义齿、全口义齿和覆盖义齿，还分为可摘与固定两种。固定义齿俗称"固定假牙"，是不能自己摘戴的，而可摘义齿俗称"活动假牙"，可以由自己摘戴。种植义齿是在口腔缺牙区的牙槽骨内植入工牙根，待人工牙根成活后，再在其上端制作修复体完成种植义齿的修复。它类似真牙，能显著提高患者的咀嚼功能，使许多常规义齿难以解决的疑难问题通过种植义齿得到满意的疗效。但是忌用于高龄、全身健康状况不良、糖尿病、骨质疏松症、神经及精神疾病等患者。卧床老年人肢体活动不灵，为了保持老年人口腔清洁，当老年人不能自己摘戴活动义齿时，需要照护员帮助摘戴、清洗和保养义齿。

二、义齿的保养

（1）清洗　义齿里面容易有食物残渣残留，不注意清洗，会出现结石、口腔溃疡、口臭、牙周病等，从而影响老年人的身体健康，所以每餐后应帮助老年人摘下义齿，用冷水冲洗干净。

（2）保存　冲洗后将义齿放入盛装干净冷水的容器内保存。

（3）浸泡　注意每晚睡前要取下义齿，用软毛牙刷加牙膏刷洗、冲洗干净，浸泡于清洁冷水中，在次日早晨再戴上。

（4）冲洗　老年人睡前浸泡于冷水中的义齿，第二天戴上以前，从容器取出后，最好用温水冲洗一下再为老年人戴上，避免冷刺激。

三、睡觉勿戴义齿

老年人睡觉时不要戴义齿。因为睡觉的时候，义齿会脱落，很容易卡住老年人喉咙引起意外，尤其是局部活动义齿，甚至会吞进食管和胃里，严重者可能造成食管损伤或胃出血、胃穿孔、气管破裂等症状，因此，在老年人睡觉之前，照护员一定要帮助其将义齿摘掉、清洗、浸泡。

四、定期复诊

义齿戴久了会磨损、松脱，所以要定期复诊做适度的调整。一般活动义齿应4～5年更换一次，不然，不仅影响使用、磨损粗糙的义齿表面，更容易滋生念珠菌，影响老年人健康。

技能8　为老年人清洁口腔

一、情境导入

王奶奶，80岁，多年帕金森病，长期卧床，勉强能交流，不会刷牙漱口。每天老年人早餐后1h需请照护员用棉球法为其进行口腔清洁。王奶奶躺在床上，左侧靠墙，右侧靠活动区。

二、操作步骤

步骤		为老年人清洁口腔技能操作流程
步骤1	工作准备	（1）环境准备：清洁、整齐、安全，温湿度适宜。根据不同季节调节室温，冬季不低于18℃，夏季不高于30℃，以防受凉或中暑 （2）照护员准备：着装整洁，用七步洗手法洗净双手 （3）老年人准备：平卧在床，盖好盖被，支起床档。评估神志清楚，病情及情绪稳定，四肢活动不灵，不能刷牙和漱口，口腔及牙龈无出血、无溃疡、无义齿，有清洁口腔愿望，已经协助喝水、排便等，能配合操作 （4）物品准备：治疗车，一次性口护包（弯盘1个、治疗碗1个、镊子1把、弯血管钳1把、干棉球16个、压舌板1支），手电筒1把，润唇膏1支，盛温开水口杯1个，干毛巾1条，将黄色塑料袋套入垃圾桶，摆放于治疗车下层
步骤2	沟通交流	（1）推治疗车携带物品进入老年人房间，置于靠近床头位置 （2）解释目的，取得配合，态度和蔼，语言亲切，如"奶奶好！您的牙上粘了很多食物残渣，为了您口腔的清洁和舒适，我帮您用棉球清洁口腔好吗？"
步骤3	摆体位	（1）站在右侧床边，协助老年人取头部右侧位，面向照护员 （2）铺干净毛巾，遮盖老年人前胸及右侧颌下 （3）取弯盘，摆放于老年人右侧下颌角处

续表

步骤		为老年人清洁口腔技能操作流程
步骤4	进行口腔清洁	（1）左手持压舌板，右手持手电筒，再次检查口腔黏膜无出血，无溃破 （2）左手持镊子，右手持血管钳，清点治疗碗内棉球16个，取温水将治疗碗内棉球浸湿，污物盘摆放在一边 （3）用镊子夹棉球，从上向下递于血管钳、夹紧，在污物碗上方绞干，不滴水为宜。以下用同样方法夹、递棉球并绞干 （4）用第一个棉球湿润口唇后放入黄色垃圾袋。以下所有用过的污染棉球均放入黄色垃圾袋内 （5）嘱老年人张口咬合牙齿，用第二个棉球由内向外纵向擦洗对侧牙齿外侧面至门齿。用第三个棉球同法擦洗近侧牙齿外侧面 （6）用第四个棉球纵向擦洗对侧牙齿上内侧。第五个螺旋擦洗上咬合面，第六个、第七个棉球同法擦洗下内侧及下咬合面 （7）用第八个、第九个、第十个、第十一个棉球用同法依次擦洗近侧牙齿上内侧、上咬合面、下内侧、下咬合面 （8）用压舌板分别撑开对侧和近侧面颊部，用第十二个、第十三个棉球分别弧形擦洗双侧面颊部 （9）用第十四个棉球之形擦洗硬腭；用第十五个棉球横擦舌面；用第十六个棉球U形擦洗舌下 （10）嘱老年人再次张口，观察口腔擦拭干净，牙龈无出血 （11）清点棉球16个，擦洗前后数量相等
步骤5	整理记录	（1）撤去弯盘，用毛巾擦干口周及面部水渍后撤掉。涂润唇膏 （2）恢复老年人舒适体位，整理床单位，检查床档安全 （3）将所产生垃圾按分类处理。医疗垃圾直接放入黄色垃圾袋，不得二次处理 （4）用七步洗手法洗净双手。记录操作时间和老年人反应
注意事项		（1）不会漱口或意识不清的老年人禁止漱口 （2）用血管钳夹取棉球的1/3，以避免擦洗时弯头碰伤口腔黏膜 （3）血管钳夹取棉球后要扣紧，防止遗漏，擦洗时，弯头朝向擦洗面 （4）每擦洗牙齿一面，要更换新的棉球，不得重复使用。更换棉球时不得污染血管钳 （5）棉球不可过湿，防止多余水分流入老年人咽部，引起老年人呛咳 （6）每次张口擦拭时间不可过长，以20～25s为限 （7）擦拭上腭和舌面，位置不可太深，避免老年人发生恶心呕吐 （8）操作全过程动作轻稳、准确、熟练、快捷、安全。注意观察老年人表情，发现不适及时改善操作方式。运用人体力学原理实现节力。与老年人沟通交流贯穿全过程，体现尊重和人文关怀

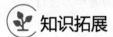 知识拓展

为老年人清洁口腔的基本知识

一、口腔的特点

（1）有进食、咀嚼、品味、语言等功能。

（2）口腔内的唾液腺有分泌消化液、帮助食物消化与吸收的功能。

（3）口腔的特殊生理结构、温湿度及食物残渣等，非常适宜微生物生长繁殖，成为病原微生物侵入机体的主要途径之一。

（4）身体处于健康状态时，机体抵抗力强，每天饮水、进食、刷牙、漱口对病原微生物有清除作用，通常不会出现口腔健康问题。

（5）老年人机体抵抗力差，唾液分泌减少，饮水、进食、刷牙、漱口等活动减少，容易使口腔微生物得以繁殖，引起口腔炎、口臭等。

二、口腔清洁的目的

（1）保持口腔清洁，免除细菌繁殖，预防口腔感染及相关并发症。

（2）防止口腔黏膜干燥、破裂，清除口臭，促进老年人食欲。

（3）观察口腔黏膜、舌苔变化和特殊气味，为医师提供信息，协助诊断。

（4）适用于无法自主进行口腔清洁的高热、昏迷、禁食、留置鼻饲管以及患有口腔疾病的长期卧床老年人。

三、常用漱口液及作用

（1）生理盐水　有清洁口腔、预防感染的作用。

（2）1%～3%过氧化氢（俗称双氧水）　有控制口腔感染和牙龈出血的作用。

（3）1%～4%碳酸氢钠溶液（俗称小苏打）　适用于霉菌感染者。

（4）0.1%乙酸溶液（俗称醋酸溶液）　适用于铜绿假单胞菌（绿脓杆菌）感染者。

四、使用漱口液的注意事项

（1）使用漱口液可达到清洁口腔、消炎、减轻口腔异味的效果，但是专业医师建议，不要长期使用漱口液。因为长期使用含有药物成分的漱口液，会破坏口腔内的正常菌群，引起不良后果。

（2）临床调查发现用盐水漱口20min后，口腔内细菌数量开始恢复，1h后细菌数量便恢复到漱口前的水平。而用清水漱口后10min细菌就开始恢复，但却要到85min后才恢复到原来的水平。因为盐水漱口将口腔中的细菌杀灭的同时也会破坏口腔黏膜，口腔黏膜具有防御细菌生长的作用，将口腔黏膜破坏了就为细菌的迅速恢复创造了条件，因此用盐水漱口并不能真正达到消毒、杀菌的作用，偶尔用一下，可以暂时达到消炎目的，长期应用则对健康无益。

（3）选择何种漱口液，最好遵照专业医师医嘱进行。无特殊情况下，建议使用温开水清洁口腔。

技能9　帮助卧床老年人洗发

一、情境导入

冯奶奶，81岁，短发，脑梗死后遗症多年，左侧肢体活动不灵，左上肢向前屈曲，右侧活动无力，长期卧床。按照护计划，今天应为冯奶奶洗头发，请照护员为老年人进行床上洗发。冯奶奶躺在床上，肢体左边靠墙，右边靠活动区。

二、操作步骤

步骤		帮助卧床老年人洗发技能操作流程
步骤1	工作准备	（1）环境准备：清洁、整齐、安全。关闭门窗，温湿度适宜。根据不同季节调节室温，冬季不低于26℃，夏季不高于30℃，以防受凉或中暑 （2）照护员准备：着装整洁，用七步洗手法洗净双手 （3）老年人准备：平卧在床，盖好盖被，支起床档。评估神志清楚，病情及情绪稳定，左侧肢体活动不灵，右侧活动无力，有洗发的愿望，已经协助喝水、排便等，能配合操作 （4）物品准备：洗头器1个，护理垫1片，毛巾2条，无脱脂棉球2个，洗发液1瓶，梳子1把，暖水瓶1个（备40℃温水2000mL以上），带把水杯1个，吹风机1个，摆放于护理车上层。污水桶1个，摆放于护理车下层
步骤2	沟通交流	（1）推护理车携带用物进入老年人房间，置于右侧床头 （2）向老年人解释目的，取得配合。态度和蔼，语言亲切，如"奶奶好，长时间不洗头发，既不舒服还对健康不利，我为您把头发洗干净好吗？"

续表

步骤		帮助卧床老年人洗发技能操作流程
步骤3	放置洗头器	（1）站在右侧床边靠床头处，两腿打开同肩宽，依靠床旁站稳。在老年人颈肩下铺上毛巾，并将毛巾两端反折，围住老年人颈部 （2）一手托起老年人头部，另一手撤去枕头，在头下床面平铺护理垫，放置洗头器在护理垫上，帮助老年人颈部枕于凹槽上 （3）洗头器排水管下接污水桶，分别在老年人双耳道内塞入无脱脂棉球，以防止耳道进水
步骤4	床上洗发	（1）取暖水瓶将温水倒入水桶。一手取水杯，用另一手掌侧腕部测试水温适宜（38～40℃）。一手持水杯缓慢倾倒水于老年人头发上，另一手揉搓头发至全部淋湿 （2）取洗发液涂擦于双手，用指腹由发际向头顶、枕部揉搓老年人头发，按摩头皮，出现泡沫 （3）观察老年人表情，询问水温及手法是否合适，一手持水杯缓慢倾倒温水，另一手揉搓头发，将泡沫冲洗干净
步骤5	擦干头发	（1）用围在老年人颈部两侧的毛巾擦干老年人面部水渍 （2）反折毛巾包裹老年人头部，一手托住头部，一手撤去洗发器，垫好枕头，枕头上另铺干毛巾一条，摆放头部在干毛巾上，用包裹头部的毛巾擦干头发，撤掉，从两耳中取出无脱脂棉球 （3）将头发梳理整齐。必要时用电吹风吹干后再梳理
步骤6	整理记录	（1）撤掉覆盖于枕头上的毛巾，整理枕头，使床单位平整 （2）推护理车到盥洗室，倾倒污水桶内污水并清洗。清洗毛巾、晾干，所有用物放回原处备用。所产生垃圾按分类处理 （3）用七步洗手法洗净双手。记录操作时间和老年人反应
注意事项		（1）根据不同季节、南北方气温差别和老年人发质情况选择洗发次数。不宜洗发过勤，以避免头发和头部皮肤干燥 （2）卧床老年人在床头洗发，床档不要放下，避免老年人坠床 （3）随时观察老年人表情，随时询问有无不适以及时改善操作方法 （4）全程保持室温、水温恒定，洗发后及时擦干头发，防止老年人着凉 （5）塞入双耳道内的防水棉球必须是无脱脂棉球，禁用医用棉球，洗发后立即取出，避免遗漏 （6）操作时防止水分流入眼内或打湿被服，如有打湿，要及时处理或更换 （7）操作全过程动作轻稳、准确、快捷、安全，运用人体力学原理实现节力。与老年人的沟通交流贯穿全过程，体现尊重和人文关怀

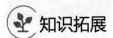 知识拓展

帮助卧床老年人洗发的基本知识

老年人长期卧床，会使头发沾染许多灰尘和细菌，为了避免引起头部皮肤感染和滋生头虱等，照护员应定期为老年人清洗头发以保证老年人的健康。

清洁头发要注意以下问题。

1. 选择合适的洗发液

为老年人洗发要选择合适的洗发液，切忌使用碱性较强的肥皂或洗发液，以免刺激头皮，引起头皮干燥，增加头皮屑。

2. 保持合适的室温

一般调节室温在26℃左右。但是根据不同季节和南北方差异，在冬季，室温最低不可低于18℃，以避免受凉。夏季不可高于30℃，以避免老年人或照护员中暑。

3. 保持合适的水温

洗头发的水温要保持合适，以38～40℃为宜。水温过低，容易着凉并且不易把油脂等污物洗掉；而水温过高，会造成头皮表层细胞的坏死，引起头发、头皮干燥和头屑增多。有些头发稀少或对温度感觉敏感的老年人，当水温在39℃时就会感觉发烫，所以，具

体水温应该根据老年人的感觉而选择。

4. 采取合适的洗发方式

为老年人洗头发时，不可用手指甲或梳齿用力梳头，避免伤及头发和头皮，引起脱发增多或头皮划伤等现象。

5. 掌握合适的吹发温度

洗完头发后要及时将头发擦干。使用电吹风机吹干时，切忌风筒距离头发过近，避免造成头发损伤或头皮烫伤。

6. 选择合适的洗发次数

虽然卧床老年人的头发要保持清洁，但是不能洗发过勤，应以老年人发质和老年人头发清洁度来决定洗发的次数。

7. 注意梳头发的方式

为老年人梳头发，注意从发梢梳向发根，避免拉扯头发引起老年人不适。

8. 注意保持老年人的合理营养

为了老年人的头发健康，日常要注意保持老年人合理饮食，注意补充低脂、高蛋白、高维生素食品，如优质蛋白及水果、蔬菜等。

技能10　为卧床老年人擦浴

一、情境导入

陈奶奶，83岁，患冠心病合并心力衰竭多年，神志清楚，能交流，四肢虚弱无力，长期卧床，在他人帮助下各关节能做屈伸活动。近日天热，出汗较多，身上有异味，医师请照护员对其进行床上擦浴。陈奶奶躺在床上，肢体左侧靠墙，右侧是活动区。

二、操作步骤

步骤		为卧床老年人擦浴技能操作流程
步骤1	工作准备	（1）环境准备：清洁、整齐、安全，关闭门窗，必要时用屏风遮挡，温湿度适宜。室温调节为27～29℃，以防受凉或中暑 （2）照护员准备：着装整洁，用七步洗手法洗净双手，戴口罩 （3）老年人准备：平卧在床，盖好盖被，支起床档。评估神志清楚，能交流，四肢无力，关节能做屈伸活动，身上有异味，因心力衰竭加重，不宜到洗澡间洗澡，有擦浴愿望，已经协助喝水、排便等，能配合操作 （4）物品准备：专用水盆3个，专用毛巾3条，方毛巾1条，浴巾1条，橡胶单1块，浴液1瓶，清洁衣裤1套，乳胶手套1副，水杯1个，摆放于护理车上层。暖瓶1把（内装热水），水桶1个（内装40～45℃温水），污水桶1个，摆放于护理车下层
步骤2	沟通交流	（1）推护理车进入房间，置于右侧床边靠近床中间的位置 （2）说明目的，取得配合，态度和蔼，语言亲切，如"奶奶，天热，出汗多，不舒服，我给您擦澡好吗？" （3）照护员站在右侧床中间位置，两腿分开同肩宽，倚靠床边站稳，放下床档，打开盖被。"奶奶，我们开始好吗？我先为您脱去衣裤。"在被内协助老年人脱去衣裤，盖好盖被，支起床档

续表

步骤		为卧床老年人擦浴技能操作流程
步骤 3	擦浴	（1）擦洗面颈部 将浴巾覆盖枕头及胸前被子。用水杯将40～45℃温水盛入脸盆，依次擦洗眼睛、额部、鼻部、面颊和颈部 ①眼睛：方毛巾浸入温水对折两次，四个角分别擦洗双眼内、外眦部，先擦对侧，再擦近侧 ②额部：方毛巾手套样包裹手上，涂上浴液由额中间分别向左再向右擦洗 ③鼻部：由鼻根擦向鼻尖 ④面颊：先擦左侧面颊，由鼻翼左侧向下至鼻唇沟部横向擦向右侧，再沿右侧唇角向下擦至下颌横向擦拭至左侧，再向上至左面颊部至左耳后。同法擦拭右侧面颊 ⑤颈部：先用温热方毛巾浸湿颈部，再涂擦浴液，由中间分别向左、右至耳后至颈部擦洗 ⑥擦净浴液：用同样方法分别擦净面部及颈部浴液，将方毛巾放在护理车下层，用浴巾揾干面部及颈部水渍 （2）擦洗左侧手臂 ①倾倒污水，更换清洁40～45℃温水备用 ②放下床档，掀开盖被，暴露老年人左侧手臂；浴巾半铺半盖于手臂上；取专用毛巾在脸盆内浸湿、拧干，湿润左手臂；再浸湿、拧干，手套样包在右手，涂上浴液；左手托住老年人左手，右手由手腕背部沿前臂外侧螺旋向上臂擦洗至肩部；再由前臂内侧螺旋向上臂擦洗至腋窝部 ③将毛巾放入脸盆，用浴巾盖好左上臂；清洗毛巾，拧干，手套样包在右手上，用同样擦洗方法进行2遍，擦净上肢浴液；再将毛巾放入脸盆，用浴巾盖好左手臂并揾干水渍，撤掉浴巾，折叠后放在护理车上层，盖被盖好左手臂 （3）擦洗右侧手臂 将毛巾在脸盆内洗净，倾倒污水，更换清洁40～45℃温水备用，用同法擦洗右侧手臂 （4）洗手 ①倾倒污水，更换清洁40～45℃温水备用。在老年人左手下垫橡胶单，脸盆放在橡胶单上，把老年人左手放入脸盆浸泡，照护员手上涂浴液，用双手搓洗，再放进脸盆内洗净浴液，取毛巾擦干。撤掉脸盆，撤掉橡胶单，盖好盖被 ②用同法清洗老年人右手 （5）擦洗胸部 倾倒污水，更换清洁40～45℃温水备用。双手将老年人盖被向下折叠，暴露胸部，浴巾对折，遮盖胸部。洗净毛巾，包裹右手，涂上浴液，左手向下打开浴巾，右手由上向下8字形擦拭胸部，毛巾放入脸盆，浴巾遮盖胸部，双手洗净毛巾。用同法擦净胸部浴液，放毛巾在脸盆内，用浴巾盖住老年人胸部并揾干胸部水渍 （6）擦洗腹部 倾倒污水，更换清洁40～45℃温水备用。将老年人盖被向下折至大腿上部，把对折的浴巾拉开从胸部向下遮盖腹部。洗净毛巾，包裹右手，涂上浴液，左手向上打开浴巾下角暴露腹部，右手顺时针螺旋形擦洗腹部及两侧腰部，右手将毛巾放入脸盆，左手用浴巾遮盖腹部，洗净毛巾，再用同样手法擦净腹部浴液，毛巾放在脸盆内，用浴巾遮盖腹部揾干水渍，撤掉浴巾折叠放在护理车上层，盖好盖被 （7）擦洗背臀部 ①洗净毛巾，倾倒污水，更换清洁40～45℃温水备用。将老年人头部转向对侧。在盖被内，嘱老年人双手放在腹部，右腿搭在左腿上。照护员左手推老年人右肩部，右手插在老年人右大腿下扶住左大腿，协助向对侧翻身，让老年人左侧卧，背部朝向照护员 ②照护员左手扶老年人肩部，右手将被子向上折起暴露背臀部，颈部塞一小软枕固定体位。浴巾铺于老年人背臀下，半铺半盖向上反折遮盖背臀部。洗净毛巾，包裹在右手上，涂上浴液，左手向下打开浴巾暴露一侧背臀部，右手由腰骶部沿脊柱向上推至颈部，再由上向下，分别螺旋向下擦洗左右侧背部，再螺旋擦洗左右臀部，浴巾盖住背臀部，毛巾放入脸盆洗干净，用同法擦净背臀部浴液。毛巾放入脸盆，浴巾擦干背臀部并盖好盖被 （8）擦洗下肢 ①倾倒污水，更换清洁40～45℃温水备用。恢复老年人平卧位。打开盖被暴露左侧下肢，取浴巾，半铺半盖在老年人左腿上。洗净毛巾包裹在右手上，涂浴液，左手托住老年人下肢的踝部呈屈膝状，右手由外侧小腿向大腿方向螺旋擦洗至髋部，再由内侧螺旋擦洗至腹股沟部，浴巾遮盖。毛巾放入脸盆洗净，倾倒污水，更换清洁40～45℃温水备用。用同法擦净左下肢浴液，用浴巾盖住并擦干水渍，撤掉浴巾折叠放在床尾，盖好盖被 ②倾倒污水，更换清洁40～45℃温水备用。用同样方法擦洗右侧下肢

步骤		为卧床老年人擦浴技能操作流程
步骤 3	擦浴	（9）清洗足部 ① 更换专用脚盆，备用40～45℃温水，将被尾向右侧打开，暴露左足，托起左腘窝部，取软垫支撑。托起老年人左脚，足下铺橡胶单，脚盆放在橡胶单上，放在盆内浸湿。双手涂浴液洗脚背、脚掌、脚趾，在脚盆中洗净浴液，用专用毛巾擦干放入盖被内 ② 撤掉脚盆、橡胶单，倾倒污水，更换清洁40～45℃温水备用，用同样手法清洗右侧足部 （10）清洗会阴 ① 更换专用水盆，备用38～40℃温水。被尾向上折叠暴露会阴部，先用浴巾遮盖会阴部及双下肢；再托起老年人臀部，铺护理垫；协助双下肢屈曲，用软垫支撑 ② 戴橡胶手套，将专用毛巾浸湿绞干不滴水，从上向下打开浴巾暴露会阴，由阴阜向下至尿道口、阴道口、肛门，边轻轻擦拭边转动毛巾 ③ 清洗毛巾，分别擦洗两侧腹股沟至清洁、无异味并擦干，用浴巾遮盖 ④ 倾倒污水。毛巾放入水盆
步骤 4	整理记录	（1）依次撤去软垫、护理垫、浴巾，协助老年人更换清洁衣裤，盖好盖被，整理床铺使其整齐，支起床档，开窗通风，擦干地面水渍 （2）物品摆放于护理车上，用过的毛巾、浴巾放入专用水盆与污物桶一起放于下层，推护理车到盥洗室，倾倒污水，清洗毛巾、水盆、水桶，放回原处备用。所产生垃圾按分类处理 （3）用七步洗手法洗手。记录擦洗时间和老年人反应
注意事项		（1）清洗面颈部和身体、足部、会阴部的水盆和毛巾要专用 （2）每擦洗一个部位更换一次干净温水并随时用暖水瓶加入热水保持水温恒定。一般备用水温为40～45℃，接触皮肤黏膜水温为38～40℃，最终要根据老年人的感觉进行水温调节 （3）为老年人向对侧翻身时要谨慎，避免磕碰，避免坠床，保证安全 （4）老年人身体暴露部位要及时遮盖，以防着凉 （5）清洗会阴部禁忌使用浴液 （6）擦洗过程中，注意观察老年人表情，发现不适及时调整操作。如有异常，立即停止并报告医护人员 （7）操作全过程动作轻稳、准确、熟练、快捷、安全。运用人体力学原理实现节力。与老年人的沟通交流贯穿全过程，体现尊重及人文关怀

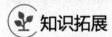 知识拓展

为老年人洗澡的注意事项

为卧床老年人洗澡，不仅能保持全身皮肤清洁，还能消除疲劳、舒筋活血、改善睡眠、提高皮肤的代谢功能和抗病能力、预防某些皮肤病及压疮，但是不合时宜地洗澡也能引起意外事故，所以应注意以下问题。

1. 餐后不宜洗澡

餐后立即洗澡，全身表皮血管被热水刺激后发生扩张，较多的血液流向体表，使腹腔血液供应相对减少，会影响老年人的消化功能。

2. 饥饿时不宜洗澡

洗澡消耗体力和能量，饥饿时洗澡易造成老年人低血糖、虚脱，甚至晕倒等。

3. 血压低时不宜洗澡

老年人接触高于体温的水温时，能使皮肤表面血管扩张，大量血液分布于皮肤表面，引起血压进一步降低，可能导致脑供血不足而引起晕厥或其他意外。

4. 发烧时不宜洗澡

当人的体温上升到38℃时，身体的热量消耗可增加20%，身体比较虚弱，此时洗澡，

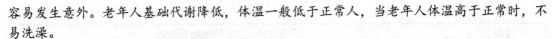

容易发生意外。老年人基础代谢降低，体温一般低于正常人，当老年人体温高于正常时，不易洗澡。

5.血压高或心脏病发作时不宜洗澡

老年人血压高于正常或者存在明显心力衰竭时不宜洗澡。同时患有高度贫血、尿毒症、急性炎症和外伤时也不宜洗澡。

技能11　为老年人床上盆浴

一、情境导入

褚奶奶，82岁，冠心病多年，四肢无力，长期卧床，心肺功能较差，不宜到洗澡间洗澡，一直采用床上擦浴进行身体清洁。近日天气闷热，褚奶奶希望用温水冲洗一下，照护员准备了充气浴盆为老年人进行床上盆浴。褚奶奶躺在床上，左侧肢体靠墙，右侧是活动区。

二、操作步骤

步骤		为老年人床上盆浴技能操作流程
步骤1	工作准备	（1）环境准备：清洁、整齐、安全，关闭门窗，必要时用屏风遮挡，温湿度适宜。室温调节为27～29℃，以防受凉或中暑 （2）照护员准备：着装整洁，用七步洗手法洗净双手，戴口罩 （3）老年人准备：平卧在床，盖好盖被，支起床档。评估神志清楚，情绪、病情稳定，四肢能活动，但是无力，帮助下能伸屈；有洗盆浴的愿望；已经在协助下喝水200mL并处理排便问题；能配合操作 （4）物品准备：专用毛巾3条、方毛巾1条、大毛巾1条、浴巾1条、大单1条、洗发液1瓶、浴液1瓶、水杯1个、清洁衣裤1套、脸盆1个、无脱脂棉球2个、一次性手套1副、乳胶手套1副，摆放于护理车上层。完好简易充气浴盆1个、打气筒1个、暖瓶1把、水桶1个（内装40～45℃温水）、污水桶1个，摆放于护理车下层
步骤2	沟通交流	（1）携物品到老年人右侧床边，将护理车摆放于靠近床尾部床边 （2）说明操作方法、目的，取得配合。态度和蔼，语言亲切，如"奶奶好！我知道您希望用温水冲洗一下身体，现在我为您在床上洗盆浴好吗？"
步骤3	摆放充气浴盆	（1）站在床右侧中间位，两腿分开同肩宽，依靠床边站稳，放下床档，打开盖被折叠呈四方形，放在床尾椅子上 （2）协助老年人头部转向对侧，双手放在腹部，右腿搭在左腿上。照护员左手推老年人右肩部，右手插在老年人右大腿下扶住左大腿，协助向对侧翻身，呈左侧卧位 （3）一手扶住老年人右肩背部，一手将卷起的充气浴盆平铺于右侧床面，再恢复老年人平卧，将充气浴盆对侧平铺于左侧床面，中线对齐床中线 （4）协助老年人脱去衣裤，用浴巾遮盖全身 （5）为充气浴盆充气，排水管下连接污水桶
步骤4	洗头发	（1）撤掉枕头放在床尾椅子上。老年人头部枕于充气枕上，为老年人双耳塞入无脱脂棉球 （2）右手取水杯盛装水桶内温水，用左手掌侧腕部测水温适宜，为38～40℃，一手持水杯缓慢倒水，一手揉搓头发至全部淋湿 （3）取洗发液，双手涂擦洗发液后，用指腹由发际向头顶、枕部揉搓头发，按摩头皮 （4）一手持水杯缓慢倾倒温水，另一手揉搓头发至干净，用专用毛巾擦干，用大毛巾包裹老年人头部 （5）从老年人双耳中取出防水无脱脂棉球
步骤5	洗面颈部	将专用方毛巾在盛装温水的脸盆内浸湿，按洗脸顺序，依次擦洗眼睛、额部、鼻部、面颊、颈部并擦干

续表

步骤		为老年人床上盆浴技能操作流程
步骤6	洗身体	一手取水杯盛装温水，用另一掌侧腕部测水温适宜，为38～40℃，然后缓慢倒水，另一手包裹专用毛巾涂浴液，从上到下依次打开浴巾，暴露并擦洗上肢，8字形擦洗胸部，环形擦洗腹部，分别左右侧翻擦洗背臀部、双下肢，冲净浴液，并依次擦干，遮盖浴巾
步骤7	洗足部	打开浴巾，暴露足部，右手取水杯盛装温水，用左掌侧腕部测水温适宜，为38～40℃，缓慢倒水，右手包裹专用毛巾涂浴液，先擦洗对侧足部，再擦洗近侧足部，冲净浴液，擦干，盖浴巾
步骤8	洗会阴	从下向上打开浴巾，暴露会阴部，将老年人两腿分开，戴一次性手套，右手取水杯盛装温水，用左掌侧腕部测水温适宜，为38～40℃，缓慢倒水，用专用毛巾包裹于右手，依次由阴阜向下至尿道口、阴道口、肛门、两侧腹股沟，边轻轻擦拭边转动毛巾，边冲水，直至清洁、无异味，用专用毛巾擦干，遮盖浴巾
步骤9	整理记录	（1）用浴巾擦干老年人全身和浴盆水渍，更换大单遮盖，排掉浴盆气体 （2）协助老年人分别向右、向左翻身，将浴盆从对侧翻卷、撤出、摆放于护理车下层 （3）为老年人更换干净衣裤，更换枕头，盖好盖被，折好被筒，支起床档，观察无异常，嘱老年人休息 （4）擦干头发，梳理整齐，必要时用电吹风吹干后梳理 （5）排掉充气枕气体，摆放于护理车下层。开窗通风，擦干地面水渍 （6）推护理车到盥洗室，清洗、消毒、晾干毛巾及充气浴盆等物品，放回固定位置备用。所产生垃圾按分类处理 （7）洗手，摘口罩，记录床上盆浴时间和老年人反应
注意事项		（1）洗浴前必须对老年人进行评估，在病情不稳定或有不配合因素时，严禁操作 （2）洗浴在进餐1h之后进行，避免影响消化和吸收。洗浴前可适量喝水，以避免脱水 （3）使用充气浴盆前要接受培训，使用时认真检查，保证完好 （4）洗澡过程中，随时用暖水瓶向温水桶内加热水，一般保持水温恒定在38～40℃，但是最终根据老年人的感觉调节室温与水温 （5）洗发前塞入老年人双耳的防水棉球要用无脱脂棉球，禁用医用脱脂棉球。洗发后立即取出，避免遗漏 （6）盆浴过程中，随时用浴巾遮盖老年人身体暴露部分，以防着凉 （7）老年人皮肤变薄，皮下血管变脆，揉搓皮肤时，操作力度要轻柔，避免引起皮肤损伤；引起皮下出血、瘀青；引起家属误解而引发矛盾 （8）擦洗会阴部禁忌使用浴液，以避免刺激或破坏局部酸碱平衡 （9）排水管保持通畅，便于浴盆内污水及时排入污水桶内 （10）盆浴全过程观察老年人表情，发现异常，立即查找原因并处理，必要时停止操作并报告医护人员 （11）操作全过程动作轻稳、准确、熟练、快捷、安全，运用人体力学原理实现节力。与老年人的沟通交流贯穿全过程，体现尊重和人文关怀

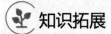 **知识拓展**

使用充气浴盆为老年人洗澡的注意事项

洗澡是困扰卧床老年人和家属的重要问题，传统的擦浴操作复杂，擦洗不彻底，缺乏舒适感。为了解决卧床老年人洗澡问题，可使用充气浴盆洗澡。

充气浴盆采用聚乙烯材料，由盆体、充气枕头、充气阀、排气阀、排水阀、排水管等部件组成。一般为厚度0.17～0.22cm、长190cm、宽85cm、深30cm，四周为直径14cm相通的储气圈。气圈能承受的充气压力为588kPa（相当6个大气压）。充气阀和排气阀各安装1只，使用时通过充气阀用打气筒充气，使用完毕用排气阀排气。充气后的浴盆为船型，下面链接排水管。洗浴时倒入温水，污水可通过排水管排到污物桶内。

为了避免交叉感染，多人重复使用的浴盆，要进行严格消毒。必要时，最好专人、专盆、专用。

充气浴盆是一种新型洗浴照护器具，洗浴全过程都在床上进行，照护员要先接受培训再进行使用。

技能12 协助老年人淋浴

一、情境导入

卫爷爷，80岁，患原发性高血压（又称"高血压病"）多年，常规口服降压药，血压维持在正常范围内。一年前患脑梗死，目前左侧肢体活动不灵，左上肢向前屈曲于腹部，左下肢略有强直，右侧肢体活动正常。帮助下，左侧肘、腕、指关节和膝关节能做伸屈活动，能坐轮椅。现在请照护员用轮椅推老年人到洗澡间进行淋浴。卫爷爷躺在床上，肢体左侧靠墙，右侧是活动区。

二、操作步骤

步骤		协助老年人淋浴技能操作流程
步骤1	工作准备	（1）环境准备：洗澡间清洁、整齐、安全，关闭门窗，温湿度适宜，室温调节在27～29℃。室内摆放防滑洗澡椅，位置适当，周围有扶手，地面放置防滑垫 （2）照护员准备：请示医师，征得同意。更换短袖衣、裤和防滑拖鞋，用七步洗手法洗净双手，戴好帽子 （3）老年人准备：平卧在床，身穿睡衣，盖好盖被，支起床档。评估神志清楚，情绪稳定，血压在正常范围，体温、脉搏、呼吸正常；左侧肢体活动不灵，左上肢向前屈曲于腹部，左下肢略有强直，在帮助下，左侧肘关节、腕关节、指关节和膝关节能做轻微伸屈活动，右侧肢体活动正常；有淋浴的愿望，协助喝温水200mL并处理排便问题，防滑鞋放在床尾部地面，能配合操作 （4）物品准备：小方巾1条、专用小毛巾3条、大毛巾1条、浴巾2条、浴液1瓶、洗发液1瓶、梳子1把、洗澡椅1把、清洁睡衣1套、脸盆1个，必要时准备吹风机1台。物品备齐放在洗澡间防水的位置。轮椅1辆，检查完好
步骤2	沟通交流	（1）推轮椅至老年人右侧床边，置于靠近床头部位，与床呈30°～45°夹角，刹车 （2）向老年人解释目的，取得配合。态度和蔼，语言亲切。如："爷爷好，今天该洗澡了，我现在推您去洗澡间洗澡好吗？""今天，我为您洗淋浴啊。"
步骤3	轮椅转移	（1）站在床右侧中间位置，两腿打开同肩宽，依靠床边站稳，放下床档，打开盖被，协助老年人翻身、坐起、穿防滑鞋，协助站立，转移到轮椅坐好，系安全带，双脚摆放在脚踏板上，盖浴巾保暖 （2）推轮椅至浴室，摆放位置合适，刹车
步骤4	浴前准备	（1）调节水温：先开冷水开关，再开热水开关（单把手开关由冷水向热水一侧调节）。调节水温38～40℃，照护员用掌侧腕部触水，温热度不烫为宜，并做好高温限制 （2）转移洗澡椅坐稳：搀扶老年人从轮椅站立，转移至防滑洗澡椅上坐稳，保护左侧上肢呈稳定功能位，叮嘱老年人右手握住洗澡椅扶手。协助脱去衣裤，先脱健侧，再脱患侧，折叠后放进收纳袋内准备清洗，在身体前面覆盖浴巾保暖
步骤5	坐稳洗浴	（1）清洗头发：叮嘱老年人身体靠紧椅背，头部稍向后仰；打开开关，手持喷头，避开老年人身体，再次测试水温适宜，淋湿头发，关闭开关；涂擦洗发液，双手指腹由发际向头顶、枕部揉搓头发，按摩头皮，力量适中；随时观察并询问有无不适；打开开关，用喷头将洗发液全部冲洗干净；关闭开关，用大毛巾擦干面部及头发。大毛巾放在干燥处备用

续表

步骤		协助老年人淋浴技能操作流程
步骤5	坐稳洗浴	（2）清洗身体 ① 取掉浴巾，折叠放在干燥区备用；将喷头面向墙面打开水龙头开关，再次测试水温38～40℃；手持喷头为老年人淋湿身体，关闭开关 ② 取小方巾手套样包裹在右手上，涂擦浴液，左手扶住老年人，右手依次擦洗面颊、颈部和耳后；避开老年人，打开开关，测温适宜，嘱老年人闭眼，冲掉浴液泡沫，关闭开关；用大毛巾擦干；用过的小方巾和大毛巾放入脸盆内备洗 ③ 更换小毛巾手套样包裹在右手上，涂擦浴液，左手扶住老年人，右手依次按手背至肩部、手心至腋下，"螺旋形"擦洗双上肢；对屈曲的左侧上肢要按功能位置擦洗，不可强拉硬拽，避免损伤；8字形擦洗胸部；环形擦洗腹部；螺旋形擦洗背部两侧；环形擦洗两侧臀部；依次按足背至大腿根、足跟至大腿根、踝外至大腿根、踝内至大腿根，螺旋形擦洗双下肢 ④ 更换专用小毛巾手套样包裹在右手上，涂擦浴液，依次按脚尖、足跟到脚心到脚尖，擦洗双脚 ⑤ 将喷头避开老年人身体，面向墙面打开水龙头开关，再次测试水温适宜，为38～40℃；手持喷头冲净老年人全身浴液；关闭开关；小毛巾放入脸盆内备洗 （3）清洗会阴：照护员戴手套；更换专用小毛巾手套样包裹在右手上；避开老年人身体，打开水龙头开关，测试水温适宜；左手持喷头冲水，右手用专用毛巾轻轻擦拭，直至干净。 （4）擦干身体及洗澡椅：关闭水龙头开关；将摆放于干燥处的浴巾，分别擦干老年人躯干、四肢、会阴、双脚和洗澡椅；用过的浴巾放入脸盆内备洗；另取1条干浴巾为老年人遮盖身体保暖
步骤6	更衣转移	（1）更衣：取干净睡衣1套；上衣按先穿患侧，再穿健侧穿好；裤子用S法穿好；整理整齐；穿好防滑鞋 （2）转移：协助老年人站立，从洗澡椅上转移至轮椅上坐稳；覆盖干浴巾保暖；推轮椅回房间，恢复舒适体位休息
步骤7	整理记录	（1）将洗浴用物放回原处备用。浴室开窗通风，擦干地面。所产生垃圾按分类处理 （2）清洗毛巾、浴巾及老年人更换下的睡衣，晾干备用 （3）用七步洗手法洗净双手。更换干净衣服。记录老年人淋浴时间和反应
注意事项		（1）淋浴时间应在进餐后1h进行，以免影响消化和吸收 （2）淋浴前必须严格评估，老年人存在病情加重、情绪不稳定、不能配合操作等因素时，严禁操作 （3）淋浴前让老年人喝适量水，避免淋浴时皮肤血管扩张和出汗引起脱水 （4）淋浴冷热水混合式开关要有明显标示并做好高温限制，避免烫伤 （5）老年人洗浴水温不可过高，一般为38～40℃。洗浴时间不可过长，一般在10～20min，以避免因为水温太高或时间太长，使老年人全身皮肤血管扩张，导致大量血液集中到皮肤表面，造成心脑血管急剧缺血而发生头晕、胸闷、晕厥，甚至呼吸、心搏骤停等意外。对患有心脑血管病的老年人要特别谨慎，洗澡前要征得医师同意 （6）老年人皮肤萎缩、变薄、干燥，甚至瘙痒。洗澡过勤可加重干燥和瘙痒，尤其是秋冬季节，所以老年人洗澡不可过勤。洗澡后最好为老年人涂擦润肤霜 （7）老年人皮下血管变脆，揉搓皮肤的力度要轻柔，避免皮肤损伤 （8）淋浴中随时观察老年人反应，发现明显不适，立即停止并报告医护人员 （9）洗澡后，老年人坐在洗澡椅上穿衣服时，穿裤子最好选择S法，以避免裤子落地弄湿裤脚 （10）操作全过程动作轻稳、准确、熟练、快捷、安全，运用人体力学原理实现节力。与老年人的沟通交流贯穿全过程，体现尊重和人文关怀

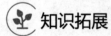 知识拓展

······

为老年人选择适宜的洗澡方式

一、最好选择淋浴

如果老年人尚能活动，可以到浴室洗澡，最好为老年人选择淋浴，因为相对于浴缸，淋浴更安全些。

二、不选择浴缸

对于无法活动确需盆浴的老年人，建议不选择浴缸，因浴缸不适合老年人。尽管有些老

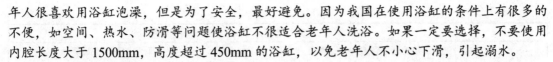

年人很喜欢用浴缸泡澡，但是为了安全，最好避免。因为我国在使用浴缸的条件上有很多的不便，如空间、热水、防滑等问题使浴缸不很适合老年人洗浴。如果一定要选择，不要使用内腔长度大于1500mm，高度超过450mm的浴缸，以免老年人不小心下滑，引起溺水。

三、浴室的设计

设计老年人浴室时，首先要保证洗浴时的便捷与安全。浴室的空间要宽敞一些，至少能容纳两个人。浴室要有扶手、浴凳、洗澡床和防滑垫等设施。浴室的进出口处地面应无障碍，应用软质挡水条，以方便轮椅进出。为了方便老年人洗浴时能保持坐姿和便于照护员协助，要准备坚固、防滑、高矮适度的沐浴椅。浴室的隔断不宜做到顶，以便于补充新鲜空气，使老年人不至于在洗澡时发生缺氧。

技能13　为女性老年人冲洗会阴

一、情境导入

蒋奶奶，79岁，患糖尿病和脑梗死后遗症多年，长期卧床，生活不能自理，帮助下四肢关节能够轻微屈伸。近日会阴部异味加重，分泌物增多，诊断为老年性阴道炎，医师已给予药物治疗并请照护员对其进行会阴冲洗。蒋奶奶躺在床上，肢体左侧靠墙，右侧是活动区。

二、操作步骤

步骤		为女性老年人冲洗会阴技能操作流程
步骤1	工作准备	（1）环境准备：清洁、整齐、安全，关闭门窗，必要时屏风遮挡，温湿度适宜，根据不同季节调节室温，一般冬季室温不得低于18℃、夏季不得高于30℃，避免受凉或中暑 （2）照护员准备：着装整洁，用七步洗手法洗净双手，戴口罩 （3）老年人准备：平卧在床，盖好盖被，支起床档。评估神志清楚，情绪、病情稳定，四肢活动无力，帮助下双下肢能做伸屈活动，会阴部皮肤黏膜无溃破，有冲洗会阴部愿望，已经解决排便问题，能配合操作 （4）物品准备：冲洗壶1把（内装40℃温水约500mL）、护理垫1个、专用毛巾1条、一次性乳胶手套1双、浴巾1条、软垫2个，摆放于护理车上层；污物桶、便盆各1个，摆放于护理车下层
步骤2	沟通交流	（1）推护理车至老年人右侧床边，置于靠近床尾的位置 （2）说明操作方法、目的，取得配合。态度和蔼，语言亲切，如"奶奶好！会阴部有些不舒服啊？我现在帮您冲洗一下好吗？"
步骤3	摆放体位	（1）站在床右侧中间位，两腿分开同肩宽，依靠床边站稳，放下床档，打开盖被尾部，从床尾向床头方向S形折叠于老年人腹部 （2）帮老年人褪下双腿裤子至膝盖处，脱下右裤腿搭在左腿上，将浴巾盖在右腿上并遮盖会阴部；左手臂放在老年人双大腿下，嘱老年人一起用力，轻轻抬起臀部，右手取护理垫从下向上平铺于老年人臀下；再取便盆置于护理垫上、老年人臀下 （3）将老年人两腿分开，分别在两侧膝关节下各垫1个软垫支撑
步骤4	清洗会阴	（1）一手取冲洗壶，倒出少许温水在另一手掌侧腕部，测试温度适宜，38℃左右；戴手套；从上向下打开浴巾，暴露会阴部；取毛巾包裹右手呈手套状，左手持冲洗壶，按阴阜至肛门，再大腿两侧腹股沟，边冲洗边揾干；再从下向上用浴巾遮盖 （2）左手托起臀部，右手撤去便盆；再次检查会阴部皮肤无异常；将对侧护理垫反卷于老年人臀下；左手协助老年人臀部向对侧轻翻，右手伸入护理垫下，将护理垫从对侧拉出并折叠，放入污物桶 （3）脱去手套放入污物桶；撤下浴巾折叠，放在护理车下层；为老年人穿好裤子，整理平整衣裤；恢复舒适体位 （4）询问老年人无异常，盖好盖被，折好被筒，整理床单位使其平整舒适，支起床档，并检查安全

续表

步骤		为女性老年人冲洗会阴技能操作流程
步骤5	整理记录	（1）推护理车到盥洗室，消毒、清洗专用毛巾和便盆，用过的手套和护理垫按垃圾分类处理 （2）用七步洗手法洗净双手。记录清洗时间和老年人反应。异常情况及时报告
注意事项		（1）操作前、后要清洁、消毒双手 （2）冲洗壶、便盆要检查清洁和完好以后才能使用，专用毛巾要柔软 （3）放置便盆时注意窄口朝向足部，避免皮肤摩擦，预防皮肤损伤 （4）操作中注意保暖和保护隐私，避免长时间暴露老年人身体 （5）冲洗时要缓慢倒水，避免打湿被褥 （6）肥皂有破坏局部酸碱平衡和刺激作用，要忌用。药物性洗液无医师指导，不得应用 （7）操作全过程动作轻稳、准确、熟练、快捷、安全，运用人体力学原理实现节力。与老年人的沟通交流贯穿全过程，体现尊重和人文关怀

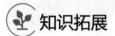 知识拓展

老年性阴道炎照护的注意事项

一、在医师指导下进行阴道给药治疗

（1）老年性阴道炎常见于老年妇女，是因卵巢生理功能衰退，局部抵抗力降低，导致病菌入侵繁殖而引起的炎症。其常见症状是：阴道分泌物增多、稀薄、呈淡黄色或脓血性，味臭，外阴瘙痒或灼热感，有时伴有小便失禁，感染侵犯尿道会出现尿频、尿急、尿痛等泌尿系统刺激症状。为了控制病情，医师常通过阴道给药进行治疗，常用药物有膏剂和栓剂，照护员应严格按照医师的指导给予用药照护。

（2）老年性阴道炎多为大肠埃希菌、葡萄球菌等细菌引起。医师会根据病情给予不同药物，照护员禁止私自为老年人用药。

（3）为老年人进行阴道用药治疗时，必须先进行会阴清洁，再使用药物。

二、会阴冲洗照护注意事项

（1）为老年人进行会阴部冲洗时，用水不可过热，一般在38℃即可，避免引起老年人感觉不舒服。

（2）清洗外阴时可使用弱酸配方的护理液，但是，使用时需要在医师指导下进行，并且应用专用清洗盆具和毛巾。

（3）清洗外阴禁忌使用肥皂或皂液等碱性大的清洁用品，避免刺激外阴，破坏阴道酸碱平衡，引起疾病。如果没有医嘱，照护员不得随便为老年人使用阴道洗液。

（4）老年人患病期间，最好每天冲洗。冲洗后更换内裤，内裤要以纯棉布料制作，并且应宽松、舒适。

技能14　为尿管置入老年人消毒会阴

一、情境导入

沈爷爷，85岁，右侧股骨颈骨折1年，长期卧床，生活不能自理。近日，因前列腺肥大引起尿潴留，医师给予尿管置入保留导尿处理，请照护员为沈爷爷进行尿管置入后会阴消毒。沈爷爷躺在床上，肢体左侧靠墙，右侧是活动区。

二、操作步骤

步骤		为尿管置入老年人消毒会阴技能操作流程
步骤1	工作准备	（1）环境准备：清洁、整齐、安全，关闭门窗，必要时用屏风遮挡，温湿度适宜，根据不同季节调节室温，一般冬季室温不得低于18℃，夏季不得高于30℃，以避免受凉或中暑 （2）照护员准备：着装整洁，用七步洗手法洗净双手，戴口罩 （3）老年人准备：平卧在床，盖好盖被，支起床档。评估神志清楚，情绪、病情稳定，左下肢能自主活动，右下肢帮助下可轻度活动，有进行会阴照护愿望，已经协助喝水、排便等，能配合照护 （4）物品准备：治疗碗、碘伏消毒棉球、镊子、血管钳、治疗巾、一次性手套、浴巾等摆放于护理车上。将黄色垃圾袋置入垃圾桶，摆放于护理车下层
步骤2	沟通交流	（1）推护理车到老年人床旁右侧，置放于靠近床尾的位置 （2）说明操作方法、目的，取得配合。态度和蔼，语言亲切，如"爷爷好！为了预防感染，我帮您消毒一下尿管好吗？"
步骤3	摆放体位	（1）站在床右侧中间位，两腿分开同肩宽，依靠床边站稳；放下床档，打开盖被右侧；帮助老年人褪下双腿裤子至膝盖处，用浴巾遮盖 （2）将老年人两腿分开，为两侧膝部垫软垫支撑；戴手套；取治疗巾铺于老年人尿道口下位置
步骤4	碘伏擦拭	（1）左手拿镊子在治疗碗内取碘伏棉球，右手拿血管钳从下向上夹取镊子递送棉球的1/3，在黄色垃圾袋上方绞至不滴液为宜。镊子、血管钳、黄色垃圾袋不得互相碰触 （2）用血管钳持碘伏棉球环形擦拭尿道口与距离尿道口3～5cm导尿管处2次，每擦一次更换1个棉球，用过的棉球放入污物碗内 （3）镊子和血管钳放入污物碗，撤去治疗巾，脱去手套放入污物碗，撤下浴巾，撤去软垫，为老年人穿好裤子，恢复舒适体位 （4）盖好盖被，折好被筒，整理床单位使之平整舒适，支起床档，检查床档安全
步骤5	整理	（1）推护理车到治疗室，清洗、消毒镊子、血管钳、治疗碗、污物碗等。所产生垃圾按分类处理，用过的手套及棉球按医疗垃圾处理 （2）用七步洗手法洗净双手。记录照护时间和老年人反应。异常情况及时报告医护人员
注意事项		（1）操作前后用七步洗手法清洁双手，严格遵守无菌操作原则 （2）操作中注意保暖和保护隐私，避免长时间暴露老年人身体 （3）操作全过程动作轻稳、准确、熟练、快捷、安全。运用人体力学原理实现节力。与老年人的沟通交流贯穿全过程，体现尊重和人文关怀

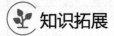 知识拓展

留置尿管后的护理及注意事项

（1）保证尿管固定良好，避免打折，避免在活动时牵拉尿管造成尿道损伤。

（2）尿道口要定期消毒，每日使用碘伏棉球擦洗消毒1～2次，对尿道口的分泌物，要及时祛除，预防感染。

（3）老年人留置尿管后，要适度增加饮水量，建议每日饮水量至少为1500mL，以避免尿路感染及尿管附壁结石形成。注意少量勤喝，避免一次性饮水量过大增加心肾等器官的负担。

（4）定期冲洗膀胱，可使用0.9%氯化钠溶液250mL灌注膀胱，保留30min后再排出，以预防尿路感染。灌注前注意适当加温，建议温度同正常体温范围。

（5）定期更换尿管，尿管一般每2～4周更换1次。定期更换引流袋，一般引流袋每隔1周更换1次。具体详见常用尿管和尿袋使用说明书。以避免长时间留置而导致的感染。

（6）注意无菌操作原则。

① 环境要清洁：进行无菌操作前 0.5h，房间必须停止所有清扫工作，避免不必要的人群走动，防止尘埃飞扬。

② 操作者衣帽整齐，戴口罩，修剪指甲并清洁双手。

③ 无菌物品必须存放在无菌容器或无菌包中，置于清洁、干燥处，与非无菌物品分开放置，位置要固定，未经使用的无菌包（容器），一般可保存 7～14d，一经打开，只限 24h 内应用。过期均应重新消毒。

④ 取用无菌物品时，必须使用无菌钳（镊）。取出的无菌物品，虽未经使用，也不可放回无菌容器中。未经消毒的手和物品不可触及或跨越无菌区。

⑤ 无菌物品疑有污染，即不能再用，应予更换或重新灭菌后才能使用。

技能15 协助老年人脱穿套头上衣

一、情境导入

韩爷爷，86 岁，脑梗死后遗症多年，长期卧床，生活不能自理。构音欠清，能够交流。右侧肢体活动不灵，右上肢肩部下降，肩关节内旋，前臂旋前，腕关节掌屈，手指屈曲，拇指内收屈曲，左侧肢体活动正常。现在照护员为老年人更换套头上衣。老年人躺在床上，肢体左侧靠墙，右侧是活动区。

二、操作步骤

步骤		协助老年人脱穿套头上衣技能操作流程
步骤 1	工作准备	（1）环境准备：清洁、整齐、安全，关闭门窗，必要时用屏风遮挡，温湿度适宜，根据不同季节室温调节，一般冬季室温不得低于 18℃，夏季不得高于 30℃，以避免受凉或中暑 （2）照护员准备：着装整洁，用七步洗手法洗净双手 （3）老年人准备：平卧在床，盖好盖被，支起床档。评估意识清楚，病情及情绪稳定；右侧肢体活动不灵，右上肢肩部下降，肩关节内旋，前臂旋前，腕关节掌屈，手指屈曲，拇指内收屈曲；左侧肢体活动尚好；有更衣愿望；已经处理喝水及排便问题；能配合操作 （4）物品准备：清洁套头上衣一件
步骤 2	沟通交流	（1）备好物品来到老年人右侧床边，站在床中间位置，两腿打开同肩宽，靠近床边站稳。摇高床头至老年人感觉适宜和便于操作的位置。从床头向床尾方向打开盖被，暴露上身，盖住下身保暖 （2）解释目的，取得配合。态度和蔼，语言亲切，"爷爷好！您的上衣穿了好几天了，有些脏了，我来帮您换一件干净的，好吗？"
步骤 3	脱套头衫	（1）脱头部：将老年人原套头上衣的前下端向上拉至胸部，后下端拉至后侧颈部，嘱老年人低头，从背后向前从头部脱下领口 （2）脱衣袖：先脱健侧再脱患侧。一手扶住老年人左侧肩部，一手拉住左侧袖口，脱下左侧衣袖。再用双手顺应右上肢屈曲位置，按肩部、上臂、肘部、前臂和手部功能位置，依次脱下右侧衣袖
步骤 4	穿套头衫	（1）穿衣袖：先穿患侧再穿健侧。辨别套头衫前后面，用右手从右手袖口处伸入至衣袖上端，握住老年人右手套入，再按前臂、肘部、上臂、肩部穿好右侧衣袖；再用右手从左侧袖口处伸入至衣袖上端，握住老年人左手，从袖口处自下而上，向上拉平，穿好左侧衣袖 （2）穿头部：嘱老年人低头，一手握住衣身背部的下开口至领口部分，从前面套入老年人头部，向下拉平
步骤 5	整理记录	（1）将床头放平，协助老年人取舒适卧位，整理衣服使之平整无皱褶 （2）盖好盖被，折叠被筒，整理床单位使之平整舒适，检查床档安全 （3）用七步洗手法洗净双手。记录更衣时间及老年人反应

续表

步骤	协助老年人脱穿套头上衣技能操作流程
注意事项	（1）穿脱衣服时，注意保护老年人患侧上肢，对屈曲的上肢顺应功能位置穿脱，禁忌拉、拽，以避免伤害 （2）操作全过程注意老年人表情，发现不适及时调整操作手法 （3）注意保暖，避免受凉，避免坠床 （4）操作全过程动作轻稳、准确、熟练、快捷、安全。运用人体力学原理实现节力。与老年人的沟通交流贯穿全过程，体现尊重和人文关怀

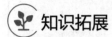 **知识拓展**

老年人居室温度调节

1. 冬季居室内的供热温度

《城镇供热服务》（GB/T 33833—2017）第五条第一项供暖温度中规定：在正常天气条件下，且供热系统正常运行时，供热经营企业应确保用户的卧室、起居室内的供热温度不低于18℃。

2. 夏季气温多高需要防暑降温

气温升到多高需要防暑降温？根据生物学家研究，应从人体对高温的反应情况来界定。

（1）30℃　这是人体最佳感觉温度，这个温度不需要汗腺散热，也不需着衣保温。

（2）33℃　汗腺开始工作，在这种温度下工作2～3h，人体"空调"汗腺开始启动，通过微微浴汗散发蓄积的体温。

（3）35℃　人体散热机制立刻反应，出现浅静脉扩张，皮肤微微出汗，心跳加快，血液循环加速。对年老体弱、散热不良的人，需要配合局部降温，启用室内空调的起始温度也是35℃。

（4）36℃　高温预警信号一般分三级，分别以黄色、橙色、红色来表示，个别地区有四级，以蓝色表示。36℃为一级警报温度。在这个温度中，人体会通过蒸发汗水散热，进行"自我冷却"。此时，要注意补充含盐、维生素及矿物质的饮料，以防电解质紊乱，同时还应采用其他降温措施。

（5）38℃　为二级警报温度。一旦气温升到38℃，人体汗腺排汗已难以保持正常体温，人体将有多脏器参与降温，不仅肺部急促"喘气"以呼出热量，就连心脏也要加快速度，输出比平时多60%的血液至体表参与散热。这时，降温措施、心脏药物保健及治疗均不可有丝毫松懈。

（6）39℃　为三级警报温度。这时，人体汗腺濒临衰竭，汗腺几乎停止工作，很容易使人出现心脏病猝发的危险。

（7）40℃　为四级警报温度。此时，高温已直逼生命中枢，大脑顾此失彼，陷于穷于应付的窘境，使人头昏眼花、站立不稳，必须立即移至阴凉地方或借助空调等设备降温。

老年人居室的温度，应根据季节的不同进行调节。建议冬季不得低于18℃。一般情况下，夏季防暑降温应从33℃开始，但是，为了老年人的安全，建议老年人居室温度不要高于30℃。

技能16　协助老年人脱穿开衫上衣

一、情境导入

杨奶奶，82岁，脑梗死后遗症3年，长期卧床，生活不能自理，神志清楚，能交流。

目前左侧肢体活动不灵，左上肢肩关节内旋，前臂旋前屈曲于胸前，腕关节掌屈，手指屈曲，拇指内收屈曲；右侧肢体活动无力。现在照护员要为杨奶奶更换开衫上衣。老年人躺在床上，肢体左侧靠墙，右侧是活动区。

二、操作步骤

步骤		协助老年人脱穿开衫上衣技能操作流程
步骤1	工作准备	（1）环境准备：清洁、整齐、安全，温湿度适宜，根据不同季节调节室温，一般冬季不得低于18℃，夏季不得高于30℃，以避免受凉或中暑。关闭门窗，必要时用屏风遮挡 （2）照护员准备：着装整洁，用七步洗手法洗净双手 （3）老年人准备：平卧在床，盖好盖被，支起床档。评估意识清楚，病情及情绪稳定，能交流，右侧肢体活动尚好；左侧肢体活动不灵，左上肢肩关节内旋，前臂旋前屈曲于胸前，腕关节掌屈，手指屈曲，拇指内收屈曲；有更衣愿望；已解决喝水及排便问题；能配合操作 （4）物品准备：清洁开衫上衣一件
步骤2	沟通交流	（1）备好物品来到老年人右侧床边，站在床中间位置，两腿打开同肩宽，靠近床边站稳；摇高床头至老年人感觉适宜和便于操作的位置；从床头向床尾方向打开盖被，暴露上身，遮盖下身保暖 （2）解释目的，取得配合。态度和蔼，语言亲切。如："奶奶好！您的衣服穿了好多天了，需要换了，今天我为您换一件干净的好吗？"
步骤3	脱下开衫	（1）先脱健侧：解开上衣纽扣，从右领口处向下拉，脱出右肩部，一手托住老年人右肘部，一手脱去右侧衣袖。协助老年人向左侧轻轻翻身，将右侧衣服反卷塞向左侧身下 （2）再脱患侧：协助老年人右侧卧，左手扶住老年人，右手从左侧将反卷塞向左侧身下的衣服拉出，再从左领口处向下拉衣服，按脱下肩部、左上臂、左肘关节屈曲位置、左前臂、左手的顺序，依次脱下左侧衣袖。将脱下的衣服折叠后放入收纳袋中
步骤4	穿上开衫	（1）先穿患侧：站在右侧床边，协助老年人平卧，取清洁开衫上衣，分清左右，照护员右手从左袖口处伸入衣袖，握住老年人左手套入手部，双手配合，顺应左上肢屈曲位置，按左前臂、左肘部、左上臂、左肩颈部，依次穿上左侧衣袖，再拽住衣领处自下而上拉平，将左侧衣袖穿好 （2）再穿健侧：站在右侧床边，协助老年人向右侧轻轻翻身，将干净衣服翻卷塞向右侧身下，再协助平卧，用左手将老年人身体向左侧轻推，右手从右侧身下拉出衣服，双手配合，将老年人右手从右领口处伸入衣袖，右手伸入右袖口，握住老年人右手，左手拽住衣领处自下而上拉平，穿好右侧衣袖 （3）整理衣服：为老年人系好衣扣，将衣服整理平整、无皱褶，观察无异常，放平床头，协助老年人取舒适卧位，盖好盖被，折好被筒，支起床档，检查床档安全
步骤5	整理记录	（1）将更换的衣服送洗衣房，清洗干净，晾干备用 （2）用七步洗手法洗净双手。记录更衣时间和老年人反应
注意事项		（1）穿脱衣服时，注意保护老年人患侧上肢，顺应屈曲的功能位置进行脱穿，禁止拉、拽，以避免造成损伤 （2）操作全过程注意老年人反应，发现异常要及时调整操作手法，并避免受凉或坠床 （3）操作全过程动作轻稳、准确、熟练、快捷、安全。运用人体力学原理实现节力。与老年人的沟通交流贯穿全过程，体现尊重和人文关怀

技能17　协助老年人脱穿裤子

一、情境导入

朱奶奶，82岁，脑梗死后遗症3年，生活不能自理，长期卧床。目前神志清楚，能交流，左侧肢体活动不灵，左上肢屈曲于胸前，左下肢膝关节僵硬，帮助下能做轻微伸屈活动；右侧肢体活动无力。现在照护员要为朱奶奶更换裤子。老年人躺在床上，肢体左侧靠墙，右侧是活动区。

二、操作步骤

步骤		协助老年人脱穿裤子技能操作流程
步骤1	工作准备	（1）环境准备：清洁、整齐、安全，温湿度适宜，根据不同季节调节室温，一般冬季不得低于18℃，夏季不得高于30℃，避免受凉或中暑。关闭门窗，必要时用屏风遮挡 （2）照护员准备：着装整洁，用七步洗手法洗净双手 （3）老年人准备：平卧在床，盖好盖被，支起床档。评估意识清楚，能交流，病情及情绪稳定。左上肢屈曲于胸前，左下肢膝关节僵硬，帮助下能做轻微伸屈活动。右侧肢体无力，活动尚好。有更换裤子的愿望，已解决喝水及排便等问题，能配合操作 （4）物品准备：清洁松紧带裤子1条
步骤2	沟通交流	（1）备好物品来到老年人右侧床边，站在床中间位置，两腿打开同肩宽，靠近床边站稳，放下床档，从床尾向床头方向打开盖被，暴露下身，遮盖上身保暖 （2）解释目的，取得配合。态度和蔼，语言亲切。如："奶奶好！您的裤子穿了好长时间了，我为您换一条干净的好吗？"
步骤3	脱下裤子	（1）协助老年人身体左倾，将右侧松紧带裤腰向下拉至臀下，再协助身体右倾，将左侧松紧带裤腰向下拉至臀下 （2）协助老年人屈膝，两手分别拉住老年人两侧裤腰部分向下褪至膝部，嘱老年人尽力抬起右侧下肢，褪去右侧裤腿，再用左手帮助抬起左侧下肢，用右手抓住裤脚口脱去左侧小腿部裤腿。将脱下的裤子放入收纳袋中
步骤4	穿上裤子	（1）方法一：日常穿法 ①取清洁裤子辨别正反面 ②两手配合，将右手从裤管口套入至裤腰开口处，轻握老年人左侧脚踝套入，左手将裤管向老年人大腿方向提拉。用同样方法穿上右侧裤管 ③两手分别拉住两侧裤腰部分向上提拉至老年人臀部 ④协助老年人身体右倾，将左侧松紧带裤腰部分向上拉至腰部，再协助老年人身体左倾，将松紧带裤子右侧部分向上拉至腰部 （2）方法二：S形穿法 ①取清洁裤子辨别正反面 ②左手握住正面右侧裤腰处，右手从右侧裤脚口处套入至裤腰处，左手握住正面左侧裤腰处，右手再从左侧裤脚口处套入至裤腰处，使两条裤腿呈S形套在右手上臂上 ③右手握住老年人左脚，在左手协助下将左侧裤管套入老年人左小腿上；右手握住老年人右脚，在左手协助下再将右侧裤管套入老年人右小腿上 ④两手分别拉住两侧裤腰部分向上提拉至老年人臀部。协助老年人身体右倾，将左侧松紧带裤腰部分向上拉至腰部，再协助老年人身体左倾，将松紧带裤子右侧部分向上拉至腰部
步骤5	整理记录	（1）协助老年人整理衣裤使之平整。盖好盖被，折好被筒，整理床单位使之舒适平整，支起床档，检查床档安全 （2）用七步洗手法洗净双手。记录更换时间和老年人反应
注意事项		（1）卧床老年人应选择宽松的松紧带裤腰的裤子，以方便老年人穿脱和床上体位转换 （2）穿脱裤子时不可硬拽，避免损伤老年人皮肤 （3）操作全过程注意老年人反应，避免受凉、坠床。发现老年人不适，要及时调整操作方法 （4）操作全过程动作轻稳、准确、熟练、快捷、安全。运用人体力学原理实现节力。与老年人的沟通交流贯穿全过程，体现尊重和人文关怀

🌱 知识拓展

如何为卧床老年人选择服装

老年人到了卧床阶段，很难再独立活动，如不能独立吃饭、穿衣、翻身，甚至不能控制大小便，所以老年人的衣服很容易被污染。为老年人及时更换衣服，既是保持卫生和健康的需要，也是维护老年人尊严的需要。

如何为卧床老年人选择服装呢？照护员应该注意以下问题。

1. 实用

老年人的衣服要做到冬装能保暖，夏季能消暑。

2. 舒适

老年人的衣服面料最好选择纯棉制品，并且宽松舒适。

3. 整洁

虽然老年人长期卧床，在无人协助时不能正常活动，但是为了老年人的健康和尊严，照护员应该做到随时保持老年人衣着整洁，以满足老年人心理和身体舒适的需求。

4. 方便

由于老年人长期卧床，除了基础疾病造成的肢体活动功能障碍以外，健侧肢体的灵活度也会逐渐降低，甚至发生四肢僵硬等。为老年人选择衣服时，还要注意便于穿脱和体位转换，最好选择宽松的开衫上衣和松紧带裤腰的裤子。

技能18　协助老年人健侧位翻身

一、情境导入

秦奶奶，85岁，脑梗死后遗症多年，长期卧床，神志清楚，能交流，左侧肢体活动不灵，左上肢屈曲于胸前，左下肢膝关节僵硬，帮助下能做轻微伸屈活动，右侧肢体活动无力，为了预防压疮，医师要求每2h翻身一次。现在照护员协助老年人向健侧翻身。老年人躺在床上，左侧靠墙，右侧靠活动区。

二、操作步骤

步骤		协助老年人健侧位翻身技能操作流程
步骤1	工作准备	（1）环境准备：清洁、整齐、安全，温湿度适宜，根据不同季节调节室温，一般冬季不得低于18℃，夏季不得高于30℃，以避免受凉或中暑。关闭门窗，必要时用屏风遮挡 （2）照护员准备：着装整洁，用七步洗手法洗净双手 （3）老年人准备：平卧在床，盖好盖被，支起床档。评估意识清楚，能交流，病情及情绪稳定，左上肢屈曲于胸前，左下肢膝关节僵硬，帮助下能做轻微伸屈活动，右侧肢体活动无力，有翻身的愿望，已解决喝水及排便问题，能配合操作 （4）物品准备：软枕4个、脸盆1个、热水瓶1个（内盛45～50℃温水）、毛巾1条、浴巾1条、毛巾2条、记录单、笔。摆放于护理车上
步骤2	沟通交流	（1）推护理车携物品来到老年人右侧床边，将护理车置于靠近床尾处 （2）向老年人解释目的和操作方法，取得配合。态度和蔼，语言亲切，如"奶奶好！已经平躺两个小时了，我给您向右侧翻身好吗？"
步骤3	协助健侧卧位	（1）站在床的右侧中间位置，两腿打开同肩宽，依靠床边站稳，放下右侧床档，打开盖被，S形折叠对侧。从床头到床尾操作，为了避免老年人受凉，在床头操作时，可扇形拉开盖被一角遮盖老年人下肢，在床尾操作时，可用盖被一角遮盖老年人上肢，以免暴露身体过多 （2）左手托起老年人头部，右手将枕头向左侧移动 （3）嘱老年人用右手将左手固定于胸腹前，屈曲右膝关节，用右手掌和右脚掌支撑床面 （4）面向床头，右手扶住老年人左肩，左手抱住老年人右肩，嘱老年人一起用力，向床的对侧移位 （5）面向床尾，左手扶住老年人左侧髋部，右手扶住老年人右侧髋部，环抱老年人臀部，嘱老年人一起用力，向床的对侧移位

续表

步骤		协助老年人健侧位翻身技能操作流程
步骤3	协助健侧卧位	（6）协助老年人尽量用健侧下肢带动患侧下肢向对侧移位 （7）双手将老年人头部转向右侧，嘱老年人用健侧下肢带动患侧下肢屈曲双膝关节，照护员右手放在老年人左髋部，左手放在左颈肩部，将老年人向右侧整体翻身至床中线位置 （8）在老年人右颈肩部垫一小软枕固定体位。整理枕头在床头中间位置。摆放老年人右上肢呈自主体位，左臂向前呈功能位置，臂下垫软枕，右腿向后伸，左腿根据膝关节活动能力向前屈膝，再分别在左右小腿下垫软枕，为膝部和踝部骨隆突处减压，保持体位稳定舒适，盖好盖被 向健侧翻身
步骤4	擦背	（1）打开对侧盖被，将上衣拉向颈部，暴露老年人背部，检查背臀部皮肤无溃破，将浴巾半铺半盖在老年人背部 （2）将热水瓶内温水倒入脸盆内，把毛巾浸湿、绞干、缠绕右手呈手套状，用左手腕内侧测试温度适宜，为38～40℃ （3）用温热毛巾从骶尾部向上擦至第七颈椎，分别从上向下螺旋擦拭老年人双侧背臀部并用浴巾揾干 （4）拉平上衣，盖好盖被，折好被筒，观察老年人无异常，支起床档
步骤5	整理记录	（1）整理床铺使之平整、舒适 （2）用七步洗手法洗净双手。记录翻身时间及体位、皮肤情况。异常情况及时报告
注意事项		（1）操作前要对老年人进行评估，以确定适合操作 （2）注意保护老年人的肢体和皮肤，避免拖、拉、拽、推，以免损伤 （3）操作时，注意避免暴露身体过多引起受凉 （4）一般情况下每2h翻身一次，必要时1h翻身一次 （5）翻身后的记录要准确和全面 （6）操作全过程动作轻柔、准确、熟练、安全，与老年人的沟通交流贯穿全过程，体现尊重和人文关怀 （7）运用人体力学原理实现节力，注意劳动保护，对体重较大或单人操作不利的老年人应两人合作完成，以避免照护员损伤腰部或肢体

技能19 协助老年人平卧位翻身

一、情境导入

尤奶奶，85岁，患脑梗死后遗症多年，长期卧床，左侧肢体活动不灵，左上肢屈曲于胸前，左下肢膝关节僵硬，帮助下能做轻微伸屈活动，右侧肢体活动无力，能交流，为了预防压疮，医师要求每2h翻身一次。现在照护员协助老年人床上平卧位翻身。老年人躺在床上，床的位置在房间中间位置。

二、技能步骤

步骤		协助老年人平卧位翻身技能操作流程
步骤1	工作准备	（1）环境准备：清洁、整齐、安全，温湿度适宜，根据不同季节调节室温，一般冬季不得低于18℃、夏季不得高于30℃，以避免受凉或中暑。关闭门窗，必要时用屏风遮挡 （2）照护员准备：着装整洁，用七步洗手法洗净双手 （3）老年人准备：右侧卧在床，盖好盖被，支起床档。评估意识清楚，能交流，病情及情绪稳定，左上肢屈曲于胸前，左下肢膝关节强直、僵硬，帮助下能做轻微伸屈活动，右侧肢体活动无力，有翻身的愿望，已解决喝水及排便问题，能配合操作 （4）物品准备：软枕4～5个，洗手液1瓶，记录本、签字笔等
步骤2	沟通交流	（1）推护理车携物品来到老年人左侧床边，将护理车置于靠近床尾处 （2）向老年人解释目的和操作方法，取得配合。态度和蔼，语言亲切，如"奶奶好！您右侧卧已经两个小时了，我给您翻身平躺好吗？"
步骤3	协助平卧位	（1）站在床左侧中间位置，两腿打开同肩宽，依靠床帮站稳。放下左侧床档，打开盖被，S形折叠对侧 （2）撤掉老年人颈部、左上肢下和两小腿下软枕 （3）双手将老年人头部转向仰卧位，嘱老年人用右手握住左前臂摆放于胸前，照护员左手扶住老年人左髋部，右手扶住右颈肩部，将老年人整体翻身至平卧位 （4）面向床头，双手抱住老年人双肩部，嘱老年人用健侧手按床，一起用力，向床的对侧移位。面向床尾，双手环抱老年人臀部，嘱老年人用健侧脚蹬住床面一起用力，向床的对侧移位。使老年人身体在床中线位置。帮助老年人用健侧肢体带动患侧肢体摆平下肢 （5）在老年人右手臂下垫长软枕，以保舒适；摆放左侧上肢为功能位置；在双腘窝下各垫软枕一个，使膝关节放松，为足跟减压，避免足跟受压而发生压疮（也可以使用枕头大小长软枕1个垫于双腘窝下）
步骤4	整理记录	（1）整理老年人衣服使之平整，盖好盖被，折好被筒，支起床档，检查床档安全 （2）用七步洗手法洗净双手。记录翻身时间及体位、皮肤情况。异常情况及时报告
注意事项		（1）操作前要对老年人进行评估，以确定适合操作 （2）注意保护老年人的肢体和皮肤，避免拖、拉、拽、推，以免损伤 （3）操作时，注意避免暴露身体过多引起受凉 （4）一般情况下每2h翻身一次，必要时1h翻身一次 （5）翻身后的记录要准确和全面 （6）操作全过程动作轻柔、准确、熟练、安全。与老年人的沟通交流贯穿全过程，体现尊重和人文关怀 （7）运用人体力学原理实现节力，注意劳动保护，对体重较大或单人操作不利的老年人应两人合作完成，以避免照护员损伤腰部或肢体

技能20　协助老年人患侧位翻身

一、情境导入

许奶奶，85岁，脑梗死后遗症多年，长期卧床，神志清楚，能交流，左侧肢体活动不灵，左上肢屈曲于胸前，左下肢膝关节僵硬，帮助下能做轻微伸屈活动，右侧肢体活动无力，为了预防压疮，医师要求每2h翻身一次。现在照护员协助老年人向患侧位翻身。老年人躺在床上，床的位置在房间中间位置。

二、技能步骤

步骤		协助老年人患侧位翻身技能操作流程
步骤1	工作准备	（1）环境准备：清洁、整齐、安全，温湿度适宜，根据不同季节调节室温，一般冬季不得低于18℃，夏季不得高于30℃，以避免受凉或中暑。关闭门窗，必要时用屏风遮挡 （2）照护员准备：着装整洁，用七步洗手法洗净双手 （3）老年人准备：平卧在床，盖好盖被，支起床档。评估意识清楚，能交流，病情及情绪稳定，左上肢屈曲于胸前，左下肢膝关节强直、僵硬，帮助下能做轻微伸屈活动，右侧肢体活动无力，有翻身的愿望，已解决喝水及排便问题，能配合操作 （4）物品准备：软枕5个、脸盆1个、热水瓶1个（内盛50℃温水）、毛巾2条、记录单、笔
步骤2	沟通交流	（1）推护理车携物品来到老年人左侧床边，将护理车置于靠近床尾处 （2）向老年人解释目的和操作方法，取得配合。态度和蔼，语言亲切。如："奶奶好！已经平躺两个小时了，我给您向左侧翻身好吗？"
步骤3	协助患侧卧位	（1）站在床的左侧中间位置，两腿打开同肩宽，依靠床边站稳，放下左侧床档，打开盖被，S形折叠对侧，撤掉右臂下和腘窝下的软枕，从床头到床尾操作。为了避免老年人受凉，在床头操作时，可扇形拉开盖被一角遮盖老年人下肢；在床尾操作时，可用盖被一角遮盖老年人上肢，以免暴露身体过多 （2）右手托起老年人头部，左手将枕头和头部向右侧移动 （3）嘱老年人用右手将左手固定于胸腹前，屈曲右膝关节，再用右手掌和右脚掌支撑床面 （4）面向床头，左手扶住老年人右肩，右手抱住老年人左肩，嘱老年人一起用力，向对侧移位 （5）面向床尾，右手扶住老年人右侧髋部，左手扶住老年人左侧髋部，环抱老年人臀部，嘱老年人一起用力，向床的对侧移位 （6）协助老年人尽量用健侧下肢带动患侧下肢向对侧移位 （7）双手将老年人头部转向左侧，嘱老年人用健侧下肢带动患侧下肢屈曲双膝关节，照护员左手放在老年人右髋部，右手放在右颈肩部，将老年人向左侧整体翻身至床中线位置 （8）在老年人左颈肩部垫一小软枕固定头部体位；整理枕头在床头中间位置。摆放老年人右上肢向前呈自主体位，前臂下垫软枕；左臂向前呈功能位置，肘关节下垫软枕；使左腿向后伸，右腿向前屈曲90°，呈迈步状，再分别在左右小腿下垫软枕，为膝部和踝部骨隆突处减压，保持体位稳定舒适，盖好盖被 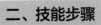 向患侧翻身
步骤4	擦背	（1）打开对侧盖被，将上衣拉向颈部，暴露老年人背部，检查背臀部皮肤无异常，将浴巾半铺半盖在老年人背部 （2）将热水瓶内温水倒入脸盆内，把毛巾浸湿、绞干、缠绕右手呈手套状，用左手腕内侧测试温度适宜，为38～40℃ （3）用温热毛巾从骶尾部向上擦至第七颈椎，分别从上向下螺旋擦拭老年人双侧背臀部并用浴巾揾干 （4）拉平上衣，盖好盖被，折好被筒，支起床档
步骤5	整理记录	（1）整理床铺使之舒适、平整 （2）洗手。记录翻身时间及体位、皮肤情况。异常情况及时报告
注意事项		（1）操作前评估意识、病情、皮肤适合操作，要分清健、患侧 （2）保护患肢和皮肤，翻身时避免拖、拉、拽、推，以免挫伤皮肤或引起骨折 （3）进行上身操作时可扇形拉开盖被一角遮盖老年人下肢，进行下肢操作时可扇形拉开盖被一角遮盖老年人上身，避免暴露身体过多和受凉 （4）一般情况下2h翻身一次，必要时1h翻身一次 （5）翻身后记录要准确、全面 （6）操作全过程动作轻柔、准确、熟练、安全，与老年人的沟通交流贯穿全过程，体现尊重和人文关怀 （7）运用人体力学原理实现节力，注意劳动保护，对体重较大或单人操作不方便的老年人应两人合作完成，以避免腰扭伤或肢体肌肉拉伤

患侧卧位是脑卒中急性期最佳体位

脑卒中 2～3 周以内是急性期。过后至 1 年内为恢复期。在恢复期,如果采取正确的康复治疗措施,可使急性期遗留下来的瘫痪及言语、感觉等多种神经功能障碍得以恢复,从而尽可能降低脑血管病的致残率。而急性期教会照护员采用正确的体位摆放对预防后遗症也非常重要。

因为担心患侧肢体被压,许多急性期脑卒中偏瘫患者的照护员,在帮助摆放体位时,没有采取患侧卧位,其实脑卒中偏瘫患者在急性期,患侧卧位是最佳体位。

一、患侧卧位的意义

(1)偏瘫老年人的患侧往往伴有不同程度的深浅感觉减退,通过患侧卧位可促进瘫侧肢体的本体感觉输入,有利于刺激偏瘫侧感知觉恢复。

(2)患侧卧位可减缓肢体痉挛,拉伸患侧肢体,诱发早期的主动运动方式,防止痉挛的发生。

(3)避免脑卒中的急性期后,诱发肩痛、肩手综合征、肢体肿胀、废用综合征等并发症的发生。

二、如何正确地进行患侧卧位

(1)躯干后倾,用枕头稳固支撑后背。

(2)患侧肩部前伸,肘关节伸展,腕关节背伸,手掌向上,手指伸展。

(3)患侧下肢伸展,膝关节轻度屈曲。

(4)健侧下肢髋、膝关节屈曲,在其下方垫一个枕头,防止压迫患侧下肢。

(5)背部放一个枕头,使患者躯干依靠其上,放松体位。

三、注意事项

(1)每隔 2h 协助变换体位一次,以免长时间受压,产生疼痛,影响患侧上肢血液循环。

(2)保持患者偏瘫侧肩胛骨前伸位时,动作要轻稳,不可直接牵拉患侧上肢,避免患侧肩关节损伤。

(3)患侧卧位使整个患侧肢体被拉长,不仅对痉挛起到一定的抑制作用,而且不影响健侧肢体活动,应鼓励健侧手臂自由活动,以防止废用综合征。

(4)脑卒中导致偏瘫的患者在半年到一年内没有恢复就是后遗症了,如上肢最典型的后遗症姿势为肩部下降,肩关节外展及内旋,前臂旋前,腕关节掌屈,手指屈曲,拇指内收屈曲。已经发生的后遗症要想再恢复,基本无效,最主要的治疗是预防复发。对脑卒中后遗症患者进行翻身照护时,要注意对患侧肢体不能像对急性期那样进行肩部前伸、肘关节伸展、腕关节背伸、手掌向上、手指伸展等操作。应避免牵拉,按功能位置摆放,以免软组织拉伤甚至骨折。

项目二　饮食照护

技能21　帮助老年人轮椅转移坐位进食

一、情境导入

何奶奶,80 岁,脑梗死后遗症多年,长期卧床,神志清楚,能交流,左侧肢体活动不

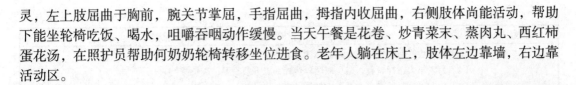

灵，左上肢屈曲于胸前，腕关节掌屈，手指屈曲，拇指内收屈曲，右侧肢体尚能活动，帮助下能坐轮椅吃饭、喝水，咀嚼吞咽动作缓慢。当天午餐是花卷、炒青菜末、蒸肉丸、西红柿蛋花汤，在照护员帮助何奶奶轮椅转移坐位进食。老年人躺在床上，肢体左边靠墙，右边靠活动区。

二、操作步骤

步骤		帮助老年人轮椅转移坐位进食技能操作流程
步骤1	工作准备	（1）环境准备：清洁、整齐、安全、无异味，温湿度适宜。根据不同季节调节室温，冬季不低于18℃，夏季不高于30℃，以避免受凉或中暑 （2）照护员准备：着装整齐，工作态度良好，用七步洗手法清洁双手 （3）老年人准备：平卧在床，盖好盖被，支起床档。评估神志清楚，能交流，情绪与病情稳定，左侧肢体活动不灵，左上肢屈曲于胸前，右侧肢体能活动，协助下能坐轮椅，咀嚼吞咽缓慢，能喝水，能漱口，进食需要软食，有轮椅转移和进食的愿望，已处理餐前用药和大小便问题，能配合操作 （4）物品准备：轮椅、小餐桌、食品、围兜或餐巾、餐巾纸、软垫，检查餐桌完好，检查轮椅扶手、坐垫、靠背、安全带、把手、刹车、脚踏板、挡腿布完好，轮胎充气完好
步骤2	沟通交流	（1）推轮椅进老年人房间，到右侧床边，置于靠近床头位置，与床呈30°～45°夹角，刹车，进行健侧转移 （2）说明进食时间、种类、操作目的，取得配合，态度和蔼，言语亲切，如"奶奶好！要吃午餐了，我先扶您坐到轮椅上好吗？"
步骤3	摆放体位	（1）站在床中间位置，两腿打开同肩宽，依靠床边站稳，放下床档，打开盖被S形折叠对侧，从床头到床尾操作，协助老年人头右侧位，指导老年人用健侧手握住患侧手臂放在胸前，用健侧下肢带动患侧下肢移到床边 （2）先协助老年人穿鞋，再将右手放在老年人左髋部，左手放在老年人左颈肩部，帮助老年人整体翻身呈右侧卧位 （3）右手放在老年人左髋部，左手托住老年人右侧颈肩部，协助老年人按30°、60°、90°在床边坐立 （4）面对老年人，按老年人功能位固定患侧上肢，让老年人健侧手扶住照护员肩部，照护员右脚前伸，插在老年人两腿之间，左脚向后，呈蹲马步，用双手分别托住老年人两侧腋下，用双腿和腹肌力量协助老年人垂直站立 （5）左脚尖朝向轮椅，指导老年人使用健侧腿迈向轮椅，照护员用右膝关节推老年人左膝关节，协助老年人向右侧旋转坐入轮椅，再协助向轮椅内坐稳，系安全带，用脚放平脚踏板，协助老年人将双脚放在脚踏板上，按老年人感觉垫软垫，支撑老年人坐直、坐稳并舒适，摆好进食位置
步骤4	进食准备	为老年人洗手，在轮椅前放置餐桌，颌下垫餐巾遮住老年人前胸，手边放餐巾纸，方便老年人使用
步骤5	协助进食	（1）照护员再次洗手，将餐盘及食品放置小餐桌上 （2）将肉丸搅碎呈小块状，指导老年人用右手从餐盘上取花卷 （3）右手端水杯，用左手掌腕部测试水温适宜（38～40℃），用汤匙喂老年人一口温水，湿润口腔和食管，再端蛋花汤碗，测试温度适宜（38～40℃） （4）坐在老年人的健侧，鼓励老年人用右手拿花卷吃一口，照护员协助喂1/3汤匙蛋花汤，待老年人咽下后再喂下一口，按一口泡软的花卷、一口青菜或肉丸再一口汤的顺序进食，直至吃完 （5）进食后协助漱口：为老年人喝水漱口至口腔清洁，漱口水吐入污物杯内 （6）擦干口角水渍和饭渣，撤下餐巾，嘱老年人保持进食体位30min后再恢复舒适体位
步骤6	整理记录	（1）餐具清洁、消毒、保存、备用 （2）所产生的垃圾按垃圾分类处理 （3）用七步洗手法洗净双手。记录用餐时间和老年人反应。异常情况及时报告

续表

步骤	帮助老年人轮椅转移坐位进食技能操作流程
注意事项	（1）轮椅转移前要评估老年人肌力和关节活动能力，最好健侧转移 （2）为老年人选择餐具，避免双层隔热式，以方便测温，避免烫伤 （3）帮助进食，最好坐在老年人健侧，避免相对而坐，以免影响进食 （4）进食时避免说笑、看电视，保持安静。进食速度缓慢，避免呛咳和噎食，一旦发生噎食，立即停止进食，分秒必争进行抢救，同时报告医师 （5）两餐之间少量多次喂水，保证老年人每天进水量不少于1500mL （6）认真观察老年人心理活动，对进食的良好表现及时给予鼓励或奖励 （7）操作全过程动作轻稳、准确、熟练、快捷、安全，运用人体力学原理实现节力。与老年人的沟通交流贯穿全过程，体现尊重和人文关怀，但要掌握技巧，避免因为讲话而影响老年人进食

🌱 知识拓展

正确进食姿势保证老年人进食安全

对于失能老年人来讲，一日三餐是日常生活中最为重要的事情。脑血管疾病引起一侧肢体活动不灵的失能老年人需要照护员协助进食。在协助进食的时候，照护员要特别注意老年人的进食体位，以保证老年人进食安全。

一、身体摆正90°

老年人坐位进食时，正确的姿势是让老年人的头部与身体呈90°，维持在中线的位置。如果身体僵硬无法坐正90°，靠背至少也要在60°甚至以上，并在头的枕部放置软枕，让头部与地面保持垂直90°。坐正进食，重力可以帮助食物快速通过咽部进入食管和胃部。

二、低头进食姿势

协助吞咽速度较慢并且咽部肌肉无力的老年人进食时，指导老年人尽量采用低头的姿势进食。因为低头吞咽可以缩小呼吸道的入口，避免发生呛咳和噎食。

三、禁忌居高临下喂食

照护员不要站着给老年人喂汤、喂食，因为由上往下喂饭，老年人为了能吃到食物，就要仰起头部，这样不仅让老年人产生压迫感，还很容易形成不当吞咽，引起呛咳或噎食。

四、与老年人平行坐位进食

照护员将老年人转移到轮椅坐稳后，自己坐在靠近老年人健侧的椅子上，眼睛平视老年人嘴巴，对老年人由下向上喂食，这样既利于进食也避免食物撒漏。如果能与老年人一起用餐，吃一样的食品更好，因为一方面自己可以用餐，另一方面可以照护老年人用餐，并且还能缓冲喂饭的次数，能让老年人慢慢咀嚼和吞咽，获得舒适的用餐感受。

技能22　帮助老年人卧位进食

一、情境导入

吕奶奶，87岁，脑梗死后遗症多年，尚能交流。左侧肢体活动不灵，右侧活动无力，长期卧床，不能坐立。咀嚼、吞咽缓慢，需要软食并帮助喂饭。当日午餐是花卷、炒青菜泥、蒸肉丸、西红柿蛋花汤，由照护员帮助吕奶奶床上卧位进食。老年人躺在床上，肢体左边靠墙，右边靠活动区。

二、操作步骤

步骤		帮助老年人卧位进食技能操作流程
步骤1	工作准备	（1）环境准备：清洁、整齐、安全、无异味，温湿度适宜。根据不同季节调节室温，冬季不低于18℃，夏季不高于30℃，以避免受凉或中暑 （2）照护员准备：着装整齐，工作态度良好，用七步洗手法清洁双手 （3）老年人准备：平卧在床，盖好盖被，支起床档。评估神志清楚，能交流，情绪与病情稳定，有进食的愿望。咀嚼、吞咽缓慢，需要软食并帮助喂饭。左侧活动不灵，右侧活动无力，不能坐立。已处理餐前用药和大小便问题，能配合卧位进食照护 （4）物品准备：餐具、食物、餐巾、餐巾纸、水杯（备温水）、软垫或体位垫、一次性手套、污物杯等
步骤2	沟通交流	（1）携带物品进入老年人房间，到老年人右侧床边 （2）说明进食时间、种类、操作目的，取得配合。态度和蔼，言语亲切，如"奶奶好！要吃午餐了，我帮您吃饭好吗？""我先帮您摇高床头，摆好体位好吗？"
步骤3	摆体位	（1）先到床尾，根据老年人感觉，摇高床头至少30°，用枕头垫于头部，使头、颈、背部舒适 （2）站在右侧床边中间位置，两腿打开同肩宽，依靠床边站稳，先床头、后床尾操作，协助老年人向对侧移位 （3）为老年人摆头部右侧位，双手相握置于胸腹前，双下肢屈曲。右手放在老年人髋部，左手扶住颈肩部，整体翻身呈右侧卧位30°。左手扶住老年人左侧肩部，右手在颈背部垫软垫或体位垫，保持体位稳定舒适 （4）盖好盖被，检查床档安全
步骤4	协助进食	（1）再次用七步洗手法洗净双手，推治疗车到老年人右侧床边，置于床中间位置，或者将食品和餐具摆放于跨床小餐桌上 （2）在老年人颌下垫餐巾，右手边放餐巾纸。照护员戴一次性手套，将花卷掰碎放在蛋花汤内泡软，将肉丸搅碎成肉末状 （3）照护员一手端水杯，用另一手掌侧腕部测试水温适宜（38～40℃）。用汤匙喂一口温水湿润口腔和食管 （4）照护员一手端蛋花汤碗，用另一手掌侧腕部测试温度适宜（38～40℃） （5）先喂1/3汤匙泡软的花卷，咽下后再喂一口汤，再喂一口青菜泥或碎肉丸，按一口饭或一口菜，一口汤的顺序，直至喂完 （6）喂饭完毕，为老年人喝水漱口直至口腔清洁，漱口水吐入污物杯内 （7）为老年人擦干口角水渍和饭渣，撤下餐巾，整理床单位，检查床档安全，嘱老年人保持进食体位30min后再恢复舒适体位，如"奶奶，饭吃好了，您现在休息一下，我去整理物品，呼叫器放在您右手边，有事您叫我。"
步骤5	整理记录	（1）推治疗车离开房间，餐具放回原处清洁、消毒、备用 （2）所产生的垃圾按分类处理 （3）用七步洗手法洗净双手。记录老年人用餐时间和反应。异常情况及时报告
注意事项		（1）为卧床老年人喂饭时，床头抬高后不宜放下床档，避免坠床 （2）为老年人选择餐具，避免双层隔热式，以方便测温，避免烫伤 （3）进食速度要缓慢，喂饭时，一口量应为餐勺的1/3，并且按一口饭、一口汤的方式喂饭，以便于老年人咀嚼和吞咽 （4）一旦发生噎食，立即停止喂饭，分秒必争进行抢救，同时报告医师 （5）两餐之间注意补水，在没有禁忌的情况下，多次少量，包括菜汤或者米粥在内，每天补水量不得少于1500mL，以白开水为宜 （6）操作全过程动作轻稳、准确、熟练、快捷、安全，运用人体力学原理实现节力。与老年人的沟通交流贯穿全过程，体现尊重和人文关怀，但要掌握技巧，避免因为讲话而影响老年人进食或者引起呛咳或噎食

🌱 知识拓展

老年人饮水的重要性和注意事项

一、水对人体的重要性

"人可一日不食，不可一日无水。"水是生命的源泉。人类对水的需要仅次于氧气。人体最基本单位是细胞，细胞最重要的成分是水。胎儿的含水量约占体重的90%。新生儿含水量约占80%。婴幼儿含水量约占70%。成年男性身体含水量在60%左右，女性在55%左右。

人体的每一个器官都含有极其丰富的水，如心脏为80%、肌肉为76%、肝脏为68%、骨头为22%。人体水分主要分为细胞内液和细胞外液。细胞内液聚集在细胞内，占人体水分总量的一半以上。细胞外液最主要的是血液，一般正常成年人的血液总量为4～5L，血液90%以上是水分。

水参与人体生命活动的全过程，包括消化、循环和排泄等。水不但把营养物质运入人体细胞内，而且还把代谢产生的废物运出体外。人体失去10%的水分就会出现脱水症状，失水量达到15%就可能会出现昏迷。

人到50岁以后，体内的含水量会减少到50%以下，随着年龄增长，老年人生理功能进一步退化，免疫功能不断下降，消化能力不断减弱，口渴的感知觉逐渐不敏感，更容易导致缺水。体内水分减少是衰老表现之一，同时饮水不足也会加速衰老，除了大脑的老化，还会引起许多疾病。所以，避免老年人缺水，是养老照护很重要的工作。

缺水影响健康，饮水过量也会加重心脏和肾脏负担，对健康不利。照护员应根据水的质量、数量、次数、温度及时间，为老年人合理饮水。

二、老年人饮水注意事项

1. 注意饮水质量

白开水易于吸收和促进新陈代谢，老年人饮水最好选用白开水，各种饮料不宜多饮，尤其是含糖饮料。

2. 注意日饮水量

正常成年人每天正常饮水量应在2000～2500mL，老年人代谢降低，并患有某些慢性病，心、肾功能不全等，对饮水量的要求不尽相同，建议包括饮食在内的水分，每天至少补充1500mL。

3. 注意饮水温度

根据不同季节而定，一般以38～40℃的温开水最好。

4. 注意饮水次数

老年人新陈代谢慢，水分不足还会易引起便秘、白内障、肠道排毒不畅及心脑血管疾病等，不要"极渴而饮"，而应"未渴先饮"。为了避免细胞缺水，要给老年人定时、主动、分次、少量、缓慢饮水。

5. 注意饮水时间

老年人缺水，会使血液黏稠度增加，血管渗透压升高，引起劳累、激动、压抑、睡眠不足、头昏脑涨等症状，甚至导致血管栓塞，发生脑血管意外。所以，老年人饮水还要注意时间，除去日常少量多次饮水以外，建议晨起饮用一杯水，以补充夜间不能喝水造成的缺水；睡前饮用一杯水，以预防晚上血液黏稠度增高；浴前饮用一杯水，以预防沐浴引起的皮肤血管扩张、出汗而发生的脱水；饭前半小时饮用少量水以促进胃液分泌，帮助消化等。

技能23　为老年人通过鼻饲管进食

一、情境导入

施奶奶，80岁，脑血管病后遗症多年，长期卧床，四肢无力、嗜睡、吞咽困难，不能经口进食，医师给予鼻饲管置入。照护员通过鼻饲管帮助施奶奶进食。老年人躺在床上，肢体左边靠墙，右边靠活动区。

二、操作步骤

步骤		为老年人通过鼻饲管进食技能操作流程
步骤1	工作准备	（1）环境准备：清洁、整齐、安全、无异味，温湿度适宜。根据不同季节调节室温，冬季不低于18℃，夏季不高于30℃，以避免受凉或中暑 （2）照护员准备：着装整齐，用七步洗手法清洁双手。工作态度良好，掌握鼻饲常识 （3）老年人准备：平卧在床，盖好盖被，支起床档。评估嗜睡状态，病情尚稳定，查看鼻部胃管无脱出，无口腔内盘旋，已处理餐前用药和大小便问题，可以操作 （4）物品准备：餐具及鼻饲饮食200mL、水杯（内盛温开水）、弯盘2个、推注器1支（放在其中1个弯盘内）、干毛巾1条、餐巾纸适量、污物碗1个、签字笔、记录单
步骤2	沟通交流	（1）到老年人右侧床旁，查对床号、姓名准确 （2）说明操作目的，取得配合。态度和蔼，言语亲切，附在老年人耳旁："奶奶好！醒醒啊！要吃饭了。"
步骤3	摆体位	（1）根据老年人身体和床具情况，摇高床头至少30°。协助老年人头部右侧位，身体右侧卧30° （2）照护员再次洗手，携带准备好的食品和用物进入老年人房间，置于右侧床边中间位置 （3）为老年人垫毛巾，覆盖前胸和右侧面肩部，颌下放置弯盘
步骤4	检查胃管	（1）再次检查胃管插入长度完好，打开胃管末端纱布。用过的纱布放入污物碗。胃管末端放入颌下弯盘内 （2）用空推注器连接胃管末端，抽吸见胃液，断开连接，盖好盖帽。将抽出的鼻饲管内的水分推入污物碗内，推注器放入床头桌弯盘内
步骤5	进行鼻饲	（1）测水温：照护员右手端水杯，用左掌侧腕部测试水温适宜（38～40℃） （2）取推注器抽吸20mL温水，注入胃管查看胃管通畅，断开连接，盖好胃管末端盖帽。推注器放入餐桌弯盘内 （3）测饭温：照护员右手端鼻饲饮食，用左掌侧腕部测试温度适宜（38～40℃） （4）推注鼻饲饮食：取推注器抽吸鼻饲饮食50mL，用餐巾纸擦净乳头部的饭渣，打开盖帽，连接胃管，将鼻饲饮食缓慢注入胃管，速度为10～13mL/min。推注完毕，断开连接，盖好胃管盖帽，放入颌下弯盘内。反复抽吸、推注，每餐鼻饲量不超过200mL （5）冲洗胃管 ① 从水杯中抽取适量温水，冲洗推注器内食物残渣后注入污物碗内，再抽吸50mL温水注入胃管，冲净胃管内食物残渣 ② 断开连接，一手提起胃管使水分充分流入胃内，一手将推注器放入床头桌弯盘内。再一手捏住胃管末端，一手取水杯，在水杯内洗净胃管末端的食物残渣，盖好盖帽 （6）用无菌纱布包好胃管末端，固定在老年人头部上方。撤下弯盘和毛巾。保持进食体位30min后再将床放平，恢复舒适体位
步骤6	整理记录	（1）整理床单位使之平整舒适。所产生的垃圾按分类处理 （2）清洗灌注器、餐具备用。用七步洗手法洗净双手 （3）记录鼻饲时间、进食量、老年人反应。异常情况及时报告

续表

步骤	为老年人通过鼻饲管进食技能操作流程
注意事项	（1）老年人使用防压疮气垫时，床头避免摇高过度，以免损伤气垫 （2）做好口腔清洁，防止口腔、消化道、呼吸道感染 （3）需要吸痰的老年人在鼻饲前、后30min内禁止吸痰操作 （4）通过胃管推注口服药片需要粉碎，但是要在医师指导下进行 （5）鼻饲过程中发现老年人有恶心、呕吐、胃液中混有咖啡样物时，立即停止操作并报告 （6）注意多次、少量喂水，以防止胃管堵塞 （7）严密观察胃管，发现有反流物存在时要及时打开末端，将胃管置于剑突水平以下位置进行引流，以防止因反流引起呕吐、误吸 （8）对意识不清、躁动不安的老年人要进行手部安全约束，避免自行拔出胃管造成食管损伤。约束前要与家属沟通，取得理解并且在知情同意书上签字，避免因约束引发纠纷 （9）操作全过程动作轻稳、准确、熟练、快捷、安全，运用人体力学原理实现节力。随时观察老年人表情，发现不适，立即停止操作并查找原因，有异常情况立即报告医师

🌱 知识拓展

老年人通过鼻饲管进食基本知识

一、鼻饲饮食的种类、成分及特点

根据老年人的消化能力、营养需要，鼻饲饮食种类可以分为混合奶、匀浆混合奶和要素饮食三类。

1. 混合奶

混合奶是用于鼻饲的流质食物，适用于身体虚弱、消化功能差的鼻饲老年人，其成分有：牛奶、豆浆、鸡蛋、藕粉、米粉、豆粉、浓肉汤、鸡汤、奶粉、麦乳精、新鲜果汁、菜汁等。主要特点：营养丰富，易消化，易吸收。

2. 匀浆混合奶

匀浆混合奶适用于消化功能良好的鼻饲老年人。将混合食物，也就是正常膳食，用电动搅拌机进行搅拌，打碎成均匀的混合浆液，其主要成分有：牛奶、豆浆、豆腐、煮鸡蛋、熟肉末、熟肝、熟鱼虾肉、熟蔬菜、熟水果、米饭、稠粥、去皮馒头、植物油、白糖和食用盐等。主要特点：富含维生素、矿物质、膳食纤维，营养平衡，易消化，配置方便。

3. 要素饮食

要素饮食是一种简练精制食物，含有人体所需的易于消化吸收的营养成分，适用于患有非感染性严重腹泻、消化吸收不良、慢性消耗性疾病的老年人。其主要成分包含游离氨基酸、单糖、主要脂肪酸、维生素、无机盐类和微量元素等。

主要特点：无须经过消化过程即可直接被肠道吸收和利用，为人体提供热能及营养。

二、要素饮食照护特点

1. 严格无菌操作

应用要素饮食，要严格执行无菌操作原则，所有配制用具及滴注导管均需消毒灭菌后方能使用。

2. 保持溶液温度

口服温度为37℃左右，鼻饲或造瘘管滴入液温度在41～42℃为宜。

3. 应用原则

一般原则是浓度由低逐渐增高；剂量由少逐渐增多；速度由缓慢开始。观察老年人可以耐受，未出现不良反应后，逐渐达到符合老年人需求的浓度、剂量和注入速度。

4. 不可骤停

要素饮食停用时应逐渐减量，不可骤停，避免引起低血糖反应。

5. 不可久用

在老年人能够进食其他鼻饲饮食时，不建议长期应用，避免增加经济负担。

三、为老年人通过胃管进食的用物

1. 鼻饲管

鼻饲管是通过鼻腔插入胃内，为不能经口摄入食物的老年人补充营养用的鼻饲用具。它由聚氯乙烯（PVC）材料或医用硅胶制成，由导管和带帽接头组成，长度一般为100cm、120cm。其插入的长度一般为鼻尖至耳垂至剑突的距离，为45～55cm。

2. 灌注器

灌注器是用来将鼻饲饮食推注到鼻饲管内的工具。通过鼻饲管进食时，应将灌注器的前端乳头插入鼻饲管的末端，使其紧密连接后使用。

四、判断胃管在胃内的方法

通过胃管进食，要确保老年人进食安全。照护员首先要判定胃管是否在胃内，其方法有三种。

（1）用注射器连接胃管末端，进行抽吸，见胃液或胃内容物被抽出。此方法为照护员最常用、最可靠的判断方法。

（2）用注射器连接胃管末端，从胃管注入10～30mL空气，同时在胃区听诊，如果能听到气过水声，表明胃管在胃内。此方法一般由医护人员使用。

（3）将胃管末端放入盛水杯内，无气泡溢出，一般说明胃管在胃内。如有大量气泡溢出，表明误入气管。

通过胃管进食要谨慎，照护员在不能准确判断胃管是否在胃内的情况下，应报告医护人员，禁止在情况不明时，贸然为老年人通过胃管进食进水。

五、注意观察胃管和保持胃管与推注器连接处干净卫生

通过胃管进行进食进水后，抽吸50mL温水注入胃管冲净胃管内食物残渣后，建议提起胃管使水分充分流入胃内，一方面防止胃管内水分存留时间过长发生腐败引起胃肠疾病，另一方面便于通过胃管观察有无反流。一旦发现胃管内有反流食物，常常提示胃压增高，有呕吐的可能。此时，应立即打开胃管末端，置于老年人剑突以下位置进行引流，避免呕吐和误吸。

每次操作最后，要注意将胃管末端与推注器连接处的食物残渣冲洗干净，再盖好盖帽，避免因为残留食物变质，引起老年人发生胃肠炎。

技能24 观察记录老年人进食情况

一、情境导入

张爷爷，79岁，营养中等，患高血压、冠心病多年，生活半自理，能正常交流，常规服药治疗后病情稳定，一日三餐由照护员送入房间，自主进食。老人入院已满一周，照护员与张爷爷进行沟通交流，并对老年人进食情况进行观察记录。

二、技能步骤

步骤		观察记录老年人进食情况技能操作流程
步骤1	工作准备	（1）环境准备：清洁、整齐、安全、无异味，温湿度适宜。根据不同季节调节室温，冬季不低于18℃，夏季不高于30℃，以避免受凉或中暑 （2）照护员准备：着装整齐，用七步洗手法清洁双手，工作态度良好，掌握影响老年人正常进食原因和表现的常识 （3）老年人准备：午睡醒来，半卧在床，盖好盖被，支起床档。评估神志清楚，情绪与病情稳定，能交流，认知功能正常，有接受观察的愿望，已协助喝水和处理大小便问题，可以操作 （4）物品准备：记录单1份、签字笔1支
步骤2	沟通交流	（1）进入老年人房间，靠近老年人床边，坐在床旁椅上，眼睛与老年人平视 （2）说明操作目的，取得配合。态度和蔼，言语亲切，如"爷爷好！我是照护员小刘，您来我们院一周了，您觉得这里的伙食还好吗？我来了解一下情况，可以吗？"
步骤3	了解进食情况	（1）了解老年人进食、饮水的体位，需要辅助的程度 照护员："爷爷您平时怎么吃饭？是坐在椅子上还是躺在床上吃啊？" 老年人："我坐在椅子上吃饭，需要你们帮我一下。" （2）了解老年人进食、饮水的种类、进食速度、进食量及近期有无明显饮食、饮水量和饮食习惯的改变，以及影响进食的原因等 照护员："您平时都喜欢吃什么饭呀？" 老年人："我不挑食，米饭、馒头、米粥都行，我牙不好，吃得慢，需要泡软了才能吃。" 照护员："哦！爷爷您张口让我看一下。"观察个别牙齿有松动。"那您喜欢吃什么菜呀？" 老年人："只要能炖烂的都喜欢，像冬瓜、南瓜、土豆、西红柿、鸡蛋羹、红烧肉丸和鱼丸等都行。芹菜不行，嚼不烂，吃不下。" 照护员："爷爷您一顿能吃多少啊？" 老年人："你们发给我的饭，我基本上能吃完，有时能剩一点点。" 照护员："那您每天能喝多少水呢？什么时候喝呢？" 老年人："一般八杯左右吧，早上起床喝一杯，晚上睡觉前喝一杯，日常觉得渴了就喝一点。" （3）了解进食、饮水过程中有无吞咽困难、呛咳或其他不舒服等 照护员："爷爷您吃饭喝水时有呛咳或不舒服吗？有呕吐或疼痛吗？" 老年人："大部分时间没有，有时喝水时有呛咳，有时吃多了，有点腹胀，晚餐后明显。""没有呕吐和腹疼。" 照护员："爷爷，您最近饭量有改变吗？""体重有改变吗？" 老年人："没有，很长时间了，一直吃那么多，体重也没有改变。" （4）了解老年人对饮食的需求，是否需要改善等 照护员："爷爷您觉得我们在食品方面还需要做些改善吗？" 老年人："挺好的，就是菜的味道有些淡，最好再多放点盐。" 照护员："好的，谢谢爷爷配合我了解您的进食情况。马上要吃午餐了，我去给您准备，您先休息，好吗？" 老年人："好的。"
步骤4	观察进食情况	（1）协助老年人从床上转移到椅子上坐稳，摆好小餐桌，进食 （2）用洼田试水法或触摸喉结等方法评估老年人吞咽功能 （3）观察老年人吃饭表现：咀嚼和吞咽都比较缓慢，无痛苦表情，喝汤时偶尔有呛咳，不影响进食
步骤5	整理记录	（1）整理 照护员用七步洗手法洗净双手。取记录本和签字笔到护理站 （2）记录 ①记录观察时间及内容。如：2020年9月6日，217室2床，王爷爷，喜欢吃米饭、馒头、米粥，炖烂的冬瓜、南瓜、土豆、西红柿、鸡蛋羹、红烧肉丸、鱼丸等，不能吃纤维较粗的蔬菜，如芹菜等。因为牙齿松动，咀嚼困难，吃饭较慢，需要进食软食。喝水量正常。喝水时偶尔有呛咳。一般餐后无明显异常感觉，在进食过量时有腹胀，晚餐后明显。无呕吐，无腹部疼痛。进食量正常，体重无改变 ②记录需要改善的意见。对明显饮食、饮水量和饮食习惯的改变问题，尤其是出现食欲不振，对伙食不满意进行分析，以期改善。如：老年人反映做的菜味道有些淡，希望再多加点盐 （3）将老年人反映和观察到喝水有呛咳的情况报告医护人员和家属，以查找原因或及时就医

续表

步骤	观察记录老年人进食情况技能操作流程
注意事项	（1）询问老年人进食情况，态度和蔼可亲，让对方感受亲切感、安全感 （2）与老年人谈话，体位与老年人平等，禁忌居高临下 （3）与老年人讲话速度要相对缓慢，语调适中，用词要通俗易懂。当老人家讲话比较唠叨时，找适当时机打断，避免不愉快 （4）老年人常有听觉重振现象，对听力下降老年人，用低音区将声调稍提高即可，不要高调大声讲话，避免"小声听不到，大声听不清" （5）观察老年人表情和反应，以帮助判断对方的需求和内容真实性 （6）对了解和观察的情况，记录要详细和准确 （7）操作全过程要体现尊重和人文关怀

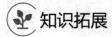 **知识拓展**

观察记录老年人进食情况是长期照护的重要工作

随着人口老龄化程度进一步加深，长期照护成为应对人口老龄化的客观需求。老年人长期照护服务包含很多内容，加强饮食营养是其中最重要的一个环节。

加强老年人饮食营养不仅仅是单纯的进食，同时也是一种治疗，是营养治疗。充分发挥合理的营养治疗，在整个长期照护过程中起着至关重要的作用。怎样加强营养治疗呢？笔者认为作为长期照护人员，首先需要更新对营养的观念，那就是要明确地认识到营养状况是老年人最基本的生命体征。

我们都知道人能够生存，能够延缓衰老、预防疾病、促进身体修复和疾病愈合，人体免疫力是第一竞争力，营养状况是决定免疫力的最主要因素。营养决定了一个人是否能够发生疾病；决定了所发生的疾病是能够好转还是恶化；决定了老年人生存时间的长短。相对于我们传统的体温、脉搏、呼吸、血压四大生命体征而言，对于需要长期照护的老年人而言，营养状况是更加重要的生命体征。

老年人营养不良的后果是严重的，可表现为皮肤干燥、皮下脂肪减少、肌肉萎缩松弛、消瘦、无力、水肿、精神萎靡不振、记忆力下降、反应能力缓慢；会使老年人食欲进一步减低，形成恶性循环，造成更加严重的营养不良；严重的营养不良会导致老年人免疫力进一步下降，很容易罹患感染性疾病，如肺部感染、尿路感染、皮肤感染等；容易导致严重的骨质疏松，造成容易跌倒，跌倒后容易骨折的后果；有些老年人还有不同程度的失智，营养不良会使失智的症状继续加重；老年人还有其他慢性疾病，如心脑血管病、代谢性疾病等，在这些疾病的基础上，由于免疫力下降所发生的感染性疾病会反复发作，增加治疗难度，最终会危及老年人的生命。所以说营养不良对于老年人来说，后果非常严重，其严重程度不仅仅表现于生理方面，它的突出表现为加快衰老，增加疾病，增加并发症，延长住院时间，加重照护压力，增加医疗费用和照护费用，增加死亡率。为了使老年人延年益寿，加强老年人合理营养，观察和记录老年人的进食情况，是长期照护服务的重要工作，长期照护人员一定要严肃对待，认真完成。

技能25 分析老年人进食困难原因

一、情境导入

孔爷爷，82岁，患慢性胃炎多年，间断服药，服药后无异常症状，进食规律，饭量正常；能进行室内活动，早餐后和午睡后经常到活动室与其他老年人聊天，看电视。近一周，其突然进食量减少，进食后腹胀，偶有腹疼和恶心呕吐，伴体重下降、四肢无力、大部分时间卧床、很少活动。护理员分析该老人进食困难原因。

二、操作步骤

步骤		分析老年人进食困难原因技能操作流程
步骤1	工作准备	（1）环境准备：清洁、整齐、安全、无异味，温湿度适宜，一般室温保持在18～30℃，以避免受凉或中暑 （2）照护员准备：着装整齐，工作态度良好，用七步洗手法清洁双手，掌握分析老年人进食困难原因的常识 （3）老年人准备：午睡后半卧在床，盖好盖被，支起床档。评估神志清楚，情绪稳定，认知功能正常，四肢能活动，有沟通交流的愿望，已处理喝水及大小便问题，能配合操作 （4）物品准备：记录单1份、笔1支
步骤2	沟通交流	（1）进入房间，靠近老年人床边，坐在床旁椅上，眼睛与老年人平视 （2）说明操作目的，取得配合。语速缓慢，语调适中，态度和蔼，言语亲切。通过与老年人谈话，从中了解进食困难的原因 ①照护员："爷爷好！这几天我发现您吃饭很少，是饭不好吃吗？" 孔爷爷："不是的，很好吃。" ②照护员："有牙疼吗？""有嗓子疼吗？""有口腔黏膜疼吗？" 孔爷爷："没有。" ③照护员："有吞咽困难吗？吃了以后胸口有堵的感觉吗？" 孔爷爷："没有。" ④照护员："吃饭以后有不舒服吗？" 孔爷爷："有。" ⑤照护员："怎么不舒服呢？能给我讲一下吗？" 孔爷爷："吃饭以后有腹胀。" ⑥照护员："还有其他感觉吗？" 孔爷爷指着上腹部说："有，有时候这里疼。" ⑦照护员："我发现您今天午餐后有呕吐，是吗？" 孔爷爷："是的，吃了午饭后有点恶心，吐了两口就好些了。" ⑧照护员："爷爷，您住在这里开心吗？" 孔爷爷："开心啊，有人照顾，还有很多老伙伴聊天，我很喜欢这里。" ⑨照护员："爷爷您晚上睡得好吗？有胸闷、憋气、头晕吗？" 孔爷爷："睡得挺好的，没有胸闷、憋气、头晕的感觉。" ⑩照护员："爷爷，您活动一下四肢好吗？"老人伸展四肢。"哦，四肢活动良好，但是您为什么不下床活动呢？" 孔爷爷："没力气，不愿意动。" ⑪照护员："谢谢爷爷回答了我这么多问题。""您先休息，我把您的情况报告医师。""呼叫铃放在您右手边，有事您就呼叫我。"
步骤3	整理记录	（1）根据老年人需求协助摆放舒适体位，安排休息。检查床档安全 （2）用七步洗手法洗净双手，记录交流时间、与老年人谈话内容
步骤4	分析判断	（1）通过交流和观察，对老年人既往病史、目前表现和检查内容进行分析，排除生理、心理、食物、体位及脑血管疾病等引起进食困难的因素，初步判断可能是"慢性胃炎发作"引起了进食困难 （2）将记录内容和初步分析及判断情况报告医师，由医师进一步诊断、治疗
注意事项		（1）与老年人交流，态度要和蔼可亲，不要居高临下，尽量与老年人平视或仰视，让对方感受安全感 （2）老年人常有听觉重振现象，对听力下降的老年人，用低音区将声调稍提高即可，不要高调大声讲话，避免"小声听不到，大声听不清" （3）与老年人讲话速度要相对缓慢，语调适中，用词要通俗易懂。当老人家讲话比较啰叨时，要找适当时机打断，避免引起老年人反感 （4）谈话中注意观察老年人表情和反应，以帮助判断真实性 （5）对老年人提问，尽可能使用开放式提问方式，提问语气要柔和，避免引起老年人不愉快 （6）对谈话内容进行详细、准确记录并及时报告，以及时判断老年人健康状况 （7）操作全过程要体现对老年人的尊重和人文关怀

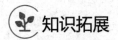

知识拓展

老年人进食困难的常见因素

一、生理因素

因为衰老导致牙齿脱落，造成咀嚼困难，引起进食困难。

二、体位因素

因为各种原因导致长期卧床，因卧位进食不方便，影响食欲引起进食困难。

三、心理因素

胃是人体最受情绪影响的器官，一旦心情焦虑、郁闷等，都很容易造成食欲不振，引起进食困难。

四、食物因素

烹调的食物不是老年人喜爱的种类，使老年人没有食欲，引起进食困难。

五、疾病因素

（1）抑郁症、失智症老年人，因为认知障碍引起进食困难。

（2）龋齿、口腔溃疡、咽炎、喉部梗阻性病变等引起进食困难。

（3）食管各种良性或恶性病变会导致食管狭窄或者梗阻，引起进食困难。

（4）胃部疾病，如慢性胃炎常会引起腹胀、腹疼和恶心呕吐等症状，也是引起进食困难的常见原因。

（5）支配吞咽功能的神经肌肉发生病变或功能异常，例如脑卒中引起的延髓麻痹、食管贲门失弛缓症等引起进食困难。

技能26　指导老年人改善不良饮食习惯

一、情境导入

曹奶奶，79 岁，身高 1.60m，体重 67kg，喜欢肉食。患高血压病、冠心病多年，常规服药，病情稳定，能交流，能自主活动，生活半自理。食欲较好，进食量较大，偶有进食过多引起呕吐、腹泻，有时引发血压增高、心前区不适。早上交接班时，夜班照护员反映，昨天 19:00，曹奶奶儿子曾来探望，带来一只烤鸡。照护员考虑曹奶奶晚饭吃得较多，将烤鸡放在窗台通风处，建议第二天早上再吃。22:00，曹奶奶趁无人注意，取出烤鸡吃了一半，2:00 发生呕吐伴头晕，测血压高于正常，医师认为是进食过多引起了呕吐，因精神紧张引起血压增高，给予药物治疗后好转。早上，老年人症状缓解，喝了一小碗米粥，躺在床上休息。照护员对老人的不良饮食习惯进行了改善指导。

二、技能步骤

步骤		指导老年人改善不良饮食习惯技能操作流程
步骤1	工作准备	（1）环境准备：清洁、整齐、安全、无异味，温湿度适宜，一般室温保持在18～30℃，以避免受凉或中暑 （2）照护员准备：着装整齐，工作态度良好，用七步洗手法清洁双手，掌握对老年人不良饮食习惯进行改善指导的常识 （3）老年人准备：半卧在床，盖好盖被，支起床档。评估神志清楚，情绪稳定，四肢能活动，有沟通交流的愿望，已处理喝水及大小便问题，能配合操作 （4）物品准备：记录单1份、笔1支

续表

步骤		指导老年人改善不良饮食习惯技能操作流程
步骤2	沟通交流	（1）进入房间，靠近老年人床边，坐在床旁椅上，眼睛与老年人平视 （2）说明操作目的，取得配合。语速缓慢，语调适中，态度和蔼，言语亲切。通过与老年人谈话，从中了解老年人不良饮食习惯 ①照护员："曹奶奶好，听说昨晚又吐了？" 曹奶奶："是啊！" ②照护员："吐的时候有什么感觉吗？" 曹奶奶："难受，肚子胀，睡不着，头晕，医师给吃了药。" ③照护员："怎么引起的呢？" 曹奶奶："鸡肉吃多了。" ④照护员："哦，奶奶，以后可要注意啊！" 曹奶奶："是的。" ⑤照护员："奶奶，我记得这事发生过好多次了，上个月好像刚吃过午饭，您又吃了好多大虾和红烧肉，引起了呕吐和胸闷。" 曹奶奶："是的，孩子送来的，我想趁热吃了，就吃多了。" ⑥照护员："奶奶，您不仅是饭吃得多，主要是肉吃得太多了。" 曹奶奶："是啊，我就爱吃肉，年轻时要不是吃那么多肉，发胖，可能就不会得高血压病和冠心病了。" ⑦照护员："奶奶，这些道理您都懂，应该注意才是，以后咱们不要这样做了好吗？""因为这样做，对您的健康很不利，不仅会引起呕吐，还会引起高血压病和冠心病加重，还会引起其他疾病，如胰腺炎、胆囊炎等，咱们以后记住少吃一点好吗？" 曹奶奶："好的。" ⑧照护员："奶奶，为了您的健康，我按您的体质指数为您制订了一个合理的饮食计划，您按照计划吃东西，好吗？" 曹奶奶："好的，我一定注意。"
步骤3	制订饮食计划	（1）分析老年人的不良饮食习惯 ①喜欢肉食 ②难以控制进食量 （2）制订饮食计划 ①计算体质指数 67÷（1.60×1.60）=26.17，结果高于正常 ②制订饮食计划 为了保持王奶奶BMI（体质指数）正常，建议碳水化合物摄入量占全日膳食总能量50%～65%，并且以多元碳水化合物为主；脂肪摄入量占全日膳食总能量20%～30%为宜；蛋白质占全日膳食总能量10%～15%为宜
步骤4	整理记录	（1）根据老年人需求摆放舒适体位，安排老年人休息。检查床档安全 （2）用七步洗手法洗净双手，记录指导时间、内容和老年人反应 （3）将制订的饮食计划通知老年人和家属，并进行合理饮食健康教育，说明鉴于老年人已经发生心血管病，目前控制饮食量的目的是避免病情加重，促进健康，以取得老年人及其家属的理解和配合
注意事项		（1）与老年人交流，态度要和蔼，不要居高临下，取坐位与老年人平视，让对方感受安全感 （2）熟练掌握健康饮食常识，对老年人进行合理饮食指导，讲话速度要相对缓慢，语调适中，用词要通俗易懂。避免老年人听不懂 （3）老年人常有听觉重振现象，对听力下降的老年人，用低音区将声调稍提即可，不要高调大声讲话，避免"小声听不到，大声听不清" （4）对老年人提问，尽可能使用开放式提问方式，提问语气要柔和，避免引起反感，拒绝配合 （5）对每次健康饮食指导时间、内容、老年人反应要进行详细、准确的记录 （6）操作全过程要体现对老年人的尊重和人文关怀

🌱 知识拓展

合理饮食　延年益寿

为了维持生命活动，人类必须从食物中摄取各种营养，营养的缺乏和过剩都可能引起机体的功能失调或诱发某些疾病。老年人各组织、器官功能下降，其营养需求与一般成年人存在个体差异，注意合理饮食是延年益寿的重要因素。

一、限制能量的摄入

人的一切生命活动都需要能量，碳水化合物、脂肪和蛋白质统称为"产能营养素"或"热源质"，其中碳水化合物和脂肪是主要供能物质。

碳水化合物也称糖类，是人体热能最主要的来源，参与许多生命活动。碳水化合物分为单元碳水化合物和多元碳水化合物。单元碳水化合物主要包括糖和甜点等，除了供应热能以外，其他营养价值微不足道，如果摄入过多，不仅有血糖升高的趋势，还会在体内转化为甘油三酯，引起肥胖病、糖尿病、高脂血症，甚至合并高血压病、心脑血管疾病等。

多元碳水化合物主要由淀粉和食物纤维组成，谷类、薯类、水果、蔬菜都是多元碳水化合物，这一类食品供给人体的不仅仅是热能，还有食物纤维、维生素、矿物质和蛋白质等。

老年人活动减少，对能量的需求量普遍降低，膳食能量的摄入也要相应减少。如何做到适量摄入能量，主要以体重来衡量。老年人的体重应维持在正常稳定的水平，在拒绝肥胖的同时也不应该过度苛求减轻体重，因为体重过高或过低都会影响身体健康。

国际上常用的衡量人体胖瘦程度以及是否健康的标准是体质指数（BMI），即用体重数除以身高的平方，得出的指数即体质指数。

体质指数（BMI）＝体重（kg）÷身高^2（m^2）。例如：一个人的身高为1.75m，体重为68kg，他的体质指数=68÷(1.75×1.75)=22.2。

体质指数正常值在18.5～23.9之间。从降低营养不良风险和死亡风险的角度考虑，老年人的体质指数应不低于20为宜。

体质指数是与体内脂肪总量密切相关的指标，该指标考虑了体重和身高两个因素。BMI简单、实用，可反应全身超重和肥胖情况，在测量身体因超重而面临高血压、心脏病等风险的时候，比单纯地以体重来认定，更具准确性。为了保持BMI正常，建议老年人碳水化合物摄入量占全日膳食总能量50%～65%为宜，并且以多元碳水化合物为主，脂肪摄入量占全日膳食总能量20%～30%为宜。

二、合理摄入蛋白质

蛋白质是用以助长身体组织的营养物质，对于儿童、青少年生长和孕妇的孕育非常重要。对于老年人来说，蛋白质仅有维护与修复身体的功效，如果无节制地摄入，不但加重胃肠道负担，还可影响肝脏和肾脏的功能，其过多的代谢产物也会给身体带来不良影响。因此，建议老年人膳食蛋白质的RNI（膳食营养素推荐摄入量），男性应为65g/d，女性应为55g/d，优质蛋白质含量应占总蛋白质摄入量的50%。

富含优质蛋白质的食品包括：富含动物蛋白的瘦肉、鸡蛋、鸡鸭肉、鱼虾、低脂牛奶等和富含植物蛋白的大豆等。

三、适量摄入矿物质

1. 钙

老年人的钙吸收率低，一般<20%；对钙的利用和储存能力也低，很容易发生钙的摄入不足或缺乏，而导致骨质疏松症。中国营养学会推荐老年人膳食钙的RNI为1000mg/d，UL（可耐受最高摄入量）为2000mg/d。

2. 铁

老年人对铁的吸收利用率下降，而且造血功能降低，人体缺铁会发生贫血、免疫功能下降和新陈代谢紊乱。铁存在于牛、羊肉和猪肉的瘦肉部分及深绿色的蔬菜中，另外葡萄干、梅脯中铁质含量也较多。铁摄入过少影响健康，摄入过多也对健康不利。老年人铁的膳食营养素推荐摄入量，男女均为 12mg/d，可耐受最高摄入量为 42mg/d。

3. 钠

钠有调节肌肉收缩、心血管功能和改善消化系统功能的作用，是不可缺少的元素，但是不可摄入过多。随着年龄增长，老年人患高血压的概率增高。钠的过多摄入，会增加血容量，引起血压上升。盐、酱油、味精、腌制品、腊肉、香肠、酱菜中都含有大量的钠，建议老年人偶尔少量食用。钠的代谢特点是多吃多排，少吃少排，不吃不排。正常情况下，老年人饮食清淡些，一般不会造成血钠降低。《中国居民膳食指南》指出，正常人钠盐摄入量以每天 <5g 为宜。

4. 锌

锌有维护味蕾功能，增强组织再生能力，帮助伤口愈合的作用。老年人味觉减弱，需要少量的锌来改善味觉，增加食欲。锌主要存在于瘦肉、海鲜、动物肝脏和谷物中。

5. 其他

人体矿物质需求还有很多，如镁、磷、锰、铜、碘等，都可以从食物中摄取。需要注意的是，人体对矿物质的需要量很少，最好从食品中摄取，尽量不要额外服用，因为矿物质是来自地壳的不溶物质，其中有许多重金属元素，过量摄取，会在体内积聚，产生毒性。

四、补充足量维生素

维生素对人的健康非常重要，从食物摄取的维生素，比从化学制品中得来的更容易被吸收和利用，食品多样化是保证足量维生素的重要因素。

1. 维生素 A

维生素 A 具有抗氧化、增强免疫力、保护视力的作用。能预防夜盲症，维持上皮组织健康，增加传染病抵抗力，预防和治疗眼干燥症等。维生素 A 的主要食物来源是动物的肝脏、蛋黄、鱼肝油、牛奶等和多叶蔬菜、橙色蔬菜、水果等。

2. 维生素 B_1

维生素 B_1 能维持人体循环、消化、神经和肌肉的正常功能。有保护神经系统、促进肠胃蠕动、增加食欲、调整胃肠道功能、构成辅酶、参与糖代谢、预防脚气病等作用。维生素 B_1 缺乏会引起多发性神经炎，引起皮肤瘙痒、四肢麻木、肌肉萎缩、心力衰竭、下肢水肿等。维生素 B_1 主要存在于种子的外皮和胚芽中，如米糠和麸皮中含量较多，在酵母菌、瘦肉、白菜和芹菜中也有较丰富的含量，建议老年人适量食用。

3. 维生素 B_2

维生素 B_2 又叫核黄素，主要作用是维持皮肤、口腔和眼的健康，如缺乏时常发生口角溃疡、舌炎、唇炎等。食物中以猪肝、鸡肝、鹌鹑蛋、菠菜和小米中居多，老年人每日需要量为 1～2mg。

4. 维生素 C

维生素 C 的主要作用是提高免疫力，增强人体抵抗细菌感染的能力，能帮助伤口愈合，能预防心脏病和中风，保护牙齿和牙龈，促进红细胞成熟，减少黑斑等。菠菜、油菜、西兰花、包心菜、红黄椒等新鲜蔬菜中含量很高，水果中也有很高含量。建议老年人通过食补，增强体质。

5. 维生素 D

维生素 D 的主要生理作用是促进钙的吸收，缺乏时严重影响钙和磷的代谢，使血钙、血磷浓度下降，所以补钙的同时要补充维生素 D。维生素 D 的食物来源主要有动物肝脏、鱼肝油、蛋黄等。经常晒太阳也是机体获取维生素 D 的重要途径。老年人户外活动减少，容易导致缺乏，必要时可口服药物治疗，中国营养学会推荐的剂量是每天 10μg。

6. 维生素 E

维生素 E 具有抗氧化、抗衰老作用，能保护多元不饱和脂肪以及可溶解于脂肪中的维生素 A 免遭破坏，能维持正常生殖能力和肌肉代谢，维持中枢神经和血管系统功能。主要食物来源是各种植物油、麦胚、坚果和豆类。推荐摄入量为每天 14mg。

7. 叶酸

叶酸是身体组织辅酶的主要成分，有维护皮肤、消化道、神经功能作用，缺乏时会表现为皮肤粗糙、腹泻和神经症状。叶酸广泛存在于动植物中，在动物肝脏、黄豆、绿豆、鸡鸭肉、酵母、花生中含量丰富，谷、肉、鱼、水果中含量较少。《中国居民膳食营养素参考摄入量》建议老年人叶酸摄入量与成年人相同，为每天 400μg。

8. 维生素 K

维生素 K 属脂溶性维生素，具有促进凝血的功能，又称为凝血维生素。最好的维生素 K 的来源是绿叶蔬菜，胡萝卜也是非常好的来源，其次是肉类和乳制品。

9. 维生素 B_{12}

维生素 B_{12} 能促进红细胞的生成，预防贫血。主要存在于肉类中，在动物内脏、蛋类、蛤类、牛奶、乳酪中储存着丰富的维生素 B_{12}，腐乳也是维生素 B_{12} 的来源之一。

五、做到饮食有节

自古以来人们便知保证营养使人健康，但是营养虽好，不可过量。食物并不是吃得越多越好，越精越好，只有合理、适量，才有利于健康。古代医著《素问·上古天真论》中曾记载："食饮有节，起居有常，不妄作劳……度百岁乃去。"我国民间有句俗语："饭后常带三分饥，犹胜每餐饱十分。"充分说明饮食有节保健康的重要性。

六、保证饮食质量

自古以来，人们常说"人生七十古来稀"，2500 多年前的孔圣人，虽然一生大部分时间不得志，仍然活了 73 岁。应该说，孔子是长寿的，这与他晚年保证饮食质量的独特饮食讲究有关。

1. 八不食

孔子有"八不食"的习惯，从卫生观点看，大部分是正确的。"八不食"分为三类。

（1）色味 不吃变颜色、变味的食物。

（2）食物质量 不吃陈旧的粮食，不吃不新鲜的鱼和肉，不吃不新鲜的蔬菜。

（3）制作 不吃烹调不当的食物，不吃佐料放得不妥的饭菜，不吃从市场上买回来的不干净的熟肉。

2. 吃不言

孔子还很强调吃相，他认为吃饭时要专注进食，不要说话，避免影响消化或造成噎食。

3. 食无求饱

也就是饮食不要过饱，每餐保持七八分饱，粗细搭配，花样增多。

4. 脍不厌细

孔子曾说："食不厌精，脍不厌细。"意思是，要多吃经过精加工的粮食，即饭要做熟，不要夹生；肉要切细，炖煮要烂。老年人牙齿不好，咀嚼困难，胃肠消化功能减弱，食物太粗，肉没有切细、炖烂，会引起消化不良。孔子这句话还可理解为，老年人要多食色、香、味俱全的菜肴。这一饮食原则是孔子长寿的重要保证，与现代营养学家的主张相互一致。"美食精细以颐年"，对老年人来说，这不是一种奢求，而是养生的需要。

项目三 排泄照护

技能27 为老年人翻身叩背排痰

一、情境导入

　　严奶奶，87岁，患帕金森病合并慢性支气管炎多年，目前四肢屈曲，活动不灵，长期卧床。近日慢性支气管炎急性发作，痰液黏稠不易咳出，医师给予药物治疗的同时要求照护员为严奶奶翻身叩背，促进排痰。严奶奶躺在床上，肢体左侧靠墙，右侧靠活动区。

二、操作步骤

步骤		为老年人翻身叩背排痰技能操作流程
步骤1	工作准备	（1）环境准备：清洁、整齐、安全，关闭门窗，温湿度适宜。一般室温调节为冬季不低于18℃，夏季不高于30℃，以避免受凉或中暑 （2）照护员准备：着装整齐，工作态度良好。用七步洗手法洗净双手 （3）老年人准备：平卧在床，盖好盖被，支起床档。评估嗜睡状态，言语不清，拍醒后能通过言语、表情、手势等方式进行交流。喉中闻及痰鸣音，四肢屈曲，不能自主翻身，能配合操作 （4）物品准备：大小、厚薄不一的软枕5个，餐巾纸1盒。将黄色垃圾袋套入垃圾桶备用
步骤2	沟通交流	（1）携带物品进入老年人房间，到右侧床边 （2）向老年人解释，取得理解和配合。态度和蔼，语言亲切，"奶奶好！您醒醒，我给您翻身，拍拍后背好吗？"
步骤3	协助侧卧叩背排痰	（1）站在床右侧中间位置，两腿打开同肩宽，依靠床边站稳。放下床档，打开盖被，S形折叠对侧 （2）左手托起老年人头部，右手将枕头向左侧移动 （3）协助老年人双手摆放于胸腹前，屈曲双下肢，照护员面向床头，右手在老年人左侧，左手在右侧，环抱老年人双肩部，向对侧移位。照护员面向床尾，左手在老年人左侧，右手在右侧，环抱老年人臀部，向对侧移位。再协助双下肢向对侧移位。操作过程中，为了避免老年人受凉，可扇形拉开盖被一角分别遮盖老年人身体上、下部分，为老年人保暖和避免暴露身体过多 （4）双手将老年人头部转向右侧，照护员右手放在老年人左髋部，左手放在左颈肩部，将老年人向右侧整体翻身至床中线位置 （5）在老年人右颈肩部垫一小软枕固定体位。整理枕头在床头中间位置。右侧肘部下垫一软枕固定右上肢。在左上臂与左胸部之间垫一薄软枕，避免肋骨受压发生压疮。将左、右腿分别向前、后分开，分别在左、右小腿下垫软枕，为膝部和踝部骨隆突处减压，既保持体位稳定舒适，又预防压疮。盖好盖被，折好右侧被筒 （6）打开老年人背部盖被，检查背部皮肤无破损 （7）背部叩击从背部第十肋向上至肩部进行，两侧交替。可单手叩击，也可双手交替。叩击的同时鼓励老年人咳嗽、吐痰 （8）叩击手法 ①五指并拢呈弓形，拇指紧靠食指，手背隆起，手指关节微屈，掌心与手指成120°角 ②利用腕关节用力，使指腹与大小鱼际着落，由下至上，由两侧到中央，有节律地叩击老年人背部，发出空而深的"啪、啪"声响，则表明手法正确 ③每叩击一掌重叠上一掌1/2，每分钟叩击120～180次，持续3～6min，每天叩击3～5次 ④叩击时注意避开双肾、骨隆突处、脊柱、心脏等区域。同时嘱咐老年人用力深吸气后再屏气，并用力将痰液咳出

续表

步骤		为老年人翻身叩背排痰技能操作流程
步骤4	整理记录	（1）用餐巾纸擦去老年人口周痰液，放入黄色垃圾袋内。按医疗垃圾处理。恢复老年人舒适体位，整理床单位，支起床档
		（2）用七步洗手法洗净双手，记录叩背时间及老年人反应。异常情况及时报告医护人员
注意事项		（1）叩背前评估老年人心脏功能，如有咯血、气胸、肋骨骨折、肺水肿、低血压等情况时，禁止叩击
		（2）移动体位时避免拖、拉、推、拽，注意保暖，防止坠床，保护骨骼、肌肉、皮肤不受损伤
		（3）叩击的时间和强度应根据老年人感觉而定，在饭前30min或饭后2h进行，一般每天3～4次，如果痰液很多，可增加叩背次数
		（4）若咳嗽反应较弱，可在吸气后给予刺激，常用方法为按压及横向滑动胸骨上窝的气管，以促使咳嗽和吐痰。操作前可配合雾化吸入照护
		（5）翻身后的体位要符合老年人病情和舒适的需要，酌情使用软垫等减压用物
		（6）照护中密切观察老年人表情，有异常表现时及时调整叩背力度，必要时报告医师
		（7）操作全过程动作轻稳、熟练、准确、快捷、安全，运用人体力学原理实现节力。与老年人的沟通交流贯穿全过程，体现尊重和人文关怀

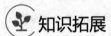 **知识拓展**

慢性支气管炎照护要点

一、患病原因

慢性支气管炎是气管、支气管黏膜及其周围组织的慢性炎症。发病因素有吸烟、细菌病毒感染、粉尘和大气污染的慢性刺激、寒冷、过敏等。

二、临床表现

（1）典型表现　有咳、嗽、痰，痰呈白色黏液泡沫状，黏稠不易咳出，晨起为著。

（2）急性发作表现　咳嗽症状加剧，痰量增多，黏液稠度增加或为黄色脓性，偶尔痰中带血，可伴有发热。

（3）反复发作表现　可发生喘息。喘息性支气管炎患者在症状加剧或继发感染时，有哮喘样发作，表现呼吸困难，憋气不能平卧。

（4）合并肺气肿表现　肺气肿是呼吸系统常见的疾病，常见于慢性支气管炎长期发作，使肺部肺泡的结构出现病理性扩张而引起的，表现为活动后心慌气短，随着病情进展，活动能力越来越差，最终可能发生肺源性心脏病。

（5）肺源性心脏病表现　肺源性心脏病主要表现为呼吸道症状，如咳嗽、咳痰、气喘、呼吸困难等，尤其在活动后加重。严重者夜间不能平卧，双下肢水肿至全身浮肿。还可能出现胸闷、胸痛等。

三、护理要点

（1）空气新鲜　经常开窗通风，每天至少2次，每次30min。

（2）注意保暖　冬季要有取暖设备，进行清洁或通风护理时注意保暖，避免受凉。

（3）补充营养　给予高蛋白、高热量、高维生素、易消化的食物，以保证营养补充，增强老年人抵抗力。

（4）翻身叩背　鼓励老年人多喝水并定时翻身叩背，以稀释痰液，促进排痰。

（5）预防发作　在老年人身体条件允许下，帮助老年人适当运动，或者用冷水擦洗头面部和鼻部，以提高耐寒能力，预防和减少病情发作。帮助老年人戒烟，同时避免尘埃对老年人呼吸道的刺激。

技能28　对呕吐老年人进行照护

一、情境导入

华爷爷，86岁，脑梗死后遗症多年，四肢活动不灵，长期卧床，生活全部依靠照护员。现在，喂过早餐10min左右，照护员突然发现老年人表情痛苦，好像要呕吐，立即进行照护。华爷爷躺在床上，肢体左侧靠墙，右侧靠活动区。

二、操作步骤

步骤		对呕吐老年人进行照护技能操作流程
步骤1	工作准备	（1）环境准备：清洁、整齐、安全，开窗通风，温湿度适宜。根据不同季节，一般室温调节为冬季不低于18℃，夏季不高于30℃，以避免受凉或中暑
		（2）照护员准备：着装整齐，工作态度良好。用七步洗手法洗净双手，戴口罩、手套
		（3）老年人准备：平卧在床，盖好盖被，支起床档。评估神志恍惚，表情痛苦，有恶心和呕吐的表现，言语不清，能通过言语、表情、手势等方式进行交流，四肢活动不灵，不能自主翻身
		（4）物品准备：护理垫2片、餐巾纸1盒、毛巾1条、污物桶1个、水杯1个
步骤2	沟通交流	（1）快速来到老年人右侧床边
		（2）镇静，语言温和，安抚老人紧张情绪，"爷爷您不舒服了？别紧张，我马上为您处理。"
步骤3	照护操作	（1）在老年人右侧床边站稳，将老人头部转向右侧，取护理垫垫于老人右侧颌下，取污物桶置于老人头部地面上
		（2）放下床档，打开盖被，S形折叠对侧，将老年人翻身为右侧卧。将老年人头部低于床面下，用左手托住，用右手适当用力叩击背部，刺激呕吐
		（3）询问感觉，待呕吐完毕，取餐巾纸擦净口周，放入污物桶
		（4）取水杯为老年人喝水、漱口，漱口水吐于污物桶内
		（5）取毛巾擦净口周，撤掉污染护理垫。恢复老年人右侧卧位，根据防压疮操作垫好软垫。盖好盖被，整理床单位平整舒适，支起床档
		（6）取干净护理垫垫于老年人右侧颌下，安抚休息。检查床档安全
步骤4	整理记录	（1）开窗通风。倾倒污物，清洗污物桶，清洗毛巾，放回原处备用
		（2）所产生的垃圾按垃圾分类处理。用七步洗手法洗净双手
		（3）记录呕吐时间、呕吐物性状、呕吐后反应并报告医师
注意事项		（1）发现老年人呕吐立即进行照护，注意安抚情绪，避免紧张
		（2）对卧床的老年人，立即转为头部侧卧位，保持呼吸道通畅，避免误吸
		（3）对能活动的老年人，立即取坐位或站立位，协助低头、张口、将呕吐物顺利吐出。注意保暖，防止坠床。
		（4）观察呕吐物性状，必要时留取标本，及时报告医师查找原因
		（5）呕吐停止后，及时擦净老年人口周，开窗通风，擦洗地面，必要时更换衣服、床单、被罩、枕套，按垃圾分类处理污物
		（6）分析呕吐原因，呕吐频繁时暂时禁食，注意补充水分
		（7）日常注意观察老年人进食情况，对进食过量引起的呕吐要进行"饮食有节"健康教育并制订进食计划，避免加重基础病或诱发其他疾病
		（8）操作全过程动作轻稳、熟练、准确、快捷、安全，运用人体力学原理实现节力。与老年人的沟通交流贯穿全过程，体现尊重和人文关怀

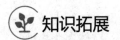 知识拓展

老年人呕吐的原因及照护要点

呕吐是胃及肠内食物从口腔强力驱除的动作，是一种具有保护意义的防御性反射，它可以帮助老年人把胃内的有害物质排出。但剧烈呕吐也会给老年人带来不适，造成体内水、电解质和酸碱平衡紊乱而损害老年人健康。

一、呕吐的原因

1. 饮食不当呕吐

饮食不当常见于多饮多食、进食过量等使胃肠道负担加重，反射性地增强胃及小肠逆向蠕动，使胃内容物呕吐出体外。这种呕吐有保持胃肠功能的作用。

2. 神经性呕吐

老年人容易受外界因素的影响，存在精神紧张、焦虑、多疑、失眠等，均可引起大脑皮质的功能失调，从而兴奋延髓的呕吐中枢，出现恶心、呕吐。这种呕吐是由心理因素造成的，表现为进食时或进食后不久即发生呕吐，医学上称为神经性呕吐。神经性呕吐的特点是对健康影响不大，不影响下次进食的食欲。

3. 胃肠道疾病呕吐

(1) 呕吐后症状减轻，常见于溃疡病、胃炎。

(2) 反复呕吐后腹痛不能缓解，常发生于胰腺炎、胆道疾病。

(3) 呕吐物带血或呈咖啡色，提示上消化道出血。

(4) 粪性呕吐物则提示低位肠梗阻、胃结肠瘘等。

(5) 反复呕吐常见于胃肠梗阻；幽门梗阻的典型症状除了呕吐以外，还包括腹部疼痛及饱胀感、上腹膨隆、蠕动波及振水音、脱水征等。

4. 非胃肠疾病呕吐

(1) 肾功能不全、尿毒症，常在早晨起床后、进食前发生呕吐。

(2) 急性心肌梗死发作时，除胸闷、胸痛、出汗外，常伴有恶心、呕吐。

(3) 脑卒中、高血压急症、糖尿病酮症酸中毒等均可引起呕吐。

(4) 细菌感染引起急性胃肠炎、食物中毒引起的呕吐常伴有腹痛、腹泻。

(5) 喷射性呕吐最常见的是脑部疾病：如出现脑肿瘤、脑膜炎、脑出血、脑梗死，由于颅内压明显增高才会出现喷射性的呕吐。喷射性呕吐常无恶心的先兆，喷涌而出，呕吐后不感觉轻松。说明病情危险，需要及时进行处理。

5. 药物引起的呕吐

老年人长期服用某些药物也可引起胃肠反应发生呕吐。

二、照护要点

照护员应加强观察，及时发现呕吐症状及分析原因，及时采取预防、照护措施，避免误吸或其他意外。将发现的异常情况及时报告医护人员和家属，以进一诊断和治疗。

技能29 帮助老年人如厕

一、情境导入

金奶奶，81岁，2年前患脑梗死，目前左侧肢体活动不灵，左上肢向胸腹前屈曲，左膝

关节略有强直，右侧肢体活动良好，帮助下左侧关节能做轻微屈伸，能借助手杖行走。当日，金奶奶提出去卫生间排便，请照护员进行如厕照护。金奶奶躺在床上，肢体左侧靠墙，右侧靠活动区。

二、操作步骤

步骤		帮助老年人如厕技能操作流程
步骤1	工作准备	（1）环境准备：清洁、整齐、安全，温湿度适宜，一般室内温度保持在18～30℃，以避免受凉或中暑
		（2）照护员准备：着装整齐，工作态度良好。用七步洗手法洗净双手，戴口罩
		（3）老年人准备：平卧在床，盖好盖被，支起床档。评估神志清楚，情绪与病情尚稳定，有如厕需求，左侧肢体活动不灵，右侧能自主活动，帮助下左侧关节能做轻微屈伸，能借助手杖行走
		（4）物品准备：手杖1把、安全腰带1条。卫生间内备卫生纸1卷、湿厕纸1包、一次性手套1副、香皂1块、专用毛巾1条
步骤2	沟通交流	（1）携带物品进入老年人房间，到右侧床边
		（2）向老年人解释，取得配合。态度和蔼，语言亲切，"奶奶好！您要排便啊？我陪您去卫生间好吗？""我先帮您站起来好吗？"
步骤3	协助站立	（1）协助翻身：照护员站在床中间位置，两腿分开同肩宽，倚靠床边站稳。放下床档，打开盖被S形折叠对侧。协助老年人头部右侧位，嘱老年人用右手将左手摆放在胸腹前，用健侧下肢带动患侧下肢移到床边。照护员帮助穿鞋，将右手放在老年人左髋部，左手放在老年人左肩部，帮助老年人整体向右侧翻身
		（2）协助坐立：嘱老年人用右手撑住床面，照护员右手放在老年人左髋部，左手托住老年人右侧颈肩部，协助老年人按30°、60°、90°坐起，坐立在床边位置
		（3）协助站立：让老年人右手扶住照护员肩部，照护员右脚前伸，插在老年人两腿之间，左脚向后，呈蹲马步，双手分别托住老年人两侧腋下，用双腿力量向上垂直托举，协助老年人站立
步骤4	协助行走	（1）将手杖递于老年人右手，为老年人系上安全腰带。照护员站在老年人左侧，左手轻轻托住老年人左上臂，右手抓住后背处安全腰带，协助老年人行走
		（2）按先手杖、再患脚、后健脚的行走方式，协助老年人一直走到卫生间，来到坐便器旁边
步骤5	协助如厕	（1）协助老年人褪下裤子，在坐便器上坐稳，扶住坐便器两侧扶手。"奶奶，我到门口等您，您安心如厕，有事喊我。"照护员退到门口，关上卫生间门，通过门上可视玻璃窗口观察老年人情况，随时保护老年人安全
		（2）待老年人排便完毕，戴手套，先取卫生纸，再取湿厕纸清洁局部，摘下手套放入污物桶。扶老年人站立，按水箱按钮冲水，穿好裤子，整理整齐衣裤
		（3）到洗手盆前，协助老年人浸湿双手、涂香皂、洗净双手、用毛巾擦干。协助老年人借助手杖回到房间，恢复舒适体位
步骤6	整理记录	（1）清洁卫生间。所产生的垃圾按垃圾分类处理
		（2）护理员洗手，记录老年人如厕时间及反应，异常情况及时报告
注意事项		（1）卫生间最好靠近老年人居室，以方便老年人如厕
		（2）通往卫生间的地面要干燥、通畅、无障碍，避免滑倒
		（3）卫生间坐便器要比正常高2～3cm，以利于老年人起坐。坐便器旁边安装L形扶手，供老年人撑扶和保证安全
		（4）卫生纸等用品放在老年人方便拿取的位置
		（5）为了避免老年人因为尴尬而影响排便，在老年人排便时，照护员最好在老年人视线以外进行观察
		（6）如厕后为老年人洗手，保持手部清洁
		（7）操作全过程动作轻稳、熟练、准确、快捷、安全，运用人体力学原理实现节力。与老年人的沟通交流贯穿全过程，体现尊重和人文关怀

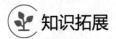 知识拓展

老年人卫生间设置基本原则

一、独立的原则

因为老年人特有的生理特点，他们对卫生间的需求比较多，因此，应尽量为老年人设置独立的卫生间，并且选择白色符合无障碍设计的洁具。洁具的布置应考虑留出轮椅进出和转弯的空间。

二、安全的原则

卫生间水多地滑，所经过的卧室、走道要通畅，无门槛、无阶梯、无高差等，要有防滑设施，以保证老年人安全使用。

三、明亮的原则

老年人夜尿增多，起夜较勤，卫生间进出口处要安装长明夜灯，以方便老年人夜间如厕。

四、坐便器选择原则

卫生间坐便器要符合老年人特点，应比正常人高出 2 ～ 3cm，以方便老年人起坐；坐便器旁边要安装水平和竖直的扶手，便于老年人起坐时撑扶。

五、房门选择原则

卫生间的门最好是推拉式，门上要设置玻璃可视窗口，以方便照护员观察老年人在卫生间内的情况，利于及时协助。尽量不用平开门。不要设内单开关门锁或插销，以防止老年人将自己锁在卫生间内发生意外。

技能30 帮助老年人使用便盆

一、情境导入

魏奶奶，81岁，患帕金森病多年，目前四肢活动不灵，言语不清，尚能勉强交流，长期卧床，生活不能自理。当日，魏奶奶需要排便，请照护员使用便盆进行排便照护。魏奶奶躺在床上，肢体左边靠墙，右边靠活动区。

二、操作步骤

步骤		帮助老年人使用便盆技能操作流程
步骤1	工作准备	（1）环境准备：清洁、整齐、安全，关闭门窗，温湿度适宜。根据不同季节，一般室温调节为冬季不低于18℃，夏季不高于30℃，以避免受凉或中暑
		（2）照护员准备：着装整齐，工作态度良好。用七步洗手法洗净双手，戴口罩
		（3）老年人准备：平卧在床，盖好盖被，支起床档。评估神志清楚，情绪与病情稳定，四肢活动不灵，言语不清，尚能勉强交流，长期卧床，生活不能自理，现在需要使用便器在床上排便
		（4）物品准备：一次性护理垫2片、软垫2个、卫生纸1卷、湿厕纸1包、专用水盆1个、专用毛巾1条、温水瓶1把（内装38～40℃温水），摆放于护理车上层。便盆1个、污物桶1个，摆放于护理车下层。屏风1幅
步骤2	沟通交流	（1）推护理车到老年人右侧床边，置于靠近床尾位置
		（2）说明操作方法、目的，取得合作。态度和蔼，语言亲切，如"奶奶好！我来帮您用便盆排便好吗？"

续表

步骤		帮助老年人使用便盆技能操作流程
步骤3	放置便盆	（1）照护员站在床中间位置，两腿打开同肩宽，依靠床边，放下床档，打开盖被，S形折叠对侧 （2）放置便盆 ①仰卧法：老年人平卧，照护员左手臂放在老年人双大腿下，抬起老年人臀部，右手取护理垫从下向上平铺于老年人臀下，取便盆置于护理垫上、老年人臀下 ②侧卧法：整体为老年人右侧翻身，左手扶住肩背部，右手取护理垫从左向右铺于老年人臀下，将便盆扣在臀部，再整体向左侧翻身，使便盆在老年人臀下、护理垫上。 （3）将老年人两下肢打开呈屈曲位，在双腘窝下垫软垫支撑，在会阴上部平铺护理垫遮盖，盖好盖被，支起床档，必要时用屏风遮挡。照护员退到老年人视线以外，观察老年人情况，保护安全
步骤4	取出便盆	（1）排便完毕，照护员戴手套，打开盖被。撤掉腘窝下软垫和会阴上护理垫；左手臂放在老年人双大腿下，抬起臀部，右手取出便盆，置于床尾部地面上，取盖于会阴上的护理垫遮盖便盆；取卫生纸擦净肛门部，放入污物桶；再取湿厕纸1片清洁肛门，放入污物桶 （2）必要时，用未接触老年人肛门局部的左手取温水瓶，在专用水盆内倒入少许温水，将专用毛巾浸湿、绞干，手套样包裹右手，测温度为38～40℃，由外向内清洁并擦干肛门及周围皮肤；专用毛巾放入水盆；脱手套放入污物桶内；再撤下臀部护理垫放入污物桶 （3）为老年人整理衣裤，取舒适体位，盖好盖被，拉起床档，检查床档安全
步骤5	整理记录	（1）开窗通风，清洁床周围地面 （2）推护理车到卫生间，戴专用乳胶手套，清洗便盆，清洗专用毛巾及水盆，放回原处备用。所产生垃圾按垃圾分类处理 （3）照护员洗手。记录老年人排便时间和性状。异常情况及时报告
注意事项		（1）便盆使用前，要确定洁净、完好。放置时，窄口朝向足部 （2）操作中注意保暖，避免长时间暴露老年人身体 （3）为老年人放置便盆时，避免局部皮肤摩擦，预防损伤 （4）为了避免老年人因为尴尬而影响排便，在老年人排便时，照护员最好在老年人视线以外进行观察 （5）便盆及时清洗、消毒，使其保持洁净、干燥 （6）操作全过程动作轻稳、熟练、准确、快捷、安全，运用人体力学原理实现节力。与老年人的沟通交流贯穿全过程，体现尊重和人文关怀

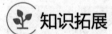 **知识拓展**

···

老年人床上排便用品的选择

一、便盆

1. 塑料、搪瓷、不锈钢便盆

塑料便盆有着经济实惠、使用简便、易于清洗等优点，在家庭和养老机构被老年人广泛使用。但是也常常由于患者过于肥胖、肢体活动障碍或者照护员使用不当等原因，造成老年人皮肤压伤、刮伤事件。为了预防这些事件的发生，照护员在使用时，一定注意抬起老年人臀部以后再放置便盆，避免硬塞造成皮肤损伤。对排便困难、使用时间较长的老年人，要注意观察，必要时进行左右两侧适当体位变换，以预防皮肤压伤。搪瓷和不锈钢便盆价格较贵，感觉比较凉，冬季应用，冷刺激比较明显，但是也有使用简便、抗压、易于清洗等优点。

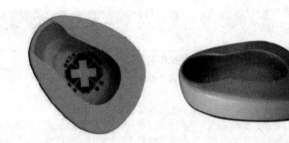
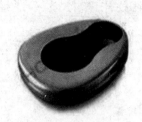

2. 充气便盆

充气式便盆包括盆底和盆体，是双层塑料便盆，盆体内设有双层相互隔绝的充气气囊，盆体侧壁上设有充气口，充气口通过导管与充气筒连接，能根据需要调节高度。有使用方便，防止尿液外溅的特点。因为比较柔软，可预防划伤或长时间使用造成老年人皮肤压伤的现象。

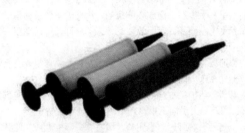
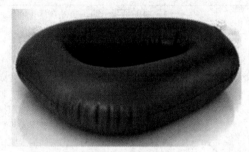

3. 插入式便盆

插入式便盆的曲面设计，很容易塞入老年人臀下，更方便瘫痪老年人使用。插入式便盆使用方法：打开盖子，套入针织，轻轻插入老年人臀下。因为便盆前端有针织套，可以隔凉和预防皮肤擦伤，可使卧床老年人在进行排便照护时更舒适。

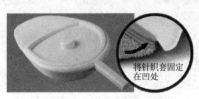

将针织套固定
在凹处

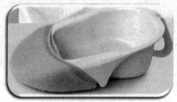

二、湿厕纸

湿厕纸是新兴的可冲散的湿式卫生厕纸。相对于传统厕纸，湿厕纸具有质地柔软、可进行深层清洁、擦除细菌、有效清除污垢及异味的优点。老年人排便后，先使用传统厕纸，再使用湿厕纸，可方便老年人便后清洁。

技能31　帮助老年人使用坐厕椅

一、情境导入

陶奶奶，82岁，脑梗死后遗症多年，左侧肢体活动不灵，左上肢向胸腹前屈曲，左膝关节略有强直，右侧肢体活动尚好，长期卧床，帮助下左侧关节能做轻微屈伸，能坐轮椅，尚能进行交流。当日，陶奶奶要排便，请照护员帮助老年人使用坐厕椅排便。陶奶奶躺在床上，肢体左边靠墙，右边靠活动区。

二、操作步骤

步骤		帮助老年人使用坐厕椅技能操作流程
步骤1	工作准备	（1）环境准备：清洁、整齐、安全，关闭门窗，温湿度适宜。根据不同季节，一般室温调节为冬季不低于18℃，夏季不高于30℃，以避免受凉或中暑 （2）照护员准备：着装整齐，工作态度良好。用七步洗手法洗净双手 （3）老年人准备：平卧在床，盖好盖被，支起床档。评估神志清楚，情绪与病情尚稳定，卧床，有排便需求，左侧肢体活动不灵，左上肢向胸腹前屈曲，左膝关节略有强直，右侧肢体活动尚好，帮助下左侧关节能做轻微屈伸，能进行轮椅坐位，尚能进行交流，能配合操作 （4）物品准备：坐厕椅1个、卫生纸1卷、湿厕巾1包、一次性手套1副、屏风1幅，检查坐厕椅完好安全
步骤2	沟通交流	（1）进入老年人房间，到右侧床边 （2）说明操作方法、目的，取得合作。态度和蔼，语言亲切，"奶奶好！我来帮您转移到坐厕椅上排便好吗？""我先帮您站起来。"
步骤3	实施操作	（1）协助翻身：照护员站在床中间位置，两腿分开同肩宽，依靠床边站稳，放下床档，打开盖被S形折叠对侧。协助老年人头部右侧位，嘱老年人用右手握左手摆放在胸腹前，用健侧下肢带动患侧下肢移到床边，照护员帮助穿好鞋，将右手放在老年人左髋部，左手放在老年人左肩部，帮助老年人整体翻身呈右侧卧位 （2）协助坐立：嘱老年人用右手撑住床面，照护员右手放在老年人左髋部，左手托住老年人右侧颈肩部，协助老年人按30°、60°、90°坐起，坐立在床边位置 （3）协助站立：让老年人右手扶住照护员左肩部，照护员右脚前伸，插在老年人两腿之间，左脚向后，呈蹲马步，双手分别托住老年人两侧腋下，用双腿力量向上垂直托举，协助老年人站立 （4）左脚迈向坐厕椅，脚尖转向坐厕椅方向，嘱老人左脚迈向坐厕椅，用右膝关节推老人左侧膝关节，向右旋转让老年人坐入坐厕椅。协助老年人褪下裤子，在坐厕椅上坐稳，系好安全带，嘱老年人扶好坐厕椅两侧扶手，必要时用屏风遮挡，保护隐私 （5）照护员退到屏风外面，观察老年人情况，保护老年人安全。"奶奶，我在一边等您，您安心排便，有事喊我。" （6）老年人排便完毕，照护员戴手套，分别取卫生纸和湿厕巾为老年人清洁局部后放入污物桶；摘下手套放入污物桶；扶老年人站立；盖好坐厕椅盖子；为老年人穿好裤子，整理整齐衣裤，转移到床边坐下，再恢复舒适卧位，盖好盖被，支起床档，检查床档安全
步骤4	整理记录	（1）开窗通风，取坐厕椅下的便盆到卫生间，戴专用乳胶手套，倾倒污物，清洗便盆放回原处备用；清洁床周围地面；垃圾按分类处理 （2）护理员洗手；记录老年人排便时间和性状；异常情况及时报告
注意事项		（1）使用坐厕椅前，要进行全面评估以采取正确的方法进行照护 （2）坐厕椅摆放位置要合适、稳定、安全，以便于老年人使用 （3）为了避免老年人因为尴尬而影响排便，在老年人排便时，照护员最好在老年人视线以外进行观察 （4）操作全过程动作轻稳、熟练、准确、快捷、安全，运用人体力学原理实现节力。与老年人的沟通交流贯穿全过程，体现尊重和人文关怀

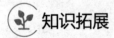 **知识拓展**

如何为老年人选择坐厕椅

一、注意坐厕椅的安全

为老年人选择坐厕椅时，首先要考虑安全。要注意测试坐厕椅的稳定性与承重力，尽量选择承重力比较大，稳定性比较强，不可折叠的坐厕椅。

二、注意坐厕椅的高度

为老年人选择坐厕椅时，还要注意观察坐厕椅的高度。对腰腿活动不灵，不能自主弯腰的老年人，应选择座位较高、便于起坐的坐厕椅。

三、注意使用方法简单

为老年人选择坐厕椅时，要考虑使用方法，越简单越好，以实用、舒适为宜。

四、注意方便清洗消毒

因为坐厕椅是老年人每天必须使用的物品，选择时，避免真皮坐垫，选择易于清洗的坐厕椅，因为真皮坐垫容易损坏也不容易清洗，时间久了容易滋生细菌，影响卫生，并且还会产生异味，影响美观和使用。

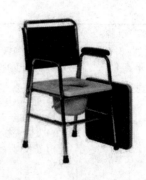

技能32 为老年人更换纸尿裤

一、情境导入

姜奶奶，82岁，患帕金森病多年，目前，四肢屈曲，长期卧床，尿失禁，使用纸尿裤，能使用含糊言语和表情勉强进行交流。当日，请照护员为姜奶奶更换纸尿裤。老年人躺在床上，肢体左边靠墙，右边靠活动区。

二、操作步骤

步骤		为老年人更换纸尿裤技能操作流程
步骤1	工作准备	（1）环境准备：清洁、整齐、安全，关闭门窗，温湿度适宜。根据不同季节，一般室温调节为冬季不低于18℃，夏季不高于30℃，以避免受凉或中暑 （2）照护员准备：着装整齐，工作态度良好。用七步洗手法洗净双手，戴口罩 （3）老年人准备：平卧在床，盖好盖被，支起床档。评估神志清楚，情绪与病情稳定，四肢屈曲，卧床，尿失禁，使用纸尿裤，能使用含糊言语和表情进行勉强交流，能配合更换纸尿裤操作 （4）物品准备：纸尿裤1片、卫生纸1卷、热水瓶1个（内装40℃左右温水）、专用水盆1个、专用毛巾1条、浴巾1条、一次性手套1副，摆放于护理车上层。污物桶2个，分别套入黄色和黑色垃圾袋，摆放于护理车下层。屏风1幅
步骤2	沟通交流	（1）推护理车携带备用物品至老年人右侧床边，置放于靠近床尾位置，必要时用屏风遮挡 （2）说明操作方法、目的，取得合作。态度和蔼，语言亲切，"奶奶好！纸尿裤要换了，我帮您换一个新的好吗？"
步骤3	更换尿裤	（1）站在右侧床边中间位置，两腿打开同肩宽，依靠床边站稳，放下床档，打开盖被，从下向上折叠于腹部，取浴巾遮盖下肢 （2）自上而下打开浴巾，暴露会阴部，解开污染纸尿裤粘扣，将前片折叠于臀下 （3）观察会阴部及臀部皮肤情况，在水盆内倒入温水，用手掌面腕部测试温度适宜（38～40℃）。戴手套，将专用毛巾浸湿、绞干至不滴水为宜，手套样包裹在右手，由上向下擦拭会阴部，再放回水盆 （4）协助老年人向右侧翻身，左手扶住老年背臀部，用包裹专用毛巾的右手由外向内环形擦拭臀部，再将毛巾放回水盆 （5）将污染尿裤从对侧向近侧反卷于右侧臀下，将清洁纸尿裤由对侧向近侧平铺于右侧臀下，帮助老年人躺平再向左侧轻翻，左手扶住老年人臀部，右手从近侧清洁纸尿裤下，握住污染纸尿裤将其撤下、折叠，放入污物桶 （6）从近侧拉出清洁纸尿裤，铺平，恢复老年人平卧位。将前片覆盖于小腹部，与两侧翼部粘贴、固定。将腹股沟两侧防侧漏折翻出。检查纸尿裤松紧度适宜。脱手套放入污物桶 （7）为老年人垫好软垫，盖好盖被，折好被筒，支起床档并检查安全

续表

步骤		为老年人更换纸尿裤技能操作流程
步骤 4	整理记录	（1）开窗通风。推护理车到卫生间清洗毛巾、水盆，放回原处备用 （2）所产生的垃圾按分类处理 （3）照护员洗手。记录更换时间及老年人反应，异常情况及时报告
注意事项		（1）更换纸尿裤时，避免过多暴露老年人身体以保暖、保护隐私 （2）根据老年人胖瘦选择适宜纸尿裤 （3）更换完毕将腹股沟两侧防侧漏折翻出，防止侧漏 （4）更换时注意观察局部皮肤，保持会阴部清洁干爽 （5）有泌尿、消化道感染性疾病老年人的纸尿裤要按医疗垃圾处理 （6）每片成人纸尿裤吸水量约为1600mL，要根据老年人局部情况和出入量评估每日使用片数，避免增加老年人经济负担 （7）操作全过程动作轻稳、熟练、准确、快捷、安全，运用人体力学原理实现节力。与老年人的沟通交流贯穿全过程，体现尊重和人文关怀

 知识拓展

成人纸尿裤的结构和作用特点

一、成人纸尿裤的结构

成人纸尿裤常应用于长期卧床伴尿失禁的老年人，大体由六层结构组成。

（1）底膜　为纸尿裤的底层材料，有防漏的作用，有的还带有尿湿显示作用。

（2）前腰贴　分网面和绒面两种，可反复粘贴调节松紧度。

（3）左右贴　左右贴与前腰贴配合使用，起到固定的作用。

（4）导流层　可帮助尿液扩散，保持表面干爽。

（5）吸收芯体　吸收芯体是纸尿裤的核心，也是纸尿裤的主要材料，尿液就是储存在芯体之中。

（6）表层　充当表层材料，有干爽的作用。

二、吸收芯体的特点

目前市面上的纸尿裤的吸收芯体基本都由纸浆和吸水高分子颗粒组成。

（1）纸浆芯体　纸浆储存尿液量较大，吸收速度较快，但受外力挤压后容易反渗。其吸水量为 500～800mL。价格比较便宜。

（2）高分子颗粒芯体　高分子颗粒是一种新型功能高分子材料。它具有吸收比自身重几百到几千倍水的高吸水功能，并且保水性能优良，一旦吸水膨胀会成为水凝胶，即使加压也很难把水分离出来。其吸水量可高达 2000mL，价格比较贵。

照护员应该根据老年人日常尿量和经济情况，帮助老年人选择适宜的纸尿裤种类和计划每日使用数量，做到既对老年人提供良好照护，又要为老年人算好经济账，避免增加老年人经济负担。

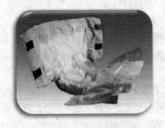
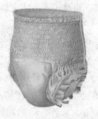

技能33　为老年人使用开塞露通便

　　戚奶奶，83岁，患脑梗死后遗症多年，目前四肢活动不灵，长期卧床，能交流，现在有排便感，放置便盆后很长时间没有排出，出现焦虑情绪，请示医师，考虑排便困难，故请照护员为戚奶奶使用开塞露辅助排便。老年人住在养老机构双人间，躺在床上，肢体左边靠墙，右边靠活动区。

二、操作步骤

步骤		为老年人使用开塞露通便技能操作流程
步骤1	工作准备	（1）环境准备：清洁、整齐、安全，关闭门窗，温湿度适宜。根据不同季节，一般室温调节为冬季不低于18℃，夏季不高于30℃，以避免受凉或中暑 （2）照护员准备：着装整齐，工作态度良好。用七步洗手法洗净双手，戴口罩，熟练掌握开塞露使用方法 （3）老年人准备：平卧在床，盖好盖被，支起床档。评估神志清楚，四肢活动不灵，有排便感但是不能排出，伴有烦躁情绪，可以交流，能配合开塞露排便操作 （4）物品准备：开塞露、石蜡油棉球、污物碗、卫生纸、一次性护理垫2片、一次性手套、专用水盆和毛巾、暖水瓶（内装38～40℃）温水，摆放于护理车上层。便盆1个、专用乳胶手套1副，摆放于护理车下层。屏风1幅放入老年人房间
步骤2	沟通交流	（1）推护理车到老年人右侧床边，置于靠近床尾方便操作位置，用屏风遮挡床体 （2）说明操作方法、目的，消除焦虑，取得合作。态度和蔼，语言亲切，"奶奶好！您别着急，我马上用开塞露为您通便好吗？"
步骤3	摆体位	（1）站在右侧床边中间位置，两腿分开同肩宽，靠近床边站稳，放下床档，打开盖被S形折叠对侧 （2）协助老年人向床边移位，再使头部向左转，将两手摆放在腹部，将右腿搭在左腿上，一手推肩，一手插入右大腿下扶住左大腿，整体向对侧翻身，取左侧卧位，移动臀部靠近床边，将裤子脱至大腿部，根据老年人双膝活动度，使两腿屈曲 （3）在臀下垫一次性护理垫。从对侧拉起盖被遮盖老年人身体，仅暴露肛门部周围
步骤4	开塞露通便	（1）戴手套，取开塞露，打开盖帽，取石蜡油棉球润滑开塞露颈部后，将开塞露放在干净处 （2）左手握卫生纸，分开老年人肛门，右手取石蜡油棉球润滑肛门，棉球放入污物碗 （3）右手持开塞露球部将开塞露颈部通过肛门沿直肠壁缓慢插入，嘱老年人放松、深吸气，用力挤压开塞露球部，将药液一次性挤入直肠内 （4）左手闭合肛门，用卫生纸按压肛门5min。右手退出开塞露放入污物碗内 （5）取卫生纸擦净手套，嘱老年人保持体位10min后进行排便 （6）老年人有便意时，指导深呼吸、提肛，协助平卧，左手臂伸入双大腿下托起臀部，右手取便盆放在臀下，会阴上面盖护理垫，盖好盖被，嘱老年人排便 （7）排便后，打开盖被，左手托起臀部，右手取便盆放在床边地上，取盖于会阴上的护理垫遮盖，取卫生纸擦净局部，放入污物桶。脱手套，放入污物桶 （8）站在原地，保护老年人避免坠床，向右旋转身体，取暖水壶将温水倒入专用水盆，将专用毛巾浸湿、绞干，手套样包裹在右手，在左手掌侧腕部测试温度适宜（38～40℃），再由外向内螺旋清洁老年人肛门周围 （9）将专用毛巾放在专用水盆内，更换护理垫，恢复老年人舒适体位，盖好盖被，支起床档并检查安全。开窗通风，撤掉屏风，安抚老年人休息
步骤5	整理记录	（1）戴专用乳胶手套，到卫生间倾倒便盆污物，将其冲洗干净，放回原处备用 （2）垃圾按分类处理，如用过的手套、棉球、开塞露等按医疗垃圾处理 （3）护理员洗手。记录开塞露使用时间，通便前、后反应及排便量，异常情况及时报告

续表

步骤	为老年人使用开塞露通便技能操作流程
注意事项	（1）使用开塞露前，检查前端圆润光滑，避免损伤肛门组织 （2）患痔疮老年人使用开塞露时，局部要加强润滑 （3）对开塞露过敏者禁用，必要时改用肥皂栓、甘油栓等 （4）开塞露不可长期使用，避免形成耐受而失去作用 （5）接触或清洗便盆类污染较重的用物要戴好专用乳胶手套 （6）操作全过程动作轻稳、熟练、准确、快捷、安全，运用人体力学原理实现节力。与老年人的沟通交流贯穿全过程，体现尊重和人文关怀

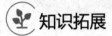 **知识拓展**

开塞露的作用与使用

一、开塞露的作用机制

开塞露分为甘油制剂和甘露醇、硫酸镁复方制剂两种，利用甘油或山梨醇的高渗作用，软化大便，刺激润滑肠壁，反射性引起排便反应，使大便易于排出。

二、开塞露的适应证

开塞露适用于对体弱便秘老年人的治疗。

三、使用开塞露的时机

1. 便秘的两种情况

便秘有两种情况，一种是肠道传输慢，老年人表现为腹胀状态，其实大便还没到达肛门，还没有堵塞在肛门附近的直肠下段，此时使用开塞露效果不好。一种是大便已经在肛门附近的直肠下段堵塞时间过长，粪块内的水分经过过度吸收，已经形成了干硬的粪石，这时使用，也很难达到明显效果。所以，开塞露使用时要注意掌握使用时机。

2. 掌握使用时机

观察到便秘老年人有大便的迹象，但是没有及时排出时，使用效果最理想。一般轻度便秘老年人用开塞露后保留 5～10min 就会发生效果。便秘严重的老年人保留的时间要长一些，但是一般不要超过30min。

四、开塞露的用法及用量

将开塞露瓶盖取下，用石蜡油棉球润滑颈部及肛门，将颈部通过肛门沿肛管壁缓慢插入直肠后，将药液一次性挤入直肠内，成人每次用一支。

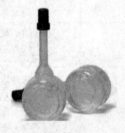

技能34　为老年人进行人工排便

一、情境导入

谢奶奶，86岁，患高血压病、脑梗死后遗症多年，目前四肢活动不灵，长期卧床，尚能交流。现在自述左下腹不适，有排便感，肛门胀痛。观察表情痛苦，肛门处有粪液渗出，报告医师，考虑直肠粪块嵌顿，请照护员进行人工取便。老年人住在养老机构双人间，躺在床上，肢体左边靠墙，右边靠活动区。

二、操作步骤

步骤		为老年人进行人工排便技能操作流程
步骤1	工作准备	（1）环境准备：清洁、整齐、安全，关闭门窗，温湿度适宜。根据不同季节，一般室温调节为冬季不低于18℃，夏季不高于30℃，以避免受凉或中暑 （2）照护员准备：着装整齐，工作态度良好。用七步洗手法洗净双手 （3）老年人准备：平卧在床，盖好被褥，支起床档。评估神志清楚，能交流，四肢活动不灵，有排便感，肛门有胀痛，观察肛门有粪液渗出，考虑直肠粪块嵌顿，请示医师，要求人工取便，能配合操作 （4）物品准备：石蜡油棉球2个、污物碗1个、卫生纸1卷、一次性护理垫1片、一次性手套1副、专用水盆1个、专用毛巾1条、暖水瓶1把（内装38～40℃温水），摆放于护理车上层。便盆1个、专用乳胶手套1副，摆放于护理车下层。屏风1幅摆放于老年人房间
步骤2	沟通交流	（1）推护理车到老年人右侧床边，置于床尾方便操作位置。用屏风遮挡床体 （2）说明操作方法、目的，消除焦虑，取得合作，态度和蔼，语言亲切，"奶奶好！肛门有些疼啊？别怕，我马上给您解决好吗？"
步骤3	摆体位	（1）站在床右侧中间位置，两腿分开同肩宽，依靠床边站稳，放下床档，打开盖被，S形折叠对侧 （2）协助老年人向床边移位，头部向左转，两手摆放在腹部，右腿搭在左腿上，一手推肩，一手插入右大腿下扶住左大腿，使老年人整体向对侧翻身，取左侧卧位，将裤子脱至大腿部，根据老年人双膝活动度，使两腿屈曲并移动臀部靠近床边 （3）臀下垫一次性护理垫。从对侧拉起盖被遮盖老年人身体，仅暴露臀部。取便盆放在靠近床尾的床面上
步骤4	人工取便	（1）戴手套，左手取石蜡油棉球润滑右手食指或者中指 （2）左手分开老年人肛门，右手取石蜡油棉球润滑老年人肛门后，棉球放入污物碗内 （3）一边指导老年人深呼吸、放松肛门，一边用右手食指或者中指通过肛门沿直肠壁缓慢伸入，将抠出的粪块放入便盆内。反复伸入、抠出，直到未再触及粪块 （4）取卫生纸擦净手指及老年人肛门，用手套污染面包裹在内的手法脱掉手套，放入污物桶 （5）取暖水瓶将温水倒入专用水盆，将专用毛巾浸湿绞干，包裹右手呈手套状，用左手掌侧腕部测试温度适宜，（38～40℃），由外向内螺旋清洁老年人肛门局部 （6）放毛巾在专用水盆内，更换护理垫，恢复老年人平卧位，盖好盖被，折好被筒，支起床档并检查安全。开窗通风
步骤5	整理记录	（1）戴专用手套，取便盆到卫生间倾倒污物，将其冲洗干净，放回原处备用。垃圾按分类处理 （2）照护员洗手。记录人工取便时间和取便前、后老年人反应及排便量。异常情况及时报告
注意事项		（1）人工取便时，不得使用器械，如筷子、勺子、镊子等，避免损伤肛门及肠黏膜 （2）操作中密切观察老年人表情，出现面色苍白，呼吸急促，出汗时，立即停止操作并立即报告医师 （3）接触或清洗便盆类污染较重的用物要戴好专用乳胶手套 （4）操作全过程动作轻稳、熟练、准确、快捷、安全，运用人体力学原理实现节力。与老年人的沟通交流贯穿全过程，体现尊重和人文关怀

🌱 知识拓展

便秘对老年人的危害和预防

一、便秘对老年人的危害

便秘看似不是大病，但是会给老年人带来很多的危害，照护员应了解便秘危害的常识，对便秘老年人加强观察，及时采取正确照护措施，避免因便秘而产生严重的后果。便秘对老年人造成的危害一般有以下几种。

1.便秘使老年人情绪焦虑

持续、顽固的便秘会给老年人带来食欲不振、精神萎靡、烦躁不安、乏力、头晕、头痛、失眠等痛苦，导致老年人焦虑不安。

2. 便秘加重老年人病情

患有肺气肿、肺心病的老年人常常因为便秘而使咳嗽加重；患有高血压、冠心病、脑血管病的老年人，因为便秘而排便用力，会使血压突然升高，导致脑出血等急性脑血管病。

3. 导致粪块阻塞性肠梗阻

老年人肠功能下降，肠蠕动减弱，粪便长时间留滞在肠道内，容易形成粪石，粪石积存过多，可导致粪块阻塞性的肠梗阻。

4. 引发或加重脱肛与痔疮

老年人身体虚弱，盆腔的肌肉松弛无力，便秘的时候容易引起老年人直肠脱垂，形成脱肛，也会引发或加重痔疮。

5. 引起老年人胃肠道憩室

老年人胃肠道平滑肌张力减弱，排便过于用力，容易造成肠腔内与腹壁之间的压力增加，使肠壁薄弱部位膨出，引起憩室发生。

6. 增加罹患结肠癌的风险

便秘使粪便通过肠道的时间延长，使各种导致恶变的物质在肠道中的浓度升高，有增加老年人罹患结肠癌的潜在风险。

7. 导致心律失常或心肌梗死

老年人便秘，排便时突然用力、精神紧张会使机体出现应激反应，引起心肌暂时性缺血，导致心律失常或心肌梗死，甚至发生猝死。

二、如何预防老年人便秘

1. 补充足够的水分

为老年人补充足够的水分，是照护工作很重要的内容。照护员要让老年人多次少量饮水，一般每天补充 1500mL，以保证老年人机体有足够的水分润肠软便，适量吃粥也有润肠通便的作用。

2. 保持足够的纤维素摄入

粪便主要是由食物消化后的残渣构成的，残渣达到足够的量，才会刺激肠蠕动，使粪便正常排出体外。所以通过饮食调节预防便秘是最简单易行的方法。首先注意保持饮食中要有足够量的纤维素，例如主食不要过于精细，适当吃些粗粮，每天吃一定量的蔬菜与水果等。老年人食物中适当多放一些植物油，也可以增加肠道的润滑性，利于排便。

3. 进行适当的活动

久坐少动，喜静善卧，是老年人体力逐渐下降、引起排便困难的重要因素之一。所以，不管老年人的状态是自理还是失能，只要还有活动能力，照护员都要注意老年人的运动照护。要求自理老年人每天坚持一定量的户外活动和体育锻炼，如散步、慢跑、打太极拳等，这不仅能增强体质，还可以增加食欲，提高肠蠕动，预防便秘。根据老年人活动能力，对卧床老年人进行翻身、四肢被动运动或协助床边运动，也能起到促进胃肠蠕动，缓解便秘的作用。

4. 养成定时排便的习惯

养成每日排便一次的习惯，是预防便秘的有效措施。

5. 保持精神愉快，心情舒畅

老年人神经系统功能减退，多有精神心理障碍，帮助老年人克服焦虑与抑郁情绪，对预防老年便秘也十分重要。

6. 不要滥用缓泻剂

有些老年人经常依赖泻药帮助排便，结果造成依赖性而加重病情，所以应用缓泻剂必须在医师指导下进行。

技能35 为老年人更换集尿袋

一、情境导入

邹奶奶，82岁，脑梗死后遗症多年，目前尚能交流，四肢活动不灵，卧床，尿失禁，骶尾部Ⅰ度压疮一处，为了避免因潮湿使压疮加重，医师给予留置导尿处理，请照护员为邹奶奶更换一次性集尿袋。老年人躺在床上，肢体左侧靠墙，右侧是活动区。

二、操作步骤

步骤		为老年人更换集尿袋技能操作流程
步骤1	工作准备	（1）环境准备：清洁、整齐、安全，关闭门窗，温湿度适宜。根据不同季节，一般室温调节为冬季不低于18℃，夏季不高于30℃，以避免受凉或中暑 （2）照护员准备：着装整齐，工作态度良好。用七步洗手法洗净双手，戴口罩，熟练掌握更换尿袋照护技能 （3）老年人准备：平卧在床，盖好盖被，支起床档。评估神志清楚，病情尚稳定，四肢活动不灵，查看尿袋为普通集尿袋，按说明每周更换2次，今天是更换日期 （4）物品准备：尿袋1个、治疗巾1条、治疗碗1个（内放碘伏棉签2个）、弯盘1个、一次性手套1副、止血钳1把、别针1个、笔和记录单1份，摆放于治疗车上层。便盆1个、专用乳胶手套1副，摆放于治疗车下层
步骤2	沟通交流	（1）推治疗车到老年人右侧床边，置于床尾方便操作的位置 （2）说明操作方法、目的，取得合作。态度和蔼，语言亲切，"奶奶好！我看您来了，现在我给您换尿袋好吗？"
步骤3	更换尿袋	（1）检查导尿管无滑脱，尿袋中有尿液 （2）站在床右侧中间位，打开盖被，暴露尿管和尿袋引流管接口。在尿管和尿袋引流管接口下铺治疗巾，弯盘放在接口下 （3）检查尿袋在有效期内，撕开外包装，平铺在治疗巾上 （4）关闭尿袋排尿端口。打开引流管开关，观察尿液引流通畅 （5）用止血钳夹住留置导尿管开口上端3～5cm处，夹闭尿袋引流管开关 （6）戴手套。关闭尿袋排尿口 （7）取下新尿袋引流管端口盖帽，放在治疗巾上 （8）断开尿管和引流管接口，尿管末端向上，用左手中指和无名指夹住 （9）右手捏住换下引流管端口下端，用左手拇指和食指将新引流管盖帽套在换下的引流管端口上，右手将引流管放在床边一侧 （10）右手取碘伏棉棒，从尿管外口向上螺旋消毒2次。用过的棉棒放入弯盘内。右手取新引流管，连接尿管端口，旋紧。用别针将新尿袋固定在床边 （11）松开止血钳，观察尿液引流通畅。必要时夹闭尿袋引流管开关，每2h松开尿袋引流管开关排尿1次。取下治疗巾和弯盘，放在治疗车下层。脱手套放在治疗车下层 （12）操作完毕，检查老年人臀部皮肤干燥，协助老年人取舒适卧位，盖好盖被，支起床档，检查床档安全 （13）取下更换下尿管处别针，提起换下的尿袋，观察尿液颜色、性状、尿量后，放入治疗车下层尿盆内
步骤4	整理记录	（1）推治疗车到卫生间，戴专用乳胶手套，倾倒尿袋中尿液，清洗尿盆。用过的一次性手套、治疗巾、棉签、尿袋按医疗垃圾处理 （2）洗净双手。记录尿液颜色、性状、尿量、尿袋更换时间。发现异常及时报告医护人员

续表

步骤	为老年人更换集尿袋技能操作流程
注意事项	（1）更换尿袋时所用物品摆放合理，操作规范，体现无菌操作技术原则 （2）操作全过程尿袋始终低于老年人会阴部位，避免尿液反流 （3）接触或清洗便盆类污染较重的用物要戴好专用乳胶手套 （4）操作全过程动作轻稳、熟练、准确、快捷、安全，运用人体力学原理实现节力。与老年人的沟通交流贯穿全过程，体现尊重和人文关怀

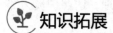 知识拓展

集尿袋的更换

留置导尿是临床常见的基础护理操作，集尿袋是留置导尿必备的配套附属品，需要定期更换，以预防泌尿系感染。集尿袋是收集尿液的消毒塑料袋，较多应用于留置导尿的卧床老年人。集尿袋使用多久更换一次呢？要根据集尿袋种类和老年人病情进行更换。

一、集尿袋的种类

目前常用的有普通集尿袋和防逆流集尿袋。

1. 普通集尿袋

这种集尿袋比较常见，价格低廉，也是临床通用的集尿袋。广泛应用于连接尿管、腹腔引流管、伤口引流等，一般容积为 1000mL，通常情况下要求一天更换一次。

2. 防逆流集尿袋

防逆流集尿袋能有效防止尿液倒流，预防逆行感染。与普通的集尿袋（引流袋）相比，防逆流集尿袋在与尿管的接头处有一个抗反流装置，质地较硬，抗扭曲，一般容积为 2000mL，可减少排尿次数，减少感染风险。防逆流集尿袋一般一周更换一次。

二、集尿袋更换有关要求

1. 基础护理学要求

注意观察并及时排空集尿袋内尿液，并记录尿量。通常每周更换集尿袋 1~2 次，若有尿液性状、颜色改变，需及时更换。

2. 专业书籍要求

《医院感染预防与控制标准操作规程》一书指出：长期留置导尿患者，没有充分证据表明定期更换导尿管可以预防导尿管相关逆行感染，不提倡频繁更换导尿管。建议更换频率可为导尿管 1 次 /2 周，普通集尿袋 2 次 / 周，精密集尿袋 1 次 / 周。

3. 以老年人安全为主

（1）根据老年人病情更换　因为无法对病情进行把握与判断，产品厂家一般不会对集尿袋的更换频率进行规定。因为质量再好的精密集尿袋，如果被污染或被血液堵塞等，也必须更换。

（2）根据老年人成本支出更换　留置导尿属于临床基础护理操作，应用集尿袋会给老年人带来成本支出，尤其是应用精密集尿器等高值护理耗材的老年人，整个疗程下来，留置导尿护理相关费用是一笔较大的支出。所以控制成本，管理老年人高值耗材，为老年人节省经济支出，也是照护员需要考量的现实问题。但是需要注意：省钱要建立在老年人安全的基础之上。

综上所述：常规情况下，普通集尿袋可每周更换 2 次，精密集尿袋可每周更换 1 次，但是更换集尿袋以老年人实际病情为准、以老年人安全为准。

技能36　为老年人更换两件式粪袋

一、情境导入

　　喻爷爷，78岁，直肠癌术后进行肠造瘘，应用两件式粪袋，长期卧床，能交流。当日，粪袋内容物已接近1/2袋，照护员为喻爷爷更换粪袋。老年人躺在床上，肢体左侧靠墙，右侧是活动区。

二、操作步骤

步骤		为老年人更换两件式粪袋技能操作流程
步骤1	工作准备	（1）环境准备：清洁、整齐、安全，关闭门窗，温湿度适宜。根据不同季节，一般室温调节为冬季不低于18℃，夏季不高于30℃，以避免受凉或中暑 （2）照护员准备：着装整齐，工作态度良好。用七步洗手法洗净双手，戴口罩，熟练掌握粪袋更换照护技能 （3）老年人准备：平卧在床，盖好盖被，支起床档。评估神志清楚，病情尚稳定，四肢活动不灵，粪袋内容物超过1/3，需要更换 （4）物品准备：清洁粪袋1个，检查无破损，在使用期内。专用水盆1个、热水瓶1把（内装40℃左右温水）、专用毛巾1条、卫生纸1卷、一次性手套1副、护理垫1片，摆放于护理车上层。专用橡胶手套1副、便盆1个，摆放于护理车下层
步骤2	沟通交流	（1）推护理车到老年人右侧床边，置于床尾方便操作的位置 （2）说明操作方法、目的，取得合作。态度和蔼，语言亲切，"爷爷好！我看到您的粪袋有些满了，我来给您换一个新的好吗？"
步骤3	更换粪袋	（1）站在右侧床边中间位置，两腿分开同肩宽，依靠床边站稳，放下床档，松开对侧被筒向近侧拉开，暴露造瘘口的部位，将护理垫垫于造瘘口处的身下。便盆放在床尾 （2）站在原地，保护老年人避免坠床，向右旋转身体，取热水瓶将温水倒入专用水盆备用 （3）戴一次性手套，打开粪袋与造瘘口连接处的底盘扣环，取下粪袋放于便盆内，将便盆放于床尾地面。查看造瘘口及周围的皮肤无异常，用柔软卫生纸擦拭干净。用专用毛巾蘸温水清洁局部皮肤并擦干 （4）脱去手套，取清洁粪袋与腹部造瘘口底盘扣环连接，扣紧扣环，用手向下牵拉粪袋，确认粪袋固定牢固，将粪袋下口封闭。整理床单位平整舒适，支起床档
步骤4	整理记录	（1）推护理车到卫生间，戴专用橡胶手套，倾倒粪袋污物，清洗干净粪袋，晾干备用。脱专用橡胶手套清洗干净，晾干备用 （2）所产生垃圾按分类处理 （3）洗手。记录更换时间和老年人反应。异常情况报告医护人员
注意事项		（1）粪袋分一件式和两件式，根据造瘘口皮肤情况和老年人需求选择使用 （2）粪袋内容物超过1/3时就要更换 （3）选择容易消化食品，避免产气多和异味大的食物 （4）餐后2～3h内不要更换粪袋，因为此时肠蠕动较活跃，更换时有可能出现排便现象 （5）操作全过程动作轻稳、熟练、准确、快捷、安全，运用人体力学原理实现节力。与老年人的沟通交流贯穿全过程，体现尊重和人文关怀

🌱 知识拓展

结肠造瘘口照护基本知识

一、造瘘的目的

　　肠造瘘是通过手术将病变的肠段切除，将一段肠管拉出，翻转缝于腹壁。造瘘口一般为圆形，呈红色，与口腔黏膜一样，柔软光滑。造瘘口连接粪袋，用于排泄粪便。

二、照护要求

1. 注意观察

注意观察造瘘口有无回缩、出血及坏死；周围皮肤有无红、肿、痛，甚至溃烂。情况异常及时报告医师。

2. 选择粪袋

粪袋分一件式和两件式，一件式是一次性使用，价格较便宜，反复摘戴粘贴，易造成皮肤损伤。两件式的底盘固定在皮肤上，粪袋可反复使用，但是价格偏高一些。选择粪袋应根据老年人造瘘口情况和个人习惯及经济状况来选择。

3. 安装粪袋

安装粪袋不正确，可导致造瘘口摩擦破溃、粪便外溢、污染衣裤被褥、产生异味，甚至发生出血和感染。所以，安装粪袋的动作要轻柔、准确。

4. 及时排便

指导老年人养成定时排便的习惯。当粪袋内容物至1/3时应及时更换。更换时注意观察袋内排泄物的颜色、性质和量，避免产生异味或继发感染。

5. 保持皮肤清洁

指导老年人每次排便后，用纱布或棉球蘸温开水由外向内清洁造瘘口周围皮肤并擦干，涂氧化锌油膏加以保护，注意保持造瘘口周围皮肤清洁、干燥，防止大便浸渍而发生皮炎。

6. 保持被服清洁

随时更换污染的衣物、被罩、床单，保持床单位清洁、干燥。指导选择穿宽松、舒适、柔软的衣裤，避免因过紧而导致造瘘口摩擦出血。

7. 食品易消化

为了防止饮食不当引起腹泻或便秘。指导老年人注意饮食卫生、少食多餐，摄入易消化、高热量、高蛋白、高维生素、少纤维素的饮食，避免刺激性、产气过多的食品。

8. 运动要适当

为了增强食欲、促进肠蠕动、利于排便，在老年人身体状况允许下，指导老年人进行力所能及的活动，但要避免过量，以免造成造瘘口旁疝或造瘘口脱垂。

9. 沐浴要防水

指导老年人安心沐浴。沐浴时使用有底板的粪袋，在底板与皮肤接触处，粘贴防水胶布后进行。

10. 进行心理疏导

结肠造瘘术后的老年人常有抑郁、自卑、依赖等心理问题，照护员应与老年人进行良好沟通，给予关怀和支持，同时指导老年人和家属提高造瘘口护理知识，鼓励老年人和家属勇敢面对，树立战胜疾病的信心。

技能37 为女性老年人采集尿标本

一、情境导入

柏奶奶，80岁，长期卧床，生活不能自理，神志清楚，能交流，当日诉说有尿频、尿急、尿疼等症状，报告医师，医师请照护员采集尿标本，以明确诊断。老年人躺在床上，肢体左侧靠墙，右侧是活动区。

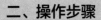

二、操作步骤

步骤		为女性老年人采集尿标本技能操作流程
步骤1	工作准备	（1）环境准备：清洁、整齐、安全，关闭门窗，温湿度适宜。根据不同季节，一般室温调节为冬季不低于18℃、夏季不高于30℃，以避免受凉或中暑 （2）照护员准备：着装整齐，工作态度良好。用七步洗手法洗净双手。戴口罩 （3）老年人准备：平卧在床，盖好盖被，支起床档。评估神志清楚，尚能交流，现有尿频、尿急、尿疼等症状，能配合操作 （4）物品准备：护理垫1～2片，清洁、干燥尿杯1个（容量约30mL），粘贴标签的标本瓶1个，化验单1份，碘伏1瓶，棉签适量，卫生纸1卷，摆放于护理车上层。便盆1个、专用乳胶手套1副，摆放于护理车下层
步骤2	沟通交流	（1）推护理车到老年人右侧床边，置于靠近床尾方便操作的位置。核对化验单、房间号、床号、姓名准确 （2）"奶奶好！我帮您取小便做化验好吗？"说明操作方法、目的，取得合作。态度和蔼，语言亲切
步骤3	采集尿标本	（1）取卫生纸少许折叠，平铺于护理车下层一角位置 （2）放下床档，打开盖被，在老年人臀下垫护理垫 （3）戴手套，用专用毛巾蘸温水清洁会阴部 （4）便盆置于护理垫上，见尿液流出后，再迅速用尿杯接取尿液，尿杯不得接触尿道口 （5）尿杯置于护理车下层卫生纸上，协助老年人排尿完毕，用卫生纸擦净会阴部，撤掉便盆及护理垫，整理床单位，支起床档 （6）将尿杯的尿液倒入标本瓶内，放置标本瓶架上，送检验室
步骤4	整理记录	（1）接取尿标本后，协助整理衣裤，保持床单位整齐、安全 （2）戴专用橡胶手套，清洗便器。所产生的垃圾按垃圾分类处理 （3）护理员洗手。记录操作时间及送检时间
		（1）标本容器要清洁干燥，一次性使用 （2）接取尿液时不可将粪便或其他物质混入尿液中 （3）接取尿液后及时倒入标本瓶，避免污染 （4）尿液标本收集后要立即送检，避免污染及化学反应 （5）操作全过程动作轻稳、熟练、准确、快捷、安全，运用人体力学原理实现节力。与老年人的沟通交流贯穿全过程，体现尊重和人文关怀

技能38　为男性老年人采集尿标本

一、情境导入

水爷爷，83岁，长期卧床，生活不能自理，神志清楚，能交流。当日照护巡视，观察其有尿频、尿急、尿疼、血尿等症状，报告医师，医师请照护员采集尿标本，以明确诊断。老年人躺在床上，肢体左侧靠墙，右侧是活动区。

二、操作步骤

步骤		为男性老年人采集尿标本技能操作流程
步骤1	工作准备	（1）环境准备：清洁、整齐、安全，关闭门窗，温湿度适宜。根据不同季节，一般室温调节为冬季不低于18℃、夏季不高于30℃，以避免受凉或中暑 （2）照护员准备：着装整齐，工作态度良好。用七步洗手法洗净双手。戴口罩 （3）老年人准备：平卧在床，盖好盖被，支起床档。评估神志清楚，尚能交流，观察有尿频、尿急、尿疼、血尿等症状，能配合操作 （4）物品准备：护理垫1～2片，清洁、干燥尿杯1个（容量约30mL），粘贴标签的标本瓶1个，化验单1份，碘伏1瓶，棉签适量，卫生纸1卷，摆放于护理车上层。便盆1个、专用乳胶手套1副，摆放于护理车下层

续表

步骤		为男性老年人采集尿标本技能操作流程
步骤2	沟通交流	（1）推护理车到老年人右侧床边，置于靠近床尾、方便操作的位置。核对化验单、房间号、床号、姓名准确 （2）"爷爷好！我帮您取小便做化验好吗？"说明操作方法、目的，取得合作。态度和蔼，语言亲切
步骤3	采集尿标本	（1）取卫生纸少许折叠，平铺于护理车下层一角位置 （2）放下床档，打开盖被，在老年人臀下垫护理垫 （3）戴手套，用专用毛巾蘸温水清洁尿道外口 （4）尿盆置于护理垫之上、尿道口之下，在会阴上盖护理垫遮挡，避免尿液污染被子。一手打开护理垫一角，见尿液流出后，另一手迅速在与尿道口距离3～5cm处，用尿杯接取尿液 （5）尿杯置于护理车下层卫生纸上。用尿盆协助老年人排尿完毕，用卫生纸擦净尿道口，撤掉尿盆及护理垫，整理床单位，支起床档 （6）将尿杯的尿液倒入标本瓶，放置标本瓶架内。送检验室
步骤4	整理记录	（1）接取尿标本后，协助整理衣裤，保持床单位整齐、安全 （2）戴专用橡胶手套，清洗便器，所产生的垃圾按垃圾分类处理 （3）护理员洗手。记录操作时间及送检时间
注意事项		（1）标本容器要清洁干燥，一次性使用 （2）接取尿液时不可将粪便或其他物质混入尿液中 （3）接取尿液后及时倒入标本瓶，避免污染 （4）尿液标本收集后要立即送检，避免污染及化学反应 （5）操作全过程动作轻稳、熟练、准确、快捷、安全，运用人体力学原理实现节力。与老年人的沟通交流贯穿全过程，体现尊重和人文关怀

技能39 为留置导尿老年人采集尿标本

一、情境导入

窦爷爷，85岁，长期卧床，生活不能自理，戴留置尿管，神志清楚，能交流，当日照护员观察尿袋内尿液呈暗红色，沉淀物较多，报告医师，医师请照护员采集尿标本，以明确诊断。老年人躺在床上，肢体左侧靠墙，右侧是活动区。

二、操作步骤

步骤		为留置导尿老年人采集尿标本技能操作流程
步骤1	工作准备	（1）环境准备：清洁、整齐、安全，关闭门窗，温湿度适宜。根据不同季节，一般室温调节为冬季不低于18℃、夏季不高于30℃，以避免受凉或中暑 （2）照护员准备：着装整齐，工作态度良好。用七步洗手法洗净双手。戴口罩 （3）老年人准备：平卧在床，盖好盖被，支起床档。评估戴留置尿管，神志清楚，尚能交流，观察尿袋内尿液呈暗红色，沉淀物较多，能配合操作 （4）物品准备：护理垫1～2片，清洁、干燥尿杯1个（容量约30mL），粘贴标签的标本瓶1个，化验单1份，碘伏1瓶，棉签适量，血管钳1把，消毒弯盘1个，污物碗1个，卫生纸1卷，摆放于护理车上层。专用乳胶手套1副，摆放于护理车下层
步骤2	沟通交流	（1）推护理车到老年人右侧床边，置于靠近床尾、方便操作的位置。核对化验单、房间号、床号、姓名准确 （2）"爷爷好！我帮您取小便做化验好吗？"说明操作方法、目的，取得合作。态度和蔼，语言亲切

续表

步骤		为留置导尿老年人采集尿标本技能操作流程
步骤3	采集尿标本	（1）在导尿管和尿袋引流管连接处下铺护理垫，在护理垫上放置消毒弯盘 （2）用血管钳夹闭导尿管末端上方1/3，夹闭尿袋引流管 （3）双手分离导尿管和尿袋引流管连接处，左手将导尿管反折并捏住。右手将尿袋引流管口处放置在消毒弯盘内 （4）用碘伏棉棒从导尿管口开始向上环形消毒导尿管末端，用过的棉棒放于污物碗内 （5）松开血管钳，打开导尿管反折处，流出部分尿液以后，再用尿杯接取尿液放置妥当，重新连接尿袋引流管，打开夹闭开关，检查尿液管引流通畅 （6）将尿液倒入标本瓶内，放置在标本瓶架上，送检验室
步骤4	整理记录	（1）接取尿标本后，协助整理衣裤，保持床单位整齐、安全 （2）所产生垃圾按分类处理，如用过的棉棒和卫生纸按医疗垃圾处理 （3）护理员洗手。记录操作时间及送检时间
		（1）标本容器要清洁干燥，一次性使用 （2）接取尿液时不可将粪便或其他物质混入尿液中 （3）接取尿液后及时倒入标本瓶，避免污染 （4）尿液标本收集后要立即送检，避免污染及化学反应 （5）通过导尿管采集尿标本，应注意无菌操作 （6）操作全过程动作轻稳、熟练、准确、快捷、安全，运用人体力学原理实现节力。与老年人的沟通交流贯穿全过程，体现尊重和人文关怀

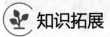 知识拓展

血尿的原因和照护要点

采集尿标本的意义是通过实验室检查了解老年人泌尿系统相关疾病的性质和病情的发展情况。血尿是老年人常见的泌尿系统症状，原因有尿路感染、结核、结石、肿瘤、外伤、用药等。高龄老年人出现血尿，特别是无痛性血尿，应予以高度重视。

一、病因分析

1.泌尿系感染

老年人抵抗力低，外阴部自洁能力差，很容易发生尿路感染，尤其是患有糖尿病和因脑血管病长期卧床的老年人。发生感染时会出现血尿，伴有尿频、尿急、尿痛、寒战、发热等。

2.泌尿系结石

老年人活动少，卧床时间长。女性老年人雌激素分泌下降，骨质疏松，骨中钙质游离出来，容易发生泌尿系结石；男性老年人常有前列腺肥大，排尿不畅，尿在膀胱内潴留，也容易发生结石。结石刺激损伤泌尿道黏膜引起出血。肾及输尿管结石引起的血尿多伴有肾绞痛。

3.泌尿系肿瘤

老年人无痛性血尿要考虑肾脏及膀胱肿瘤，因血尿常为间歇性，有时血尿发生一次即可消失，容易被忽视而延误诊断。

4.自身出血性疾病

老年人患再生障碍性贫血、紫癜等均可引起全身出血或血尿。

5.其他

肾小球疾患、前列腺肥大、前列腺炎、药物反应、败血症等，也能引起血尿。老年人动脉硬化，血管通透性增加，也可引起血尿。

二、照护要点

（1）发现血尿立即报告医师并通知家属，取得家属的理解及配合后检查、治疗和照护。

（2）让老年人卧床休息。

（3）给老年人多次少量饮用温开水。

（4）严密观察、高度重视老年人无痛性血尿，即使仅发生一次，也要建议家属为其做进一步检查，以排除恶性病变。

（5）对已经明确诊断的疾病，要按医师指导，及时给予服药照护。治疗期间，严密观察病情变化。

技能40　为老年人采集大便标本

一、情境导入

章爷爷，80岁，大多时间卧床，生活不能自理，神志清楚，能交流，近两天出现稀便，为了明确诊断，医师请照护员为章爷爷采集大便标本进行检验。老年人躺在床上，肢体左侧靠墙，右侧是活动区。

二、操作步骤

步骤		为老年人采集大便标本技能操作流程
步骤1	工作准备	（1）环境准备：清洁、整齐、安全，关闭门窗，温湿度适宜。根据不同季节，一般室温调节为冬季不低于18℃、夏季不高于30℃，以避免受凉或中暑 （2）照护员准备：着装整齐，工作态度良好。用七步洗手法洗净双手，戴口罩，戴手套，熟练掌握大便标本采集技能 （3）老年人准备：平卧在床，盖好盖被，支起床档。观察近两天出现稀便，现在刚使用便盆排便完毕，可以操作 （4）物品准备：清洁、干燥、粘贴标签的标本盒，采便勺，化验单，分别摆放于治疗盘内
步骤2	沟通交流	（1）携带物品到老年人右侧床边，置于靠近床尾方便操作的位置。核对化验单、房间号、床号、姓名准确 （2）说明目的，取得合作。态度和蔼，语言亲切，"爷爷好！现在，我要帮您取大便标本做化验，好吗？"
步骤3	采集标本	（1）放下床档，打开盖被，从老年人臀下取出便盆放在床下地面上，再取下盖在会阴上的护理垫盖住，取卫生纸清洁肛门局部 （2）为老年人盖好盖被，整理整齐。支起床档，检查床档安全 （3）用采便勺取少量粪便，约蚕豆大小，放入标本盒拧紧
步骤4	整理记录	（1）将标本送检验室。清洁便器放回原处备用 （2）照护员洗手。记录姓名、房间及床号、操作时间及送检时间
注意事项		（1）采集大便标本，通过实验室检查，可了解老年人消化系统相关疾病 （2）对脓血便，应留取有脓血或黏液部分的大便做标本 （3）对稀便或水样便，应盛于容器中送检 （4）检查寄生虫卵，应取粪便不同部分适量，送检 （5）检查阿米巴原虫，在采集前先用热水将便器加温后，再叮嘱老年人排便于盆内，便后立即送检 （6）操作全过程动作轻稳、熟练、准确、快捷、节力、安全。操作后要严格按照七步洗手法清洁双手，防止"病从口入"，避免感染

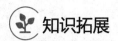 知识拓展

老年人腹泻的原因和照护要点

老年人体质衰弱，免疫功能低下，基础疾病较多，消化功能减弱，饮食起居稍不注意，就容易发生腹泻。腹泻不是一种独立的疾病，而是很多疾病的一个共同表现，它同时可伴有呕吐、发热、腹痛、腹胀、黏液便、血便等症状。

一、病因分析

1. 多饮多食

进食过多影响消化和吸收，尤其进食高脂肪、高蛋白食物或冰凉饮料等。

2. 不洁饮食

进食腐败、污染的食物，如隔夜食物，久存的肉类食品，不新鲜的鱼、虾、螃蟹，发酵变质的牛奶及奶制品等。

3. 肠道过敏

老年人对食物产生过敏反应。

4. 小肠缺血

小肠缺血性疾病是因血液供应不足而发生的缺血性肠管损害，主要表现为饱食后腹痛、腹泻或便血等症状，常合并全身其他脏器动脉硬化的症状，如心绞痛、心肌梗死和心律失常等。

5. 消化道肿瘤

以结肠癌、直肠癌、胰腺癌引起的腹泻较为多见。

6. 其他疾病

糖尿病、甲状腺功能亢进、尿毒症等全身疾病和不恰当服用缓泻剂也可引起腹泻。胰腺癌和慢性胰腺炎引起的腹泻，属于胰源性吸收不良，伴有上腹部持续性疼痛、乏力、消瘦、进行性加深的黄疸，大便检验可见较多脂肪颗粒和未消化的横纹肌纤维。

二、照护要点

（1）发现老年人腹泻立即报告医师并通知家属，取得家属的理解及配合后检查、治疗和照护。

（2）让老年人卧床休息，注意保暖，对腹泻不太严重的老年人可进少量流食，如米汤、藕粉、稀粥、面汤等。腹泻严重的老年人应暂时禁食。

（3）对诊断明显的老年人，要在医师指导下，及时给予服药照护。

（4）为了避免脱水，对可进食的老年人，给予多次少量饮用温开水的照护。

项目四 睡眠照护

技能41 帮助老年人布置睡眠环境与睡眠

一、情境导入

云奶奶，78岁，脑梗死后遗症多年，左侧肢体活动不灵，左上肢肘、腕、指关节向前屈曲于腹部，下肢膝关节略有强直，帮助下可以轻微伸屈，右侧肢体活动良好，神志清楚，能交流。当日21:00，云奶奶在自己房间里坐在轮椅上看电视，照护员为其布置睡眠环

境并协助老年人上床睡眠。

二、技能步骤

步骤		帮助老年人布置睡眠环境与睡眠技能操作流程
步骤1	工作准备	（1）环境准备：清洁、整齐、安全，关闭门窗，温湿度适宜。根据不同季节，一般室温调节为冬季不低于18℃、夏季不高于30℃，以避免受凉或中暑。操作前先开窗通风，保持房间无异味 （2）照护员准备：着装整齐，工作态度良好，用七步洗手法清洁双手 （3）老年人准备：坐在轮椅上看电视。评估左侧肢体活动不灵，左上肢肘、腕、指关节向前屈曲于腹部，下肢膝关节略有强直，帮助下可以轻微伸屈，右侧肢体活动良好，神志清楚，能交流，有睡觉的愿望，希望右侧卧位，已解决睡前服药和排便问题，可以配合操作 （4）物品准备：枕头、被褥（厚薄按季节准备）、软垫4个
步骤2	沟通交流	（1）轻轻敲门进入房间，到老年人右侧旁边，告知老年人应该休息了，询问温湿度是否合适，是否需要其他帮助 （2）说明操作目的，取得配合，态度和蔼，言语亲切，"奶奶好！9点了，要睡觉了，我帮您到床上好吗？"
步骤3	整理床铺	（1）关闭门窗，拉好窗帘 （2）放下床档，检查床褥厚薄适宜并铺平，展开盖被S形折叠对侧，拍松枕头
步骤4	协助转移	（1）打开刹车，推轮椅至床边右侧靠近床尾处，与床边呈30°～45°夹角，刹车，取下支撑老年人身体的软垫，协助老年人提起双脚，照护员用脚支起脚踏板，让老年人双脚着地，打开安全带，协助老年人坐到轮椅前，方便站立的位置 （2）两腿前后分开同肩宽，脚尖朝向轮椅的方向，右脚插入老年人两腿之间站稳，呈蹲马步。嘱老年人用右手扶住照护员左肩部，再双手托扶老年人双侧腋下10cm处，用腿部力量协助老年人垂直站立。照护员左脚向前迈向床边，脚尖朝向床面位置，嘱老年人右脚迈向床边，用右膝部抵住老年人左膝部，整体向右旋转，协助老年人坐在床边
步骤5	协助躺在床上	（1）嘱老年人右手掌向身体右移动，按住床面，身体稍微向右倾斜，左上肢固定于胸前，头部及双下肢分别向胸腹部收缩；照护员站立在床的中间位置，两腿分开同肩宽，双膝微屈依靠床边站稳。左手扶住老年人右侧肩背部，右手托住老年人双腿腘窝下，向右旋转，让老年人平躺于床上 （2）嘱老年人右手掌按压床面，右下肢屈曲，右脚掌移向右侧床边，撑住床面，尽力用健侧肢体带动患侧肢体向床的左侧移动，平卧于对侧的床边位置。照护员站在原地协助并保护 （3）双手协助老年人头部右侧位，嘱老年人右手握住左手置于胸前，用右侧下肢带动左肢双膝屈曲。左手扶住老年人左肩部，右手扶住老年人左侧髋部，为老年人整体翻身向右侧，侧卧于床中间位置 （4）取一软枕垫于老年人后面肩背部，固定体位。协助老年人右下肢向后伸，左下肢按关节活动能力向前屈曲呈跨步样。右上肢呈自主体位，左上肢按老年人功能位置摆放。在左臂下垫软枕，保持舒适。在两小腿下垫软垫，为膝部、踝部减压，预防压疮 （5）整理床铺使之平整、舒适，盖好盖被，折好被筒，支起床档 （6）嘱咐老年人休息，开启地灯，关闭大灯。开门退出，关闭房门，透过房门玻璃可视窗口观察老年人无异常方可离开
步骤6	整理记录	（1）护理员洗手。记录老年人睡眠时间及反应 （2）定时观察老年人睡眠情况并记录。异常情况及时处理，必要时报告
注意事项		（1）睡前卧室要通风换气，避免因空气混浊导致缺氧，影响睡眠 （2）根据不同季节为老年人准备适宜的被褥，枕头软硬、高低适中 （3）为了避免脚踏板尘土污染双手，要用脚放平或支起脚踏板 （4）操作中注意保护患侧肢体，不要拉拽，避免软组织拉伤或骨折 （5）操作全过程动作轻稳、熟练、准确、快捷、安全，运用人体力学原理实现节力。与老年人的沟通交流贯穿全过程，体现尊重和人文关怀

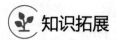知识拓展

老年人睡眠应采取什么睡姿?

很多人认为，睡觉的姿势可以随意，其实人的睡姿对健康非常重要，不同的睡姿会带来不同的结果。睡姿大致分为三种：仰卧位睡姿、俯卧位睡姿和侧卧位睡姿。侧卧位睡姿又可以分为左侧位睡姿和右侧位睡姿两种。

1. 仰卧位睡姿

仰卧位睡姿能够使人的身体完全放松，但不是绝对健康的睡姿，对于身体比较肥胖的老年人，仰卧位睡姿不仅会使老年人觉得劳累，而且会因打鼾导致呼吸粗重，容易引起低氧血症。所以应注意避免仰卧位睡姿，保护老年人睡眠安全。

2. 俯卧位睡姿

俯卧位睡姿影响人的呼吸功能，尤其是呼吸功能老化的老年人，采用俯卧位睡觉的姿势，可能会引起睡眠呼吸困难的情况，影响生命安全。

3. 侧卧位睡姿

（1）左侧位睡姿 左侧位睡姿容易压迫心脏，对心功能下降的老年人不利。

（2）右侧位睡姿 右侧位睡姿可以保护心脏功能，并且对罹患胃炎、胃下垂等疾病的老年人，能起到避免胃肠疾病加重的作用。

老年人睡姿的调整，还涉及老年人的基础病，例如心脑血管疾病、腰椎间盘突出、骨折等，照护员在照护操作中，应注意观察，根据老年人实际需求，调整睡姿，以保证老年人健康。

技能42 帮助老年人改善睡眠障碍

一、情境导入

苏爷爷，80岁，患冠心病、膝关节炎多年，1周前入院，住在双人间206室2床。日常，早餐后借助手杖行走至活动室与其他老年人聊天、下棋。当日早餐后，老人半卧在床上打瞌睡，询问原因，说是前夜没有睡好，照护员观察原因并计划实施夜间睡眠照护。

二、操作步骤

步骤		帮助老年人改善睡眠障碍技能操作流程
步骤1	工作准备	（1）环境准备：清洁、整齐、安全，开窗通风，温湿度适宜。根据不同季节，一般室温调节为冬季不低于18℃、夏季不高于30℃，以避免受凉或中暑 （2）照护员准备：着装整齐，工作态度良好，用七步洗手法清洁双手 （3）老年人准备：半卧在床打瞌睡，能够叫醒，评估神志清楚，情绪稳定，愿意进行交流 （4）物品准备：笔1支、记录单1份
步骤2	沟通交流	到老年人房间，坐老年人对面，眼睛平视对方，进行交流。"爷爷好！平时您上午到活动室聊天、下棋，今天怎么在这里打瞌睡啊？不舒服吗？" 苏爷爷："没有不舒服，就是夜里没有睡好。" "为什么呢？" 苏爷爷："夜里窗外声音很吵，关窗吧，屋里太热，不关吧，暖气温度有些高，感觉口里很干，经常起来喝水，影响了睡觉。" "哦，爷爷，还有什么问题吗？" 苏爷爷："床有些硬，不太舒服。" "还有问题吗？" 苏爷爷："不好讲。" "没关系，您讲吧，我一定帮您解决。" 苏爷爷："对面床上李爷爷，这几天夜里咳嗽、吐痰，我好不容易睡着了，他一咳嗽，我就醒了。" "好的，苏爷爷，谢谢您告诉我这些情况，我尽力帮您解决，希望您今晚能睡好。"

续表

步骤		帮助老年人改善睡眠障碍技能操作流程
步骤3	记录信息	2020年3月1日10:00，206室2床，苏爷爷，近日因窗外声音嘈杂，房间内闷热、干燥，床垫较硬，对床老年人晚上咳嗽、吐痰而导致夜间睡眠不良，白天瞌睡
步骤4	观察评估	（1）夜间睡眠前观察老年人居室环境，落实影响老年人睡眠的因素 （2）窗外不远处有建筑工地，能听到机器的轰鸣声。关闭窗子后，声音基本听不到 （3）测试房间温度30℃，相对湿度50%。证实室温有些高 （4）按压床铺软硬适中，考虑苏爷爷喜欢睡软床 （5）观察对床老年人的确有咳嗽、吐痰的表现
步骤5	改进措施	（1）将对床老年人咳嗽、吐痰的表现报告医师，请医师进行治疗 （2）为苏爷爷床上增加一床褥子，提高床铺的松软度 （3）天黑后到老年人房间，关闭窗子，减少噪声传入 （4）调节暖气开关，调整温度为26℃，盛装半桶清水放在室内不影响老年人活动的地方，以增加湿度 （5）征求老年人意见，表示满意后协助排尿，为老年人饮用200mL温开水，照护老年人上床睡眠 （6）夜间观察发现老年人睡眠良好
步骤6	整理记录	（1）照护员洗手 （2）记录改进措施和老年人反应。如2020年3月2日6:00，206室2床，苏爷爷，因以上原因睡眠不良，通过请医师对同房间老年人进行治疗；增加褥子提高床铺松软度；关闭窗子减少噪声传入；调整室温为26℃；放水桶增湿等处理后，老年人表示满意，昨夜睡眠良好
注意事项		（1）与老年人谈话，最好采取坐位与老年人平视，避免居高临下 （2）老人家讲话比较唠叨时，要有耐心倾听，需要打断时要掌握技巧 （3）与老年人讲话的语调、语速适中，用词要正规，避免听不懂的新词 （4）老年人常有听觉重振现象，即"小声听不到，大声听不清"。老年人听力下降时，用低音区将声音稍提高即可，避免高调大声讲话，以防嘈杂 （5）交流时注意观察老年人的表情，以帮助判断对方的真实需求 （6）对老年人提问要掌握提问技巧，多使用开放式询问方式 （7）对了解的情况，及时进行准确的记录，以及时判断及时采取改进措施 （8）与老年人沟通交流和采取改进措施时，要体现尊重和人文关怀

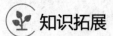 **知识拓展**

老年人睡眠时间多长为合适

人的正常睡眠结构周期分两个时相，也就是所谓的深睡眠和浅睡眠。具体又细化为睡眠的四个阶段，即浅睡眠期、轻睡眠期、中睡眠期、深睡眠期。深睡眠期对人体至关重要：

（1）使新陈代谢活动降低，身体放松，有助于恢复肌肉能力。

（2）增加大脑血液流量，使受损的脑神经细胞得到修复。

（3）使体温降低，保存能量，恢复体力。

（4）修复被氧化的胶原蛋白，让肌肤光润有弹性。

随着机体的老化，恢复老年人体力的深睡眠期逐渐缩短，而浅睡眠阶段有所增加。这种睡眠生理的改变导致老年人夜间觉醒的次数增多、睡眠时间减少。此外，除了正常的睡眠生理改变之外，老年人身体的慢性疾病、慢性疼痛等也是困扰和影响老年人夜间睡眠质量的因素。老年人的神经系统比较敏感，容易伴有神经衰弱，日常的琐事、居住的环境等因素也会减少老年人夜间睡眠时间。有研究表明，人过了60岁之后，夜间睡眠时间会缩短为6.5h，75岁以后深睡眠几乎消失。但是，综合一天的睡眠时间来看，老年人总的睡眠时间并没有比成年人明显减少。有的老年人白天里会睡好几觉，这些持续 30min 至 1h 的"短觉"，通过间歇性睡眠的方式，会补充夜间睡眠时间的减少。总之，老年人夜间睡眠和白天间接性打盹儿的时间合计 8h 左右，就是正常的睡眠。

值得注意的是，照护员最好及时发现并排除影响老年人夜间睡眠的不良因素，尽力保持老年人正常睡眠时间。

技能43　帮助老年人改善不良睡眠习惯

一、情境导入

潘爷爷，80岁，教师，患高血压、冠心病多年，常规服药后病情稳定，生活半自理，一周前入院，住单人间。经过观察，发现潘爷爷习惯晚上喝茶、看电视到深夜，早上不起床，不吃早餐，白天精神不振，小睡较多，活动较少。请照护员帮助老年人改善不良睡眠习惯。

二、操作步骤

步骤		帮助老年人改善不良睡眠习惯技能操作流程
步骤1	工作准备	（1）环境准备：清洁、整齐、安全，开窗通风，温湿度适宜。根据不同季节，一般室温调节为冬季不低于18℃、夏季不高于30℃，以避免受凉或中暑 （2）照护员准备：着装整齐，工作态度良好，用七步洗手法清洁双手 （3）老年人准备：9:00起床，洗漱完毕，用过加餐，侧卧位在床，盖好盖被睡觉。评估能叫醒，神志清楚，认知功能正常，愿意进行交流 （4）物品准备：笔1支、记录单1份
步骤2	沟通交流	（1）进入老年人房间，到床边，坐在椅子上，与老年人平视 （2）交流 "爷爷好，来院里1周多了，感觉习惯吗？睡觉怎样呢？有需要帮助的事情吗？" 潘爷爷："还好啊！" "爷爷爱看书啊？" 潘爷爷："是啊！退休了，不教书了，就看看书吧。" "爷爷爱喝茶啊？" 潘爷爷："是啊！多年养成的习惯，以前晚上为学生备课，就一边喝茶，一边工作，现在不备课了就看书。" "爷爷睡得晚，早上起床也晚，耽误吃早餐，对身体不好。" 潘爷爷："以前，睡得晚也要早起吃饭上班的，现在老了嘛，早上也不急着上班啦，就放任自己多睡会儿。没事儿，一顿不吃不要紧的。" "爷爷，夜间睡得太晚对健康不利，不吃早餐还容易引起一些疾病，还是希望您晚上早点睡。顺便问一下，您有什么不舒服吗？" 潘爷爷："晚上睡不着时有心慌和头晕，白天迷迷糊糊，打瞌睡。"
步骤3	分析问题	（1）根据沟通，确定老年人存在睡眠不良习惯 （2）老年人存在的问题 ①晚上喝茶令人兴奋，影响正常睡眠 ②看书到深夜，导致早上起床晚，长期不吃早餐 ③夜间睡不着时有心慌和头晕的表现，白天头脑不清醒，瞌睡
步骤4	制订改善计划	（1）对潘爷爷讲解正常睡眠有利健康的知识 （2）向潘爷爷讲解不良睡眠对高血压病和冠心病的影响，希望能改变不良睡眠习惯 （3）引导潘爷爷恢复正常生活规律，把喝茶、看书的时间安排在上午，下午带领潘爷爷参加娱乐活动，晚上动员他先从10点开始做好睡眠准备，使老年人逐渐适应早睡的生活方式

续表

步骤		帮助老年人改善不良睡眠习惯技能操作流程
步骤5	落实改善计划	（1）为老年人制订睡眠照护计划时要征得老年人同意 （2）鼓励老年人尽量22:00以前睡眠 （3）夜间加强巡视，观察老年人睡眠状态，及时提供帮助 （4）7:00提醒老年人起床，洗漱，吃早餐 （5）9:00为老年人泡茶。在老年人看书期间避免打扰，保持居室安静 （6）鼓励老年人逐渐适应正常睡眠规律时要循序渐进
注意事项		（1）与老年人谈话，最好采取坐位与老年人平视，避免居高临下 （2）老人家讲话比较唠叨时，要有耐心倾听，需要打断时要掌握技巧 （3）与老年人讲话的语调、语速适中，用词要正规，避免听不懂的新词 （4）老年人常有"小声听不到，大声听不清"的听觉重振现象，面对听力下降的老年人，避免高调大声讲话，用低音区将声音稍提高即可，以防老年人觉得嘈杂 （5）交流时注意观察老年人的表情，以帮助判断对方的真实需求 （6）对老年人提问要掌握提问技巧，多使用开放式询问方式 （7）对所了解情况及时进行记录，以及时判断及时采取改进措施 （8）与老年人沟通交流和采取改进措施时，要体现尊重和人文关怀

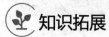 **知识拓展**

老年人应该怎样饮茶？

一、饮茶的好处

中国是茶的故乡，自古以来人们就有饮茶的习俗，并且在实践中体会到茶对人体有益。饮茶的好处大致有以下几点。

1. 提神醒脑、促进消化

茶叶中含有芳香油、咖啡因、维生素、儿茶酸、茶碱等物质，能兴奋神经，促进机体新陈代谢，消化脂肪，消食解腻，还有预防血管硬化的功效。

2. 通利小便、抵抗老化

茶叶中的茶碱可使排尿增多，具有通利小便的功能。有的学者通过实验证实，茶叶中所含的鞣酸有抗老化作用，但是这个问题还有待于进一步探索。然而老年人饮茶应该是一个较好的习惯。

二、饮茶的注意事项

饮茶固然有很多好处，但是不可过量，照护员为老年人进行饮茶照护时应注意以下事项。

1. 喝茶注意早

人进入老年期以后，睡眠时间减少，睡眠质量下降，茶的兴奋作用也会维持更久。老年人哪怕是午后喝茶，也可能引起夜晚失眠，使原本足够的休息时间变得更短，引起第二天精神萎靡。所以建议老年人喝茶要早。一般早饭30min后饮茶最宜，既能解油腻、帮助消化，又避免影响晚上的睡眠质量。

2. 喝茶注意淡

大量饮用浓茶，首先会稀释胃液，影响食物消化，产生消化不良、腹胀、腹痛等症状，甚至引起十二指肠溃疡；浓茶中的鞣酸与铁质的结合，影响人体对铁的吸收，可使人体发生缺铁性贫血；浓茶中的咖啡因能致使人的心跳加快或血压升高；同时大量浓茶液进入血管会加重心脏负担，引起心动过速或心律失常，加重心力衰竭的程度；甚至诱发和加重多种心脏疾患。所以老年人喝茶必须要淡。

3.喝茶注意少

茶叶的兴奋作用会带动肌肉和血管产生相应的紧张和收缩，从而引起血压升高。老年人大多罹患心脑血管疾病，喝茶过多会加大中风的危险，所以老年人要注意少喝茶。

技能44 观察与记录老年人睡眠情况

一、情境导入

某养老院3楼，入住葛爷爷等老年人40位，已是23:00了，老人已经入睡。按照照护计划，当日值班照护员要对老年人的睡眠情况进行观察和记录。

二、技能步骤

项目		观察与记录老年人睡眠情况技能操作流程
步骤1	工作准备	（1）环境准备：清洁、整齐、安全，开窗通风，温湿度适宜。根据不同季节，一般室温调节为冬季不低于18℃，夏季不高于30℃，以避免受凉或中暑。睡眠前开窗通风30min，保持室内空气新鲜 （2）照护员准备：着装整齐，工作态度良好，已照护老年人睡眠，用七步洗手法清洁双手，做好夜间巡视准备 （3）老年人准备：老年人已经盖好盖被，支起床档，卧床睡眠 （4）物品准备：笔1支、记录单1份
步骤2	观察睡眠	（1）每2h巡视一次，观察老年人睡眠状况，发现异常，及时处理 ①入睡困难：询问原因，解决问题，如安抚情绪，帮助喝水、排便，以促进睡眠 ②醒后游走：观察、询问是否有喝水、如厕或其他需求，帮助解决，注意安全。 ③坠床危险：支起床档，检查床档是否安全，必要时加用安全带 ④夜间阵发性呼吸困难：一经发现，立即协助端坐体位、吸氧并报告医师 ⑤夜间呼吸暂停：延长观察时间，转换右侧卧位，必要时立即报告医师 （2）对有睡眠异常的老年人，要记录发生时间和表现、报告医师时间、处理措施、处理后的表现等。例如：2020年5月19日2:00：310房间2床，×××老人，有高血压病史，于2020年5月19日1:00，突然胸闷、憋气、出汗、焦虑，考虑夜间阵发性呼吸困难，立即协助两腿下垂于床边下面，上身前倾，呈端坐体位，并吸氧，同时报告值班医师测血压180/100mmHg，给予口服及输液等药物治疗30min后，症状明显好转，测血压160/90mmHg。50min后，症状缓解，测血压150/90mmHg。根据老年人感觉，摇高床头20°，采取右侧卧位，逐渐入睡。今6:00，测血压140/80mmHg，症状缓解
步骤3	记录报告	（1）晨起询问老年人睡眠情况及感觉，做好交接班记录 （2）在晨会上报告老年人夜间睡眠情况和注意事项
注意事项		（1）遵守夜间巡视制度，避免老年人因睡眠异常发生意外 （2）对有入睡困难、坠床危险、夜间阵发性呼吸困难、夜间呼吸暂停等表现的老年人，要增加巡视次数，随时关注睡眠异常情况，避免意外事故发生 （3）发现老年人夜间阵发性呼吸困难的表现，要立即报告医师采取治疗措施 （4）对有坠床危险的老年人采取安全保护措施前，要告知家属，取得理解 （5）操作全过程严肃、认真、安全，体现人文关怀和对工作负责的精神

知识拓展

夜间阵发性呼吸困难和睡眠呼吸暂停综合征的表现及照护

一、夜间阵发性呼吸困难

1.夜间阵发性呼吸困难的表现

夜间阵发性呼吸困难是指患者入睡后突然因胸闷、憋气而惊醒的表现，多于端坐休息后缓解，一般见于左心功能不全心力衰竭的患者。

2. 夜间阵发性呼吸困难的照护

（1）避免夜间焦虑　一旦发生夜间阵发性呼吸困难，要立即协助老年人两腿下垂于床下，上身前倾，呈端坐体位并吸氧，并且尽早就医。为了预防，日常除了及时治疗原发病，注意饮食与活动，还要注意老年人的情绪。焦虑虽然不会引起心力衰竭，但是焦虑可以使血压升高，而血压突然增高会引起左心功能不全，发生心力衰竭，导致夜间阵发性呼吸困难的发生。

（2）夜间加强巡视　左心功能不全心力衰竭多在凌晨发作，多数有高血压、冠心病的病史。治疗以强心、利尿、扩血管为主，病情严重时能危及生命。所以，夜班值班照护员一定要时刻"以老人为本"，牢记职责，加强照护，加强巡视，及时发现症状及时报告、治疗，避免病情加重发生意外。

二、睡眠呼吸暂停综合征

1. 睡眠呼吸暂停综合征的表现

睡眠呼吸暂停综合征是在睡眠状态下发生的。国外很多地方称之为睡眠窒息征，诊断睡眠呼吸暂停综合征的标准是：

（1）睡眠中发生呼吸停止，每次停止的时间超过了10s。

（2）一个夜间7h的睡眠中，发生呼吸停止超过30次。

2. 睡眠呼吸暂停综合征的危害

睡眠呼吸暂停综合征可引起老年人慢性间歇性低氧、二氧化碳潴留、胸腔负压增大，导致老年人自主神经功能紊乱及炎症反应。长期的睡眠呼吸暂停综合征，不仅诱发动脉硬化、高血压病、冠心病、脑卒中等心脑血管疾病，还会带来记忆力减退、思维迟钝、日间疲乏倦怠、性格改变、胃肠道疾病等影响，还会增加睡眠猝死风险。

3. 睡眠呼吸暂停综合征的照护

（1）避免劳累和刺激　老年人在白天可以适当运动，但是要避免过度劳累，夜晚可以听听柔和的音乐，看一些让人心情愉快的电视节目，不要参与刺激的活动。睡前可用热水泡脚，放松身心，避免因过度劳累引起睡眠呼吸暂停综合征。

（2）注意饮食　酒精会使人体神经兴奋，所以晚餐不要喝酒，也不要饮用咖啡、茶水、可乐等饮料。同时避免进食过饱。

（3）建议侧卧睡姿　睡眠时，卧室温度不要太高，被褥不要太厚，避免枕高枕。为老年人选择侧卧位或半坐卧位睡姿，保持鼻腔通畅，养成经鼻呼吸习惯。保持侧卧睡姿能减少睡眠中发生呼吸停止的发病概率，降低对老年人造成的危害。

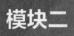

模块二　基础照护技能

项目五　用药照护

技能45　为老年人口服用药

一、情境导入

奚爷爷，81岁，患脑血管病多年，合并慢性支气管炎，左侧偏瘫，卧床。近日慢性支气管炎急性发作，口服药物治疗，每次服消炎药片3片和急支糖浆10mL，每日3次。当日已到服药时间，照护员为奚爷爷进行服药照护。奚爷爷躺在床上，肢体左侧靠墙，右侧靠活动区。

二、操作步骤

步骤		为老年人口服用药技能操作流程
步骤1	工作准备	（1）环境准备：清洁、整齐、安全、无异味，温湿度适宜。根据不同季节调节室温，冬季不低于18℃、夏季不高于30℃，相对湿度50%～60%。以避免受凉或中暑 （2）照护员准备：着装整齐，工作态度良好。用七步洗手法洗净双手，戴口罩 （3）老年人准备：平卧在床，盖好盖被，支起床档。评估神志清楚，情绪稳定，轻度咳嗽、咳痰，左侧肢体活动不灵，右侧能活动，无吞咽困难，无口腔及食管等疾病，有服药的愿望。已经摇高床头，协助洗手，取半坐位，可以进行服药照护 （4）物品准备：服药单1份、药片3片（放在药杯内）、急支糖浆1瓶、量杯1个、水杯1个（内盛至少100mL温开水）、汤匙1把，摆放于治疗盘内
步骤2	沟通交流	（1）将治疗盘置于床头柜。坐在床边椅子上，与老年人平视讲话 （2）端治疗盘到右侧床边，向老年人解释目的，取得老年人的理解和配合。态度和蔼，语言亲切，如"爷爷好！我现在帮您吃药好吗？"
步骤3	协助服药	（1）核对 ①核对老年人的姓名、服药单、药物 ②用手腕内侧测水杯内水温适宜，为38～40℃ （2）服药 ①用汤匙喂老年人先饮一小口水，润滑口腔及食管 ②将药杯内3片药物放入老年人右手中，请自行放入口中，用汤匙喂水，看着老年人将药物服下 ③将急支糖浆倒入量杯10mL，再用量杯分2次倒入汤匙，每次约5mL，自下而上喂入老年人口中，看着老年人咽下，不要喂水
步骤4	整理用物	（1）保持服药体位10min以上，根据老年人需求恢复舒适、安全体位，安抚休息 （2）清洗水杯放回原处。药杯收回，浸泡消毒，清洗、晾干备用
步骤5	观察记录	（1）记录服用药物、服药时间及服药后的表现 （2）观察老年人服药后反应。异常情况立即报告医师

续表

步骤	为老年人口服用药技能操作流程
注意事项	（1）用药前认真核对，以确保用药安全 （2）按照每2～4片药片准备100mL温开水 （3）严格遵照医嘱为老年人服药，不得私自加减药物或停药 （4）老年人对药品有疑问时，需再次核对无误后，方能给药，并要向老年人解释。发现异常反应，及时报告医护人员或协助就诊 （5）对于吞咽困难的老年人，将药物切割成小块或研碎后服用，要提前报告医师，经医师同意后方可进行此操作 （6）协助精神疾病老年人服药，要注意观察服药过程，服药后要求张口，检查药物是否全部咽下，必要时准备的温水量要增多。在老年人服药时不要讲话，避免呛咳 （7）操作全过程动作轻稳、熟练、准确、快捷、安全，运用人体力学原理实现节力。与老年人的沟通交流贯穿全过程，体现尊重和人文关怀

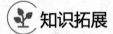 **知识拓展**

口服药的剂型和服药注意事项

口服药物有片剂、胶囊剂、丸剂、膏剂、合剂、散剂等普通剂型，也有缓释与控释制剂。照护员掌握口服药物各种剂型的正确服用方法，不仅可以使药物发挥最大的治疗作用，还可以避免一些不良反应的发生。

一、普通制剂

1. 片剂

（1）口含片　如西瓜霜含片、草珊瑚含片、西地碘含片（华素片）等，多用于口腔及咽喉疾病，有局部消炎、杀菌、收敛、止痛等作用。使用时含在口腔，让其溶解，不要咀嚼，在药物溶解后的一段时间内，不要进食进水。

（2）舌下含片　可以通过舌下黏膜直接吸收发挥全身作用，如硝酸甘油片。舌下含片在口腔黏膜被吸收进入血液，与口服药物相比，吸收更快更彻底。口含硝酸甘油片后至少5min内不要进食进水。

（3）口服片　口服片是经口腔、胃肠道吸收而作用于全身，或滞留于胃肠道内作用于胃肠局部的片剂，无特殊要求的口服片一般采用温开水吞服。

2. 胶囊剂与肠溶剂

（1）胶囊剂　胶囊剂是将药物填装于空心硬质胶囊中或密封于弹性软质胶囊中制成的固体制剂。药物装在胶囊中与外界隔离，避开水分、空气、光线影响，能掩盖不良味道，保持稳定性。

（2）肠溶剂　肠溶剂是用肠溶性材料进行包衣制成的剂型。肠溶剂可以避免药物对胃的刺激，对在胃中不稳定的药物也可以起到保护作用。常见的肠溶剂有阿司匹林肠溶片、盐酸二甲双胍肠溶片或胶囊、双氯芬酸钠肠溶片等。

3. 胶囊剂和肠溶剂的共同特点

胶囊剂和肠溶剂的共同特点是外层有包衣，服用时不能将其破坏，通常应整粒吞服。一旦胶囊剂和肠溶剂包衣被破坏，将失去包衣的遮味和保护作用，并且药物可能被胃液破坏，药物的不良味道可能引起恶心、呕吐，增加药物不良反应，所以，胶囊剂和肠溶剂只能整粒或整片口服。

4. 口服溶液

（1）合剂　合剂多见于糖浆类药物，如老年人常用的急支糖浆、复方甘草合剂等。

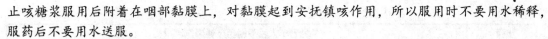

止咳糖浆服用后附着在咽部黏膜上，对黏膜起到安抚镇咳作用，所以服用时不要用水稀释，服药后不要用水送服。

（2）膏剂　膏剂服用时可加少量温水稀释后服用，如止咳祛痰药川贝枇杷膏等。稀释服用后不要再用水送服，以保持疗效。

二、缓释与控释制剂

1. 缓释与控释制剂作用

（1）减少用药次数　缓释与控释制剂是用药后能较长时间缓慢释放的药物，以达到延长药物作用、减少服药次数的目的。

（2）减少不良反应　缓释制剂是恒速或接近恒速释放的药物。缓释与控释制剂与普通制剂相比，每24h用药次数从3～4次至少减少至1～2次。能在较长时间内维持血药浓度，使血药浓度保持在平稳持久的有效范围，利于减少药物的不良反应。

2. 常见缓释制剂

有止痛药如盐酸曲马多缓释片（奇曼丁）、布洛芬缓释胶囊（芬必得）；降压药如非洛地平缓释片（波依定）、长效硝苯地平缓释片（伲福达）；止喘药如茶碱缓释片等。这些药物一般每次1片，每天2次。

3. 常见的控释制剂

有降压药如硝苯地平控释片（拜新同）；止痛药如对乙酰氨基酚控释片（泰诺林）；降糖药如格列吡嗪控释片（瑞易宁）；补钾药如氯化钾控释片等。

4. 缓控释制剂的使用注意事项

（1）严格遵医嘱服药　用药剂量及次数不宜过多或过少。如非洛地平缓释片每日早晨服用1次即可，有些人每天用2次或3次，会使血药浓度增高，使不良反应发生率增加。另外缓、控释制剂的价格比普通药片高，增加次数也会使治疗费用增加。

（2）需要整片吞服　缓、控释制剂不宜掰开或嚼碎服用，需要整片吞服。掰开或嚼碎后失去了缓控释功能，使药物在短时间内大量释出，血药浓度短时增高，可能引起毒性反应。

技能46　为老年人舌下用药

一、情境导入

范奶奶，77岁，半自理，协助下能行走，患冠心病多年，偶有心绞痛发作，平日身边常规备硝酸甘油。当日，范奶奶正坐在活动大厅沙发上看电视，突然心绞痛发作，请照护员立即对范奶奶进行硝酸甘油舌下用药。

二、操作步骤

步骤		为老年人舌下用药技能操作流程
步骤1	工作准备	（1）环境准备：清洁、整齐、安全、无异味，温湿度适宜。根据不同季节调节室温，冬季不低于18℃、夏季不高于30℃，相对湿度50%～60%，以避免受凉或中暑 （2）照护员准备：着装整齐，工作态度良好 （3）老年人准备：坐在沙发上看电视，突然手按前胸，表情痛苦，不敢活动，考虑心绞痛发作。评估神志清楚，情绪焦虑，无口腔及食管等疾病，有服药的愿望。协助半坐位于沙发上休息。安抚疏散其他老年人，避免紧张氛围，同时报告医师 （4）物品准备：迅速从老年人身边取出硝酸甘油药瓶

续表

步骤		为老年人舌下用药技能操作流程
步骤2	沟通交流	（1）"奶奶，您别怕，放松，我马上帮您服药！"
		（2）安抚老年人，消除焦虑情绪，取得配合
步骤3	协助服药	（1）核对 ①快速确定硝酸甘油药瓶 ②快速检查药品在有效期内 （2）服药 ①立即从药瓶中取出硝酸甘油1片 ②嘱老年人张口，将药物放入老年人舌下含化 ③陪伴、观察老年人至病情缓解或医务人员到达
步骤4	整理记录	（1）观察老年人病情缓解，将药瓶放回原处。协助老年人回房间休息
		（2）照护员洗手，记录老年人发病时间、表现、处理措施、服药后反应
注意事项		（1）发现老年人心绞痛发作，立即让其停止活动，就地休息，并立即报告医护人员 （2）拿取及核对药物是否在有效期内，动作要迅速 （3）为了尽快缓解心绞痛，硝酸甘油要舌下含化 （4）服药后严密观察老年人反应，待病情缓解，再协助回房间休息 （5）服药后疼痛不能缓解，或本次发作较平时加重且持续时间延长，要考虑有急性心肌梗死的可能，立即报告医师或拨打"120"送医院治疗 （6）操作全过程动作轻稳、熟练、准确、快捷、安全，运用人体力学原理实现节力。与老年人的沟通交流贯穿全过程，体现尊重和人文关怀

 知识拓展

心绞痛的表现和急救

一、典型表现

心绞痛发作时，表现为胸骨后压榨样闷痛，伴焦虑和活动受限，持续3～5min，常向左侧臂部、肩部、下颌、咽喉部、背部、上腹部、牙龈等放射，休息和含化硝酸甘油、速效救心丸可缓解。

二、急救重点

1. 身边常备药物

老年人身边常备缓解心绞痛的药物，如硝酸甘油、速效救心丸等。

2. 舌下含服药物

发现老年人心绞痛发作，立即将常备硝酸甘油1片或速效救心丸10粒，置于舌下依靠唾液溶解吸收。同时立即报告医护人员，尤其是服药后心前区疼痛不能很快缓解时。舌下含化硝酸甘油或速效救心丸时，采取坐位或半卧位，禁忌站位，避免引起直立性低血压导致老年人晕厥。

技能47　为老年人滴眼药水

一、情境导入

彭爷爷，80岁，卧床，右侧眼睛患急性结膜炎，医师给予双眼滴眼药水治疗。当日，照护员为彭爷爷进行滴眼药水照护。彭爷爷躺在床上，肢体左边靠墙，右边靠活动区。

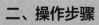

二、操作步骤

步骤		为老年人滴眼药水技能操作流程
步骤1	工作准备	（1）环境准备：清洁、整齐、安全、无异味，温湿度适宜。根据不同季节调节室温，冬季不低于18℃、夏季不高于30℃，相对湿度50%～60%，以避免受凉或中暑 （2）照护员准备：着装整齐，工作态度良好。用七步洗手法洗净双手，戴口罩 （3）老年人准备：平卧在床，盖好被褥，支起床档。评估神志清楚，情绪稳定，右眼结膜发红，略有疼痛。有用药治疗的愿望。协助摇高床头，取半坐位，可以进行点眼药水照护 （4）物品准备：给药单、眼药水、消毒棉棒、餐巾纸等。确认药品质量与有效期。物品摆放于治疗盘内。将黄色塑料袋套入小垃圾桶内，摆放于治疗车下层
步骤2	沟通交流	（1）端治疗盘到老年人右侧床边，放置于靠近床中间的小桌上 （2）"爷爷好！我帮您点眼药水好吗？"解释目的，取得配合
步骤3	核对	（1）核对床号、姓名、治疗单、药物用法 （2）确认右眼患结膜炎，需要双眼滴药
步骤4	清洁眼部	（1）放下床档，坐在右侧床边，与老年人面对面，左手扶老年人面头，右手取棉棒蘸温水分别擦干净老年人左眼内外眦、右眼内外眦部的分泌物，先擦健侧，再擦患侧 （2）将污染棉棒放入黄色塑料袋内
步骤5	滴眼药水	（1）把枕头垫在老年人颈部，使头略向后仰，眼睛向上看 （2）站在床中间位置，避免老年人坠床，向右旋转，右手将眼药水摇匀，左手打开盖帽，帽口向上放在治疗盘内 （3）向左旋转，左手拇、食指将老年人左眼上下眼睑分开固定，右手持眼药水瓶，距离眼睛3cm处，将眼药水2滴点入左眼下眼结膜囊内。放眼药水瓶于治疗盘中 （4）松开左手拇、食指，轻提左眼下眼睑，右手拇、食指轻提左眼上眼睑，使老年人闭合眼睛，嘱眼球转动，使药液充盈在左眼结膜囊内 （5）左手扶老年人面头，右手立即压住左侧位于眼内眦部鼻根处的泪囊数分钟，阻断药水通过鼻泪管流入鼻腔，保证眼睛内有效药物浓度 （6）左手拇、食指将老年人右眼上下眼睑分开固定，右手持眼药水瓶，距离眼睛3cm处，将眼药水2滴，滴入右眼下眼结膜囊内。放眼药水瓶于治疗盘中 （7）松开左手拇、食指，轻提右眼下眼睑，右手拇、食指轻提右眼上眼睑，使老年人闭合眼睛，嘱眼球转动，使药液充盈在右眼结膜囊内。盖上眼药水盖帽，放好 （8）左手扶老年人面头，右手立即压住右侧位于眼内眦部鼻根处的泪囊数分钟，阻断药水随着鼻泪管流入鼻腔，保证眼睛局部有效药物的浓度 （9）嘱老年人闭眼，左手扶其头，右手分别取棉棒轻轻按摩老年人左、右上眼睑，并擦去眼部溢出的药液；将污染棉棒放入黄色垃圾袋内，用餐巾纸擦净流出的鼻涕
步骤6	整理记录	（1）将眼药水放入冰箱冷藏保存 （2）整理床单位，恢复老年人舒适体位，支起床档，检查安全，安抚休息 （3）观察用药反应，无不适后再离开。所产生垃圾按分类处理，如用过的棉棒按医疗垃圾处理 （4）照护员洗手。记录给药时间、种类和反应。异常情况及时报告
注意事项		（1）用药前认真核对，以保用药安全 （2）眼药水要专人专用，使用前要摇匀药液，剩余药水冷藏保存，不能冷冻 （3）两侧眼睛都需要滴药时，清洁眼睛时或滴眼药时都要先健侧，后患侧 （4）每次每个眼睛只能点1～2滴，不能过量 （5）忌将眼药水直接点在眼角膜上，避免刺激产生反射性闭眼，使药液溢出 （6）点眼药水时，眼药水瓶口距离眼球3cm，避免污染和伤害眼睛 （7）操作中所产生的医疗垃圾不得二次处理，要直接放入黄色垃圾袋内 （8）操作全过程动作轻稳、熟练、准确、快捷、安全，运用人体力学原理实现节力。与老年人的沟通交流贯穿全过程，体现尊重和人文关怀

老年人常见眼病

随着年龄的增长，老年人患各种眼病的概率随之增加。这些眼病大多影响视力，严重者可以造成失明，对生活质量造成较大威胁。照护员应了解老年人常见眼病常识，做到尽早识别，及时报告医护人员及家属，以避免老年人因拖延治疗而造成不可挽回的视觉损害。

一、老视

老视又称老花眼，是人的衰老引起晶状体硬化，弹性减弱，对光线的调节能力减退，导致光线不能准确聚集在视网膜上，而落在视网膜后面，造成看近距离的物品和文字会出现模糊不清的现象。一般人在 40 岁左右会开始出现不同程度的花眼。

二、眼干燥症

眼干燥症是老年人常见的眼睛疾病之一，表现为眼干、眼痒、异物感、烧灼感、容易疲劳等。引发眼干燥症的因素很多，包括泪液分泌减少、角膜退化、睑缘炎、沙眼、类风湿关节炎、红斑狼疮、干燥综合征等。或者因某些药物引起，如镇静剂、止咳药、某些胃药等。也可能因为维生素 A 缺乏导致。

三、流泪症

流泪症分为功能性流泪和器质性流泪。功能性流泪主要是因为老年人眼皮松弛，眼肌发生退行性改变。器质性流泪主要是因为沙眼、结膜炎、泪道炎症等导致泪道狭窄和阻塞，从而使泪液排出受阻所引起。在室内会出现，室外遇到寒风时便会加重。

四、飞蚊症

老年人经常发现眼前出现一些多少不等、形态各异的黑影，随着眼球转动而飞动。越仔细看，越清楚。越在明亮背景下，越清楚。如果眼部检查并没有器质性病变，这种现象是生理性飞蚊症。

五、白内障

白内障是由于晶状体混浊而引起的视力下降的一类常见眼病，而老年性白内障则属于一种老化现象。随着年龄的增长，人的晶状体由于代谢异常而逐渐发生硬化、混浊，进而造成视力减退。

六、青光眼

青光眼是一组以视神经损害和视野缺损为特征的眼部疾病，病因不是十分明确。青光眼急性发作期表现为眼痛、畏光、流泪、剧烈头痛、视力严重减退，可伴恶心呕吐，若不及时治疗，最终可失明。

七、黄斑变性

黄斑变性通常是高龄退化的自然结果，随着年龄增长，视网膜组织退化，变薄，引起黄斑功能下降。出现视物变形、视力下降，甚至失明等症状。有时，黄斑变性也可由外伤、感染或炎症引起，还有一定的遗传因素。在西方国家，黄斑变性是造成 50 岁以上人群失明的主要原因，在中国 60～69 岁黄斑变性发病率为 6.04%～11.19%。随着人口老龄化的加快，该病有明显的上升趋势。

技能48 为老年人点眼药膏

一、情境导入

郎爷爷，80 岁，卧床，右侧眼睛患急性结膜炎，医师要求照护员为老年人睡前双眼点

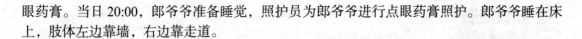

眼药膏。当日 20:00，郎爷爷准备睡觉，照护员为郎爷爷进行点眼药膏照护。郎爷爷睡在床上，肢体左边靠墙，右边靠走道。

二、操作步骤

步骤		为老年人点眼药膏技能操作流程
步骤1	工作准备	（1）环境准备：清洁、整齐、安全、无异味，温湿度适宜。根据不同季节调节室温，冬季不低于18℃、夏季不高于30℃，相对湿度50%～60%，以避免受凉或中暑 （2）照护员准备：着装整齐，工作态度良好。用七步洗手法洗净双手，戴口罩 （3）老年人准备：平卧在床，盖好盖被，支起床档。评估神志清楚，情绪稳定，右眼结膜发红，略有疼痛，有用药治疗的愿望。协助摇高床头，取半坐位，能配合点眼药膏照护 （4）物品准备：给药单、眼药膏、消毒棉棒、餐巾纸等；确认药品质量与有效期。物品摆放于治疗盘内。将黄色塑料袋套入小垃圾桶内，摆放于治疗车下层
步骤2	沟通交流	（1）端治疗盘到老年人右侧床边，放置于靠近床中间的小桌上 （2）"爷爷好！我帮您点眼药膏好吗？"解释目的，取得配合
步骤3	核对	（1）核对床号、姓名、治疗单、药物用法 （2）确认右眼患结膜炎，左眼正常，需要双眼点眼药膏
步骤4	清洁眼部	（1）放下床档，坐在右侧床边，与老年人面对面，左手扶老年人头，右手取棉棒蘸温水分别擦干净老年人左眼内外眦、右眼内外眦部的分泌物，先擦健侧，再擦患侧 （2）将污染棉棒放入黄色垃圾袋内
步骤5	点眼药膏	（1）把枕头垫在老年人颈部，使头略向后仰，眼睛向上看 （2）站在床中间位置，避免老年人坠床，身体向右旋转，将眼药膏打开盖帽，帽口向上放在治疗盘内 （3）身体向左旋转，左手拇指将老年人左眼下眼睑向下拉开固定，右手持眼药膏瓶，挤出少许成一条直线状，点入左眼下眼结膜囊内。眼药膏放入治疗盘内 （4）左手拇、食指轻提左眼下眼睑，右手拇、食指轻提左眼上眼睑，使老年人闭合眼睛，将药膏包在左眼结膜内 （5）左手拇指将老年人右眼下眼睑向下拉开固定，右手持眼药膏瓶，挤出少许成一条直线状，点入右眼下眼结膜囊内。眼药膏放入治疗盘内 （6）左手拇、食指轻提右眼下眼睑，右手拇、食指轻提右眼上眼睑，使老年人闭合眼睛，将药膏包在右眼结膜内 （7）左手扶老年人头，右手分别取棉棒轻轻按摩左、右侧上眼睑，保证眼睛局部药物有效充盈，并擦去眼部溢出的药膏，将污染棉棒放入黄色垃圾袋内
步骤6	整理记录	（1）盖上眼药膏盖帽，放好 （2）整理床单位，恢复老年人舒适体位，支起床档，安抚休息 （3）观察用药反应，无不适后再离开，污物按医疗垃圾处理 （4）照护员洗手。记录给药时间、种类和反应。异常情况及时报告
注意事项		（1）用药前认真核对，以保用药安全 （2）眼药膏要专人专用，最好临睡前应用 （3）点眼药膏时要注意管口不能接触眼睛，避免对眼睛造成伤害 （4）两侧眼睛都需要点药时，先点健侧再点患侧 （5）忌将眼药膏点在眼角膜上，避免刺激产生反射性闭眼，使药膏挤出 （6）操作全过程动作轻稳、熟练、准确、快捷、安全，运用人体力学原理实现节力。与老年人的沟通交流贯穿全过程，体现尊重和人文关怀

🌱 知识拓展

眼药水和眼药膏的应用注意事项

为老年人点眼药，除了取半坐位，根据活动能力还可以坐于椅子上取端坐位，协助头部轻轻后仰，嘱眼睛向上看，照护员或让老年人自己用手的食指与拇指分别分开眼睛的上、下眼睑，并分别固定在上、下眼眶部。

眼药水或眼药膏使用前，首先查看质量和有效期，发现药液失效、变质、污染、沉淀或变色等情况，不要使用。两眼都需要点药时，先点无症状或症状轻的一侧，后点有症状或症状重的一侧，避免交叉感染。如果眼药水和眼药膏同时应用，一般先点眼药水，30min 后再点眼药膏。

眼药膏比较黏稠，涂入眼睛内后，容易引起视力模糊，但是有延缓药物吸收的作用，因此眼药膏主要用于夜间，包括睡前或午休前使用。眼药水用药后吸收较好，不容易引起视力下降等问题，因此，眼药水一般用于白天。眼药膏和眼药水各有优缺点，为了利于眼部疾病治疗，可组合用药。

技能49　为老年人点滴鼻剂

一、情境导入

鲁奶奶，80 岁，卧床，左侧鼻腔发生溃疡、感染，医师给予滴鼻剂治疗。当日已到用药时间，照护员为鲁奶奶进行点滴鼻剂照护。鲁奶奶躺在床上，右边靠墙，左边靠走道。

二、操作步骤

步骤		为老年人点滴鼻剂技能操作流程
步骤1	工作准备	（1）环境准备：清洁、整齐、安全、无异味，温湿度适宜。根据不同季节调节室温，冬季不低于18℃、夏季不高于30℃，相对湿度50%～60%，以避免受凉和中暑
		（2）照护员准备：着装整齐，工作态度良好。用七步洗法洗净双手，戴口罩
		（3）老年人准备：平卧在床，盖好盖被，支起床档。评估神志清楚，情绪稳定，左侧鼻孔压痛，有用药治疗的愿望。协助摇高床头，取半坐位，能配合点滴鼻剂照护
		（4）物品准备：给药单、滴鼻剂、消毒棉棒、餐巾纸等；确认药品质量与有效期。物品摆放于治疗盘内。将黄色塑料袋套入小垃圾桶内，摆放于治疗车下层
步骤2	沟通交流	（1）端治疗盘到老年人左侧床边，放置于靠近床中间的小桌上
		（2）"奶奶好！我帮您点滴鼻剂好吗？"解释目的，取得配合
步骤3	核对	（1）核对床号、姓名、治疗单、药物用法
		（2）确认左侧鼻腔患病，需要在左侧鼻孔点药
步骤4	清洁鼻腔	（1）放下床档，坐在左侧床边，与老年人面对面，用棉棒或餐巾纸清洁鼻孔中鼻涕等分泌物
		（2）将污染棉棒和沾染老年人分泌物的餐巾纸放入黄色垃圾袋
步骤5	点滴鼻剂	（1）把枕头垫在老年人颈部，使头部后仰，鼻孔朝天
		（2）两腿分开在床中间位置站稳，避免老年人坠床，身体向左旋转，双手将滴鼻剂瓶盖打开，盖口向上放在治疗盘内
		（3）左手托住老年人下颌部固定，右手持滴鼻剂，嘱老年人吸气后屏住，距离鼻孔1～2cm，在左侧鼻腔内滴入药液3～4滴
		（4）将滴鼻剂放置于治疗盘内，右手食指轻揉左鼻翼，使药液均匀渗入鼻黏膜

续表

步骤		为老年人点滴鼻剂技能操作流程
步骤6	整理记录	（1）盖好滴鼻剂盖帽，摆放于正确位置 （2）取餐巾纸擦净鼻部分泌物，恢复老年人舒适体位，安抚休息 （3）整理用物，污物按医疗垃圾处理 （4）照护员洗手，记录给药时间、种类和反应。异常情况及时报告
注意事项		（1）滴鼻剂要专人专用。用药前认真核对，以保用药安全 （2）如果鼻腔有干痂，先用棉棒蘸0.9%温生理盐水浸润，使其变软取出后再点药 （3）滴药后保持体位5min，以利于药物吸收 （4）尽量避免药液流入口腔，万一流入，协助吐在污物碗内，消毒后清洗备用 （5）操作全过程动作轻稳、熟练、准确、快捷、安全，运用人体力学原理实现节力。与老年人的沟通交流贯穿全过程，体现尊重和人文关怀

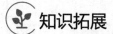 知识拓展

滴鼻剂的常用种类

鼻部疾病会给老年人带来不适，例如流鼻涕、鼻塞、喷嚏、鼻干燥、鼻出血、嗅觉降低等，甚至引起头痛和发热。正常情况下医师会给予滴鼻剂治疗。滴鼻剂的品种很多，作用各不相同。照护员在为老年人用药前一定要认真核对用药种类和方法，以保用药安全。滴鼻剂的常用种类如下。

1. 血管收缩剂

最常用的有盐酸麻黄素滴鼻液，能收缩黏膜血管，缓解鼻塞，改善通气等。常用于急性鼻炎、急性鼻窦炎和鼻出血。其作用迅速而持久，一般用药1min内即可见效，药效能持续2h左右。罹患冠心病、高血压、甲状腺功能亢进、糖尿病、青光眼等疾病的老年人要慎用。

2. 抗过敏滴鼻剂

常用的有麻黄素苯海拉明滴鼻液、麻黄素可的松滴鼻液、色甘酸二钠滴鼻液等，主要用于过敏性鼻炎。能减轻过敏反应引起的鼻黏膜充血、水肿和渗出，缓解流涕、鼻塞等。

3. 抗生素类滴鼻剂

常用的有麻黄碱新霉素滴鼻液、链霉素滴鼻液、磺胺噻唑滴鼻液等，常用于鼻塞伴脓涕的老年人。这些药能抑制细菌生长和繁殖，又能减轻充血，使通气顺畅。

4. 鼻黏膜刺激剂和润滑剂

常用的有复方薄荷油、碘甘油等，能够使鼻黏膜血管分泌增加，减轻干燥症状，恢复黏膜的功能，可用于萎缩性鼻炎。

5. 黏膜腐蚀剂和黏膜硬化剂

黏膜腐蚀剂和黏膜硬化剂有5%的硝酸银，还有80%的甘油等。这类药物必须由专业医师使用，照护员不得随便应用。

技能50　为老年人点滴耳药

一、情境导入

韦奶奶，77岁，卧床，左侧耳朵患中耳炎，医师给予滴耳药治疗。当日已到用药时间，照护员为韦奶奶进行点滴耳药照护。韦奶奶躺在床上，肢体左边靠墙，右边靠走道。

二、操作步骤

步骤		为老年人点滴耳药技能操作流程
步骤1	工作准备	（1）环境准备：清洁、整齐、安全、无异味，温湿度适宜。根据不同季节调节室温，冬季不低于18℃，夏季不高于30℃，相对湿度50%～60%，以避免受凉或中暑 （2）照护员准备：着装整齐，工作态度良好。用七步洗手法洗净双手，戴口罩 （3）老年人准备：平卧在床，盖好盖被，支起床档。评估神志清楚，情绪稳定，左侧耳朵疼痛，有用药治疗的愿望。协助摇高床头，取半坐位，能配合点滴耳药照护 （4）物品准备：给药单、滴耳药、3%过氧化氢、消毒棉棒等；确认药品质量与有效期。物品摆放于治疗盘内。将黄色塑料袋套入小垃圾桶内，摆放于治疗车下层
步骤2	沟通交流	（1）端治疗盘到老年人右侧床边，放置于床头柜上 （2）"奶奶好！我帮您点滴耳药好吗？"解释目的，取得配合
步骤3	核对	（1）核对床号、姓名、治疗单、药物用法 （2）确认左侧耳朵患病，需要在左侧耳道点药
步骤4	清洁耳道	（1）协助老年人向右侧翻身，取半卧位。坐在右侧床头边，面对老年人，用消毒棉棒蘸3%过氧化氢，轻轻擦净老年人左侧耳道内分泌物，再用干棉签拭干 （2）将污染消毒棉棒直接放入黄色垃圾袋内
步骤5	滴入药液	（1）在床边两腿分开站稳，向左旋转，左手取滴耳药递于右手，左手打开瓶帽，帽口向上放在治疗盘内 （2）站在原地向右旋转，面对老年人，左手将耳郭向后上方轻轻牵拉，使耳道变直 （3）用右手持药液瓶，掌跟置于耳旁固定，将药液沿耳道后壁滴入耳道内4～5滴，滴耳药瓶口不要碰到耳道皮肤 （4）轻压老年人耳屏，使药液充分进入中耳，保持体位10～15min，询问并观察有无不适
步骤6	整理记录	（1）盖好滴耳药瓶盖，放于干净、固定位置备用 （2）整理床单位，10～15min后恢复老年人舒适体位，安抚休息 （3）所产生垃圾按垃圾分类处理 （4）照护员洗手，记录给药时间、种类和反应。异常情况及时报告
注意事项		（1）滴耳药要专人专用，用药前认真核对，以保证用药安全 （2）滴药前将药瓶握在手中，当药液温度与体温接近时，摇匀使用，以免引起内耳冷刺激反应 （3）患者耳聋、耳道不通或耳膜穿孔时，不应使用滴耳药 （4）滴药后嘱老年人保持原体位10～15min，以利吸收 （5）操作全过程动作轻稳、熟练、准确、快捷、安全，运用人体力学原理实现省力。与老年人的沟通交流贯穿全过程，体现尊重和人文关怀

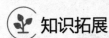 **知识拓展**

滴耳药的合理应用

一、常见疾病与滴耳药

1. 急性外耳道炎

急性外耳道炎、外耳道疖肿，一般应用2%酚甘油（石炭酸甘油）治疗。中耳炎鼓膜穿孔禁忌使用。

2. 外耳道霉菌病

治疗外耳道霉菌病，常用3%水杨酸（柳酸）乙醇，用时可产生剧痛，一般不宜多滴，必要时可用棉签蘸药液涂擦外耳道。

3. 耵聍坚硬栓塞

当耵聍坚硬，栓塞耳道不宜取出时，可用4%碳酸氢钠（苏打水）溶液滴耳，每2～3h

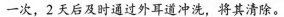

一次，2 天后及时通过外耳道冲洗，将其清除。

4.化脓性中耳炎

滴耳药多用于化脓性中耳炎，分为酊剂、油剂和水剂等。酊剂为消炎药溶于稀释的乙醇配制而成；油剂常用的是 2.5% 氯霉素甘油；水剂为各类抗生素的水溶液，以氧氟沙星（泰利必妥）滴耳药使用最为广泛。急性中耳炎时常有耳痛症状，为了避免加重疼痛，忌用酊剂。水剂类滴耳药应用最广泛，正确的滴耳姿势是将头侧位，使患耳朝上，滴药 4 ～ 5 滴，使药液充满外耳道，维持此姿势 10 ～ 15min。选用消炎滴耳药治疗化脓性中耳炎时，应注意某些抗生素的毒性作用，如链霉素、庆大霉素、卡那霉素可导致感觉神经性耳聋，故使用时间不能过长。

二、滴耳药的保存和使用

滴耳药的保存时间对维持疗效有一定意义，一般随用随配。从药房取回后要保存在 4℃以下的冰箱内，过期不得应用。有些患者冬季使用滴耳药时会有眩晕的感觉，一般是药液温度过低，刺激了耳内的前庭器官，使其功能紊乱引起。将滴耳药稍稍加温可预防。最简便的办法是将滴耳药从冰箱取出后，放于内衣口袋中温暖片刻再进行使用。

技能51　为老年人使用肛门栓

一、情境导入

昌爷爷，85 岁，长期卧床，生活不能自理，近日因肺部感染发热，医师要求使用对乙酰氨基酚肛门栓剂为其退热，请照护员进行操作。昌爷爷躺在床上，肢体左边靠墙，右边靠走道。

二、操作步骤

步骤		为老年人使用肛门栓技能操作流程
步骤1	工作准备	（1）环境准备：清洁、整齐、安全、无异味，温湿度适宜。根据不同季节调节室温，冬季不低于18℃，夏季不高于30℃，相对湿度50% ～ 60%。以避免受凉或中暑
		（2）照护员准备：着装整齐，工作态度良好。用七步洗手法洗净双手，戴口罩
		（3）老年人准备：平卧在床，盖好盖被，支起床档。评估神志清楚，情绪稳定，体温38.7℃，能配合操作
		（4）物品准备：对乙酰氨基酚肛门栓剂1枚，确定质量和日期在有效期内，卫生纸1卷、护理垫1片、镊子1把、液体石蜡棉球1个、污物盘1个、卫生纸1卷，物品摆放于治疗盘内。将黄色塑料袋套入小垃圾桶内，摆放于治疗车下层
步骤2	沟通交流	（1）端治疗盘到老年人右侧床边，放置于靠近床尾的小桌上
		（2）"爷爷好！我帮您用退热药好吗？"解释目的，取得配合
步骤3	核对	（1）核对床号、姓名、治疗单、药物用法
		（2）核查体温单，确认老年人发热，需要肛门用药治疗
步骤4	摆体位	（1）站在床右侧中间位置，两腿分开同肩宽。放下床档，打开盖被S形折叠对侧
		（2）协助老年人向床边移位。使老年人头部转向左侧，两手相握放在腹部，右腿搭在左腿上。一手推肩，一手插入右大腿下扶住左大腿，整体向对侧翻身，取左侧卧位，裤子脱至大腿部，两膝屈曲90°，移动臀部靠近床边
		（3）臀下垫一次性护理垫。从对侧拉起盖被盖遮盖老年人身体，仅暴露肛门周围部位

续表

步骤		为老年人使用肛门栓技能操作流程
步骤5	肛门用药	（1）戴手套，用镊子夹取石蜡棉球润滑肛门。镊子放入污物盘。棉球放入黄色垃圾袋内
		（2）剥去栓剂外裹的铝箔或聚乙烯膜，在肛门栓剂的顶端蘸少许润滑液
		（3）嘱老年人放松，左手分开肛门，右手将栓剂尖端向肛门内插入，并用手指缓缓推进，深度距肛门约3cm
		（4）协助老年人合拢双腿并保持左侧卧姿15min，以防药栓被压出
步骤6	整理记录	（1）取卫生纸擦去肛门分泌物，污染卫生纸按其他垃圾处理。脱去手套，按可回收垃圾处理
		（2）整理床单位，恢复舒适体位，支起床档，检查安全，安抚休息
		（3）污染镊子和污物盘浸泡消毒后清洁备用
		（4）照护员洗手，记录给药时间和反应。异常情况及时报告
注意事项		（1）肛门栓为外用药，禁止口服。用药前认真核对，以保用药安全
		（2）栓剂在直肠停留时间越长，药物吸收越完全，疗效越好。使用前协助老年人排便，使用后嘱1～2h内不要排便
		（3）用药后，让老年人适当喝水，避免出汗过多导致脱水
		（4）用过的镊子要清洗、消毒后备用。所产生垃圾按分类处理
		（5）操作全过程动作轻稳、熟练、准确、快捷、安全，运用人体力学原理实现节力。与老年人的沟通交流贯穿全过程，体现尊重和人文关怀

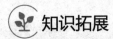 **知识拓展**

肛门栓剂的种类及使用注意事项

1. 常用肛门栓剂的种类

常用的肛门栓剂有很多种类，如痔疮栓、消炎止痛栓、退热栓等。

2. 肛门栓剂使用注意事项

（1）栓剂在不使用时，不得拆装，要维持药厂原包装，以免药品变质失效。

（2）栓剂于室温下呈凝固状态，于体温下才会融化并发挥药效。保存的温度高于体温时，容易产生软化、变形。如果发现栓剂软化，以原包装浸于冷水（20℃以下），待凝固后再使用。

（3）使用前，剥去栓剂外的铝箔或聚乙烯膜，在顶端蘸少许凡士林、植物油或润滑油，再以尖端向肛门内轻轻插入。

（4）使用后如有少量液体自肛门内流出，一般是因为栓剂放置不深而引起，属正常现象。

（5）在用药后1～2h内，尽量不要排便，以保持药效。

（6）退热栓剂用于高热。常用的是吲哚美辛栓，有退热止疼的功效，应用后常会出现大汗，要注意观察并及时为老年人补水，避免脱水。

技能52　为手足癣老年人涂外用药

一、情境导入

马爷爷，83岁，身体虚弱，长期卧床。当日，其诉说手心和脚趾间有痒感，医师检查，发现其左手心和双脚脚趾间皮肤表面出现红色丘疹、小水疱和鳞屑，诊断为手、足癣病，故照护员帮助老年人涂外用药咪康唑乳膏。马爷爷躺在床上左侧靠墙，右侧靠活动区。

二、操作步骤

步骤		为手足癣老年人涂外用药技能操作流程
步骤1	工作准备	（1）环境准备：清洁、整齐、安全、无异味，温湿度适宜。根据不同季节调节室温，冬季不低于18℃，夏季不高于30℃，相对湿度50%～60%，以避免受凉或中暑 （2）照护员准备：着装整齐，工作态度良好。用七步洗手法洗净双手，戴口罩、戴手套 （3）老年人准备：平卧在床，盖好盖被，支起床档。评估神志清楚，情绪稳定，左手心处和双脚脚趾间患有手、足癣，有用药治疗的愿望。能配合外涂药照护 （4）物品准备：治疗单1份、咪康唑乳膏1支（确定在有效期内）、专用水盆2个、护理垫1片、热水瓶1个（内装40℃左右温水）、专用毛巾2条，消毒棉棒适量，物品摆放在治疗车上层。将黄色塑料袋套入小垃圾桶内，摆放于治疗车下层
步骤2	沟通交流	（1）推治疗车到老年人右侧床边，放置于靠近床尾的位置 （2）"爷爷好！我帮您涂药好吗？"解释目的，取得配合
步骤3	核对	（1）核对床号、姓名、治疗单、药物用法 （2）确认老年人左手、双脚患手足癣病，需要外用药治疗
步骤4	清洁手足	（1）两腿分开同肩宽，在床右侧中间位置站稳，放下床档，打开盖被，暴露老年人左手，用专用毛巾和水盆清洗干净、擦干 （2）依次暴露老年人左、右脚，用专用毛巾和水盆清洗干净、擦干
步骤5	手足涂药	（1）取药膏，打开瓶盖，盖口向上放在治疗车一角干净处 （2）左手握住药膏，右手取棉棒，挤出许药膏用棉棒均匀涂抹于老年人左手心 （3）再依次取棉棒蘸药膏，分别均匀涂抹于左脚趾间和右脚趾间 （4）用过的棉棒直接放入黄色垃圾袋内按医疗垃圾处理
步骤6	整理记录	（1）脱去手套按医疗垃圾处理。整理床单位，恢复老年人舒适体位，盖好盖被，支起床档，检查安全，安抚休息 （2）整理用物，专用毛巾和水盆用烫洗法或用消毒液浸泡后，放回原处备用 （3）照护员洗手，记录涂药时间和反应，异常情况及时报告
注意事项		（1）咪康唑乳膏是外用药，禁止口服。涂药后指导老年人避免触抓患处 （2）患处涂药适量即可，不可过多，涂药后暴露涂药部位片刻，以利于吸收。所产生的垃圾按分类处理 （3）为了避免受凉，冷天涂药后，可用干净中单包裹患手或患足，避免药物污染被褥和衣裤等 （4）操作全过程动作轻稳、熟练、准确、快捷、安全，运用人体力学原理实现节力。与老年人的沟通交流贯穿全过程，体现尊重和人文关怀

🌱 知识拓展

真菌感染性皮肤病及其治疗方法

一、何谓真菌感染性皮肤病

真菌感染性皮肤病，亦称皮肤真菌病，是由真菌所引起的皮肤及黏膜、毛发和指（趾）甲等皮肤附属器的一类感染性疾病。皮肤癣菌是真菌性皮肤病的主要致病菌，特点是：发病率高、传染性强、容易复发或再次感染。真菌喜欢温暖潮湿的环境，当人体皮肤出汗、潮湿时，就有了适合真菌生长繁殖的条件，手和脚是特别容易被真菌感染的部位。如果手和脚被感染了，还会延伸到其他部位，发生体癣、股癣、真菌性阴道炎、灰指甲等疾病。

二、真菌感染的主要原因

1.免疫力下降

衰老、疾病和虚弱使得免疫系统功能下降，无法抵抗真菌。

2.长期使用广谱抗生素

老年人因为肺部、尿路等其他感染，长期使用广谱抗生素，会破坏人体正常菌群，使得人体的正常细菌无法阻止真菌繁殖，导致真菌感染。

3. 不良卫生习惯

比如经常不洗脚使真菌趁机繁殖导致足癣，或者因为清洗过度，使得局部菌群失调，如手癣、真菌性阴道炎等。

三、真菌感染性皮肤病的治疗

1. 及时用药

一旦发病，要及时治疗，常用的外用药有克霉唑乳膏、咪康唑乳膏等。

2. 正确用药

真菌生命力很强，会存活于皮肤鳞屑或贴身衣物内。很多人发生了手、足癣，通过涂药，症状可能很快缓解，但是一旦遇到潮湿温暖的环境，真菌还会大量繁殖，导致癣病复发。因此，使用外用抗菌药物治疗癣病时，待表面症状消失后，仍要坚持用药 1～2 周。

3. 不要滥用激素类药物

氢化可的松乳膏、地塞米松乳膏等都属于激素类药膏，有很强的抗炎作用和免疫抑制作用，如果滥用，会造成皮肤萎缩、毛细血管扩张等副作用，并且由于抑制了免疫作用，反而会促进真菌繁殖，加重病情。所以，要避免滥用激素类药物。

4. 注意个人卫生

不注意个人卫生是真菌感染的因素之一。为了避免感染，日常要注意老年人皮肤卫生，使之保持清洁。贴身衣服要经常换洗，保持干燥。

5. 避免共用生活品

真菌感染引起的手癣、足癣、体癣、股癣等，因为瘙痒，会影响老年人生活质量。为了避免传播感染，尽量不要和其他人共用生活用品，如毛巾、鞋袜、拖鞋、脚盆、擦脚巾以及指甲剪等。

技能53　为疥疮老年人涂外用药

一、情境导入

苗爷爷，85岁，长期卧床。最近天气较热，出汗较多，自觉手指间和全身瘙痒，医师检查后诊断为疥疮，要求立即进行隔离并涂外用药 10% 硫磺软膏治疗，故请照护员到隔离室为老年人涂外用药。苗爷爷躺在床上，右侧靠墙，左侧靠活动区。

二、操作步骤

步骤		为疥疮老年人涂外用药技能操作流程
步骤1	工作准备	（1）环境准备：清洁、整齐、安全、无异味，温湿度适宜。根据不同季节调节室温，冬季不低于18℃，夏季不高于30℃，相对湿度50%～60%，以避免受凉或中暑
		（2）照护员准备：着装整齐，工作态度良好。用七步洗手法洗净双手，戴帽子、口罩，穿隔离衣及隔离鞋，戴手套
		（3）老年人准备：严密隔离，平卧在床，盖好盖被，支起床档。评估神志清楚，情绪稳定，患有疥疮，有用药治疗的愿望，能配合外涂药照护
		（4）物品准备：治疗单1份、10%硫磺软膏1盒或10%克罗米通乳膏1支（确定在有效期内）、治疗盘2个（分别装血管钳1把、无菌棉球适量）、专用衣裤1套、一次性手套2副、专用乳胶手套1副、白色大塑料袋数个、免洗手消毒液1瓶及干净大单、清洁床单、被罩、枕套等，摆放于治疗车上层。隔离衣1套、隔离鞋1双放置在专用区域。将黄色塑料袋套入小垃圾桶内，摆放于治疗车下层

续表

步骤		为疥疮老年人涂外用药技能操作流程
步骤2	沟通交流	（1）推治疗车到老年人左侧床边，放置于靠近床尾的位置 （2）"爷爷好！我帮您涂药好吗？"解释目的，取得配合
步骤3	核对	（1）核对床号、姓名、治疗单、药物用法 （2）确认老年人有疥疮，需要外用药治疗
步骤4	全身涂药	（1）确认戴好口罩、帽子，穿好隔离衣；再戴一次性手套（包住隔离衣袖口） （2）取两个白色塑料袋套在一起，挂在治疗车一侧 （3）两腿分开同肩宽，在床边左侧中间位置站稳，放下盖档，打开盖被，暴露老年人身体 （4）协助老年人脱去衣服，轻拿轻放，防止尘埃飞扬，向内折叠，放入白色双层塑料袋内 （5）用一手背按压免洗手消毒液泵，一手取消毒液适量，洗净双手。再将塑料袋扎紧，贴上标签，标签上注明房号、姓名和时间，放在治疗车下层。再取双层白色塑料袋挂在治疗车一侧 （6）取干净大单覆盖老年人身体，用血管钳夹取无菌棉球蘸药膏，从老年人颈部逐渐向下打开大单，依次均匀涂抹于颈部、胸部、腹部、上肢，覆盖大单。再从老年人足部逐渐向上打开大单，依次均匀涂抹于足部、小腿部、大腿部，再覆盖大单保暖和保护隐私。将老年人整体向对侧翻身，暴露背部，用血管钳夹取无菌棉球蘸药膏，从上而下将药膏依次涂满背、臀部，撤下大单。将撤下的大单放入白色双层塑料袋内。将血管钳放入治疗盘内，将用过的棉球直接放入黄色塑料袋内按医疗垃圾处理 （7）用一手背按压免洗手消毒液泵，一手取消毒液适量，洗净双手。再将白色塑料袋扎紧，贴上标签，标签上注明房号、姓名和时间，放在治疗车下层。再取白色双层塑料袋挂在治疗车一侧 （8）更换清洁床单、被罩、枕套。将撤下的污染床上用品向内折叠，防止尘埃飞扬，放入白色双层塑料袋内。取消毒液洗净双手，将塑料袋扎紧，贴标签，标签上注明房号、姓名和时间，放入治疗车下层 （9）为老年人更换专用衣服，协助恢复舒适体位，盖好盖被，支起床档，安抚休息 （10）脱去一次性手套，放入黄色垃圾袋内按医疗垃圾处理
步骤5	整理记录	（1）戴专用乳胶手套，将血管钳、治疗盘、专用毛巾和水盆用开水烫洗法或用甲酚皂（来苏儿）消毒液浸泡消毒 （2）脱去专用乳胶手套，放入来苏儿消毒液浸泡消毒 （3）脱去隔离衣及隔离鞋置于规定位置 （4）用七步洗手法洗净双手，摘口罩、帽子，按医疗垃圾处理 （5）记录涂药时间和老年人反应，异常情况及时报告
注意事项		（1）对疥疮老年人及时进行隔离，避免传染 （2）坚持涂药，每日早晚各涂药1～2次，连续3～5天。连续治疗2～3个疗程；治疗后1～2周内如有新疹发生需重复治疗。涂药时注意保暖和保护隐私 （3）每个疗程第一天涂药时更换专用衣裤、床单、被罩，其余涂药期间不要洗澡，不要更换衣服和被褥。在第5天洗澡后，再更换清洁衣裤和床单、被罩等。专用衣裤要宽大、干净、干燥，便于老年人在床上移位 （4）避免发生疥疮在于预防。平时要注意个人卫生，一旦发生要立即隔离。对污染的衣服、被罩、床单、枕套等可用开水烫洗灭虫。如不能马上烫洗，可先暴晒，放置1周以上再进行清洗使用。也可放在双层塑料袋内扎紧，1周后待疥虫"饿死"后，经暴晒或清洗后使用。还可浸泡于0.5%甲酚皂溶液中5min，先杀死疥虫，再进行清洗、暴晒、使用 （5）操作全过程动作轻稳、熟练、准确、快捷、安全，运用人体力学原理实现节力。与老年人的沟通交流贯穿全过程，体现尊重和人文关怀 （6）照护员涂药前后，严格做好手部清洁消毒，避免传染给自己和其他老年人

🌱 知识拓展

疥疮的概述与隔离防护措施

一、疥疮的概述

疥疮由人型疥螨通过直接接触而传染。疥螨是一种肉眼不易看见的微型害虫，种类很多，它们常在居室的地毯、沙发、毛线玩具、被褥、坐垫、床垫和枕芯等处滋生，以人的汗液、分泌物、脱落的皮屑为食，繁殖速度极快。

长期卧床的老年人，常因生理功能下降、免疫力减弱、出汗潮湿等发生疥螨感染，罹患疥疮。老年人患疥疮，全身除头面部以外，颈部以下都是好发部位。一般用10%硫磺软膏或10%克罗米通乳膏等皮肤外涂药进行治疗。治疗期间应实行严密隔离，以防止病情传播。

二、隔离措施

（1）老年人最好住在单人房间，无条件时，可让感染相同疾病的老年人同住一室，门口挂上"隔离"标记。

（2）室内物品专用，治疗期间，老年人不得离开病室，探视人员不得接触老年人，不得陪住。

（3）照护员为老年人涂药时，必须戴帽子、戴口罩、穿隔离衣及隔离鞋、戴手套。涂药完毕，用七步洗手法清洁双手。

（4）污染用物装在双层医疗垃圾袋中，贴标签，做消毒处理。

（5）隔离室内每日用0.05%含氯消毒液进行空气消毒和地面消毒。消毒后开窗通风，避免刺激呼吸道。

三、预防措施

太阳光中的紫外线能杀死螨虫。温度60℃以上，持续时间超过10min也能杀灭螨虫和虫卵。为了预防感染，日常除了注意老年人皮肤卫生以外，可对老年人的床单、被罩、枕套、被褥和衣服进行阳光暴晒或烫洗。

四、穿脱隔离衣的方法

1. 穿隔离衣方法

（1）戴好口罩，取下手表，卷袖过肘。

（2）手持衣领将隔离衣从衣钩上取下，清洁面向着自己，对齐肩缝，露出袖窿内口。

（3）右手握住衣领，左手伸入衣袖内，抬高左臂把衣袖向下抖，右手把衣领向上拉，直到左手露出。

（4）调换左手握住衣领，右手伸入衣袖内，举起右手臂，使衣袖向肩的方向滑下。

（5）两只衣袖穿好以后，用双手握住衣领的前缘中央，顺着衣领向后理顺，到颈后把衣领的系带系好。注意不要让袖口触及头和面部。

（6）系好衣领以后，放下手臂，使衣袖落下，系上袖带或者扣好袖口。

（7）双手向后将腰带在背后交叉，回到前面打一活结，使隔离衣将里面的工作服完全遮盖。

（8）穿好隔离衣后换上隔离鞋，即可进行护理操作。

2. 脱隔离衣方法

（1）操作完毕，先解开隔离衣袖口的系带，分别把左右袖口向外翻起，向上卷好，到洗手池前清洗双手（也可用免洗洗手液清洁双手）。

（2）双手分别伸入对侧衣袖内，拉下衣袖，使衣袖遮盖住清洁的双手。

（3）用两只手在衣袖里面解开腰带，把腰带拉到前面打一个活结。

（4）左手拉着右衣袖，退出右手，把右侧隔离衣反搭在左臂上，用右手解开衣领系带，并握住衣领退出左手。

（5）双手抓住衣领，把隔离衣的两侧边缘对齐，清洁面向外，挂在半污染区的衣钩上备用。

（6）脱下隔离衣后换下隔离鞋。

技能54 为压疮老年人换药

一、情境导入

风爷爷，87岁，脑梗死后遗症多年，四肢活动不灵，消瘦，长期卧床，神志恍惚，尚可交流。今晨查房，发现骶尾部压疮面积扩大、加深，可见皮下脂肪，表面有少量黄色渗液，报告医师，诊断为压疮Ⅲ期。要求照护员加强饮食营养和翻身照护，并配合护士进行换药治疗。风爷爷躺在床上，肢体左侧靠墙，右侧靠活动区。

二、操作步骤

步骤		为压疮老年人换药技能操作流程
步骤1	工作准备	（1）环境准备：清洁、整齐、安全、无异味，温湿度适宜。根据不同季节调节室温，冬季不低于18℃，夏季不高于30℃，相对湿度50%～60%，以避免受凉或中暑 （2）照护员准备：着装整齐，工作态度良好。用七步洗手法洗净双手，戴口罩 （3）老年人准备：平卧在床，盖好盖被，支起床档。评估身体偏瘦，神志恍惚，情绪稳定，四肢活动不灵，骶尾部皮肤溃破，可见皮下脂肪，表面少量黄色渗液，尚能交流，有治疗愿望，能配合换药照护 （4）物品准备：治疗碗3个，分别盛装碘伏棉球、生理盐水棉球、消毒纱布方，消毒镊子2把，3%过氧化氢1瓶，一次性护理垫1片，消毒棉棒适量，摆放于治疗车上层。将黄色塑料袋套入小垃圾桶内，摆放于治疗车下层
步骤2	沟通交流	（1）推治疗车到老年人右侧床边，放置于靠近床头的位置 （2）"爷爷好！现在我在护士指导下为您换药好吗？"解释目的，取得配合
步骤3	摆体位	（1）站在床右侧中间位置，两腿分开同肩宽。放下床档，打开盖被呈S形折叠对侧 （2）协助老年人向床边移位，头部向左转，两手相握摆放在腹部，将右腿搭在左腿上。照护员左手推老年人右肩，右手插入老年人右大腿下扶住左大腿，使其整体向对侧翻身，取左侧卧位，再将其裤子脱至臀部，两腿屈曲 （3）从对侧拉起盖被遮盖老年人身体，仅暴露骶尾部，在臀下垫一次性护理垫
步骤4	换药	（1）打开过氧化氢瓶盖，盖口向上放在治疗车一角干净处。戴手套，取棉棒蘸过氧化氢轻轻擦洗创面。用过的棉棒放入黄色塑料袋内 （2）双手各取镊子1把，左手用镊子夹取生理盐水棉球，右手用镊子从下向上接取、绞干，轻轻擦掉过氧化氢泡沫。反复几次，直到创面干净。用过的棉球放入黄色塑料袋内按医疗垃圾处理 （3）左手用镊子夹取碘伏棉球，右手用镊子从下向上接取，先由外向内环形涂擦创面周围皮肤2遍，再轻揉创面2遍。用过的棉球放入黄色塑料袋内，接触创面的镊子放入其中一个治疗盘内 （4）用干净镊子夹取消毒纱布方覆盖创面，用胶布固定纱布方
步骤5	整理记录	（1）脱去的手套按可回收垃圾处理。恢复老年人舒适体位，盖好盖被，整理床单位，支起床档，检查安全。安抚老年人休息 （2）更换下的纱布方、胶布、棉棒、棉球等按医疗垃圾处理。用过的镊子和治疗盘用消毒液浸泡消毒后，清洗干净备用 （3）照护员洗手，记录换药时间、创面情况和老年人反应，异常情况及时报告
注意事项		（1）换药操作要在医护人员指导下进行，照护员协助换药必须经过培训 （2）过氧化氢和碘伏都属于高效的消毒剂。使用前详细阅读说明书，按说明书使用 （3）过氧化氢和碘伏不能同时使用，一般情况下先用双氧水冲洗伤口，再用生理盐水冲洗过氧化氢泡沫后，然后涂上碘伏消毒 （4）覆盖创面的纱布方根据创面渗液决定用量，渗液较多的创面需要覆盖多层 （5）操作全过程动作轻稳、熟练、准确、快捷、安全，运用人体力学原理实现节力。与老年人的沟通交流贯穿全过程，体现尊重和人文关怀

知识拓展

压疮分期和预防及换药方法

一、压疮分期

2016年美国国家压疮咨询委员会公布了一项术语的更改声明，将褥疮、压疮、压力性溃疡更改为压力性损伤，并且更新了分期系统。目前压力性损伤共分为6期，分别为压力性损伤Ⅰ期、Ⅱ期、Ⅲ期、Ⅳ期，深部组织损伤和不可分期的压力性损伤。

（1）Ⅰ期是指受压部位出现指压不变白的红斑，皮肤完整、无缺损。

（2）Ⅱ期是指部分皮层缺失，伴有真皮层的暴露。

（3）Ⅲ期是指全层皮肤的缺损。

（4）Ⅳ期是全层皮肤的缺损，同时伴有组织缺损。

（5）深部组织损伤指的是持续的指压不变白的斑块，颜色多为深红色、栗色或者紫红色。

（6）不可分期的压力性损伤指的是全层皮肤和组织的缺失，损伤的程度往往被一些黑痂或者黄痂、焦痂所掩盖。

二、压疮预防

预防压疮要特别注意做到"七勤"，即协助勤翻身、勤擦洗、勤按摩、勤换洗、勤整理、勤检查、勤交代；"二保持"，即保持被褥清洁、干燥，保持皮肤清洁、干燥；"一避免"，即避免脱、拉、推、擦等动作。

三、换药方法

针对不同的压疮分期，有不同的治疗措施。需要换药治疗时，常会用到3%过氧化氢、0.9%氯化钠和碘伏等。

1.3%过氧化氢

过氧化氢是高效的消毒剂，主要有防腐防臭的作用，一旦接触伤口会释放氧气形成大量泡沫，有很好的清理分泌物和腐肉的作用，特别对深层厌氧菌感染的伤口有杀灭厌氧菌的作用。给伤口换药时，可先用双氧水冲洗。

2.0.9%氯化钠

0.9%氯化钠对伤口有清洁作用，涂双氧水后，再用0.9%氯化钠冲洗泡沫，使伤口相对干净。

3.碘伏

碘伏也属于高效消毒剂，主要用于皮肤和黏膜的消毒，其刺激性小、伤害性小。换药时，先用双氧水给伤口消毒，再用0.9%氯化钠冲洗，最后涂上碘伏消毒液用消毒纱布方包扎，有利于抑制细菌繁殖，清除腐肉和分泌物，延缓病情发展或促进创口愈合。

技能55　为老年人氧气雾化吸入

一、情境导入

花爷爷，80岁，患慢性支气管炎多年，最近急性发作，咳嗽加重，痰液黏稠，不易咳出，伴胸闷憋气，卧床。医师给予药物治疗的同时，要求照护员给予氧气雾化吸入。花爷爷躺在床上，左侧靠墙，右侧靠活动区。

二、操作步骤

步骤		为老年人氧气雾化吸入操作流程
步骤1	工作准备	（1）环境准备：清洁、整齐、安全、无异味，温湿度适宜。根据不同季节调节室温，冬季不低于18℃，夏季不高于30℃，相对湿度50%～60%，以避免受凉或中暑 （2）照护员准备：着装整齐，工作态度良好。用七步洗手法洗净双手，戴口罩 （3）老年人准备：平卧在床，盖好盖被，支起床档。评估神志清楚，情绪稳定，咳嗽，痰液不易咳出伴胸闷，有雾化吸入治疗的愿望，能交流，能配合照护 （4）物品准备 ① 护士准备：核对治疗单上的姓名，药品的用法、给药途径、给药时间，检查药品在有效期内，准备注射器1支，按医嘱抽取药液，用蒸馏水稀释或溶解药物在5mL以内，注入雾化器 ② 照护员准备：在老年人房间备好氧气1桶或制氧机1台，将雾化吸入器1套、毛巾1条置于治疗车上层或治疗盘内。将黄色塑料袋套入小垃圾桶内，摆放于治疗车下层
步骤2	沟通核对	（1）推治疗车或端治疗盘到老年人右侧床边，放置于靠近床头的位置。核对房间号、床号、姓名无误 （2）"爷爷好！我帮您氧气雾化吸入好吗？"解释目的，取得配合
步骤3	连接氧源	（1）连接雾化吸入器至氧源，注意各部位连接紧密，勿漏气 （2）调节氧流量6～8L/min，氧气湿化瓶内不要放水
步骤4	实施雾化	（1）摇高床头45° 协助取半卧位，取毛巾围于老年人颌下，协助漱口 （2）协助或指导老年人手持雾化器，使老年人将吸气管放入口中，紧闭口唇，深吸气，吸气后屏气1～2s，闭口用鼻子呼气，再将吸气管放入口中，如此反复，直到药液吸完为止 （3）氧气雾化吸入完毕，取下雾化器，关闭氧源，协助老年人漱口 （4）吸入过程中，协助老年人翻身、叩背、咳痰，观察呼吸及痰液情况，发现异常，即刻停止并报告医师。用餐巾纸擦掉痰液，放入黄色垃圾袋内
步骤5	整理记录	（1）吸入完毕，恢复舒适体位，保持床单位整洁安全，安抚休息 （2）对吸气管进行清洗、消毒。所产生垃圾按分类处理 （3）照护员洗手。记录吸入时间及老年人反应，异常情况及时报告医师
注意事项		（1）氧气雾化吸入的药物配制由护士进行。照护员进行雾化吸入操作必须在医护人员指导下进行，要严格执行查对制度和操作规程 （2）氧气雾化吸入器要专人专用。吸入过程中注意观察各连接有无松动、脱落等异常情况，以保证正常使用 （3）用氧过程中严禁接触烟火及易燃品，要保证安全 （4）治疗过程中，如老年人感觉疲劳，可休息片刻再进行吸入 （5）操作全过程动作轻稳、熟练、准确、快捷、安全，运用人体力学原理实现节力。与老年人的沟通交流贯穿全过程，体现尊重和人文关怀

🌱 知识拓展

氧气雾化吸入的目的和制氧机的雾化作用

一、氧气雾化吸入的目的

氧气雾化吸入是医学上的一种治疗方式，是利用高速氧气气流，使药液形成雾状，再由呼吸道吸入，达到治疗呼吸道感染，消除呼吸道水肿，解除呼吸道痉挛，稀化痰液，帮助祛痰的目的。雾化吸入经常使用的药物，抗生素有庆大霉素、卡那霉素等；解痉药物有氨茶碱、沙丁胺醇（舒喘灵）等；稀化痰液、帮助祛痰的药物有α-糜蛋白酶、氨溴索和溴己新等；减少水肿的有地塞米松等。

二、制氧机的雾化功能

在养老机构，尤其是居家老年人，可以使用制氧机进行雾化吸入。使用时，就是将一个雾化装置，与制氧机出氧口连接，在吸氧的同时，把雾化的药液同时吸入呼吸道，达到治疗的目的。

三、雾化吸入的优点

雾化吸入是局部用药，静脉点滴和口服药物是全身给药，选用雾化吸入治疗，不仅可以得到较好疗效还可以降低药物副作用。

技能56　为老年人超声雾化吸入

一、情境导入

方奶奶，82岁，患慢性支气管炎多年，最近急性发作，咳嗽加重，痰液黏稠，不易咳出，伴胸闷憋气，卧床。医师给予药物治疗同时，要求照护员给予超声雾化吸入。方奶奶躺在床上，左侧靠墙，右侧靠活动区。

二、操作步骤

步骤		为老年人超声雾化吸入技能操作流程
步骤1	工作准备	（1）环境准备：清洁、整齐、安全、无异味，温湿度适宜。根据不同季节调节室温，冬季不低于18℃，夏季不高于30℃，相对湿度50%～60%，以避免受凉或中暑 （2）照护员准备：着装整齐，工作态度良好。用七步洗手法洗净双手，戴口罩 （3）老年人准备：平卧在床，盖好盖被，支起床档。评估神志清楚，情绪稳定，咳嗽，痰液不易咳出伴胸闷，有雾化吸入治疗的愿望，能配合照护 （4）物品准备 ①护士准备：核对治疗单上的姓名、药品的用法、给药途径、给药时间，检查药品在有效期内，准备注射器1支，按医嘱抽取药液。向雾化器水槽加冷蒸馏水浸没雾化罐底部的透声膜。配好药液，注入雾化罐内，将罐盖旋紧。把雾化罐放入水槽中，将水槽盖紧 ②照护员准备：将超声雾化器1套、毛巾1条、接线板1个，置于治疗车上层。将黄色塑料袋套入小垃圾桶内，摆放于治疗车下层
步骤2	沟通核对	（1）推治疗车到老年人右侧床边，放置于靠近床头的位置。核对房间号、床号、姓名无误 （2）"奶奶好！我帮您超声雾化吸入好吗？"解释目的，取得配合
步骤3	实施雾化	（1）摇高床头45° 协助取半卧位，毛巾围于颌下，协助漱口 （2）接通电源，红色指示灯亮，预热3min （3）调整定时开关，一般15～20min；将面罩覆盖口鼻或将口含嘴放入口中；打开雾化开关；调节雾量。大档3mL/min、中档2mL/min、小档1mL/min，一般用中档。嘱深吸气；呼气时含住口含嘴，用鼻子呼气，采用面罩法，呼气时需拿开；反复至药液吸完 （4）严密观察，如出现呼吸困难、发绀、疲劳时，可先关闭雾化器，休息片刻后再进行。必要时协助翻身、叩背、咳痰。出现异常，即刻停止并报告医师 （5）用餐巾纸擦掉痰液，放入黄色垃圾袋内 （6）吸入完毕，取下口含嘴或面罩。先关闭雾化开关，再关闭电源开关。协助老年人漱口，用毛巾擦干老年人面部
步骤4	整理记录	（1）恢复老年人舒适体位，保持床单位整洁，检查床档安全，安抚休息 （2）倒掉水槽内水分，擦干水槽，将口含嘴、面罩、螺旋管路放入消毒液中浸泡30min，冲洗、晾干，备用。所产生的垃圾按分类处理 （3）用七步洗手法洗净双手。记录雾化吸入时间及老年人反应。异常情况及时报告

续表

步骤	为老年人超声雾化吸入技能操作流程
注意事项	（1）超声雾化吸入的药物配制由护士进行。照护员进行雾化吸入操作必须在医护人员指导下进行，要严格执行查对制度和操作规程 （2）超声雾化吸入使用的口含嘴或面罩、螺旋管路等应专人专用。吸入过程要注意观察各连接有无松动、脱落等异常情况，以保证正常使用 （3）超声雾化器的电晶片和透声膜易损坏，操作动作要轻柔 （4）正确控制水温，水槽和雾化罐内切忌加热水；水槽内无水时不可开机；冷蒸馏水要足够，水温超过50℃或水量不足时，要立即关机或加水 （5）连续使用超声雾化器时，两次之间至少间歇30min （6）操作全过程动作轻稳、熟练、准确、快捷、安全，运用人体力学原理实现节力。与老年人的沟通交流贯穿全过程，体现尊重和人文关怀

🌱 知识拓展

超声雾化吸入的作用机制

超声雾化是利用超声雾化器超声波声能产生的振动，使容器内具有抗炎、平喘、祛痰作用的药液发生震荡，破坏溶液表面的张力和惯性，从而形成细小的气溶胶颗粒，通过管路及口含嘴或面罩吸入呼吸道，对治疗肺源性心脏病及各种呼吸性疾病都有一定疗效。

超声雾化治疗，在呼吸系统局部发挥疗效较大，而副作用相对较小，并且节约医疗资源，加之超声雾化器小巧、便于携带移动，很利于老年人使用。

但是由于超声雾化剧烈振动，可以使容器内的液体加温，这种加温会影响某些含有蛋白质药物的稳定性。所以，需要根据不同药液的物理性质，选择合适的雾化器设备。

技能57 为老年人使用胰岛素笔

一、情境导入

俞奶奶，80岁，患糖尿病多年，长期使用胰岛素笔注射胰岛素治疗。最近眼睛视物不清加重，看不清胰岛素笔上的刻度，医师指导照护员为俞奶奶使用胰岛素笔注射胰岛素。

二、操作步骤

步骤		为老年人使用胰岛素笔技能操作流程
步骤1	工作准备	（1）环境准备：清洁、整齐、安全、无异味，温湿度适宜。根据不同季节调节室温，冬季不低于18℃，夏季不高于30℃，相对湿度50%～60%，以避免受凉或中暑 （2）照护员准备：着装整齐，工作态度良好。用七步洗手法洗净双手，戴口罩 （3）老年人准备：平卧在床，盖好盖被，支起床档。评估神志清楚，情绪稳定，正在等待吃早餐，需要注射胰岛素，能配合操作 （4）物品准备：准备酒精棉球、针头、胰岛素笔和胰岛素笔芯，观察在有效期内。检查胰岛素笔和胰岛素笔芯是同一厂家产品，避免不匹配。锐器盒1个，将黄色塑料袋套入小垃圾桶内，摆放于治疗车下层
步骤2	沟通核对	（1）携带用物到老年人床边，核对房间号、床号、姓名等信息无误 （2）"奶奶好！我帮您注射胰岛素好吗？"解释目的，取得配合

续表

步骤		为老年人使用胰岛素笔技能操作流程
步骤3	实施操作	（1）再次核对胰岛素笔芯名称、有效期、质量。冰箱内的胰岛素要提前30分钟取出，复温后使用 （2）观察笔芯外观。中效、长效或预混胰岛素外观均为均匀的混悬液，轻轻摇晃后，笔芯的外观呈牛奶状为正常 （3）检查笔芯内有足够剂量的胰岛素，并安装胰岛素笔芯，安装针头，套上护针帽 （4）帮助老年人取适宜体位，选择适合的注射区域。常用的胰岛素注射部位为：上臂外侧、腹部、大腿外侧、臀部。每个注射部位可分为若干个注射区，以2cm²为一个注射区。每次注射要轮换注射区，不要在一个注射区连续注射。腹部是胰岛素注射优先选择的部位，腹部注射特点是吸收速度快，皮下组织较厚可减少注射至肌肉层的风险，并且吸收率能达到100%。腹部是最容易进行自我注射的部位 （5）取下护针帽，检查针头质量，排尽笔芯内的空气。根据医嘱，调节用量 （6）用酒精棉球消毒局部皮肤，等酒精完全挥发干了再注射胰岛素。棉球放入黄色垃圾袋内 （7）左手轻轻捏起注射部位的皮肤，右手持胰岛素笔将针头扎入捏起的皮肤内，推注药液。注射完成时会有特有的"咔嗒"提示音，提醒注射完毕 （8）注射完毕，拇指从剂量旋钮上移开，针头在皮肤下停留10s以上，然后拔出针头，用干棉签按压针眼3min以上 （9）拔出针头，检查针头是否完整，套上内针帽，旋下针头，丢弃在锐器盒内，避免扎伤，再戴回笔帽
步骤4	整理记录	（1）恢复老年人舒适体位，保持床单位整洁，检查床档安全，安抚休息 （2）所产生垃圾按分类处理 （3）用七步洗手法洗净双手。记录注射时间、剂量、是否餐。异常情况及时报告
注意事项		（1）胰岛素笔必须在医护人员指导下使用，使用之前，严格执行查对制度 （2）操作时遮挡老年人身体，注意保护隐私 （3）胰岛素是皮下注射，为了避免注入肌肉，选择针头需要个体化，针头越短，安全性越高，疼痛耐受性越好。一般4mm可垂直进针，5～6mm应捏起皮肤45°进针。注射笔所用针头为一次性针头，应避免重复应用 （4）注射前轻摇胰岛素笔芯后，见瓶底有沉淀物，液体内有小的块状物体沉淀或悬浮，或有一层"冰霜"样的物体黏附在瓶壁上，则不能使用 （5）注射胰岛素以后，确保在30～45min内能够吃饭，避免发生低血糖 （6）注射后若有低血糖反应，立即进食备用甜食，同时报告医护人员 （7）未开启的胰岛素笔可储存在2～8℃环境下冰箱内，不能冰冻，也不能暴露在阳光下。开启后装入胰岛素笔内的笔芯可在室温下（<25℃）保存1个月左右 （8）放在冰箱内保存的胰岛素笔在下次使用前，要用双手加温，防止结晶生成 （9）操作全过程动作轻稳、熟练、准确、快捷、安全，体现尊重和人文关怀

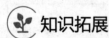 知识拓展

胰岛素笔使用意义与注意事项

一、胰岛素笔使用意义

糖尿病是一种以高血糖为特征的内分泌、代谢性疾病，是世界十大慢性疾病之首，是由胰岛分泌功能减退或胰岛素作用缺陷引起的。糖尿病常见于老年人和肥胖者。主要症状为多饮、多食、多尿、消瘦和疲乏无力等。糖尿病患者长期存在高血糖，可导致全身组织器官，特别是心脑血管、神经、眼、肾、四肢等遭受慢性损害，诱发多种并发症，严重影响健康。调查资料显示，95%以上的患者属于2型糖尿病。2型糖尿病病程超过10年，将有20%的患者口服降糖药治疗会失效，需要改用胰岛素治疗。虽然胰岛素治疗对于2型糖尿病患者意

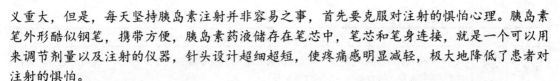

义重大，但是，每天坚持胰岛素注射并非容易之事，首先要克服对注射的惧怕心理。胰岛素笔外形酷似钢笔，携带方便，胰岛素药液储存在笔芯中，笔芯和笔身连接，就是一个可以用来调节剂量以及注射的仪器，针头设计超细超短，使疼痛感明显减轻，极大地降低了患者对注射的惧怕。

二、胰岛素笔使用注意事项

照护员能够熟练掌握胰岛素笔的注射技能，必要时，可以为自己注射胰岛素困难的糖尿病老年人提供帮助。但是必须在医护人员指导下，在严格执行查对制度和无菌操作下进行。操作后要确保老年人在30～45min内能够吃饭，并且严密观察老年人反应，发现饥饿、软弱、无力、面色苍白、头晕、心慌、出冷汗、肢体颤抖等疑似低血糖表现时，立即给予口服糖水、含糖饮料、进食糖果等措施进行缓解，同时报告医护人员采取积极治疗措施，以防意外。

项目六　冷热照护

技能58　为老年人使用热水袋保暖

一、情境导入

任爷爷，86岁，患冠心病多年，长期卧床，生活不能自理，能交流。今晚睡觉前，照护员巡视时，老年人自述双脚发凉，测量体温无发热。报告医师，考虑是近日天气较冷和老年人微循环差所引起，请照护员用热水袋为老年人保暖。

二、操作步骤

步骤		为老年人使用热水袋保暖技能操作流程
步骤1	工作准备	（1）环境准备：清洁、整齐、安全、无异味，关闭门窗，温湿度适宜，根据不同季节调节室温，冬季不低于18℃、夏季不高于30℃，相对湿度40%～60%，以避免受凉或中暑。 （2）照护员准备：着装整齐，工作态度良好。用七步洗手法洗净双手，戴口罩 （3）老年人准备：平卧在床，盖好盖被，支起床档。评估神志清楚，情绪稳定，能交流，双脚发凉，皮肤无皮疹、无溃破，无发热，测量体温在正常范围，能配合热水袋保暖照护 （4）物品准备 热水袋1个、袋套1个、热水壶1把（内装50～60℃热水）、透明量杯1个、水温计1支、毛巾1条等。必要时准备加厚盖被或毛毯 提前灌装热水袋： ①检查热水袋完好无损 ②将热水倒入量杯，水温计插入水中央，两眼平视水温50℃ ③将热水袋平铺桌面，一手提起热水袋袋口，另一手持量杯将热水缓慢灌入热水袋内，一边灌，一边慢慢提起袋口，至1/2～2/3 ④再将热水袋从下向上逐渐放平，见热水达到袋口处，排尽袋内空气，将袋口向上侧反折，旋紧螺旋塞 ⑤用毛巾擦干热水袋及袋口水痕，将热水袋口朝下，双手挤压，检查袋口无漏水 ⑥将热水袋装入袋套内，系紧袋口，摆放于治疗盘内
步骤2	沟通交流	（1）携热水袋至老年人床边站稳 （2）解释目的和注意事项，取得配合。态度和蔼，语言亲切。"爷爷好！您脚冷啊？可能是天冷引起的，我给您放个热水袋保暖啊。"
步骤3	放置热水袋	（1）到床尾站稳，打开盖被被尾，再次观察老年人双脚皮肤无异常，在距离足部10cm处，将热水袋横向放平 （2）告知老年人热水袋放置位置，提醒变换体位时避免触及，感觉不适时，及时呼叫 （3）隔15min巡视一次

续表

步骤		为老年人使用热水袋保暖技能操作流程
步骤4	取出热水袋	（1）30min后，轻轻打开被尾一角，取出热水袋，检查被内温度适宜，无潮湿，老年人皮肤无异常 （2）盖好盖被，检查床档、居室确保安全
步骤5	整理记录	（1）带热水袋到盥洗室，将水排空，倒挂晾干，吹入空气，旋紧塞子，放回阴凉干燥处备用 （2）照护员洗手。记录热水袋放置时间、取出时间、老年人用后全身及局部反应
注意事项		（1）使用前检查热水袋完好。灌入的水温不得高于50℃。使用前装入布套内方能使用，并且避免与皮肤直接接触，以防止"低温烫伤" （2）如发生烫伤，立即停止使用，进行局部降温处理并报告 （3）使用时间避免过长，以30～60min为宜，每15min观察一次，观察和取出热水袋时，盖被不宜打开过多，避免散热 （4）糖尿病、脊髓损伤或脑卒中老年人由于感觉、运动功能障碍，伴有痛、温觉的减退或消失，易发生意外烫伤，不宜使用热水袋。必须使用时，应加强看护及巡视 （5）操作全过程动作轻稳、熟练、准确、快捷、安全，运用人体力学原理实现节力。与老年人的沟通交流贯穿全程，体现尊重和人文关怀

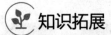 **知识拓展**

热水袋的类型使用注意事项和作用

一、热水袋的类型

1. 橡胶热水袋

橡胶热水袋是橡胶制成的袋囊，在袋囊中装入热水，再装入戴套，才能放置在所需部位，达到取暖的目的。为了使用安全，要注意选择弹性好、颜色鲜艳无脱色、灌水口部位与袋体橡胶粘接牢固、螺丝无滑牙的橡胶热水袋。

2. 电热水袋

电热水袋分为电极式、电热丝式、电热棒式三种。因为电极式容易发生漏电和爆裂的危险，所以国家已禁止销售，如果使用，必须选择电热丝式或者电热棒式，这两种电热水袋所用的材料不会腐蚀生锈，内部液体也不会带电，所以也更安全。使用前，将电热水袋放平，连接电源，充电大约5min，充电指示灯熄灭，断开电源，轻摇袋囊，使袋内水温均匀后再放置在所需部位取暖。

3. 暖宝宝

暖宝宝也称为暖贴，是一种取暖用品，20世纪70年代发明于日本，原料包括铁粉、石、活性炭、无机盐、水等合成的聚合物，无毒，无副作用。使用前，去掉外袋，贴至所需部位内衣的外层，立刻就能发热，平均温度53℃，可持续12h左右，有防止冬季肌肉过冷而产生的紧张和缓解腰痛、腿痛、腹痛等作用。

二、热水袋的使用注意事项

（1）热水袋基础温度不高，但与皮肤长时间接触，也会造成烫伤，这种烫伤叫作"低温烫伤"。一般接触70℃，持续1min；接触60℃，持续5min以上就有可能造成"低温烫伤"。

（2）与高温烫伤不同，"低温烫伤"创面的疼痛感不明显，烫伤皮肤表面似乎不太严重，但是损伤较深，严重者会造成深部组织坏死，处理不当会发生溃烂，长时间难以愈合。

（3）为了避免"低温烫伤"，在为老年人使用热水袋时，必须严格掌握水温要低于50℃。并且避免直接接触皮肤。

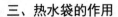

三、热水袋的作用

1. 促进伤口愈合

用热水袋灌上温水放在伤口周边热敷，能使血管扩张，加强局部组织营养，可减轻疼痛，促进炎症吸收，促进组织再生，利于伤口愈合。

2. 缓解疼痛

发生了颈椎病、肩周炎、关节炎、腰腿痛等，将热水袋放在局部热敷，每次20～30min，每天1～2次，能起到缓解疼痛的作用。但是对急性肌肉拉伤、软组织挫伤等引起的水肿和疼痛，至少要在受伤后24h以后才能应用。

3. 止咳催眠

当呼吸道感染时，用热水袋热敷背部，可使血管扩张，促进局部血液循环，增强免疫能力，有止咳消炎的作用。睡觉时把热水袋放在足部，会让人感到温暖和舒适，能起到催眠的作用。

技能59 为老年人测量体温

一、情境导入

袁爷爷，81岁，患脑血管病多年，左侧肢体活动不灵，右侧活动尚好，卧床。当日，其觉得周身发冷，医师请照护员为袁爷爷测量体温。袁爷爷躺在床上，肢体左侧靠墙，右侧靠活动区。

二、操作步骤

步骤		为老年人测量体温技能操作流程
步骤1	工作准备	（1）环境准备：清洁、整齐、安全、无异味，关闭门窗，温湿度适宜。根据不同季节调节室温，冬季不低于18℃、夏季不高于30℃，以避免受凉或中暑 （2）照护员准备：着装整齐，工作态度良好。用七步洗手法洗净双手，戴口罩 （3）老年人准备：平卧在床，盖好盖被，支起床档。评估神志清楚，情绪稳定，左侧肢体活动不灵，右侧活动尚好，30min内无进食冷、热饮，无剧烈运动，无洗澡，能配合操作 （4）物品准备：体温计1支（在存放盒内）、体温计消毒盒1个、纱布方1块、毛巾1条、记录单、笔1支，摆放于治疗盘上
步骤2	沟通交流	（1）推治疗车至老年人右侧床旁，置于靠近床尾位置 （2）解释目的，取得配合。态度和蔼，语言亲切。"爷爷好！听说您感觉有些冷，我帮您测量体温好吗？"
步骤3	测量体温	（1）在右侧床旁中间位置站稳，根据老年人感觉，摇高床头，取平卧位。右手打开近侧被头一角，扇形折叠对侧。暴露老年人右侧上肢 （2）解开老年人衣扣，用干毛巾擦干右侧腋下汗液 （3）右手取体温计，将水银柱甩至35℃以下。左手协助老年人打开右侧腋窝，右手将体温计水银端放于腋窝深处紧贴皮肤，双手协助老年人右上肢屈臂过胸夹紧体温计 （4）为老年人盖好盖被，支起床档，看表，记录时间并告知老年人测量时间为5～10min
步骤4	读取体温数值	（1）告知老年人测量时间已到，掀开近侧盖被一角，暴露老年人右上肢，左手协助，右手取出体温计拿好，左手用纱布擦净体温计上的汗渍 （2）右手在水银柱远端，横拿体温计，慢慢转动，眼睛平视水银刻度，读取体温数值 （3）将体温计甩至35℃以下，放入消毒盒 （4）为老年人整理衣服，盖好盖被，支起床档
步骤5	整理记录	（1）整理用物，放回原来位置备用 （2）洗净双手。记录测量体温时间、数值、老年人感受，向医师报告

续表

步骤	为老年人测量体温技能操作流程
注意事项	（1）测量体温时，如果腋下有汗液，需擦干后再测量 （2）若测量时间未到，腋下松开，需重新测量，时间应重新计算 （3）测量体温前应避免喝热饮、剧烈运动、情绪激动及洗澡等影响实际体温的因素 （4）玻璃体温计最高温度值是42℃，保管时温度不可超过42℃，不可将体温计放入热水中清洗，不用于测量水温及其他物体的温度 （5）玻璃体温计易破碎，甩体温计时，注意不要碰触其他物品 （6）测量体温的同时告知老年人，如果发生体温计滑落时，保持原体位并及时通知寻找，避免体温计破碎导致误伤 （7）发现体温计破碎，水银外流，立即采取安全方法收集水银并按医疗垃圾处理，避免水银污染 （8）操作全过程动作轻稳、熟练、准确、快捷、安全，运用人体力学原理实现节力。与老年人的沟通交流贯穿全过程，体现尊重和人文关怀

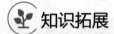 **知识拓展**

体温的正常值与腋温发热分级

1. 体温正常值概念

体温正常值指正常状态下，人体温度的数值，用于检测身体是否存在异常发热。

2. 体温正常值参数

（1）口腔温度　正常范围为 36.3 ~ 37.2℃。

（2）直肠温度　正常范围为 36.5 ~ 37.7℃。

（3）腋窝温度　正常范围为 36.0 ~ 37.0℃。

3. 体温特点

人体体温在 2:00 ~ 6:00 最低，16:00 ~ 20:00 体温最高，温度浮动范围约在 0.5 ~ 1℃。

4. 发热分级

根据腋窝的体温标准，将发热分为四级。

（1）低热　体温在 37.3 ~ 38℃。

（2）中度发热　体温在 38.1 ~ 39℃。

（3）高热　体温在 39.1 ~ 41℃。

（4）超高热　体温超过 41℃。

技能60　为老年人进行湿热敷

一、情境导入

柳爷爷，86岁，有脑血管病、慢性胃炎、慢性腰腿痛等疾病，长期卧床。近日右侧膝关节疼痛加重，口服止痛药后引起上腹不适伴泛酸，为了避免副作用，医师让其停止口服用药，请照护员为柳爷爷进行右侧膝关节湿热敷，以缓解疼痛。柳爷爷躺在床上，肢体左侧靠墙，右侧靠活动区。

二、操作步骤

步骤		为老年人进行湿热敷技能操作流程
步骤1	工作准备	（1）环境准备：清洁、整齐、安全、无异味，关闭门窗，温湿度适宜。根据不同季节调节室温，冬季不低于18℃，夏季不高于30℃，以避免受凉或中暑 （2）照护员准备：着装整齐，工作态度良好。用七步洗手法洗净双手 （3）老年人准备：平卧在床，盖好盖被，支起床档。评估神志清楚，情绪稳定，已协助解决喝水、大小便问题，取平卧位。检查局部皮肤无异常，有湿热敷愿望，可以进行照护 （4）物品准备：凡士林1盒、棉棒1包、水盆1个、暖瓶1把（内装60℃左右热水）、毛巾1条、敷布1块、纱布方1块、橡胶单、浴巾、润肤霜、水温计、大镊子2把，摆放于治疗车上
步骤2	沟通交流	（1）推治疗车至老年人右侧床旁，置于靠近床尾位置 （2）告知目的，取得配合。态度和蔼，语言亲切。"爷爷好！您膝关节疼啊，我马上帮您湿热敷，湿热敷没有副作用，敷后疼痛会减轻的，您放心。"
步骤3	进行湿热敷	（1）在床的右侧中间位置，两腿分开站稳，放下床档，打开盖被，暴露老年人右下肢，卷起右侧裤脚，暴露膝关节，再拉被子盖住右小腿 （2）左手托起老年人右侧腘窝，右手铺橡胶单和浴巾 （3）用棉棒蘸凡士林从膝盖中心向外涂抹，抖开纱布方盖在老年人膝盖上，凡士林涂抹面积大于纱布面积 （4）将暖水瓶热水倒入水盆，温度计插入水盆中间，双眼平视温度计，水温在50～60℃ （5）将敷布在水盆中浸透，双手持大镊子拧干，不滴水为宜 （6）左手放下镊子，右手夹住敷布在左手腕掌侧测试温度在50～60℃，两手配合放于老年人右侧膝关节处。敷布面积要小于纱布。快速折叠干毛巾盖于敷布上面防止散热，毛巾面积大于敷布 （7）询问有无不适。老年人感觉过热时，揭开敷布一角放出热气 （8）每3～5min更换一次敷布。水盆内随时加热水保持水温在50～60℃ （9）更换敷布方法为：左手从近侧掀开毛巾向对侧折叠；右手迅速取出敷布放入热水盆内；左手迅速将毛巾盖于膝盖上，以保温 （10）观察局部皮肤有无烫伤，如有烫伤立即处理 （11）湿敷时间为20～30min
步骤4	整理记录	（1）湿热敷完毕，擦干皮肤，撤去用物，在湿热敷部位涂润肤霜，防止皮肤干燥。放下裤腿，整理床单位，支起床档，安抚老年人休息 （2）清理用物，推治疗车到盥洗室倾倒污水，清洗毛巾与敷布。其他物品放回原来位置备用 （3）洗手，记录湿热敷时间和老年人反应。异常情况及时报告
注意事项		（1）观察局部皮肤无异常方可操作 （2）严格掌握水温在50～60℃，照护过程认真观察老年人反应，避免烫伤 （3）测试水温方法正确，水温计不可碰触水盆边缘和盆地。 （4）瘫痪、糖尿病、肾炎等血液循环障碍或感觉不灵敏的老年人不得使用湿热敷，以免发生意外 （5）操作全过程动作轻稳、熟练、准确、快捷、安全，运用人体力学原理实现节力。与老年人的沟通交流贯穿全过程，体现尊重和人文关怀

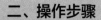 **知识拓展**

如何避免腰腿痛

一、腰腿痛发病率及危害性

腰腿痛是老年人最为常见的症状之一。随着年龄的增长，老年人生理功能下降，内分泌和免疫力老化，运动系统的正常结构发生改变，失去了正常的力学特征，从而导致腰腿痛的发病率升高。据统计，60%以上的老年人有腰腿痛的经历，其中4%～6%病情严重，严重影响老年人的健康和生活质量。

二、避免腰腿痛重在预防

为了避免或延缓老年慢性腰腿痛，应注意防患于未然，尤其在日常生活和工作中，时刻运用人体力学原理。采取正确的姿势，减少骨关节、肌肉、韧带的磨损，对减少损伤，预防腰腿痛有很重要的意义。

1. 生活中预防

正确的姿势都能省时节力，生活中需要注意正确用腰，如搬抬重物时，应先下蹲，尽量利用手臂和腿的力量将重物搬起，以减少腰部用力；在拿取较重的物体时，要先将物体移动靠近身体，将膝关节保持轻度屈曲位，可减轻腰部负荷；向前弯腰取物的动作要严加控制，最好采用屈髋、屈膝、下蹲的方式，以减少对腰椎间盘后方的压力；手提较重物体时，要量力而行，最好两侧平衡，避免单手提物。

2. 工作中预防

工作中要注意劳逸结合，注意站、坐、行和劳动的姿态，尤其要注意摆正脊柱。因为脊柱不正，是造成椎间盘受力不均匀，导致椎间盘突出的隐患根源。正确的姿势应该是"站如松，坐如钟"，并且不宜久坐和久站，弯腰工作时，要注意使用各种工具和屈膝的姿势，以减轻腰部负荷。长期伏案工作时，要注意桌、椅高度或定期改变姿势。可轮流将一只脚踩在前方的小凳子上，使髋关节及膝关节轻度屈曲，并将膝关节高于髋关节水平，使身体稍微前倾，减轻对腰部肌肉的压力。工作之余，适当进行原地活动或腰背部活动，可以解除腰背肌肉疲劳。适当的工间操对预防职业性急、慢性腰腿损伤也有重要作用。

女性穿的高跟鞋会加大骨盆前倾、腹部前凸来保持身体平衡，这种姿势会增加腰部劳损。年轻人肌肉发达可起到一部分代偿保护作用，中年以后肌肉力量下降，会加大腰椎关节的负担而引起腰痛。因此，工作中不必要的场所尽量不穿高跟鞋。

技能61　为老年人用冰袋物理降温

一、情境导入

鄢爷爷，83岁，因脑血管病多年，长期卧床，近日合并肺部感染，已经给予药物治疗。当日其体温39.5℃，医师要求照护员用冰袋为老人进行物理降温。鄢爷爷躺在床上，肢体左边靠墙，右边靠活动区。

二、操作步骤

步骤		为老年人用冰袋物理降温技能操作流程
步骤1	工作准备	（1）环境准备：清洁、整齐、安全、无异味，关闭门窗，温湿度适宜。根据不同季节调节室温，冬季不低于18℃、夏季不高于30℃，以避免受凉或中暑
		（2）照护员准备：着装整齐，工作态度良好。用七步洗手法洗净双手，戴口罩
		（3）老年人准备：平卧在床，盖好盖被，支起床档。评估神志恍惚，呼吸急促，全身皮肤发热、干燥，测体温39.5℃，可进行照护
		（4）物品准备：医用冰袋8个、布套8个、套好袋套的暖水袋1个及体温枪、体温记录单、笔等，所备物品摆放于护理车上
步骤2	沟通交流	（1）推护理车至老年人右侧床旁，置于靠近床尾位置
		（2）解释目的，取得配合。态度和蔼，语言亲切。"爷爷好！发烧了啊，我来帮您降温，降温后您会舒服一些的。"

续表

步骤		为老年人用冰袋物理降温技能操作流程
步骤3	放置冰袋	（1）站在床的右侧中间位置，两脚分开同肩宽，站稳。用布套将冰袋一一包裹，取两个分别放置于头顶和前额
		（2）取两个包裹好的冰袋分别放在颈部的两侧
		（3）放下床档，松开盖被，取两个包裹好的冰袋分别放在两侧腋窝
		（4）取两个包裹好的冰袋分别放在两侧腹股沟
		（5）盖好盖被，支起床档。记录使用冰袋时间
		（6）询问老年人感受，观察冰袋情况及局部皮肤颜色，预防冻伤。发现冰块融化及时更换
步骤4	复测体温	（1）使用30min后，用体温枪测量腕部体温
		（2）体温降至39℃以下取出冰袋，整理衣服、床铺使之平整，盖好盖被，支起床档，检查床档安全
步骤5	整理记录	（1）推护理车到盥洗室，检查冰袋完好，清洗干净，放回冰箱保存备用。若使用一次性化学冰袋，用完后按医疗垃圾处置
		（2）用七步洗手法洗净双手。记录使用冰袋时间及使用前后体温变化和老年人反应
注意事项		（1）冰袋必须在医师指导下使用，照护员禁止自行决定使用
		（2）冰袋使用前应检查无破损，套入袋套内或用毛巾包裹后才能应用，禁止直接接触皮肤。禁用于耳后、心前区、腹部、阴囊及足底部
		（3）使用同时在足心放置热水袋，以减轻脑组织充血，促进散热和舒适
		（4）使用时间为10～30min，每10min观察一次，发现局部皮肤苍白、青紫，或有颤抖、疼痛、麻木感，立即停止使用
		（5）密切观察病情及体温变化，体温降至39℃以下，停止使用，如体温降至36℃及以下，立即报告医师
		（6）腋下使用冰袋后，测量腋温时需50min后才能进行
		（7）需要冷敷的老年人比较虚弱，冰袋温度较低容易产生不适感，可采用亚低温冷敷
		（8）使用期间，为老年人少量多次喝水，避免脱水
		（9）冰袋仅限于外用，袋内物品不可食用，如有误食，立即报告医师处理
		（10）操作全过程动作轻稳、熟练、准确、快捷、安全，运用人体力学原理实现节力。与老年人的沟通交流贯穿全过程，体现尊重和人文关怀

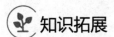 知识拓展

发热及护理基本知识

一、发热的概念

发热又称发烧。人的正常体温高值是37℃，超过37℃，就称为发热。

引起发热的疾病很多，分为感染性和非感染性，以感染性发热多见。感染性发热多由各种急性炎症或慢性炎症引起。非感染性发热多是血液病、变态反应、恶性肿瘤、结缔组织疾病、物理及化学损害、神经系统疾病等原因引起。

感染是老年人发热最常见的原因。尽管人的正常体温高值是37℃，但是，大部分老年人腋下体温在36.3℃以下，当超过36.3℃，伴有发热症状，或精神不振、呼吸和脉搏次数加快等现象时，也要考虑是发热的征象。当体温达到38℃时，则表示病情极为严重。

二、发热的阶段性

1. 体温上升期

此期产热大于散热，体温开始升高，皮肤苍白干燥，伴有冷感或寒战。

2. 高热期

此期产热和散热在较高水平上趋于平衡，体温保持在较高水平上，开始排汗，皮肤显得

潮红。

3. 退热期

此期散热大于产热，因为有效治疗，致病因素缓解，皮肤排汗增多，体温开始下降。

三、发热的机制

发热是恒温动物对致热因素的适应性反应，有生理性防御和抗损伤的作用。发热时，血液中抗体形成增多，肝脏解毒功能增强，消灭病原菌的能力提高，有利于机体与疾病进行斗争，为恢复健康创造条件。所以对低或中度发热，原则上不随便退热。正确的做法是：明确发热原因，对症处理。如果是感染引起的，首先积极进行抗炎治疗。因为随便退热不仅会降低机体防御功能，还会造成热型的混乱，掩盖疾病的真相，影响医师对疾病做出正确的判断和治疗，导致病情加重或病程延长。但是，发热也是一分为二的，体温过高也会引起人体各系统、各器官的损害，对于高热要及时控制，控制的同时要积极进行病因治疗。

四、发热的照护要点

1. 立即报告

发现老年人发热，立即报告医师或护士。

2. 保持口鼻清洁

老年人发热，要特别注意口鼻清洁。清理口鼻分泌物，饭后漱口，取下义齿清洗干净，不仅使口腔清爽，促进食欲，而且还会减少细菌在口腔繁殖的机会，控制感染。发热容易使口鼻处皮肤及黏膜发生干裂或水疱，可以涂红霉素软膏或莫匹罗星软膏缓解干裂和感染。

3. 补充水分

发热老年人所需的水分比平时多，这是因为机体代谢率增高，出汗多，水分消耗大，血液相对浓缩，血流缓慢，心跳无力，因此，要给老年人补充足够的水分。鼓励老年人少量多次喝白开水、糖盐水、绿豆汤、菜汤、果汁及少量蜂蜜兑水等。

4. 补充营养

发热的老年人，一般胃口比较差，饮食应清淡。给老年人提供容易消化且营养丰富的食物，如小米粥、大米粥、豆浆等，并注意少食多餐。同时，要让老年人适当吃一些水果，增加营养素的摄入，以利于早日康复。

5. 保证睡眠

要保证有充足的睡眠，让老年人睡在舒适的床上，穿的衣服要宽松一些。房内空气要新鲜，注意通风换气，不要吸烟，房间要保持安静。

6. 保护皮肤

经常翻身变换体位，预防压疮发生。

7. 防止虚脱

老年人服用退热药后会出汗，不要盖得太厚，以免出汗过多引起虚脱。出汗以后要及时擦干并及时更换内衣，防止着凉。"捂汗可以退烧"的说法是错误的。人体发热通常都是体内发生病变而出现的症状，单靠捂汗而不进行病因治疗只会造成病情加重。老年人发热捂汗，过度保暖，出汗过多会出现脱水，还会加重心脏和呼吸系统负担，甚至引发心脏骤停危及生命。

8. 温水擦浴

若体温高达39℃以上，并且一时难以退热时，可用凉水浸过的毛巾敷在头部并注意勤换。还可用32～34℃的温水擦浴，通过传导和蒸发的物理作用，降低体温。

9. 冰袋降温

若体温高达39.5℃以上，必要时需要冰袋降温。医用冰袋温度倾向于亚低温。需要冷敷

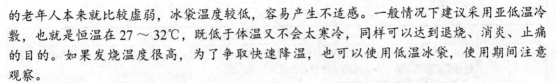

的老年人本来就比较虚弱，冰袋温度较低，容易产生不适感。一般情况下建议采用亚低温冷敷，也就是恒温在 27 ～ 32℃，既低于体温又不会太寒冷，同样可以达到退烧、消炎、止痛的目的。如果发烧温度很高，为了争取快速降温，也可以使用低温冰袋，使用期间注意观察。

10. 发热时饮食照护

民间谚语说："感冒时宜吃，发热时宜饿。"发热的时候，人体所有功能在生理应激反应时被调动起来，可能会错误地把从肠道中吸收来的物质当成变态反应原引起发热。所以在老年人发热时要加强饮食照护。

（1）忌食用过多鸡蛋　鸡蛋含有丰富的营养，但不宜在发热期间多吃，因为鸡蛋内的蛋白质在体内分解后，会产生额外的热量，使机体热量增高，加重发热症状，并延长发热时间，增加老年人的痛苦。

（2）忌食用过多蜂蜜　发热期间应以清热为主，不宜滋补。蜂蜜补中益气，如果过多服用蜂蜜，不但会使老年人体内的热得不到很好的缓解，还容易并发其他疾病。

（3）忌饮用过多冷饮　发热时食用冷饮后老年人的胃会急速收缩，容易使老年人食欲不振，消化不良，所以发热时忌多喝冷饮。如果是因为不洁食物引起的细菌性痢疾而导致的发热，多喝冷饮会使胃肠道功能下降，加重病情，甚至使病情恶化而危及生命。

（4）忌饮用过多茶水　喝茶会使大脑保持兴奋状态，使脉搏加快，血压升高，进而导致老年人体温升高，烦躁不安。同时，茶水会影响药物的分解、吸收，降低药物的疗效。所以发热时忌饮茶水，尤其忌饮浓茶。

（5）忌食用过多辛辣　发热时，由于体温升高，人体新陈代谢旺盛，在这种情况下多吃姜、蒜、辣椒之类的温热辛辣食品，会以热助热，加重病情，不利于退热与早日康复。

（6）忌强迫进食　老年人发热时，家属往往认为发热消耗营养，不吃东西不行，于是，就强迫老年人进食，有的还拼命给老年人吃高营养食品。其实，这种做法适得其反，不仅不能促进食欲，而且还会加重胃肠道负担，影响消化，甚至引起呕吐、腹泻等，使病情加重。

技能62　为老年人温水擦浴物理降温

一、情境导入

鲍爷爷，80 岁，冠心病多年，卧床，近日前列腺肥大伴尿路感染，已进行药物治疗，当日体温 39.2℃，为了减轻高烧对身体的危害，医师要求照护员为老人用温水擦浴进行物理降温。鲍爷爷睡在床上，肢体左边靠墙，右边靠走道。

二、操作步骤

步骤		为老年人温水擦浴物理降温技能操作流程
步骤1	工作准备	（1）环境准备：清洁、整齐、安全，无异味，调节室温至 22 ～ 24℃，关闭门窗，必要时用屏风遮挡 （2）照护员准备：着装整齐，工作态度良好。用七步洗手法洗净双手，戴口罩 （3）老年人准备：平卧在床，盖好盖被，支起床档。评估神志恍惚，呼吸急促，全身皮肤发热干燥，测体温 39.2℃，能配合照 （4）物品准备：32 ～ 34℃温水1盆、内浸纱布或小毛巾2块、浴巾1条、医用冰袋1个、热水袋1个、袋套2个、干净衣裤1套、体温计、体温记录单、笔等，所备物品置于护理车上
步骤2	沟通交流	（1）推护理车至老年人右侧床旁，置于靠近床尾位置 （2）解释目的，取得配合。态度和蔼，语言亲切。如："爷爷好！我知道您不舒服，我来帮您用温水擦浴好吗？擦浴后您一定会好转的。"

续表

步骤		为老年人温水擦浴物理降温技能操作流程
步骤3	实施擦浴	（1）在床的右侧中间位置，两脚分开同肩宽，在床边站稳。放下床档，松开盖被，将准备好的冰袋、热水袋用袋套包裹，在头顶部放冰袋，在双足下放热水袋 （2）在被子内为老年人脱掉衣服，用浴巾半铺半盖住要擦拭的肢体，其余身体部分盖好盖被 （3）打开浴巾露出擦拭部位。拧干水盆中浸湿的小毛巾，手套样包裹在手上，在需要擦拭的肢体上以离心方向边擦边按摩。擦完后用浴巾擦干然后撤下浴巾，再半铺半盖住另一侧要擦拭的肢体 （4）擦浴顺序 ①露出左上肢，自颈部沿上臂外侧螺旋式擦至手背，自左侧胸部经腋窝内侧螺旋式擦至手心。用同样方法擦拭右上肢 ②使老年人右侧卧，露出背部，自颈部向下，分别螺旋式擦拭两侧背部，浴巾擦干后穿好清洁上衣，恢复平卧位 ③露出左下肢，自髋部沿腿的外侧螺旋式擦至足背，再自腹股沟内侧螺旋式擦至踝部，自股下经腘窝螺旋式擦至足跟。用同样方法擦拭右下肢。浴巾擦干后穿好清洁裤子 ④移去热水袋，盖好盖被，支起床档。询问老年人感觉，安抚休息
步骤4	复测体温	（1）擦浴30min后，按照腋温测量法测量体温 （2）测量体温降至38.5℃时，取下头顶部冰袋
步骤5	整理记录	（1）推护理车到盥洗室，倾倒水盆内污水，倒掉热水袋内的水、晾干，检查医用冰袋完好，将其清洗干净后放回冰箱保存，清洗毛巾、袋套、晾干备用。若使用一次性化学冰袋，用毕按医疗垃圾处置 （2）照护员洗手。记录温水擦浴时间及擦浴前后老年人体温变化
注意事项		（1）擦浴过程中避免过多暴露老年人身体，注意保暖，保护隐私 （2）擦浴水温在32～34℃，注意保持清洁与水温恒定 （3）擦拭腋窝、肘窝、腹股沟、腘窝等部位时稍加用力，并延长擦拭按摩时间，以促进局部散热 （4）擦浴时间不宜过长，一般全过程不超过20min，让老年人少量多次喝水，避免脱水 （5）密切观察老年人反应，若有寒战、面色苍白、脉搏和呼吸异常时，立即停止并报告医师 （6）操作全过程动作轻稳、熟练、准确、快捷、安全，运用人体力学原理实现节力。与老年人的沟通交流贯穿全过程，体现尊重和人文关怀

🌱 知识拓展

温水擦浴时放置冰袋和热水袋的目的

在为老年人进行温水擦浴时，首先要分别为老年人在头部和脚下放置冰袋和热水袋。将冰袋放置于头部，可以帮助降温，并可防止擦浴时全身表皮血管收缩，引起头部充血，导致老年人出现头痛等症状。将热水袋放置足底，可以使老年人感觉温暖和舒适，并能促进足底血管扩张，有利于散热。

项目七　感染防控照护

技能63　为老年人居室进行紫外线消毒

一、情境导入

史爷爷，82岁，长期卧床，不能自理，近日慢性支气管炎急性发作，咳嗽加重，吐痰增多。医师已给予药物治疗，为保证居室卫生，要求照护员对居室进行紫外线消毒。史爷爷住在双人间，躺在床上，肢体左侧靠墙，右侧靠活动区。对床张爷爷也卧床，但是能坐轮椅活动。

二、操作步骤

步骤		为老年人居室进行紫外线消毒技能操作流程
步骤1	工作准备	（1）环境准备：清洁、整齐、安全，停止清扫，调整室温20～40℃，相对湿度40%～60% （2）照护员准备：着装整齐，工作态度良好。用七步洗手法洗净双手，戴口罩，戴手套 （3）老年人准备：平卧在床，盖好盖被，支起床档。评估神志清楚，情绪稳定，同意进行紫外线消毒。协助喝水、大小便等。协助对床张爷爷坐入轮椅，到活动室看电视 （4）物品准备 ① 物品：大单1条、头部用支架1个、厚布1块、眼罩1副（老年人用）、眼镜1副（照护员用）、紫外线车1辆、接线板1个、笔1支、记录本1个等 ② 检查：紫外线车完好。查看记录，灯管使用时间在1000h内，照射强度在正常范围 ③ 将房间内水杯、餐盒盖好盖子 ④ 测试房间温湿度：温度为26℃，相对湿度为50%
步骤2	沟通交流	（1）推治疗车至老年人右侧床旁，置于靠近床尾位置 （2）"爷爷！为了您的健康，我帮您用紫外线消毒房间好吗？"告知目的，态度和蔼，语言亲切 （3）与家属沟通，交代注意事项，取得配合
步骤3	保护照护	（1）为老年人戴上眼罩 （2）在盖被上覆盖大单，将老年人身体完全盖住 （3）在老年人头部安支架，支架外覆盖厚布，完全遮挡面部
步骤4	进行消毒	（1）推紫外线车到房间，打开保护门铁扣，轻轻支起灯管距离老年人床边、地面2m处，远离头部 （2）连接电源，调节定时器，照射时间为37min（照射时间30min，加上紫外线灯逐渐发出稳定紫外线的7min，合计计时37min） （3）关闭窗户，拉上窗帘 （4）戴眼镜，打开紫外线车电源开关，关闭日光灯。立即退出房间，关上房门 （5）定时巡视，观察紫外线灯与老年人情况是否正常
步骤5	整理记录	（1）照射时间结束，紫外线灯光自动熄灭 （2）开门进入，关闭紫外线车开关，打开日光灯 （3）断开电源，拉开窗帘，打开窗户，开窗通风30min （4）撤去老年人头部的厚布、支架以及眼罩和身上的大单 （5）查看老年人无异常，恢复舒适体位，腹部盖好夏被，整理床单位使之平整，支起床档 （6）将紫外线车移走，归回原处，用清洁棉布蘸95%乙醇擦拭干净，轻轻放回保护盒，关好门扣 （7）洗手。在紫外线登记本上登记消毒日期、本次照射时间、累计照射时间并签全名
注意事项		（1）紫外线灯使用前，应观察紫外线照射时间及累计照射时间，检测紫外线照射强度，检查擦拭情况及每次操作记录，如果使用时间超过1000h时，需更换新的灯管 （2）紫外线灯照射距离不超过2m，15m² 房间需要30W紫外线灯管 （3）紫外线消毒，适宜温度20～40℃，适宜湿度40%～60%。超过规定温湿度要适当延长照射时间 （4）消毒时做好老年人皮肤和眼睛的保护工作，并做好自身防护工作，如戴好口罩、眼罩及手套 （5）紫外线灯需要逐渐发出稳定紫外线，消毒计时应从灯亮5～7min开始，所以照射时间应为消毒时间加5～7min （6）消毒过程，因特殊情况终止消毒，再次打开时需重新计时。再次开启时，需要间隔3～4min （7）消毒过程中注意巡视，发现老年人出现恶心、呕吐、心悸、气促、面色苍白、抽搐等症状时，及时停止并报告医护人员 （8）发现老年人躁动不安，暂停消毒。必须消毒时要与家属沟通，进行适当安全约束或专人看护 （9）操作完毕，必须进行使用时间登记，并用无水酒精棉球擦去灯管上的灰尘和污垢，以保证消毒效果 （10）消毒完毕开窗通风时，要注意室内保暖，避免老年人受凉 （11）操作全过程动作轻稳、熟练、准确、快捷、安全，运用人体力学原理实现节力。与老年人的沟通交流贯穿全过程，体现尊重和人文关怀

紫外灯的消毒作用和效果监测

一、紫外灯的消毒作用

紫外线能破坏细菌的 DNA 和 RNA 结构，起到杀灭病菌，抑制病菌滋生的作用。紫外消毒灯的主要功能之一，是用于室内灭菌消毒，对于采光和通风不好的居室，经常使用紫外灯杀菌，还能起到杀灭螨虫，预防螨虫感染的作用。

二、紫外灯消毒效果监测

紫外灯使用寿命为 1000h，随着使用时间延长，强度逐渐减弱，所以对紫外灯应进行日常监测和紫外线照射强度监测。

1. 日常监测

每日记录照射时间及累计照射时间，累计照射时间达到 1000h，需更换新的灯管。

2. 照射强度监测

可用试纸卡法进行检测。测定时，打开紫外灯管 5min，待紫外线稳定后，将指示卡置于距离紫外灯管下方垂直 1m 的中央处，将试纸卡有图案一面朝向灯管，照射 1min，图案中的紫外线光敏纸色块由乳白色变成不同程度的淡紫色，将其与标准色块相比，即可测得紫外灯辐照强度值是否达到使用要求。指示卡上左右两个标准色块，表示在规定测试条件下灯管的不同辐照强度值，一个为 $70\mu W/cm^2$，一个为 $90\mu W/cm^2$。若测试的 30W 新紫外灯管辐射强度值 $\geqslant 90\mu W/cm^2$ 为合格。使用中的旧紫外线灯管，辐射强度值 $\geqslant 0\mu W/cm^2$，为合格。当旧紫外线灯的辐照强度值 $< 70\mu W/cm^2$ 时，应更换成新灯管方能使用。

三、注意事项

紫外线可以杀菌，但是对人的眼睛和皮肤有刺激作用，直接照射 30s 就可引起眼炎或皮炎，照射过程中产生的臭氧对人体也不利，故紫外线灯不可作为照明设备使用，并且在使用中要注意保护眼睛和皮肤。

技能64　配制消毒液对老年人居室消毒

一、情境导入

唐奶奶，77 岁，卧床，住在单人间。最近呼吸道感染，治疗后好转，为了给老年人创造一个清洁的环境，避免再次感染，医师请照护员配制浓度为 0.05% 的含氯消毒液，对老年人居室和常用物品进行消毒。

二、操作步骤

步骤		配制消毒液对老年人居室消毒技能操作流程
步骤1	工作准备	（1）环境准备：清洁、整齐、安全，停止清扫，关闭门窗，温湿度适宜。根据不同季节调节室温，冬季不低于18℃，夏季不高于30℃，相对湿度在40% ～ 60% （2）照护员准备：着装整齐，工作态度良好。用七步洗手法洗净双手，戴口罩，戴橡胶手套 （3）老年人准备：平卧在床，盖好盖被，支起床档。评估神志清楚，情绪稳定，协助喝水、大小便，能配合消毒照护 （4）物品准备：护理车1台、500mg/片 "84" 药片5片、搅拌棒1根、清洁水桶1个（内盛装5000mL自来水）、长柄水勺1把、清洁水盆2个、沥水筐1个、拖把桶1个、抹布数块、拖把1个、免洗洗手液1瓶、橡胶手套1副等

续表

步骤		配制消毒液对老年人居室消毒技能操作流程
步骤2	沟通交流	（1）推护理车携带物品至老年人右侧床旁，置于靠近床尾位置 （2）"奶奶好！为了您的健康，我帮您用消毒液消毒房间好吗？""我先给您戴上口罩再消毒好吗？"帮助老年人戴口罩，告知目的，取得理解与配合。态度和蔼，语言亲切
步骤3	操作实施	（1）浸泡餐具 ①将5片药片放入装有5000mL自来水的水桶内，用搅拌棒搅拌均匀为0.05%的含氯消毒液 ②将水杯、餐具放入沥水筐；将沥水筐放入水盆；用长柄水勺从水桶内向水盆内倒入配好的消毒液，浸泡30min （2）擦拭家具 ①用长柄水勺向另一个水盆倒入消毒液，将抹布在水盆内浸湿、绞干，分别擦拭窗台、桌面、柜面、床头、床尾、房门及卫生间把手 ②再次将抹布放入水盆清洗、绞干，放在护理车上 （3）消毒地面 ①将水桶内消毒液倒入拖把桶内，将拖把在拖把桶内浸湿、绞干 ②用消毒拖把从居室内侧向居室外侧拖地，直到门口。妥善放置拖把，开窗通风30min （4）清洗餐具 浸泡物品30min后，将沥水筐从消毒液水盆中取出，将水杯、餐具在沥水筐内用清水刷洗干净，放回原处备用 （5）整理用物 ①将2个水盆内用过的消毒液倒入拖把桶，将拖把桶放入护理车下层，2个水盆放在拖把桶上 ②其他所用物品也分别摆放于护理车上。脱手套放在护理车上备用 （6）安抚老人休息 ①用免洗洗手液洗净双手，帮助老年人摘下口罩按医疗垃圾处理，安抚休息。"奶奶，您的房间已经消毒好了，您好好休息，我去整理物品，有什么需要随时呼叫我。" ②观察房间干净整齐，推护理车离开居室
步骤4	整理记录	（1）戴橡胶手套，将水盆、拖把桶内消毒液倾倒于下水道，清洗干净放回原处备用。所产生垃圾按分类处理 （2）将抹布清洗干净放回原处晾干备用 （3）脱橡胶手套放回原处备用。护理员洗手，摘下的口罩按医疗垃圾处理 （4）记录消毒时间、消毒液浓度、消毒物品及老年人反应
注意事项		（1）严格按照浓度要求配制消毒液，避免浓度过高刺激呼吸道及眼结膜，消毒前要妥善安置、保护好老年人 （2）为保证消毒效果，消毒液要现用现配，并盖好桶盖保存 （3）消毒液有刺激和腐蚀性，配制时要戴好口罩和橡胶手套 （4）消毒液对金属有腐蚀作用，不宜用于金属制品和纺织品的消毒 （5）用消毒液进行房间消毒前要关闭门窗，消毒后及时开窗通风 （6）操作全过程动作轻稳、熟练、准确、快捷、安全，运用人体力学原理实现节力。与老年人的沟通交流贯穿全过程，体现尊重和人文关怀

知识拓展

养老机构常用消毒液的配制和使用

一、含氯消毒液配制方法

（1）工作人员戴口罩、手套。

（2）准备含氯消毒片1瓶、水桶1个、量杯1个、搅拌棒1根，摆放于水龙头边的桌

（3）用量杯接取清水1000mL倒入水桶，放入每片含500mg氯的消毒片1片，搅拌均匀，为0.05%含氯消毒液。

（4）用量杯接取清水1000mL倒入水桶，放入每片含500mg氯的消毒片2片，搅拌均匀，为0.1%含氯消毒液。

（5）0.05%含氯消毒液常用于家具表面擦拭，餐具、服药盒、鼻饲推注器等用物浸泡及地面消毒等。

（6）0.1%含氯消毒液常用于排泄物消毒、污染地面喷洒消毒等。

（7）84液消毒液配制方法：一般物体表面用原液按照1∶29的比例兑水，进行浸泡20min或擦拭、喷洒消毒。

二、含氯消毒液使用方法及注意事项

1. 使用方法

（1）用0.05%含氯消毒液拖地一次。

（2）污染地面随时用0.1%含氯消毒液拖地消毒。

（3）对电器进行擦拭消毒，避免喷洒，以防电器短路引起火灾。

2. 注意事项如下：

（1）注意浓度　严格按照配比浓度使用，并非浓度越大效果越好。

（2）避免腐蚀　含氯消毒液具有腐蚀性，毛、麻、尼龙、皮革、丝织、有色衣服等物品禁忌使用。

（3）避免挥发　氯是挥发性气体，要加盖使用，以免影响消毒效果。

（4）避免混合使用　不要把含氯消毒液与其他洗涤剂或消毒液混合使用，避免引起氯气中毒。

（5）避免刺激　"84"使用时应戴口罩和手套，避免刺激眼睛、呼吸道黏膜或皮肤。

（6）避免食品消毒　蔬菜、水果等食品不能用含氯消毒液进行消毒。餐具等物品浸泡消毒后用清水冲洗后方可应用。

（7）避免误服　消毒片和配制好的消毒液，要放在老年人接触不到的地方，避免误服。

三、用75%医用乙醇消毒方法及注意事项

（1）医用乙醇小瓶分装要有醒目标记，不能大量囤积。

（2）医用乙醇用于擦拭物体表面消毒，不得喷洒于身体或空气中，避免遇到静电和明火引起燃烧。

（3）医用乙醇和84消毒液禁止混合放在同一容器或同一密闭空间，避免储存不当导致火灾。

技能65　对老年人进行疫情预防入院排查

一、情境导入

费奶奶，80岁，2020年12月2日，9:00，费奶奶在女儿陪伴下，坐轮椅来养老院申请入住，预约房间号为202号，床号为2床。照护员对其入院进行排查，排查结果体温正常，即办理入住手续。

二、操作步骤

步骤		对老年人进行疫情预防入院排查技能操作流程
步骤1	工作准备	（1）环境准备：安全，温湿度适宜 （2）照护员准备：戴帽子、口罩、手套，穿戴一次性医用防护服，熟练掌握疫情防控入院排查知识和技能 （3）物品准备：预诊分诊台，台前地面设警戒线，台上摆放弯盘3个（一弯盘中放消毒水银体温计、一弯盘放酒精或含氯消毒液、一弯盘内放体温枪1把）、酒精湿巾1包、免洗手消毒液2瓶、记录本1个、笔1支、一次性医用口罩 （4）老年人准备：老年人戴口罩坐在轮椅上，膝部盖小毛毯。老年人女儿戴口罩，推轮椅在机构预诊分诊台前警戒线外刹车等待入院排查
步骤2	沟通交流	（1）照护员从预诊分诊台内站立，走出，在警戒线内站稳 （2）告知目的，取得配合，态度和蔼，语言亲切，"奶奶好！阿姨好！欢迎来住院，现在是疫情期间，需要做入院排查，现在轮椅不能逾越警戒线，谢谢您对我工作的支持。"
步骤3	实施操作	（1）询问最近情况 ①询问最近家中是否来过体温异常的亲戚朋友。"阿姨好！最近一段时间，家里来的客人有发烧的吗？""没有。" ②询问最近是否有外出聚会、聚餐等。"阿姨好！最近去过外地吗？""最近参加过聚餐吗？""没有。" ③询问是否有腹泻，是否到医疗机构看病或取药等。"阿姨好！奶奶最近有过腹泻吗？""最近到医院看病了吗？取药了吗？""没有。" （2）测体温 ①"阿姨，请您帮奶奶将袖口向上拉一下，谢谢。"用体温枪对准老年人腕部皮肤，测量体温，测试方法正确，同时为家属测量体温 ②测试完毕，将体温枪放回弯盘内 （3）告知老年人及其家属体温在正常范围，通知可以办理入院手续。"奶奶，您的体温是36.2℃，阿姨的体温是36.6℃，都在正常范围内，您可以办理入住手续了。" （4）取一瓶免洗手消毒液请老年人和家属洗手
步骤4	整理记录	（1）通知照护员推轮椅进入老年人预定房间 （2）用酒精湿巾擦拭预诊分诊台，将台上物品摆放整齐 （3）照护员使用另一瓶免洗手消毒液洗手 （4）记录老年人排查结果，如2020年12月2日上午9点，徐奶奶，80岁，在女儿陪伴下坐轮椅来本院申请入住，预约房间号为202号，床号为2床，入院排查测量体温36.2℃，可办理入住手续 （5）记录家属姓名、测量体温时间和结果、联系方式等
注意事项		（1）新冠疫情期间，老年人入住养老机构必须进行入院排查 （2）预诊分诊台前要设警戒线，入院排查时，老年人及其家属要在警戒线外，照护员要站在警戒线内进行，双方都不得逾越 （3）为了让老年人和家属理解入院排查工作，可张贴体温测量温馨提示语对老年人和家属提前告知，如"预防新冠，请测体温，谢谢配合"等 （4）对体温枪测试体温结果有疑问时，要用水银体温计复测腋温，取得正确体温结果 （5）发现老年人体温增高，暂时不得收住入院，要严格按照疫情防控规定办理 （6）操作全过程动作轻稳、熟练、准确、快捷、安全。与老年人的沟通交流贯穿全过程，体现尊重和人文关怀

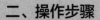 知识拓展

养老机构疫情期间封闭式管理及老年人就医指南

中新社北京2020年2月17日电　中国国家卫生健康委员会17日发文指出，养老机构在疫情防控期间实行封闭式管理。针对入住老年人高龄、体弱、多病共存、多重用药且正值

冬春季呼吸道感染疾病高发的实际，研究制定了养老机构老年人就医指南。

据介绍，老年人面对疫情容易产生焦虑、对自身健康和看病就医的担心，新发布的《新型冠状病毒肺炎疫情防控期间养老机构老年人就医指南》明确了五方面要求。

一是密切关注老年人健康状况。包括每天测量体温，随时询问观察老年人身体状况，提醒慢性疾病老年人规律服药，不擅自预防性服药。

二是妥善处置老年人生病情况。对患常见慢性基础疾病、一般性疾病、有感冒症状但没有流行病学史的老年人，应在机构内治疗而不建议外出就医；老年人出现慢性病急性加重或突发急病，应立即拨打120急救电话送医。

三是对老年人出现新冠肺炎可疑症状，且不排除有流行病学史的，应立即执行隔离观察并及时送医排查。

四是对被确诊为疑似病例或确诊病例的老年人，应立即送定点医疗机构就诊，同时向相关部门报告，按规定对密切接触者和环境采取相应措施。

五是对去医疗机构就诊（治愈）后返回养老机构的老年人，需经隔离观察无异常后方可入住。

技能66　对老年人居室进行终末消毒

一、情境导入

廉奶奶，80岁，卧床，住在北边单人间，最近感觉有些冷，身体不太舒服，测试体温在正常范围，无咳嗽、呕吐等症状，老年人提出转入朝南房间。目前正是新冠疫情期间，为了满足老年人要求，也为了疫情防控，现在，将廉奶奶暂时转到南向的一间隔离室进行观察。请照护员对老年人居室进行终末消毒。

二、操作步骤

步骤		对老年人居室进行终末消毒技能操作流程
步骤1	工作准备	（1）环境准备：安全，温湿度适宜 （2）照护员准备：着装整齐，熟练掌握床单位终末消毒知识和技能 （3）物品准备 ①302房间内：护理床1张、桌椅1套、床上用品一套（被子、褥子、枕头、床单、被罩、枕套等） ②治疗车1辆：摆放一次性口罩、帽子，一次性医用防护服1件，护目镜或面屏1副，一次性乳胶手套2副，肥皂1块，毛巾1条，白色塑料袋1个，黄色垃圾袋1个，马克笔1支，0.1%的含氯消毒液喷壶1个，75%乙醇1瓶，纱布适量，治疗盘1个，消毒桶1个（内装0.1%含氯消毒液），免洗手消毒液1瓶，笔、记录本等
步骤2	实施操作	（1）洗手：照护员在盥洗室用七步洗手法洗净双手 （2）到治疗车前戴帽子、口罩、手套 （3）将白色和黄色塑料袋分别挂在治疗车两端并打结固定 （4）穿一次性医用防护服 ①将工作服袖口卷到肘关节以上，取一次性医用防护服，将前拉链拉至便于穿戴的腰部以下位置 ②将左右手穿入左右袖口的同时，抓住防护服前拉链的开口处，分别穿入左右下肢后再穿好上肢 ③将拉链拉至胸部，戴上连体帽，再将拉链拉至顶端颌下位置，粘好领口粘贴 ④戴护目镜或面屏，戴外层乳胶手套，手套腕口套在防护服袖口外 （5）空气、地面消毒 ①关闭门窗 ②取0.1%的含氯消毒液喷壶，均匀喷洒房间内空间和地面

步骤		对老年人居室进行终末消毒技能操作流程
步骤2	实施操作	（6）撤被罩 ① 打开房门，开窗通风，保持室内空气清新 ② 照护员站在一侧床边，将床边椅摆放于床尾，平铺被子，解开被罩开口端系带，将被罩上层从床尾向床头方向卷起 ③ 一手按住拉开的上层被罩，另一手在被罩内将被胎两侧向中间折叠 ④ 一手按住被罩被头部分，S形拉出被胎，折叠，放于床尾床边椅子上，摆放整齐 ⑤ 将被罩卷翻转，使被罩内面向外，将两侧对折，放于床单上，禁止放在地面 （7）撤床单 ① 照护员站到床头把床头的床单从床垫下撤出，反折于床面 ② 再到床尾把床尾的床单从床垫下撤出，反折于床面 ③ 再依次将四周的床单全部从床垫下撤出，反折于床面 ④ 将枕头摆放于床单中间 ⑤ 分别将床单从床头和床尾向中间卷起 （8）撤枕套 ① 把枕套从开口处由内向外面翻卷，取下枕芯摆放于床尾椅子被胎上 ② 一手握住枕套开口的一面，一手卷好对折的床单，放进内面向外的枕套中，将枕套放在床面上 （9）放入白色垃圾袋 ① 将白色垃圾袋从袋口由内向外翻卷，避免污染白色垃圾袋外面 ② 一手取装有被罩、床单的枕套，一手拉开白色塑料袋，将枕套放入白色塑料袋内 ③ 洗手：用手背按压免洗手消毒液顶端，取适量消毒液进行六步洗手 ④ 打结白色塑料袋，取马克笔在显著位置标上"感染"明显标签，放在治疗车下层 （10）脱一次性医用防护服 ① 摘防护眼镜：捏住防护眼镜一侧外边缘，轻轻摘下，放入消毒桶。 ② 洗手：用手背按压免洗手消毒液顶端，取适量消毒液进行六步洗手 ③ 脱防护服及外层乳胶手套：揭开密封胶条，将防护服拉链拉到底，双手向上提拉连体帽，使帽子脱离头部，双手抓住防护服两侧肩部，将防护服褪至肩部以下 ④ 先用左手捏住右手手套污染面（外面）的边缘，将手套脱下（里面朝外握在手中），然后右手指捏住左手手套内面，将手套脱下（里面朝外握在手中），将两手从袖子中脱出 ⑤ 双手抓住防护服的内面，由里向外、从上到下边脱边卷，直至全部脱下，将防护服及包裹在其中的外层手套卷好，放入黄色垃圾袋中 （11）摘口罩 ① 洗手：用手背按压免洗手消毒液顶端，取适量消毒液进行六步洗手 ② 摘口罩：先摘下一耳的一侧，再摘另一侧用手指捏住，将口罩放在黄色垃圾袋内 （12）摘帽子 ① 洗手：用手背按压免洗手消毒液顶端，取适量消毒液进行六步洗手 ② 摘一次性帽子，将帽子内面向外，放在黄色垃圾袋内
步骤3	整理记录	（1）整理工作服 ① 洗手：用手背按压免洗手消毒液顶端，取适量消毒液进行六步洗手 ② 拉下衣袖，系好袖口扣子，整理整齐工作服 （2）整理房间及物品 ① 取0.1%的含氯消毒液喷壶，喷洒床体及其周围地面 ② 将纱布放入治疗盘，取75%乙醇倒入适量，用酒精纱布擦拭治疗车，用过的纱布放入黄色垃圾袋 ③ 洗手：用手背按压免洗手消毒液顶端，取适量消毒液进行六步洗手 ④ 处理白色垃圾袋：将白色垃圾袋送到洗衣房，按照感染洗涤方法进行处理 ⑤ 处理黄色垃圾袋：脱手套放入黄色垃圾袋，将翻卷的袋口翻出打结，放到医疗垃圾周转桶内 ⑥ 治疗车及其他物品归位备用。保持房间环境整洁 （3）洗手记录 ① 照护员到盥洗间，在流水下用香皂进行七步洗手法洗手 ② 记录床单位终末消毒时间、撤下床上用品送洗时间

续表

步骤	对老年人居室进行终末消毒技能操作流程
注意事项	（1）照护员应熟练掌握床单位终末消毒理论知识和操作技能 （2）对房间进行消毒液喷洒前要关闭门窗，喷洒后打开门窗通风，保持空气清新。 （3）含氯消毒液对金属有腐蚀作用，对不锈钢治疗车进行消毒时要用75%乙醇 （4）撤掉污染床上用品时，污染面不能接触被胎、枕芯、褥子等，操作动作要轻柔，避免灰尘飞扬，所产生的垃圾要按分类处理 （5）污染的床上用品应放入白色垃圾袋内，再送到洗衣房，按照感染洗涤方法进行处理；医疗垃圾应放入黄色垃圾袋内，再放入医疗垃圾周转桶内，由专门部门处理 （6）需要掌握的相关防护知识 ①煮沸消毒法适用范围是餐（饮）具、服装、被单等耐湿、耐热物品的消毒 ②含氯消毒剂适用于餐（饮）具、环境、水、疫源地等消毒 ③医用口罩的分类包括医用防护口罩（N95）、医用外科口罩、普通医用口罩 ④手卫生包含洗手、卫生手消毒、外科手消毒 ⑤紫外线消毒灯每周用95%的乙醇棉球擦拭一次并做好记录，以保持清洁无灰尘。不能用清水擦拭

🌱 知识拓展

垃圾分类

一、垃圾分类的意义

垃圾分类，指按一定规定或标准将垃圾分类储存、分类投放和分类搬运，从而转变成公共资源的一系列活动的总称。分类的目的是提高垃圾的资源价值和经济价值，力争物尽其用。养老机构是垃圾产生较多的地方，照护员应加强垃圾分类意识，做好垃圾分类工作。

二、日常垃圾种类

1. 可回收垃圾

（1）废纸　主要包括报纸、期刊、图书、各种包装纸等。但是，要注意纸巾和厕所纸由于水溶性太强不可回收。

（2）塑料　各种塑料袋、塑料泡沫、塑料包装（快递包装纸是其他垃圾/干垃圾）、一次性塑料餐盒餐具、硬塑料、塑料牙刷、塑料杯子、矿泉水瓶等。

（3）玻璃　主要包括各种玻璃瓶、碎玻璃片、暖瓶等。镜子是其他垃圾/干垃圾。

（4）金属物　主要包括易拉罐、罐头盒等。

（5）布料　主要包括废弃衣服、桌布、洗脸巾、书包、鞋等。

这些垃圾通过综合处理回收利用，可以减少污染，节省资源。

2. 厨余垃圾

厨余垃圾包括剩菜剩饭、骨头、菜根菜叶、果皮等食品类废物。经生物技术就地处理堆肥，每吨可生产 0.6 ～ 0.7t 有机肥料。

3. 有害垃圾

有害垃圾是含有对人体健康有害的重金属、有毒的物质或者对环境造成现实危害或者潜在危害的废弃物。包括电池、荧光灯管、灯泡、水银温度计、油漆桶、部分家电、过期药品及其容器、过期化妆品等。这些垃圾一般使用单独回收或填埋处理。

4. 其他垃圾

其他垃圾指危害比较小，没有再次利用价值的垃圾，是可回收物、厨余垃圾、有害垃圾剩余下来的一种垃圾种类。包括砖瓦陶瓷、渣土、卫生间废纸、瓷器碎片、动物排泄物、一次性用品等难以回收的废弃物。一般采取填埋、焚烧、卫生分解等方法处理，部分还可以使用生物分解的方法解决，如放蚯蚓等，以有效减少对地下水、地表水、土壤及空气的污染。到目前为止，人类暂时还没有有效化解其他垃圾的好方法，所以要尽量少产生。

三、四个不同颜色日常垃圾桶的用处

（1）蓝色　收集可回收利用的垃圾，包括纸类、塑料、玻璃、织物和瓶罐等。

（2）红色　收集有害垃圾，包括电池、灯管和日用化学品等。

（3）绿色　收集厨余垃圾，包括米和面粉类食物残余、蔬菜、动植物油、肉骨等。

（4）灰色　收集其他垃圾。

四、医疗垃圾

1. 医疗垃圾概述

医疗垃圾又称医疗废物，是指接触了患者血液、肉体等由医院生产出的污染性垃圾，如使用过的棉球、纱布、胶布、废水、一次性医疗器具、手术后的废弃品、过期的药品等。医疗垃圾具有空间污染、急性传染和潜伏性污染等特征。与生活垃圾不同，医疗垃圾物含有大量的细菌、病毒及化学药剂，具有极强的传染性、生物毒性和腐蚀性，未经处理或处理不彻底的医疗垃圾任意堆放，极易造成对水体、土壤和空气的污染，对人体产生直接或间接的危害，也可能成为疫病流行的源头。

医疗垃圾是一类特殊危险废物，医疗垃圾处理问题已成为全世界关注的热点，中国在《国家危险废物名录》中将其列为第1位。加强对医疗垃圾规范化的管理和无害化处理，无论是在保护环境还是在疾病预防和控制方面都具有极其重要的意义。

2. 医疗垃圾分类

（1）感染性废物　感染性废物是指携带病原微生物具有引发感染性疾病传播危险的医疗废物，包括被患者血液、体液、排泄物污染的物品，传染病患者产生的垃圾等医疗废物塑料制品。

（2）病理性废物　病理性废物是指在诊疗过程中产生的人体废弃物和医学试验动物尸体，包括手术中产生的废弃人体组织、病理切片后废弃的人体组织、病理蜡块等。

（3）损伤性废物　损伤性废物是指能够刺伤或割伤人体的废弃的医用锐器，包括医用针、解剖刀、手术刀、玻璃试管等。

（4）药物性废物　药物性废物是指过期、淘汰、变质或被污染的废弃药品，包括废弃的一般性药品，废弃的细胞毒性药物和遗传毒性药物等。

（5）化学性废物　化学性废物是指具有毒性、腐蚀性、易燃易爆性的废弃化学物品，如废弃的化学试剂、化学消毒剂、汞血压计、汞温度计等。

3. 医疗垃圾处理

医疗垃圾不得二次处理，应将医疗垃圾直接放入黄色垃圾袋内，再将黄色垃圾袋放到医疗垃圾周转桶内，由专门机构收取、处理。

项目八　急救照护

技能67　为老年人测量血压

一、情境导入

岑爷爷，80岁，患高血压病多年，生活半自理，常规服药，血压稳定在（130～140）/

老年人长期照护实用手册

（80～90）mmHg。当日，其突然感觉头疼，无呕吐，无肢体活动障碍，情绪有些焦虑。报告医师，医师讲马上到达，请照护员先为老年人测量血压。岑爷爷住在双人间，躺在床上，肢体左侧靠墙，右侧靠活动区。

二、操作步骤

步骤		为老年人测量血压技能操作流程
步骤1	工作准备	（1）环境准备：清洁、整齐、安全、无异味，温湿度适宜。根据不同季节调节室温，冬季不低于18℃、夏季不高于30℃，相对湿度50%～60%，以避免受凉或中暑
		（2）照护员准备：着装整齐，工作态度良好。用七步洗手法洗净双手，戴口罩
		（3）老年人准备：平卧在床，盖好盖被，支起床档。评估神志清楚，能交流，情绪焦虑，四肢活动无障碍，轻度头疼，此前无冷、热饮，无剧烈运动、激动、洗澡等，既往（130～140）/（80～90）mmHg之间，同意测血压，已帮助排尿，能配合操作
		（4）物品准备
		①物品：水银柱式血压计1台、听诊器1副、记录单和笔，摆放于治疗盘内
		②检查血压计：将血压计放平；打开盒盖，水银柱直立；右手扶住血压计，左手打开贮汞瓶开关，水银柱0位；左手握住袖带，右手关闭气囊开关并捏气囊，水银柱上升，气囊无漏气；松开气囊开关，排尽袖带内空气，叠好，放回血压计盒内；右手将血压计右倾45°，水银全部流入贮汞瓶，左手关闭贮汞瓶开关；双手放平水银柱与气囊，扣好盒盖
步骤2	沟通交流	（1）携用物到老年人右侧床边，放在床头柜上
		（2）向老年人解释，取得老年人的理解和配合。态度和蔼，言语亲切。"爷爷好！听说您头疼啊，别紧张，我已经报告医师，医师马上就到，现在，我先给您测个血压好吗？"同时安抚同房间老年人情绪，避免惊慌
步骤3	测量血压	（1）到床尾，根据老年人体位感觉，摇高床头，协助半卧位
		（2）到右侧床边站稳，协助向上卷起右侧前臂衣袖，肘部伸直，掌心向上，臂下垫软枕，高度与心脏平齐
		（3）取血压计，平放于右上臂外侧，高度与心脏平齐
		（4）驱尽袖带内空气，缠绕于右上臂中部，袖带下缘距肘窝上2.5cm
		（5）一手扶住血压计，一手打开贮汞瓶开关，观察水银柱0位。使肱动脉、心脏、血压计0点位于同一水平
		（6）照护员坐在床边椅上，眼睛平视血压计
		（7）戴听诊器，左手将听诊器胸件放于肘窝肱动脉搏动明显处，按住
		（8）右手握住气囊，关闭气囊开关，捏气囊，打气至基础血压，再升高20～30mmHg
		（9）松开气囊开关，缓慢放气，使汞柱缓慢下降，速度以每秒2～5mmHg为宜。听到肱动脉第一声搏动，此刻度读数为收缩压
		（10）继续听到搏动声突然变弱或消失，此刻度为舒张压
		（11）重复测量2次，取平均数为该次血压值。当口述血压数值时，应先读收缩压，后读舒张压
		（12）取下听诊器。右手松开气囊开关，左手按压袖带，排尽空气。松开袖带叠好，放回血压计盒内。关闭气囊开关，放回血压计盒内
		（13）一手将血压计右倾45°，使水银流回贮汞瓶，一手关闭贮汞瓶开关。双手合上血压计盒，扣好。
		（14）协助老年人放下衣袖，盖好盖被，放平床头，安抚休息
步骤4	整理记录	（1）将血压计和听诊器摆放于治疗盘，放回存放位置备用
		（2）照护员洗手。记录血压数值，报告医师。记录测量的数值，记录采用分数式，即收缩压／舒张压mmHg

续表

步骤	为老年人测量血压技能操作流程
注意事项	（1）血压测量前，首先检查血压计完好且符合标准 （2）测量血压前1h，避免剧烈运动、进食、喝含咖啡的饮料、吸烟、服用影响血压的药物，放松精神，排空膀胱，至少安静休息5min （3）正常人一般右上臂血压高于左上臂，通常以测右臂血压为准 （4）国内测量血压，要求"三点一线"，即上臂、血压计0点与心脏处在同一水平时测量血压 （5）血压计袖带大小适合，至少覆盖上臂臂围的2/3，缠绕手臂时应平整、无折、松紧度适宜。袖带下缘距肘弯上2.5cm，不得覆盖听诊器胸件 （6）血压计用毕合起时，袖带、气囊要整理平整，避免压断水银柱 （7）操作全过程动作轻稳、熟练、准确、快捷、安全，运用人体力学原理实现节力。与老年人的沟通交流贯穿全过程，体现尊重和人文关怀

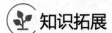 **知识拓展**

测量血压的基本知识

一、高血压的定义

高血压是指以体循环动脉血压（收缩压和／或舒张压）增高为主要特征，可伴有心、脑、肾等器官的功能或器质性损害的临床综合征。在未应用抗高血压药的情况下，非同日三次测量，收缩压高于或等于140mmHg和（或）舒张压高于或等于90mmHg，可诊断为高血压。患者既往有高血压史，目前正在服用抗高血压药，血压虽低于140／90mmHg，也应诊断为高血压。收缩压高于或等于140mmHg和舒张压高于或等于90mmHg的为收缩期和舒张期（双期）高血压；收缩压高于或等于140mmHg而舒张压＜90mmHg为单纯收缩期高血压；收缩压＜140mmHg而舒张压高于或等于90mmHg的为单纯舒张期高血压。正常人血压范围是（90～140）／（60～90）mmHg，脉压差为30～40mmHg。

二、测量血压的方法和注意事项

1. 以右臂血压为准

正常人一般右上肢血压高于左上肢，左右上臂的血压会有5～10mmHg的差异，约有20%的正常人，左右上臂血压差高于10mmHg（称为臂间血压差异），这是血管解剖生理决定的，因为右侧肱动脉来自主动脉弓第一大分支无名动脉。左侧肱动脉来自动脉弓第三大分支左锁骨下动脉。由于能量稍有消耗，故左侧测得压力稍低，为了避免高血压病漏诊，一般临床医师普遍以右臂血压为准。

2. 以血压高侧为准

尽管，一般人右手臂血压数值略高于左边，但也有不少人的左上臂血压更高一些。所以，在第一次测量血压时，需要两侧手臂都测，以观察两侧手臂的差异。人形成左右臂的血压以后，在一段时间内是不会改变的，因此下次测量时，记住以血压高的手臂为准。

3. 注意血管病变

当左右胳膊的血压差异持续高于20mmHg时，可能提示血管病变，要及时建议就诊，请医师进行进一步检查，以明确原因。

4. 测量血压的体位

国内测量血压，要求"三点一线"，即心脏、肱动脉和血压计0点在同一水平。通常认为测量血压时，只要患者测量的上臂放在心脏水平，就可以取坐位、卧位，甚至根据需要取站立位。实践中为了方便，医院大部分采取坐位测量血压。

5.测血压注意事项

在固定条件下测量血压。测量前要求老年人30min内不进行剧烈运动，避免抽烟、喝酒、喝咖啡、喝浓茶等。提前如厕，在安静环境中至少休息5min。每次最好测2次，间隔1～2min，取平均值。如果两次血压相差5mmHg，应再测一次，以3次平均值作为测量结果。发现头痛、呕吐或收缩压高于180mmHg时，要立即报告医护人员。

技能68　为老年人吸氧

一、情境导入

薛爷爷，82岁，患高血压病、冠心病合并心脏衰竭多年，目前大部分时间卧床，协助下能坐立。当日，因为入睡困难，情绪焦虑，突然胸闷、憋气、口唇发绀、不能平卧。报告医师，考虑心脏衰竭加重，讲马上到达，要求照护员先给予吸氧处理。薛爷爷住在双人间，躺在床上，肢体左侧靠墙，右侧靠活动区。

二、操作步骤

步骤		为老年人吸氧技能操作流程
步骤1	工作准备	（1）环境准备：清洁、整齐、安全、无异味，温湿度适宜。根据不同季节调节室温，冬季不低于18℃、夏季不高于30℃，相对湿度50%～60%，以避免受凉或中暑 （2）照护员准备：着装整齐，工作态度良好。用七步洗手法洗净双手，戴口罩 （3）老年人准备：平卧在床，表情痛苦。评估神志清楚，烦躁，呼吸急促，口唇轻度发绀，能交流，四肢能活动。立即安抚情绪，保持镇静，协助取端坐位，双下肢垂于床边下方，呼叫另一位照护员帮助保护老年人，避免坠床，注意保暖。同时安抚同房间老年人情绪，避免恐惧，并取屏风遮挡，避免影响对床老年人休息 （4）物品准备：制氧机1台，检查完好，推至老年人床边右侧，置于靠近床头位置。一次性单侧或双侧吸氧鼻导管，检查在有效期内。消毒棉棒、蒸馏水或冷开水、绷带等摆放于治疗盘。有条件的机构，可用氧气筒或中心供氧设备。将黄色塑料袋套入小垃圾桶内，摆放于治疗车下层
步骤2	沟通交流	（1）端治疗盘或推治疗车进入房间，摆放于适宜使用的位置 （2）向老年人解释目的，取得老年人的理解和配合。态度和蔼，言语亲切。"爷爷好！别紧张啊，医师马上到，我先给您吸氧，吸氧后您就不会憋气了。"
步骤3	实施吸氧	（1）在湿化瓶内装入1/2蒸馏水或冷开水。接通电源 （2）用食指分别轻压老年人双侧鼻孔，观察鼻孔内是否有硬痂。如果有硬痂，先用蒸馏水泡软，协助轻轻取出 （3）取棉签蘸蒸馏水或冷开水伸入一侧鼻孔约2cm，紧贴鼻腔黏膜轻轻旋转，清洁鼻腔，双侧吸氧时用同方法清洁另一侧鼻孔。用过的棉签或棉球放入黄色垃圾袋 （4）取吸氧管与氧气流量表出口连接，打开流量表，按照医师要求，调整流量为6～8L/min （5）用面感法或观察气泡法，检查吸氧管路通畅 （6）将单头或双头鼻塞插入老年人鼻孔，导管绕过老年人双耳至下颌部锁住或用绷带固定于头部一侧 （7）观察老年人表情，待症状缓解，按医师要求停止吸氧或改为持续低流量吸氧 （8）老年人症状缓解，恢复舒适卧位，根据老年人感觉调整床头高度，整理床单位使之舒适平整，支起床档。安抚情绪，缓解焦虑，协助老年人睡眠 （9）吸氧完毕，关闭流量表，取下吸氧管，清洁鼻塞，缠绕成圈放入干净塑料袋内避污保存。打开流量表，放尽余气，关闭流量调节阀。取下并倾倒湿化瓶水分并清洗干净，重新安装好
步骤4	整理记录	（1）将制氧机（或氧气筒）推回存放位置备用 （2）所产生垃圾按垃圾分类处理 （3）照护员洗手。记录吸氧时间，吸氧前、后老年人表现及处理措施等

续表

步骤	为老年人吸氧技能操作流程
注意事项	（1）在医护人员指导下进行吸氧操作 （2）严格遵守操作规程，注意用氧安全。吸氧时，房间内严禁明火 （3）保持吸氧设备清洁、完好，以备随时应用 （4）常用氧气流量分为低流量1～2L/min，中流量2～4L/min，高流量4～6L/min。为老年人吸氧，要严格按照医师要求选择氧流量 （5）吸氧过程中随时观察老年人反应，发现异常立即报告医师 （6）注意长时间吸入高浓度氧气的副作用 ① 氧中毒：一般连续吸纯氧6h后，可出现恶心、烦躁、面色苍白、咳嗽、胸痛等症状；连续吸氧24h后，肺活量可减少；吸纯氧1～4天后可发生进行性呼吸困难 ② 吸收性肺不张：呼吸空气时，肺内含有大量不被血液吸收的氮气，构成肺泡内气体的主要成分。高浓度吸氧时，肺泡中氮气逐渐为氧气所取代，导致动脉血氧分压（PaO_2）升高，肺氧分压（PO_2）增大，肺泡内的气体易被血液吸收而发生肺泡萎缩 （7）操作全过程动作轻稳、熟练、快捷、安全，运用人体力学原理实现节力。与老年人的沟通交流贯穿全过程，体现尊重和人文关怀

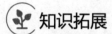

知识拓展

为老年人使用氧气筒吸氧操作流程

老年人吸氧，供氧的方式有多种，可以通过制氧机、氧气筒或中心供氧。随着吸氧治疗的普及，在家庭或养老机构使用制氧机吸氧越来越普遍，很多养老机构也在使用氧气筒吸氧。中心供氧普遍用于医院或个别医养结合养老机构。在此，介绍氧气筒吸氧法操作流程。

一、吸氧的目的

① 缓解心力衰竭、心绞痛、预防心肌梗死的发生等。

② 预防猝死型冠心病。

③ 治疗哮喘、慢性支气管炎、慢性阻塞性肺疾病等。

④ 对糖尿病有辅助治疗效果。

二、吸氧方法

1. 面罩吸氧法

将面罩掩盖患者口鼻吸氧，比鼻塞和鼻导管吸氧法效果好些，但可能造成呼吸性酸中毒。

2. 经口吸氧法

如果患者鼻塞或张口呼吸，可以经口吸氧，即用一个较大的导管放入口腔吸氧。

3. 鼻塞和鼻导管吸氧法

鼻塞法是鼻塞放于一侧鼻前庭内，并与鼻腔紧密接触吸氧。鼻导管法是将一导管插入鼻腔内吸氧。鼻塞和鼻导管吸氧法是较常用的方法。

三、物品准备

氧气筒1个，氧气表1套，氧气湿化瓶1个，水杯1个（内装冷蒸馏水适量），一次性鼻导管1根（要根据老年人具体情况选择吸氧方法及用品，这里以鼻导管为例），治疗碗1个（内盛少量温开水），弯盘1个，纱布1块，棉棒1包，胶布1卷及扳手、记录本、笔等。

四、操作流程

1. 查对评估

查对老年人信息相符，评估有吸氧适应证，并向老年人说明吸氧的目的、方法及配合注意事项等。

2. 安装氧气表

洗手，戴口罩，推氧气筒到床旁，打开总开关，使少量气体从气门流出冲去灰尘，关好总开关。将冷蒸馏水倒于湿化瓶中 1/2～2/3，安装湿化瓶。将氧气表接于氧气筒的气门上，用扳手旋紧，保持氧气表直立。关闭流量表，打开总开关，再开流量表，检查有无漏气。关闭流量表开关待用。

3. 摆体位

根据老年人感觉，协助取舒适体位。检查鼻腔无异常。用棉签蘸温水清洁鼻腔。

4. 给氧

取氧气管与氧气流量表出口连接，打开流量开关，根据医师要求调节氧流量，将鼻导管末端插入盛有温开水的治疗碗内，有气泡逸出，表示氧气管通畅。将鼻导管出气孔置于老年人鼻前庭处，两侧导管置于两耳后，固定于颌下。（鼻塞法是用绷带拴住鼻塞下方，绕过枕后固定于头部一侧。）

5. 整理记录

用氧完毕，取下鼻导管，清洁老年人面部。关闭流量表，关总开关，重开流量表，放出余气，关闭流量表。拆除湿化瓶与导管放入消毒液中浸泡 30min，清水冲洗，晾干备用。记录用氧停止时间和老年人反应。

五、注意事项

① 严格执行操作流程，注意用氧安全，做好防震、防火、防油、防热等四防。

② 氧气筒置放于阴凉处，周围严禁烟火和易燃品。不要在氧气表及螺旋口上涂油，禁用带油的手拧螺旋。

③ 使用氧气或改调氧流量之前，先调节好氧流量，再接上老年人鼻腔。停氧时先取下导管，再关闭氧气开关，以免大量氧气突然冲入呼吸道损伤呼吸道黏膜及肺部组织。

④ 老年人饮水和进食时应暂停给氧。

⑤ 用氧全过程，观察缺氧状况有无改善，氧气装置有无漏气，是否通畅。持续用氧时，每日更换鼻导管，每日更换湿化瓶和蒸馏水一次。

⑥ 氧气筒内氧气不可用尽，当压力表指针降至 5kg/cm^2 时，不可再用，以防止灰尘进入筒内，避免再次充气时引起爆炸。

⑦ 对未用或已用完的氧气筒，挂"满"或"空"的标识，以便于识别或及时调换氧气筒。

⑧ 在多位老年人居住的房间内进行照护操作，要保护其他老年人，避免引起惊慌、恐惧和影响老年人休息。

技能69　为老年人进行快速血糖检测

一、情境导入

雷奶奶，80岁，患糖尿病多年，目前大部分时间卧床，常规口服降糖药治疗，血糖稳定在正常范围。今天巡视，发现雷奶奶精神萎靡，额头微微出汗，脉搏 100 次 /min，立即报告医师，医师讲马上到达，要求照护员先为雷奶奶进行快速血糖检测。雷奶奶住在双人间，躺在床上，肢体左侧靠墙，右侧靠活动区。对床的李奶奶坐在轮椅上休息。

二、操作步骤

步骤		为老年人进行快速血糖检测技能操作流程
步骤1	工作准备	（1）环境准备：清洁、整齐、安全、无异味，停止清扫，温湿度适宜。根据不同季节调节室温，冬季不低于18℃，夏季不高于30℃，湿度50%～60%，以避免受凉或中暑。 （2）照护员准备：着装整齐，工作态度良好。用七步洗手法洗净双手，戴口罩 （3）老年人情况：平卧在床，盖好盖被，支起床档。评估神志清楚，精神萎靡，尚能交流，额头出汗，脉搏98次/min，同意进行测血糖。另一位照护员协助，推轮椅转移李奶奶到活动室看电视，避免李奶奶惊慌 （4）物品准备：治疗车1辆、快速血糖测定仪1台、血糖试纸1盒、消毒棉棒1袋、75%的乙醇1瓶、消毒干棉球1袋、锐器盒1个、干毛巾1条，将黄色塑料袋套入小垃圾桶内，摆放于治疗车下层
步骤2	沟通交流	（1）携物品到老年人右侧床边，放置于床头柜上。取干毛巾为老年人擦去额头上的汗水 （2）向老年人解释目的，取得老年人理解和配合。态度和蔼，言语亲切。"奶奶好！我是您的照护员，您醒醒，不要紧张啊，医师马上就到，我先给您测血糖。""您放心，我会轻轻地，不会让您很疼。"
步骤3	实施操作	（1）用消毒棉签蘸75%乙醇，在老年人右侧中指指尖拟采血点中心，向外扩展1～2cm直径区域，进行局部皮肤消毒，稍等数秒，待皮肤自然干燥方可采血。用过的棉签放入黄色垃圾袋内 （2）从血糖试纸瓶内取出试纸一条，及时盖紧瓶盖 （3）拿住试纸的手柄部位，将血糖试纸插入血糖仪的试纸插口，血糖仪自动开启，核对条码相符 （4）取采血针头，取下针头帽，放在一边 （5）左手捏挤采血手指端，右手将采血针头贴紧手指一侧快速刺入消毒指尖皮肤较薄处，稍微推压手指根部，帮助血液充分溢出。将用过的采血针头套入针头帽，放入锐器盒内 （6）溢出的第一滴血用消毒棉棒擦掉，将用过的棉棒放入黄色垃圾袋 （7）再取血1滴，滴在试纸条测试区的正中，血滴要覆盖测试区全部 （8）取消毒干棉球按压采血点1～2min止血 （9）平放血糖仪，等待表板显示血糖值。读出血糖值数 （10）观察采血点已经止血，将用过的棉球放入黄色垃圾袋内
步骤4	整理记录	（1）测试完毕，抽出试纸，放入黄色垃圾袋。清洁血糖仪，放回存放处备用。所产生的垃圾按分类处理，如黄色垃圾袋内物品及锐器盒内采血针头按医疗垃圾处理 （2）照护员用七步洗手法洗净双手。记录老年人健康问题、测试血糖时间、血糖数值、报告医师时间
注意事项		（1）对糖尿病老年人要加强照护，着重观察进行降糖治疗时的饮食情况，避免因进食过少或未进食而引起低血糖 （2）发现老年人有出汗、颤抖、无力、眩晕、心悸、饥饿感等症状时，立即报告医师，避免意外发生 （3）掌握快速血糖测定仪使用方法，在医师未到达前，进行快速血糖检测，协助医师了解病情 （4）进行快速血糖检测照护时，注意安抚同房间老年人情绪，避免紧张和恐惧 （5）测试结果立即报告医师，及时在医师指导下采取应对措施 （6）测试局部皮肤不宜使用碘伏消毒液，避免干扰血糖测定值 （7）操作全过程动作轻稳、熟练、准确、快捷、安全，运用人体力学原理实现节力。与老年人的沟通交流贯穿全过程，体现尊重和人文关怀

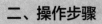 知识拓展

糖尿病与低血糖的基本知识

一、糖尿病的概念

糖尿病是由于遗传和环境因素相互作用，引起人体胰岛素绝对或相对分泌不足，引起蛋

白质、脂肪、水和电解质等一系列代谢紊乱的综合征，久病可引起多系统损坏，导致血管、心脏、神经、眼等组织的慢性并发症，甚至引发糖尿病酮症酸中毒，其中以高血糖为主要标志。典型症状为多尿、多饮、多食、消瘦等表现，即"三多一少"症状。

二、血糖的正常值

血糖正常值是指人空腹时正常血糖数值，主要用于作为糖尿病的诊断依据。成人血糖正常值参数为：空腹 3.9 ～ 6.1mmol/L 或 70 ～ 110mg/dL；餐后 2h<7.8mmol/L。

三、糖尿病老年人出现低血糖的主要原因

（1）老年人在进行糖尿病治疗时，如服药或注射胰岛素过量，或者服药或注射的方式不正确，或者用药后没有及时补充食物，会引起糖尿病伴低血糖的情况发生。

（2）糖尿病老年人没有及时进行饮食调控，并且运动量过多、过大，也会造成体内的糖原分解增加，引起低血糖反应。

（3）严重的糖尿病老年人，合并肝脏功能减退、障碍时，会使肝脏分解糖原的能力失调，导致低血糖的出现。

四、低血糖的常见表现

（1）出现心慌，手抖，出冷汗，饥饿感，进食以后上述症状迅速缓解。

（2）成人空腹血糖浓度低于 2.8mmol/L。糖尿病老年人空腹血糖值低于或等于 3.9mmol/L 即可诊断低血糖。

五、低血糖的紧急处理

（1）在老年人神志清楚，能够进食的情况下，可立即给予少量糖果或甜点进食。

（2）如果老年人出现嗜睡状态，可立即唤醒，喂些糖水，多数可迅速改善症状。

（3）已经昏迷的老年人应即刻静脉注射葡萄糖，以 10mL/min 静注 50% 葡萄糖 50mL，大多数老年人用 50% 葡萄糖 20 ～ 60mL，足以矫正低血糖。静脉注射葡萄糖应由医护人员操作。

六、快速血糖测定的注意事项

① 如果近期有感染、发热、呕吐、腹泻、外伤等疾病时，发现血糖增高，不能作为糖尿病依据，应在病好后再次化验血糖。

② 如果患有其他慢性疾病，在持续用药时，很多药物会影响血糖结果的可靠性。

③ 采血前 3 天，每天摄入的碳水化合物应大于 250g，并保持良好的精神状态，若有烦恼、焦虑、失眠等应推迟检查，避免影响结果。

④ 采血前一天晚餐应是普通饮食，如果过多进食鱼、肉、脂肪、干果类食品，第二天的检查结果可能不可靠。

⑤ 采血前一天晚餐后要禁饮食、禁烟、禁酒，到第二天采血时至少空腹 8 ～ 10h，但不宜超过 16h。

⑥ 在上述基础上，最好在早晨 8 点前采血，采血太晚会影响结果的可靠性。

⑦ 测空腹血糖时，不要擅自停药，不然得出的结果既不能准确反映病情，又会使血糖增高而加重病情。

技能70　为老年人外伤止血包扎

一、情境导入

贺爷爷，79岁，身体虚弱，生活半自理。当日其在房间活动时，不慎跌倒，右侧单膝跪地，左手扶住右侧床边，照护员到达后，观察神志清楚，右侧膝盖轻度疼痛，局部皮肤擦

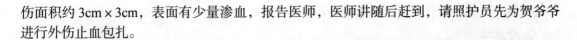
伤面积约 3cm×3cm，表面有少量渗血，报告医师，医师讲随后赶到，请照护员先为贺爷爷进行外伤止血包扎。

二、操作步骤

步骤		为老年人外伤止血包扎技能操作流程
步骤 1	工作准备	（1）环境准备：清洁、整齐、安全、无异味，停止清扫，温湿度适宜。根据不同季节调节室温，冬季不低于18℃、夏季不高于30℃，相对湿度50%～60%，以避免受凉或中暑 （2）照护员准备：着装整齐，工作态度良好。用七步洗手法洗净双手，戴口罩 （3）老年人情况：评估神志清楚，表情紧张，右侧单膝跪地，右膝盖有轻微疼痛，无头疼、呕吐等，能自主活动，帮助站立，坐于靠近床尾部床边上，卷起裤腿，检查局部皮肤有擦伤，面积约3cm×3cm，表面少量渗血，考虑为毛细血管出血，能配合包扎 （4）物品准备：请另一位照护员协助准备治疗车，消毒纱布、绷带、胶布、碘伏、消毒棉棒，摆放于治疗盘内。将黄色塑料袋套入小垃圾桶内，摆放于治疗车下层
步骤 2	沟通交流	（1）携物品至老年人右侧床边，置放于便于拿取的位置 （2）向老年人解释目的，缓解紧张情绪，取得理解与配合。态度和蔼，言语亲切。"爷爷好！刚才虽然摔了一下，但是受伤不重，碰破一点皮肤，您别紧张，我已经报告医师，医师让我先给您包扎，好吗？"
步骤 3	进行包扎	（1）摇高床头，双脚分开同肩宽，在右侧床边站稳。左手扶住老年人肩背部，右手托在双腘窝下，以臀部为支点向左旋转，协助其回到床上取半坐位。左下肢伸直，右膝关节屈曲120°，膝下用软垫支撑，暴露伤口 （2）取棉棒蘸碘伏轻握伤口并由内向外擦拭消毒周围皮肤15cm两次，再用消毒纱布覆盖伤口，用胶布固定。用过的棉签放入黄色垃圾袋内 （3）左手取绷带，右手展开8cm，由伤口远端自左向右，自上而下，环形包扎2圈并固定绷带头部 （4）用绷带对右膝关节进行8字形包扎 （5）最后在伤口对侧用胶布固定 （6）为老年人取舒适体位，盖好盖被，支起床档，安抚休息
步骤 4	整理记录	（1）整理用物，放回存放处备用。垃圾按分类处理 （2）照护员洗手。记录出血原因、类型、包扎时间和老年人反应
注意事项		（1）发现老年人跌倒，不要急于扶起，经评估无头疼、无呕吐、无骨折等方可谨慎转移，在移动和包扎过程中注意对老年人进行心理安抚 （2）毛细血管出血量少，对局部加压包扎可达到止血目的 （3）严重污染的伤口可用流动清水冲洗，用干净纱布或手帕握干，再用碘伏消毒，包扎 （4）操作全过程动作轻稳、熟练、准确、快捷、安全，运用人体力学原理实现节力。与老年人的沟通交流贯穿全过程，体现尊重和人文关怀

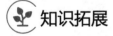 **知识拓展**

外伤出血的概念、种类及救护

老年人因为衰弱，行动不便，反应缓慢，稍有不慎会发生跌倒，当软组织挫伤出血时，照护员应及时进行初级救护，根据伤情对伤口包扎止血，以减少伤口感染，促进伤口愈合。

一、出血的概念
出血是指血液从伤口流至组织间隙、体腔内或体外的现象。

二、出血的种类及特点
1.内出血
受伤后体表看不见出血，但老年人可出现面色苍白、脉细数、四肢冰凉、全身大汗、呼吸浅快、精神萎靡、血压下降等休克症状。

2. 外出血

（1）毛细血管出血　血液鲜红，血液从伤口创面慢慢渗出，不易找到出血点，常可自动凝血，危险性小，多见于皮肤擦伤。

（2）静脉出血　血色暗红，血流通过小伤口缓慢、持续流出，危险性较毛细血管出血大，常见于较浅的刀割伤或刺伤。

（3）动脉出血　血色鲜红，出血通过伤口呈喷射状喷出，出血频率与心脏、脉搏一致，出血量多、速度快，危险性大，常见于较深的刀割伤或刺伤。

三、出血的初级救护

1. 内出血的基本救护

照护员不得轻易搬动老年人，应立即呼叫医务人员处理，或者请示领导、家属打"120"急救电话，急送医院抢救。

2. 外出血的基本救护

（1）直接压迫止血　用消毒纱布、干净手帕、三角巾直接覆盖出血处，用手指按压止血。直接压迫止血是一种简单有效的临时性止血方法，常用于各种出血的初步止血。

（2）加压包扎止血　用消毒纱布或干净手帕、毛巾、衣物等敷盖伤口上，再用绷带、布条、三角巾等缠绕数圈加压包扎，以能止血又不影响伤肢血液循环为宜。加压包扎止血是急救中最常用的止血方法之一，适用于小动脉、静脉及毛细血管出血。

（3）止血带止血　用消毒纱布或干净手帕覆盖出血处，再用止血带扎住出血伤口近心端，以阻断血流而达到止血的目的，适用于四肢大动脉出血。用止血带止血，松紧度要适宜，止血带与皮肤之间要加垫敷料、布垫，要注意观察肢体远端，如手指、脚趾无发绀等，以避免损伤皮肤或造成组织坏死。扎好止血带后，要记录时间，每隔40～50min放松一次，每次放松1～2min，为防止止血带放松后大量出血，放松期间应在伤口处采取加压止血。

四、注意事项

① 关节脱位及伤口有碎骨存在时不得应用加压包扎止血法。

② 禁止以电线、细绳等代替止血带止血。

③ 当老年人被异物刺伤，不要将异物拔出，用纱布或其他布类卷成卷，在异物四周进行环形固定，然后再加压包扎，以避免因拔除异物导致更大的出血。

技能71　为跌倒老年人进行急救处理

一、情境导入

倪奶奶，80岁，身体虚弱，借助手杖能缓慢行走。当日其在去卫生间的走廊里不慎摔倒，侧卧在地，右侧手部、髋部和头部着地。观察神志清楚，右手掌根部皮肤擦伤，面积约2cm×2cm，少量渗血，表面附着少量灰土。右髋部及右侧头部轻微疼痛，观察无外伤。神志清楚，能交流，无呕吐，无活动障碍，报告医师，医师讲随后赶到，请照护员对老人进行初步急救处理。

二、操作步骤

步骤		为跌倒老年人进行急救处理技能操作流程
步骤1	工作准备	（1）环境准备：清洁、整齐、安全、无异味，停止清扫，温湿度适宜。根据不同季节调节室温，冬季不低于18℃、夏季不高于30℃，相对湿度50%～60%，以避免受凉或中暑 （2）照护员准备：着装整齐，工作态度良好。用七步洗手法洗净双手，戴口罩 （3）老年人准备：右侧卧在地，右侧手部、髋部和头部着地。通过与老年人讲话和请老年人自主活动四肢、颈部后，评估神志清楚，情绪紧张，认知正常。右侧手掌大鱼际近腕侧擦伤2cm×2cm，少量渗血，表面附着少量灰土。右髋部及右侧头部有轻微疼痛，无外伤，能自主活动，活动时疼痛无加重，无恶心呕吐，有接受急救处理的愿望 （4）物品准备：护理车，消毒纱布、绷带、三角巾，胶布、碘伏、消毒棉棒，剪刀1把，水杯1个（内装清水），摆放于护理车治疗盘内。将黄色塑料袋套入小垃圾桶内，摆放于治疗车下层。椅子1把放在老年人身边
步骤2	沟通交流	（1）推治疗车至老年人身边，置放于方便使用物品的位置 （2）向老年人说明目的，缓解紧张情绪，取得理解和配合，态度和蔼，言语亲切。"奶奶好！别紧张，医师马上到，我先帮您坐起来，再为您包扎伤口好吗？"
步骤3	实施包扎	（1）搀扶老年人慢慢坐在椅子上。另外一位照护员保护老年人安全 （2）双脚分开同肩宽，在老年人面前站稳，将老年人右上肢摆放于老年人大腿上，手心向上 （3）手下放稳黄色垃圾袋，将水杯内清水徐徐倒在伤口上，用棉棒轻轻擦净伤口灰土并揾干。用过的棉签放入黄色垃圾袋内 （4）用棉棒蘸碘伏轻揾伤口并由内向外擦拭消毒周围皮肤15cm两遍，用过的棉签放入黄色垃圾袋内。用消毒纱布覆盖伤口，用胶布固定 （5）将绷带展开8cm，由伤口远端自上而下，自左向右，环形包扎2圈并固定绷带头部 （6）用绷带对右手掌进行8字形包扎 （7）最后在伤口对侧用胶布固定
步骤4	转院检查	（1）医师到达后，配合医师用担架转运老年人转院检查 （2）进行颅脑CT检查，排除脑外伤 （3）进行髋部X射线拍片检查，排除骨折
步骤5	整理记录	（1）转院检查完毕，为老年人取舒适体位，盖好盖被，支起床档，检查床档安全，安抚休息，嘱如有不适立即呼叫 （2）清洗、整理用物，放回存放处备用，用过的棉棒按医疗垃圾处理 （3）用七步洗手法洗净双手。记录跌倒原因、出血类型、包扎时间、转院时间、转院方法、检查项目和诊断、回房间休息时间、老年人反应等
注意事项		（1）发现老年人跌倒，不要急于扶起，经评估无意识不清、无头疼、无呕吐、无骨折等，方可谨慎进行移动 （2）严重污染的伤口可用流动清水冲洗，用干净纱布或手帕揾干，用碘伏消毒后再包扎 （3）对跌倒的老年人，要进一步进行检查，尤其是X射线拍片或脑CT等检查，以排除骨折、脑外伤或其他脑部疾病。转院检查时最好用铲式担架进行转移 （4）操作全过程动作轻稳、熟练、准确、快捷、安全，运用人体力学原理实现节力。与老年人的沟通交流贯穿全过程，体现尊重和人文关怀

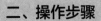 **知识拓展**

预防老年人跌倒

一、跌倒的基本概念

跌倒一般由感官障碍、中枢神经疾病、骨骼肌肉病变、代谢障碍、各种急性疾病、精神病患、多重用药以及环境因素所致，是老年人最常见的问题，不仅是一种突发事件，而且是一种健康问题并发症和疾病。它是机体功能下降和机体老化过程的反应，是一些急慢性疾病的非特异性表现，是衰老造成的意外伤害和导致老年人致残或致死的主要原因。

二、跌倒的流行病学及后果

1. 跌倒的流行病学资料

世界卫生组织认为，跌倒是老年人慢性致残的第三大原因，65 岁以上的老年人，每年大约有 30% 发生过跌倒，15% 发生过两次以上并伴有骨折、软组织损伤和脑部伤害等。不但影响患者身心健康和生活自理能力，增加家庭的痛苦和负担，而且成为医疗纠纷的隐患，成为医患关系不和谐的因素。

2. 国外跌倒情况

据世界卫生组织报告，全球有 39.1 万人死于跌倒。其中，60 岁以上的人占大于或等于 50%；70 岁以上的人占 40%。其中死亡率分别为 60 ～ 69 岁占 9.1/10 万；70 ～ 79 岁占 21.7/10 万；80 岁以上占 107.8/10 万。在发达国家 65 岁以上的老年人每年有 28% ～ 35% 发生过跌倒；75 岁以上为 32% ～ 42%；80 岁以上高达 50%。在跌倒的老年人中 40% ～ 70% 会引起伤害；10% ～ 11% 有严重伤害；5% 可造成骨折；在住院老年人中，跌倒患者比遭受其他伤害的患者高出 5 倍之多，它已经成为老年人伤害死亡的第一原因。

跌倒损伤康复后，其中 20% ～ 30% 老年人身体功能下降，独立生活能力降低，甚至过早死亡。

3. 国内跌倒情况

在我国，大于或等于 65 岁社区老年居民中，有跌倒史的男性为 21% ～ 23%，女性为 43% ～ 44%。据研究资料显示，各地区跌倒发生率不尽相同，但都随年龄增加而增加，老年女性发生率高于男性。目前我国老年人每年至少要发生 2500 万次跌倒。直接医疗费用超过 50 亿元人民币，在北京海淀区，跌倒是老年人伤害死亡的首位原因。

4. 跌倒的后果

老年人一旦跌倒，会引起身体器质性伤害，如脑部损伤、软组织损伤、髋骨骨折等；引起身体功能下降，独立生活能力降低，甚至过早死亡；引起心理障碍，如跌倒恐惧症。跌倒恐惧症一旦发生，老年人会因恐惧而限制活动，使身体功能和活动能力更加衰退，进一步增加跌倒的风险。

三、跌倒的基本原因

1. 生理因素

衰老是首要因素。老年人的肌力和平衡能力降低；步态稳定性降低；感知觉功能降低；骨骼、关节、韧带和肌肉的衰老以及骨质疏松等，中枢神经系统的蜕变和认知缺陷，都会增加跌倒危险性，导致骨折危险性增加。

2. 心理因素

老年人精神状态差，疾病的痛苦，不良的睡眠，抑郁、焦虑的情绪，多种原因导致的社会隔离，均会增加老年人跌倒的风险。研究发现，抑郁症的老年人更容易发生跌倒。跌倒后形成的跌倒恐惧症又约束活动能力，造成机体更加虚弱，更容易发生跌倒事件。

3. 环境因素

居住环境过分狭窄、行走过道的曲折、地面不平整或过滑、卫生间缺乏扶手、居室与走道光线暗淡、床具的高低、助行器的使用、不防滑的鞋子、独居等，都是容易造成跌倒的环境因素。

4. 疾病因素

帕金森病、小脑萎缩、失智症、骨关节疾病、青光眼、白内障、听力损害、直立性低血

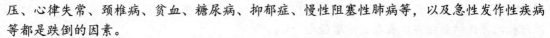

压、心律失常、颈椎病、贫血、糖尿病、抑郁症、慢性阻塞性肺病等，以及急性发作性疾病等都是跌倒的因素。

5. 药物因素

老年人经常服用的镇静药、安眠药、抗癫痫药、降压药、利尿药、降糖药等，都会增加跌倒的风险。跌倒风险与药物应用的剂量相关，老年人往往多重用药，与单一用药相比，使跌倒的风险进一步增高。

6. 健康教育因素

老年人，尤其是高龄老年人几乎同时存在多种跌倒风险，但是因为健康教育不到位，使老年人及其家属或照护者缺乏对跌倒风险的认知。

四、跌倒的预防常识

1. 跌倒的风险评估

为了预防跌倒，建议老年人根据我国《老年人跌倒干预技术指南》《老年人跌倒风险评估工具》定期对自己进行自评，也可由家属及照护员对老年人进行评估，以引起老年人及其家属或照护员对跌倒风险的重视，规避风险，避免跌倒。

老年人跌倒风险评估表					
项目	权重	得分	项目	权重	得分
运动			睡眠状况		
步态异常/假肢	3		多醒	1	
行走需要辅助设施	3		失眠	1	
行走需要旁人帮助	3		夜游症	1	
跌倒史			用药史		
有跌倒史	2		新药		
因跌倒住院	3		心血管药物	1	
精神不稳定状态			降压药	1	
谵妄	3		镇静、催眠药	1	
痴呆	3		戒断治疗		
兴奋/行为异常	2		糖尿病用药	1	
意识恍惚	3		抗癫痫药	1	
自控能力			麻醉药	1	
大便/小便失禁	1		其他	1	
排尿频率增加	1		相关病史或其他		
保留导尿	1		神经科疾病	1	
感觉障碍			骨质疏松症	1	
视觉受损	1		骨折史	1	
听觉受损	1		低血压	1	
感觉性失语	1		药物/乙醇戒断	1	
其他情况	1		缺氧症	1	
			年龄80岁及以上	3	
评分标准。低度危险1～2分；中度危险3～9分；高度危险10分及以上					

2. 跌倒的预防措施

（1）均衡的膳食营养　老年人在饮食方面要保持均衡的膳食营养，摄取足够的钙和维生素 D。

（2）适当的运动锻炼　适当的运动锻炼不仅预防骨质疏松，改善老年人体能，而且还有助于提高反应能力、躯体动作的平衡能力以及协调能力，是老年人预防跌倒及跌倒引起的骨质疏松性骨折的最经济、最有效的途径之一。

（3）避免不适当用药　凡能引起跌倒的药物尽量不用或慎用；必须应用时尽可能减少使用剂量；多种药物联合应用时应与相关专科医师和药师依据病情做出利弊权衡，正确取舍或采用其他治疗方法，如心理治疗和康复训练等替代性治疗方法。

（4）活动方式及行为保护　为了避免环境因素导致老年人跌倒，建议老年人上下楼梯要扶扶手；转身或转头时动作宜慢不宜快；排便宜用坐式便器而不宜用蹲式便器，便器高度最好比常用的高出 2～3cm，以便于老年人起坐；洗澡间应有扶手和防滑垫；平时宜穿防滑、便于穿脱和固定的鞋。卧室设置夜灯，走道与卫生间要有照明；补充水分尽可能安排在白天；睡前少量饮水，夜间最好使用床旁便器；晨起醒来，先在床边坐 0.5～1min 再行站立，避免因突然起床引起头晕而跌倒；行走不稳的老年人最好使用助行器或照护员协助；避免过度饮酒。若采取以上措施，将会降低老年人跌倒风险，也会使骨折发生率随之下降。

（5）普及预防跌倒的常识　对社会普及健康教育，不断提高老年人及其家属的安全防范意识，积极采取措施，防患于未然，避免跌倒。

3. 跌倒后及时进行辅助检查

发现老年人跌倒，要及时报告医师与家属，进行进一步检查，尤其是进行 X 射线拍片或脑 CT 等辅助检查，以排除骨折、脑外伤或其他脑部疾病。转院检查时，最好不要用帆布担架运送，以避免可能未发现的腰椎骨折病情加重，建议用铝合金铲式担架进行转移。

技能72　为骨折老年人进行转移

一、情境导入

汤奶奶，81 岁，患脑梗死后遗症多年，左侧偏瘫，借助手杖能缓慢行走。当日，在活动室坐在沙发上看完电视站立时，其不慎跌坐在地上，左侧大腿根部疼痛，活动受限，观察左下肢屈髋屈膝、足外翻、短于右侧下肢，全身皮肤无外伤出血，考虑会产生骨折，立即报告医师，医师讲马上赶到现场，请照护员暂时守护以配合医护人员对老年人进行转移。

二、操作步骤

步骤		为骨折老年人进行转移技能操作流程
步骤1	工作准备	（1）环境准备：清洁、整齐、安全、无异味，停止清扫，温湿度适宜。根据不同季节调节室温，冬季不低于18℃、夏季不高于30℃，相对湿度50%～60%，以避免受凉或中暑 （2）照护员准备：照护员两位，着装整齐，工作态度良好。用七步洗手法洗净双手 （3）老年人准备：自述左侧大腿根部疼痛。两位照护员配合，协助老年人就地平卧，不要牵拉左下肢。评估神志清楚，表情痛苦，左下肢活动受限，屈髋屈膝、足外翻、短于右侧下肢，全身皮肤无外伤出血，医师到达现场后考虑"左侧股骨颈骨折"，要求照护员协助转院，进一步检查治疗 （4）物品准备：铲式担架1副、小软垫4～5个、枕头1个、盖被1床
步骤2	沟通交流	（1）携担架及物品至老年人身边，摆放于合适位置 （2）向老年人说明目的，缓解紧张情绪，取得理解和配合，态度和蔼，言语亲切，"奶奶好！我知道您腿疼，别紧张，医师要带您去医院做检查和治疗，我来帮您用担架转移好吗？" （3）由医师通知家属，解释病情，请家属在病情告知书上签字，存档

续表

步骤		为骨折老年人进行转移技能操作流程
步骤3	担架转移	（1）在医师指导下，打开铲式担架，由两位照护员分别将左右两片从老年人身体左右两侧插入背部，进行扣合，为老年人枕好枕头 （2）将小软垫分别垫于老年人两侧腰部和左侧腿部与担架的空隙处，使体位稳定舒适 （3）为老年人整理衣服，将双手摆放于腹部，盖好盖被，系好安全带 （4）老年人脚朝前，头朝后，一照护员在前，背对老年人足部，另一照护员在后，面对老年人头部，两人共同运用人体力学原理实现节力，一起抬起担架。若老年人体重较大，应请多人帮助抬起 （5）抬担架行走。行走时，前面人迈左脚，后面人迈右脚，前面人迈右脚，后面人迈左脚，保持担架平稳转运 （6）将担架送入专用车内，护送到相关医院，进一步检查，明确诊断，进行治疗
步骤4	整理记录	（1）转运完毕，将担架、软垫等物品放回存放处备用 （2）照护员洗手。记录跌倒原因、处理措施
注意事项		（1）老年人生理、心理功能下降，存在骨质疏松，肌腱硬化，肌肉萎缩，对意外事故反应性差等骨折发生因素，为了预防骨折，重在预防跌倒 （2）发现老年人跌倒，不要急于扶起，保持镇静，观察意识、呼吸、出血、头疼、呕吐、骨折等情况，若有骨折，在医护人员未到场之前，不要轻易移动，避免二次损伤 （3）骨折部位禁止按摩、揉捏、热敷等，可用毛巾包裹冰袋冷敷20～30min，以减轻疼痛和肿胀 （4）转移骨折老年人，必须在医护人员指导下，使用专用车进行。最好呼叫"120"救护车转运，以防转运过程中发生意外 （5）上肢和踝关节骨折可用轮椅转运。脊柱和下肢骨折要用硬板担架，不得用帆布担架转运 （6）转运过程中，老年人头部向后，以便于后面抬担架人员观察病情变化 （7）操作全过程动作轻稳、熟练、准确、快捷、安全，运用人体力学原理实现节力。与老年人的沟通交流贯穿全过程，体现尊重和人文关怀

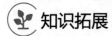 **知识拓展**

股骨颈骨折的因素与预防骨质疏松

一、股骨颈骨折的因素

1.成为严重社会问题

股骨颈骨折常发生于老年人。随着人口寿命延长，其发病率日渐增高，随着社会人口老龄化，已成为严重的社会问题。股骨颈骨折一旦发生，会存在骨折不愈合和股骨头缺血坏死两个主要难题，这两个难题会导致老年人卧床、失能。

2.形成的因素

老年人发生股骨颈骨折有两个基本因素。一是骨质疏松导致骨强度下降，加之股骨颈上区滋养血管孔密布，使股骨颈生物力学结构削弱，导致股骨颈脆弱。二是老年人髋周肌肉群退变，反应迟钝，不能有效地抵消髋部有害应力，加之髋部受到的应力较大，是体重的2～6倍。因局部应力复杂多变，所以不需要多大的暴力，如平地滑倒、坠床或下肢突然扭转，甚至在无明显外伤的情况下都有可能发生股骨颈骨折。

二、预防骨质疏松

随着全球人口老龄化，骨质疏松在全世界常见病、多发病中的地位逐渐上升，目前占第七位。患者人数超过2亿，我国已达9000万，其中50～60岁的发生率为21%，60～70岁为58%，70岁以上几乎是100%，尤其是绝经后妇女的发生率更高。调查表明，超过50岁的男人和超过40岁的女人都有不同程度的骨质疏松，随着增龄，骨质疏松发生率明显增加。

1. 骨质疏松的概念

骨质疏松症是一种以低骨量和骨组织微结构破坏为特征，导致骨脆性增加和易于骨折的全身性骨代谢疾病。根据骨质疏松的发病原因与临床特点，可分为原发性、继发性与特发性三种类型。一般称为老年性骨质疏松症的就是原发性骨质疏松症。继发性骨质疏松症是某些临床疾病的继发性病理损伤或临床表现，常见原因有甲状腺功能亢进、糖尿病、慢性肾病等。特发性比较少见，常见于青壮年，原因不明。

2. 骨质疏松的危害

（1）疼痛　骨质疏松对人第一个危害就是骨痛。以腰背疼痛为主，占70%～80%，表现为疼痛沿脊柱向两侧扩散。仰卧或坐位时疼痛减轻，直立时后伸和久立、久坐时疼痛加剧。日间疼痛减轻，夜间和清晨加重。弯腰、咳嗽、肌肉运动及用力排便时加重。一般骨量丢失12%以上时即可出现骨痛。

（2）身高缩短、驼背　骨质疏松对人第二个危害就是让人变矮。身高缩短和驼背多在疼痛后出现。脊柱椎体前部几乎多为松质骨组成，骨质疏松后易受累。由于脊柱负重较大，脊椎容易发生压缩变形，使脊柱前倾、背曲加剧，形成驼背。

（3）呼吸功能减退　骨质疏松对人第三个危害就是使胸廓变形，使肺活量减少，发生胸闷。

（4）骨折　骨折是骨质疏松症最常见的严重危害。它可以让老年人在轻微外力作用下就可以发生骨折，如扭转身体、持物、开窗、咳嗽或乘车过程中的震荡等日常动作。有时可出现自发性骨折。骨折多为胸椎、腰椎椎体压缩性骨折，桡骨远端骨折，髋骨和踝骨骨折。男性骨折发生率在65岁后开始上升，女性则从45岁就开始上升。女性骨折占全部骨折的85%。女性一生中发生骨质疏松性骨折的危险性约为30%～40%，男性为10%～15%。老年人一旦骨折可引发或加重心脑血管并发症，导致肺部感染和压疮等多种并发症的发生，严重危害老年人的身体健康。甚至危及生命。骨折死亡率可达10%～20%。

3. 骨质疏松的预防

骨质疏松是退行性变，多发生于老年人，与衰老有关，难以治愈。医学上的雌激素疗法常用于绝经期的女性，其他治疗大多起到缓解疼痛的作用。而补充钙质、补维生素D、坚持运动是预防骨质疏松的三个重要工作。

（1）补充钙质　钙是人体骨骼的主要成分，人体内的钙有99%沉积在骨骼和牙齿中，缺钙会阻碍骨骼的正常代谢，导致骨密度降低而引起骨质疏松。常吃牛奶和乳制品、芝麻、虾皮、豆制品、海鱼等高钙食物补充钙质，能有效预防骨质疏松。

（2）补维生素D　维生素D是钙被人体吸收的载体，钙只有在维生素D的作用下才能被吸收利用。维生素D主要存在于动物肝脏、蛋黄、鱼肝油、乳酪、坚果和海产品中。人的皮肤在紫外线作用下能合成维生素D，所以，经常接受充足的阳光是补维生素D最安全、有效的方法，建议骨质疏松的老年人平时注意多晒太阳。

（3）坚持运动　骨骼必须在负重状态下才能使钙质有效地吸收于骨组织中，保持一定强度和频度的锻炼，增强骨骼承受负荷及肌肉牵张的能力，能有效提高补钙的效果，防止骨质疏松。运动方式和强度因人而异，贵在循序渐进，持之以恒。一般情况下，坚持负重步行或长跑是老年人增强骨骼承受力和肌肉张力，预防骨质疏松比较好的锻炼方法。

（4）保证均衡的营养　除了补充钙质和维生素D，老年人还要注意维持均衡饮食，做到食品多样化，各种营养充足，同时注意维持正常体重，因为体重过低或过高都可能增加发生骨质疏松的风险。

技能73　为一度烫伤老年人进行急救

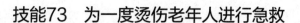

一、情境导入

　　滕爷爷，75岁，半自理，今天上午，坐在床边，右手取热水瓶向水杯内倒开水，不慎溅在左手手背上，导致左手手背皮肤疼痛、发红，面积约3cm×4cm，无水疱及溃破，考虑一度烫伤。报告医师，医师请照护员立即为滕爷爷进行冷却治疗。滕爷爷的床左边靠墙，右边靠活动区。

二、操作步骤

步骤		为一度烫伤老年人进行急救技能操作流程
步骤1	工作准备	（1）环境准备：清洁、整齐、安全、无异味，停止清扫，温湿度适宜。根据不同季节调节室温，冬季不低于18℃、夏季不高于30℃，相对湿度50%～60%，以避免受凉或中暑 （2）照护员准备：着装整齐，工作态度良好。用七步洗手法洗净双手 （3）老年人情况：坐在右侧床边，评估神志清楚，表情痛苦，左手手背皮肤疼痛、潮红，面积约3cm×4cm，无水疱及溃破，考虑一度烫伤 （4）物品准备：治疗车、防水护理垫、水盆（内盛2/3冷水）、毛巾、烫伤膏、消毒棉棒、记录本、笔等。将黄色塑料袋套入小垃圾桶内，摆放于治疗车下层
步骤2	沟通交流	（1）立即推治疗车到老年人身边，置放于右侧床边中间位置 （2）向老年人说明目的，缓解紧张情绪，取得理解和配合，态度和蔼，言语亲切，"爷爷好！您别紧张，我马上为您处理，一会儿就会好的。"
步骤3	烫伤处理	（1）快速在老年人左手边床上铺好防水护理垫，在护理垫上放置盛装冷水的水盆，将老年人左手浸泡在冷水中进行冷却治疗 （2）观察老年人反应，必要时为其增加外衣保暖 （3）冷却治疗30min，老年人疼痛明显减轻，用毛巾擦干左手，轻轻揾干左手手背。撤掉水盆和防水护理垫，放在治疗车下层 （4）协助老年人上床，坐在中心位置，摇高床头，呈半卧位，将盖被盖到胸前，整理平整，支起床档，检查床档安全 （5）在老年人胸前铺干净毛巾，将老年人左手手背向上摆放于毛巾上 （6）打开烫伤膏盖帽，用消毒棉棒在左手手背烫伤处涂上烫伤膏 （7）将烫伤膏盖好盖帽，放回治疗车上，用过的棉签放入黄色垃圾袋内 （8）嘱老年人不要碰触烫伤部位，安抚老年人休息，嘱有需要时，按呼叫器呼叫
步骤4	整理记录	（1）倾倒水盆中的污水。所产生垃圾按分类处理，如防水护理垫按生活垃圾处理，用过的棉棒按医疗垃圾处理 （2）洗手，记录烫伤时间、原因、面积、程度、处理措施及老年人反应
注意事项		（1）冷却治疗在烫伤后立即进行。浸泡时间越早、水温越低，效果越好，但水温不能低于5℃，以免冻伤 （2）若烫伤部位非手足处，冷却治疗时，将受伤部位覆盖毛巾，再在毛巾上浇水，或用包裹好的冰袋进行冷敷 （3）烫伤处有水疱，而水疱已破，不可浸泡，以防感染。可用无菌纱布或干净手帕包裹冰块冷敷伤处周围，同时立即报告医师 （4）若穿衣服或鞋袜部位被烫伤，不要着急脱去被烫部位的鞋袜或衣裤，以免造成表皮脱落。先隔着衣裤或鞋袜用冷水浸湿，再脱去鞋袜或衣裤，然后再进行冷却治疗 （5）冷却治疗期间，要为老年人保暖，以免着凉 （6）操作全过程动作轻稳、熟练、准确、快捷、安全，运用人体力学原理实现省力。与老年人的沟通交流贯穿全过程，体现尊重和人文关怀

知识拓展

烫伤的常见急救常识

一、烫伤的分级

1. 一度烫伤

烫伤的皮肤表面呈红斑样的改变，灼痛感，一般不起水疱，往往在一周内就可以恢复。

2. 二度烫伤

（1）浅二度　烫伤的皮肤表面会起水疱，水疱下方的创面基底较红润，剧烈疼痛，经及时处理，两周内可以愈合，一般不留瘢痕。

（2）深二度　烫伤的皮肤表面会起水疱，水疱下方的创面基底呈现红白相间的颜色，疼痛比较迟钝，需要2周以上才能愈合，愈合后留有一定瘢痕。

3. 三度烫伤

三度烫伤损伤皮肤全层，皮肤呈现发白、发硬的状态，不觉得有疼痛，理论上不能自行愈合，烫伤后只能到医院由专业烧伤科医师才能进行诊疗处置，以避免加重创面深度造成创面感染。如果创面面积较大，还可能采用负压吸引以及手术治疗方案。

二、烫伤的急救措施

1. 一度烫伤急救方法

（1）烫伤部位在手足处　立即浸泡于冷水中进行冷却治疗。目的是止痛、减少渗出和肿胀，避免或减少水疱的形成。浸泡时间越早、水温越低效果越好，但不能低于5℃，以免冻伤。一般情况下，水龙头水即可。冷却治疗时间为20～30min。

（2）烫伤部位非手足处　进行冷却治疗时，在受伤部位用毛巾覆盖，再在毛巾上浇冷水或用毛巾包裹冰块进行冷敷。

2. 二度烫伤急救方法

（1）伤处皮肤水疱未破　按一度烫伤进行冷却治疗。

（2）伤处皮肤水疱已破　可用无菌纱布或干净手帕、毛巾包裹冰块冷敷伤处，不可浸泡，以防感染。

3. 三度烫伤急救方法

（1）立即报告医护人员。

（2）在医护人员指导下进行急救。

三、注意事项

1. 沉着冷静

发现老年人烫伤要保持冷静，不要惊慌喊叫，避免老年人恐惧，也不要急于脱掉贴身衣服，迅速用冷水冲洗，冷却后小心脱去，以免撕破烫伤处形成的水疱。

2. 注意保暖

冷却治疗期间，要为老年人采取加衣、盖被等保暖措施，以免受凉。

3. 保持创面清洁

冷却治疗后避免再次浸水，保持创面清洁和干燥，避免感染。

4. 禁忌随便涂药

烫伤后用药要在医师指导下进行。局部不要随便涂擦牙膏、酱油、酒精等，因为这样不但没有效果，反而会影响医师诊断，引起刺激或感染。

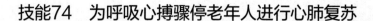

技能74　为呼吸心搏骤停老年人进行心肺复苏

一、情境导入

殷爷爷，81岁，冠心病多年，能缓慢行走，当日晚餐后，其借助手杖在走廊里散步，突然倒地，呈右侧卧位，照护员呼唤无反应，观察其胸部未见起伏，触摸颈动脉无搏动，判断殷爷爷发生呼吸心搏骤停，立即进行现场急救。

二、操作步骤

步骤		为呼吸心搏骤停老年人进行心肺复苏技能操作流程
步骤1	工作准备	（1）环境准备：清洁、整齐、安全、无异味，停止清扫，温湿度适宜。根据不同季节调节室温，冬季不低于18℃、夏季不高于30℃，相对湿度50%～60%，避免受凉或中暑 （2）照护员准备：着装整齐，工作态度良好，沉着冷静，熟练掌握心肺复苏急救照护技能 （3）老年人准备：右侧卧位在地 （4）物品准备：立即呼叫其他照护员帮助准备弯盘、餐巾纸、干净纱布等
步骤2	判断意识	发现老年人倒地，立即来到老年人身边，跪在老年人右侧，俯身轻拍老年人双肩，同时分别在老年人两耳边大声呼唤："爷爷！爷爷！听到了吗？"以判断老年人是否有意识
步骤3	心肺复苏	（1）转移复苏体位 判断无意识，保持老年人头、颈、脊柱一致，整体翻身为平卧位，即复苏体位，同时请其他照护员帮助呼叫医护人员，或者拨打"120"急救电话 （2）观察呼吸脉搏 ①松开老年人的领口、腰带 ②跪在老年人右侧，将左侧耳部和面颊靠近老年人口鼻部，右手食指和中指并拢触摸老年人颈动脉，眼睛看向老年人胸部，感觉、观察老年人有无呼吸和脉搏搏动，观察时间不超过10s ③无胸部起伏，无颈动脉搏动，立即进行心肺复苏 （3）胸外心脏按压 ①选择按压的位置：胸骨前双乳头连线中点处，或胸骨前剑突上2cm处 ②按压的姿势：两膝分开同肩宽，中间位于老年人右肩部，左掌根置于按压位置，右手重叠于上，十指相扣，翘起手指，两臂伸直，以髋关节为轴，用上身发力，以掌根均匀垂直按压30次 ③按压频率：每分钟至少100次，少于120次 ④按压深度：胸骨下陷至少5cm，不大于6cm ⑤按压与放松时间：按压与放松时间相等，放松时，胸部完全回弹，手掌根不能离开按压位置 （4）人工呼吸 ①打开气道，清除口腔异物：胸外心脏按压30次后，使用压额提颌法使老年人下颌角、耳垂与地面呈垂直状打开气道。发现老年人口腔有呕吐物等异物，将老年人头部转向右侧，用纱布包住右手食指清除口腔异物，以防舌头后坠或异物堵塞呼吸道。清除后用餐巾纸擦净口周，放入弯盘内 ②连续吹气两次：在老年人口部盖保护膜或干净纱布、干净手帕等，自然吸气后用口包住老年人的口，用左手食指与拇指捏住老年人的鼻孔，右手托住老年人下颌部吹气，时间1s，同时眼睛余光看到胸部有起伏，说明呼吸道通畅，吹气成功。松开老年人鼻孔，吸气，老年人呼气，吸气时间2～3s。连续吹气两次 ③心脏按压与人工呼吸比例：心脏按压与人工呼吸比例是30∶2。连续做5个循环 （5）再次观察 ①观察生命体征：5个循环后，再次观察呼吸和脉搏，必要时测血压、体温 ②如果复苏成功，将老年人恢复右侧卧位，仍然呈气道打开姿势，陪护观察，等待医务人员到来 ③如果复苏不成功，继续心脏按压与人工呼吸操作，直到医务人员到来 （6）向医务人员报告 ①医务人员到达现场，向医务人员汇报病情和抢救过程 ②将老年人交给医务人员进一步治疗
步骤4	整理记录	（1）用过的纱布与餐巾纸按医疗垃圾处理。清洗并消毒弯盘，放回原处备用 （2）照护员洗手。分析呼吸心搏骤停原因。记录急救时间、急救措施、老年人反应和与医护人员交接时间

续表

步骤	为呼吸心搏骤停老年人进行心肺复苏技能操作流程
注意事项	（1）老年人最严重的意外是呼吸心搏骤停，发生原因有多种，其中冠状动脉硬化性心脏病的发生率占80%以上。发现老年人呼吸心搏骤停，在医护人员未到达前，为了抢救生命，要立即运用正确的方法进行心肺复苏急救 （2）急救操作分秒必争，整个过程在4min内完成，超过4min，老年人可能会因为缺氧而发生脑死亡或失去生命 （3）为老年人翻身为复苏体位时要注意观察周围环境，保证环境安全 （4）心脏按压时注意看脸，发现老年人面色转为红润，立即停止按压，进行生命体征观察，发现有呼吸和脉搏搏动，说明心肺复苏成功 （5）人工呼吸时注意看胸，吹气时，眼睛的余光要看向老年人胸部，看到胸部有隆起才算吹气成功 （6）操作全过程动作轻稳、熟练、准确、快捷、安全，运用人体力学原理实现节力。体现尊重和人文关怀

🌱 知识拓展

照护员进行紧急救护的注意事项

当老年人因意外伤害存在生命危险时，在专业医务人员未到达现场前，现场照护员应尽快地利用当时、当地的人力和物力为老年人提供紧急救护。老年人是否能够得救，除了老年人本身的原因，第一个到达现场的照护员起着非常重要的作用，但是，必须要明确现场急救的目的和掌握正确的救护程序。

一、现场救护的目的

1. 挽救生命

照护员采取任何急救措施的首要目的，就是要挽救老年人的生命，为随后到达的医务人员进行进一步的治疗赢得宝贵时间。

2. 防止恶化

照护员的所有急救措施是尽可能防止伤病继续发展和产生激发损伤，以减轻伤残，减少死亡。照护员要牢记自己的职责是救不是治，可以给予老年人适当的包扎、止血、固定，以及保证老年人的安全等措施，但是，不能随便使用药物，治疗是医师的职责，照护员要做的仅仅是防止伤势恶化。

3. 促进恢复

照护员的紧急救护，要有利于老年人的后期治疗和老年人身体和心理的康复。所以，要求照护员日常要努力掌握紧急救护知识，在现场应用正确的方法对老年人进行救护，为医师的治疗赢得时间，以达到促进老年人身体和心理更好康复的目的。

二、现场基本救护的程序

（1）发生意外➡评估➡检查➡有反应➡继续检查➡救护➡处理意外伤口➡等待救护车➡协助搬运➡送到医院。

（2）发生意外➡评估➡检查反应➡打开气道➡检查呼吸➡有呼吸➡检查循环➡检查活动功能➡处理外伤➡等待救护车➡协助搬运➡送到医院。

（3）发生意外➡评估➡检查反应➡无反应➡呼救➡观察呼吸、触摸颈动脉➡无呼吸、无脉搏搏动➡进行心肺复苏➡等待救护车➡协助搬运➡送到医院。

技能75　为意识清醒噎食老年人进行海姆立克急救

一、情境导入

罗爷爷，79岁，脑梗死后遗症多年，协助下能坐椅子在小餐桌前自主进食，当日午餐是水饺，老年人很喜欢，刚吃了几口，突然左手向前招手、右手按在颌下颈部，表情痛苦、面色紫红、呛咳，不能发声。照护员判断罗爷爷发生了噎食，立即采用海姆立克法进行急救。

二、操作步骤

步骤		为意识清醒噎食老年人进行海姆立克急救技能操作流程
步骤1	工作准备	（1）环境准备：清洁、整齐、安全、无异味，停止清扫，温湿度适宜。根据不同季节调节室温，冬季不低于18℃、夏季不高于30℃，相对湿度50%～60%，以避免受凉或中暑 （2）照护员准备：着装整齐，工作态度良好，沉着冷静，熟练掌握海姆立克急救照护技能 （3）老年人准备：坐在小餐桌前，左手前伸，右手按在颌下颈部，表情痛苦、面色紫红、呛咳、不能发声，评估神志清楚。判断可能是饺子堵塞咽喉部发生了噎食
步骤2	沟通交流	（1）快速来到老年人身边，保护避免跌倒，呼叫其他照护员立即报告医师，"陈姐，罗爷爷噎食了，我来抢救，您快点报告医师！" （2）向老年人说明目的，缓解紧张情绪，取得理解和配合。保持冷静，"爷爷，您可能噎着了，别紧张啊，放松，我是经过培训的，我来救您。"
步骤3	实施急救	（1）立即协助老年人站立，两手扶住老年人避免倒地。迅速转移到老年人背后，两腿前后分开同肩宽，站稳 （2）两手臂环绕老年人腰部，一手握拳，将拇指侧放在老年人剑突下和肚脐上连线的腹部，用另一手握住拳头，向内、向上、快速、反复、有节奏地适当用力冲击压迫腹部，以形成气流把堵塞在咽部的异物冲出 （3）同时要求老年人头部略低、嘴巴张开、咳嗽，"爷爷，您用力咳嗽！"直至堵塞的食物被排出。看到饭团吐出，症状缓解，停止按压 （4）如果感觉到老年人症状缓解，立即扶老年人坐在椅子上，查看口腔，发现饭团在口中，立即用手指抠出 （5）噎食缓解，协助老人回到床上，摇高床头呈半坐位，帮助喝水 （6）支起床档，检查安全。告知老人休息，感觉无异常时，再继续进食
步骤4	整理记录	（1）将床边椅和餐桌归位备用，所产生的垃圾按分类处理 （2）照护员洗手，记录噎食时间、抢救措施、老人反应、报告医师时间 （3）分析噎食原因，总结教训，制定管理计划，加强老年人进食管理
注意事项		（1）急救操作应适当用力，以避免肋骨骨折、腹部或胸腔内脏损伤等 （2）现场抢救要分秒必争，同时呼叫其他照护员协助，并向医务人员报告，必要时拨打"120"求助 （3）抢救成功后，询问有无不适并配合医师进一步检查和治疗 （4）操作全过程动作轻稳、熟练、准确、快捷、安全，运用人体力学原理实现节力。体现对老年人的尊重和人文关怀

技能76　为意识丧失噎食老年人进行海姆立克急救

一、情境导入

毕爷爷，80岁，脑梗死后遗症多年，左侧活动不灵，右侧活动无力，长期卧床，咀嚼吞咽困难，进食半流质饮食。照护员在居室进行卫生整理，见老人半卧在床，正在吃面包，突然发现老人仰面向上，表情痛苦，面色青紫，四肢抽搐，不能发音，半块面包掉落在地。判断老人发生了噎食并意识丧失，立即采用海姆立克法进行急救。毕爷爷躺在床上，左侧靠墙，右侧为活动区。

二、操作步骤

步骤		为意识丧失噎食老年人进行海姆立克急救技能操作流程
步骤1	工作准备	（1）环境准备：清洁、整齐、安全、无异味，停止清扫，温湿度适宜。根据不同季节调节室温，冬季不低于18℃、夏季不高于30℃，相对湿度50%～60%，以避免受凉或中暑 （2）照护员准备：着装整齐，工作态度良好，沉着冷静，熟练掌握意识丧失噎食老年人海姆立克急救照护技能 （3）老年人准备：半卧在床，仰面向上，表情痛苦，面色青紫，四肢抽搐，不能发音，半块面包掉落在地，检查胸口未见起伏，颈动脉有搏动。判断可能是面包堵塞咽喉发生了噎食并意识丧失
步骤2	沟通交流	（1）快速到达老年人身边，要求其他照护员帮忙报告医师，"刘姐，毕爷爷可能噎食了，我来抢救，您快点报告医师！" （2）保持冷静。"爷爷，您醒醒啊，我来救您！"
步骤3	实施急救	（1）立即为老年人摆放平卧位，撤掉枕头，头部偏向右侧，两腿左右分开 （2）放下床档，迅速骑跨于老年人髋部之上，双膝跪在床面，两手掌重叠，十指相扣，手掌根置于老年人剑突下、肚脐上的腹部，用上身发力，向内、向上、快速、反复、有节奏地适当用力冲击、按压老年人腹部，以形成气流把堵塞物冲出 （3）冲击按压腹部的同时，密切观察老年人口腔，看到堵塞在咽部的面包块进入口腔，迅速用手指抠出 （4）观察老年人恢复正常呼吸，安抚紧张情绪，帮助清洁口腔 （5）摇高床头，恢复老年人半卧体位，盖好盖被，支起床档，检查床档安全。帮助喝水，必要时吸氧 （6）将抢救过程报告医师并配合做进一步检查治疗
步骤4	整理记录	（1）抢救过程所产生的垃圾按分类处理 （2）照护员洗手，记录噎食时间、抢救措施、老年人反应、报告医师时间 （3）分析噎食原因，总结教训，制订管理计划，加强老年人进食照护管理
注意事项		（1）现场急救要分秒必争，同时呼叫其他照护员协助，并向医务人员报告，必要时拨打"120"求助 （2）按压时应适当用力，以避免肋骨骨折、腹部或胸腔内脏损伤 （3）对呼吸心搏骤停的噎食老年人立即进行心肺复苏急救 （4）抢救成功后，询问有无不适，并配合医师进一步检查和治疗 （5）噎食发生重在预防，老年人进食时要加强照护 （6）操作全过程动作轻稳、熟练、准确、快捷、安全，运用人体力学原理实现节力。体现对老年人的尊重和人文关怀

技能77 为意识清醒噎食老年人进行拍背法急救

一、情境导入

郝爷爷，78岁，脑梗死后遗症多年，协助下能坐在小餐桌前进食。当日，晚餐是馄饨，老年人喜欢，就大口吃起来，照护员正要劝说慢一点，突然发现郝爷爷左手向前招手，右手按在颌下颈部，表情痛苦、面色紫红、呛咳、不能讲话。判断老年人发生了噎食，意识清醒，立即用拍背法进行现场急救。

二、操作步骤

步骤		为意识清醒噎食老年人进行拍背法急救技能操作流程
步骤1	工作准备	（1）环境准备：清洁、整齐、安全、无异味，停止清扫，温湿度适宜。根据不同季节调节室温，冬季不低于18℃，夏季不高于30℃，相对湿度50%～60%，以避免受凉或中暑 （2）照护员准备：着装整齐，工作态度良好，沉着冷静，熟练掌握噎食拍背法急救照护技能 （3）老年人情况：坐在床边椅上，左手前伸招手，右手按在颌下颈部，表情痛苦、面色紫红、呛咳、不能发音，神志清楚。判断老年人被食物堵塞咽部，发生了噎食
步骤2	沟通交流	（1）快速来到老年人身边，同时要求其他照护员立即报告医师，"王姐，快点，报告医师！" （2）说明目的，缓解紧张情绪，取得理解和配合，态度冷静，言语平和，"爷爷好！别怕，您放松，我是经过专业培训的，我来救您。"
步骤3	实施急救	（1）"刘姐，快，帮我一下。"招呼另一照护员帮助，一起协助老年人站立 （2）一照护员迅速坐在椅子上，另一照护员协助，一起使老年人头部向下，俯卧在护理员双大腿上 （3）左手扶住老年人对侧肩部，保持体位稳定，用右手掌根快速、反复、有节奏、用力地拍击老年人双肩胛骨中间脊柱部位，并要求老年人咳嗽，"爷爷，您咳嗽，用力咳嗽啊！"直至堵塞物吐出 （4）如果看到食物吐出，感觉症状缓解，停止拍背 （5）如果感觉症状缓解，立即查看口腔，发现饭团，用手指抠出 （6）老年人好转，协助其回到床上，摇高床头，呈半坐位，帮助喝水、休息
步骤4	整理记录	（1）将老年人座椅和小餐桌摆放原处。所产生的垃圾按分类处理 （2）照护员洗手，记录噎食时间、抢救措施、老年人反应、报告医师时间 （3）分析噎食原因，总结教训，制订管理计划，加强老年人进食管理
注意事项		（1）现场急救要分秒必争，同时呼叫其他照护员协助，并向医务人员报告，必要时拨打"120"求助 （2）使用拍背法抢救噎食老年人，操作时必须使头颈部低于胸腹部 （3）急救操作时应适当用力拍背，以促进堵塞在咽部的食物排出 （4）抢救成功后，询问有无不适，协助医护人员进行进一步检查治疗 （5）操作全过程动作轻稳、熟练、准确、快捷、安全，运用人体力学原理实现节力。与老年人的沟通交流贯穿全过程，体现尊重和人文关怀

技能78 为意识丧失噎食老年人进行拍背法急救

一、情境导入

邬爷爷，80岁，脑梗死后遗症多年，左侧活动不灵，右侧活动无力，伴咀嚼、吞咽困难，进食半流质饮食，长期卧床。当日老人女儿前来探视，给老人喂果冻。照护员巡视，发现老人突然仰面向上，表情痛苦，面色青紫，四肢抽搐，不能发音，判断老人发生了噎食并意识丧失，立即采用拍背法进行急救。老人仰卧在床，左侧靠墙，右侧为活动区。

二、操作步骤

步骤		为意识丧失噎食老年人进行拍背法急救技能操作流程
步骤1	工作准备	（1）环境准备：清洁、整齐、安全、无异味，停止清扫，温湿度适宜。根据不同季节调节室温，冬季不低于18℃，夏季不高于30℃，相对湿度50%～60%，以避免受凉或中暑 （2）照护员准备：着装整齐，工作态度良好，沉着冷静，熟练掌握噎食拍背法急救照护技能 （3）老年人准备：表情痛苦，面色青紫，仰面向上，四肢抽搐，神志不清，不能发音，判断发生了噎食并昏迷

续表

步骤		为意识丧失噎食老年人进行拍背法急救技能操作流程
步骤2	沟通交流	（1）快速到达右侧床边。要求其他照护员报告医师。"吴姐，快点帮我报告医师！"安抚家属不要惊慌。"姐，不要着急，我是经过培训的照护员，医师马上就到，我先进行急救。" （2）对老年人说明目的，缓解紧张情绪，态度冷静，言语平稳。"爷爷，您醒醒啊，我来救您。"
步骤3	实施急救	（1）快速放下床档，协助老年人右侧卧位 （2）使老年人头颈部位于右侧床边下。左手扶住老年人，保持体位稳定，避免坠床。右手掌根快速、反复、有节奏、用力地拍击老年人双肩胛骨中间脊柱部位，直至堵塞物排出 （3）看到果冻吐出，感觉症状缓解，停止拍背 （4）感觉症状缓解，没有果冻吐出，立即查看口腔，发现果冻，立即用手指抠出 （5）老年人好转，摇高床头，呈半坐位，帮助喝水、休息
步骤4	整理记录	（1）抢救过程所产生的垃圾按分类处理 （2）照护员洗手，记录噎食时间、抢救措施、老年人反应、报告医师时间 （3）分析噎食原因，总结教训，制定管理计划，加强老年人进食管理
注意事项		（1）现场抢救要分秒必争，同时呼叫其他照护员协助，并向医务人员报告，必要时拨打"120"求助 （2）使用拍背法抢救噎食老年人，操作时必须使头颈部低于胸腹部，并适当用力拍背，以促进堵塞在咽部的食物排出 （3）对呼吸心搏骤停的噎食老年人立即进行心肺复苏急救 （4）抢救成功后询问感觉。配合医护人员给予吸氧或控制感染等并发症治疗 （5）咀嚼、吞咽困难老年人禁忌进食果冻、汤圆等黏滑食品，与家属沟通，取得理解 （6）操作全过程动作轻稳、熟练、准确、快捷、安全，运用人体力学原理实现节力。与老年人的沟通交流贯穿全过程，体现尊重和人文关怀

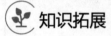 **知识拓展**

噎食救护的基本知识

一、噎食的概念

噎食是指食物堵塞咽喉部或卡在食管的第一狭窄处，甚至误入气管，引起的呼吸窒息。表现为进食时突然发生严重呛咳，不能讲话，表情痛苦，口唇颜面发绀，呈吸气性呼吸困难，意识清醒者会用手指指向口腔或咽部。意识丧失者可发生抽搐、大小便失禁、倒地昏迷等。遇到这样的老年人，照护员首先要考虑噎食的可能，要当机立断、分秒必争，立即采取正确的方法进行急救。

二、抢救措施

①采取海姆立克法进行急救。

②采取拍背法进行急救。

③采取环状软骨下缘穿刺急救。

发生严重窒息状态时，立即将老年人改为平卧体位，垫高双肩部，使头部后仰，取16～20号粗穿刺针头，在喉结下，环状软骨下缘1～2cm的部位，稳、准地刺入气管，可缓解呼吸困难和缺氧状态，以争取抢救时间，为医师做好气管插管或气管切开等进一步处理，彻底清除呼吸道阻塞物做准备，挽救老年人生命。本措施必须经过严格培训，掌握正确操作方法后才可进行。

三、预防噎食及并发症

1.加强老年人饮食管理

①加强饮食健康教育，指导老年人饭前喝少量汤水，以润滑口腔和食管，利于进食。

进餐时应关闭电视，避免讲话、大笑，避免一边走路一边吃饭。指导自理老年人掌握自救处理方法。

②对进食较快和抢食的老年人应有专人照护，以控制进食速度，预防噎食。

③对有轻度咀嚼或吞咽困难的半自理老年人，最好组织集体用餐，由专人在场严密观察，以及时发现、及时抢救，预防因噎食导致意外发生。

④对不能自主进餐的老年人，照护员要帮助进食，同时根据老年人的病情特点，调整饮食结构，要求细嚼慢咽，避免给予黏滑的食物，如汤圆、果冻等。

⑤对吞咽明显困难的老年人，应给予半流质、流质饮食，派专人照护，喂饭速度要缓慢。

⑥对吞咽功能丧失的老年人，应在医师指导下进行通过胃管进食、进水照护，以保证老年人的营养摄入和饮食安全。

⑦照护员应加强学习，熟练掌握噎食的急救步骤与流程，一旦发生噎食，立即采取有效措施，分秒必争进行抢救，避免意外事故，挽救老年人生命。

2.配合医师进行治疗期照护

噎食老年人恢复自主呼吸后，大多会发生并发症，如慢性支气管炎急性发作或吸入性肺炎等。照护员应加强观察，配合医师加强治疗期照护。

技能79 为老年人经口吸痰

一、情境导入

安爷爷，84岁，患慢性支气管炎多年，卧床，最近咳嗽加重，痰液黏稠，不易咳出，伴胸闷憋气，医师已经给予药物治疗。现在，老年人突然被咳出的痰液堵塞咽部，出现呼吸困难，口唇呈青紫色。医师要求照护员配合，立即为老年人经口吸痰。安爷爷躺在床上，左侧靠墙，右侧靠活动区。

二、操作步骤

步骤		为老年人经口吸痰技能操作流程
步骤1	工作准备	（1）环境准备：清洁、整齐、安全、无异味，停止清扫，温湿度适宜。根据不同季节调节室温，冬季不低于18℃、夏季不高于30℃，相对湿度50%～60%，以避免受凉或中暑
		（2）照护员准备：着装整齐，工作态度良好。用七步洗手法洗净双手，戴口罩，戴手套，熟练掌握经口吸痰照护技能
		（3）老年人准备：平卧在床，盖好盖被，支起床档。评估呼吸困难，喉中闻及痰鸣音，发绀，需要立即进行吸痰照护
		（4）物品准备：立即在老年人房间备好电动吸引器1台（操作前连接电源，打开开关，检查吸引器性能是否良好、连接是否正确，关上开关备用）、治疗车、治疗盘、治疗碗2个、500mL 0.9%氯化钠溶液1瓶、无菌血管钳（或镊子）1把、12～14号一次性吸痰管1支、治疗巾、纱布、棉签、餐巾纸等，必要时备压舌板、开口器、电插板等。将黄色塑料袋套入小垃圾桶内，摆放于治疗车下层
步骤2	沟通核对	（1）推治疗车到老年人右侧床边置于方便使用的位置。核对房间号、床号、姓名无误
		（2）解释目的，安抚情绪，取得配合。"爷爷好！您别紧张，我是经过培训的照护员，我来帮您吸痰，痰吸出来，就不会憋气了，您配合我一下，好吗？"

续表

步骤		为老年人经口吸痰技能操作流程
步骤3	实施吸痰	（1）将0.9%氯化钠溶液瓶打开，倒入治疗碗中适量，放在床头柜上备用 （2）摇高床头，为老年人取半卧位，检查老年人口腔，取下活动性义齿，颌下垫治疗巾 （3）打开吸痰导管外包装，与吸痰器管相连接，接通吸引器电源，打开吸引器开关，根据老年人情况及痰液黏稠度，调节负压至40～53.3kPa（300～400mmHg），测试通畅。关闭开关 （4）将老年人头部转向右侧，略向后仰。帮助老年人张口，一手反折吸痰管末端，另一手用无菌血管钳夹持吸痰管 （5）打开吸痰器开关。用血管钳夹持吸痰管前端插入口腔 （6）左手固定吸痰器管，右手松开止血钳放入治疗盘内，捏住吸痰管，用由深部左右旋转并向上提出的方法吸痰 （7）操作过程中，观察老年人面色及呼吸情况，发现不适立即停止；每次抽吸时间不超过15s，如痰未吸尽，休息3～5min再次吸痰。观察老年人呼吸困难缓解，口唇转红润，停止吸痰。关闭开关 （8）两次吸引过程中，从治疗碗中吸取少量0.9%氯化钠溶液，冲洗吸痰管，以免被痰液堵塞 （9）吸痰完毕，从治疗碗中吸取少量生理盐水，冲洗吸痰管。分离吸痰管，用无菌纱布擦净吸痰管端，将用过的纱布放入黄色垃圾袋内，将吸痰管放于治疗盘中 （10）用餐巾纸擦净老年人口鼻部的分泌物，将用过的餐巾纸放入黄色垃圾袋内。观察黏膜情况，异常情况立即汇报医师 （11）观察吸出物的性质，如果痰液黏稠，可配合进行叩背及雾化吸入，根据老年人身体情况，指导自主咳嗽，告知适当饮水，以利于痰液排出 （12）吸痰完毕，恢复老年人舒适体位，保持床单位整洁，检查床档安全，安抚休息
步骤4	整理记录	（1）将用过的吸痰管、餐巾纸、纱布等按医疗垃圾处理。手套如若没有污染，可按可回收垃圾处理 （2）清洁吸痰器，放回固定位置备用 （3）照护员洗手。记录吸痰时间、效果、吸出物的量、颜色、性状及老年人反应等，异常情况及时报告
注意事项		（1）吸痰要在医护人员指导下进行，操作前必须经过培训。发现痰液堵塞，要立即进行吸痰，分秒必争，以避免窒息 （2）严格执行查对制度。严格执行吸痰操作规程 （3）严格按照成人吸痰情况调节压力，一般为负压至40～53.3kPa（300～400mmHg） （4）每次吸痰时间不得超过15s，再次吸痰要间隔3～5min方能进行，避免老年人缺氧 （5）操作全过程动作轻稳、熟练、准确、快捷、安全，运用人体力学原理实现节力。与老年人的沟通交流贯穿全过程，体现尊重和人文关怀

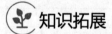 知识拓展

吸痰术与电动吸痰器

一、吸痰术概述

吸痰术是经口腔、鼻腔或人工气道（气管切开术后），将呼吸道的分泌物吸出，以保持呼吸道通畅，预防吸入性肺炎、肺不张、窒息等并发症的一种治疗方法。而电动吸痰器是不可缺少的重要工具。使用电动吸痰器吸痰，一般由医护人员进行。随着长期居家卧床老年人需求的增多，有些老年人家中也备有电动吸痰器，以备紧急情况下进行抢救使用，因此，建议照护员在医务人员指导下，掌握一些电动吸痰器的使用常识。

二、电动吸痰器的工作原理和方法

1. 原理

电动吸痰器的工作原理主要是依靠空气的压力差。当电动吸痰器接通电源后，内部的马达就会带动偏心轮快速地转动，储存液体的瓶子和安全瓶内的空气会从吸气孔被吸出。偏心

轮重复地转动，两个瓶子内的压力就会慢慢地变成负压，然后再将气管中的黏痰吸出。

2. 方法

使用电动吸痰器时，在调节负压之前，要仔细检查吸痰器的管路是否通畅。检查时可用食指堵住吸气口，然后打开吸引器，吸痰器上面的真空表指针能迅速地转动到极限负压；松开吸气口之后，表针的指数下降到 0.02MPa 以下，说明管路是通畅的。吸痰的时候，要注意观察老年人呼吸是否正常，每一次吸痰时间保持在 15s 左右，全过程最好不超过 3min。吸痰结束，要确保吸痰器的负压下降到 0.02MPa 以下才可以关机。关闭电动吸痰器之后，要将所有的负压完全放掉，才可以打开储液瓶。

技能80 为气管切开老年人吸痰

一、情境导入

常爷爷，76 岁，半年前突然发生脑出血，合并呼吸系统感染，为了解除喉梗阻，改善通气功能，医师为常爷爷实施气管切开术。当日，老人呼吸困难，发绀，气管切开套管口处有较多痰液溢出，考虑痰液堵塞，请照护员立即通过气管切开套管进行吸痰照护。

二、操作步骤

步骤		为气管切开老年人吸痰技能操作流程
步骤1	工作准备	（1）环境准备：清洁、整齐、安全、无异味，停止清扫，温湿度适宜。根据不同季节调节室温，冬季不低于18℃、夏季不高于30℃，相对湿度50%～60%，以避免受凉或中暑 （2）照护员准备：着装整齐，工作态度良好。用七步洗手法洗净双手，戴口罩、戴手套。熟练掌握为气管切开老年人吸痰照护技能 （3）老年人准备：平卧在床，盖好盖被，支起床档。评估呼吸困难，气管切开套管口处有痰液溢出，需要立即进行吸痰照护 （4）物品准备：无菌血管钳1把、12～14号吸痰管1支、纱布方适量，摆放于治疗盘治疗巾内。500mL0.9%氯化钠溶液1瓶，摆放于治疗盘上。在老年人房间备好电动吸痰器1台、毛巾1条、餐巾纸1盒、接线板1个。将黄色塑料袋套入小垃圾桶内，摆放于治疗车下层
步骤2	沟通核对	（1）端治疗盘到老年人右侧床边置于床头柜上。核对房间号、床号、姓名无误。氯化钠瓶打开，取掉瓶盖，放在床头柜上，固定 （2）"爷爷好，我帮您吸痰，吸痰后，您会舒服一些的，不要紧张啊。"通过语言和非语言解释目的，安抚情绪
步骤3	实施吸痰	（1）摇高床头，为老年人取半卧位，毛巾围于颌下。将老年人头部转向右侧，略向后仰，暴露套管开口 （2）将0.9%氯化钠溶液瓶打开，倒入治疗碗中适量后，放在床头柜上备用 （3）打开吸痰导管外包装，与吸痰器管连接，接通电源，打开吸痰器开关，调节压力40～53.3kPa（300～400mmHg）。将吸痰管前端插入治疗碗中抽吸少量0.9%氯化钠溶液，测试通畅，关闭开关备用 （4）打开吸痰器开关。用无菌血管钳夹持吸痰管前端插入套管 （5）左手固定吸痰器管，右手松开血管钳放入治疗盘，捏住吸痰管，用由深部左右旋转向上提出的方法吸引痰液，每次不超过15s，两次吸痰操作间隔3～5min （6）操作过程，观察老年人面色及呼吸情况。异常情况及时报告 （7）痰液吸出，关闭开关 （8）用干净纱布擦净吸痰管，纱布放入黄色垃圾袋内。断开连接，将吸痰管置于治疗盘内，备用 （9）用餐巾纸擦净套管周围分泌物，放入黄色垃圾袋内 （10）用消毒剪刀在消毒纱布方中间剪一开口，更换遮盖于套管处的纱布。污染纱布放入黄色垃圾袋内 （11）吸痰完毕，恢复老年人舒适体位，保持床单位整洁，安抚休息

续表

步骤		为气管切开老年人吸痰技能操作流程
步骤4	整理记录	（1）将用过的吸痰管、手套、餐巾纸、纱布等按医疗垃圾处理 （2）清洁吸痰器，放回固定位置备用 （3）照护员洗手。记录吸痰时间、效果、吸出物的量、颜色、性状及老年人反应等，异常情况及时报告
注意事项		（1）吸痰要在医护人员指导下进行，操作前必须经过培训。发现痰液堵塞，要立即进行吸痰，分秒必争，以避免窒息 （2）严格执行查对制度。严格执行气管切开吸痰操作规程 （3）严格按照成人吸痰调节压力，一般为40～53.3kPa（300～400mmHg） （4）每次吸痰时间不得超过15s，再次吸痰要间隔3～5min方能进行，避免老年人缺氧 （5）操作全过程动作轻稳、熟练、准确、快捷、安全，运用人体力学原理实现节力。与老年人的沟通交流贯穿全过程，体现尊重和人文关怀

 知识拓展

气管切开术与护理

一、何谓气管切开术

气管切开术系切开颈段气管，放入金属气管套管，以解除喉源性呼吸困难、呼吸功能失常或下呼吸道分泌物潴留所导致呼吸困难的一种常见手术。

二、气管切开护理

（1）气管切口要定期局部消毒，一般每天1～2次。

（2）因气切口为人工气道，套管有可能被痰栓堵塞，因此需要定期更换。如果是塑料套管，见到明显的痰痂就要更换。如果是金属套管，应每天更换内套管。

（3）加强气道的湿化，一般以每小时1～3mL的速度，给予氨溴索小剂量气道内滴入，根据痰液的黏稠度进行调整。

（4）定期进行吸痰。

（5）如果口咽部有反流的情况，最好使用塑料套管，打上气囊，定期做声门下吸引，以清除上气道的分泌物。

（6）气管套管消毒。

① 物理法。取下气管内套管在500W电热杯中，用沸水煮沸10min后，用棉签清洗干净，再用沸水煮沸消毒20min后，用无菌钳夹取内套管放入0.9%氯化钠溶液中冷却后更换。对长时间戴管的老年人，要保持内套管的光洁度和便于取放。

② 化学法。用3%过氧化氢溶液浸泡3min，用棉签洗净，置于2%戊二醛溶液浸泡消毒30min，用无菌钳夹取内套管，用灭菌注射用水充分冲净戊二醛后更换。

项目九 安宁照护

技能81 为临终老年人进行心理慰藉

一、情境导入

乐爷爷，88岁，患结肠癌，术后多年，最近复发并转移。现在其面色灰白，消瘦，全身虚弱，卧床，伴有腹部隐隐作痛，有焦虑、恐惧和抑郁等情绪，近几天拒绝交流和进食。医师给予止痛治疗，并对家属下达病危通知，请照护员运用语言和非语言方式为老年人提供心理慰藉。

二、操作步骤

步骤		为临终老年人进行心理慰藉技能操作流程
步骤1	工作准备	（1）环境准备：居室清洁、整齐、安全、温馨、无异味，温湿度适宜。根据不同季节调节室温，冬季不低于18℃、夏季不高于30℃，相对湿度50%～60%，以避免受凉或中暑 （2）照护员准备：着装整齐，工作态度良好。用七步洗手法洗净双手，具备临终关怀理论素养及同理心，能理解临终老年人的感受并保持良好的心态 （3）老年人准备：衣着整洁，平卧在床，盖好盖被，支起床档，医师已经对家属下达病危通知。评估神志清楚，能交流，面色灰白，消瘦，全身虚弱，有焦虑、恐惧和抑郁等情绪，近几天拒绝交流和进食 （4）物品准备：纸巾、暖水瓶、水杯、垃圾桶等
步骤2	沟通交流	（1）了解焦虑可引起疼痛加重，抑郁可降低应对疼痛的能力，通过心理慰藉，可缓解临终老年人的苦闷、恐惧、焦虑和抑郁情绪，能提高老年人临终阶段生活质量等知识 （2）轻轻来到老年人床边，根据需求摇高床头，认真询问感受，例如，"爷爷好！我看您来了，您今天气色很好，看来病情好多了。想吃点什么吗？我让食堂给您做好吗？""我看您口唇有些干，先喝口水好吗？"坐在床边椅上，握住老年人的手，"爷爷，我们相处很长时间了，您对我的工作满意吗？有什么不到之处，请您提出，我一定改正。医师说了，您的病很稳定，要我注意为您补充营养，所以您一定要吃饭，吃了饭，营养好了，才能抵抗疾病，您觉得我说得对吗？""我让食堂给您做了营养热汤面，里面有青菜、肉丝和虾仁，面条很细，都是您平时爱吃的，您吃一口尝尝好吗？"等
步骤3	心理安抚	（1）聆听：让老年人倾诉内心的忧虑和恐惧，谅解、宽容老年人的过激情绪及行为，不要讲道理，不要教训，不要顶撞，要理解老年人需要的可能仅仅是聆听。在耐心聆听的同时做出理解、宽容、积极的回应，以关心的态度拉近与老年人的心理距离 （2）陪伴：经常出现在老年人身边陪他聊天，聊天内容避免提起生命的话题，避免提起他的老同学、老同事去世的消息。不要把他看成患者，要像对待正常人一样与他相处。有时仅仅注视他的眼睛，触摸他的手，轻轻地替他按摩，或者以相同的律动与他一起呼吸，都会给他极大的安慰 （3）关怀：与老年人相处，要让他体会到你的关怀。谈话时注意心理暗示，可以装作不经意的样子，时不时地暗示他："爷爷，医师说您的病好多了。""爷爷，您的身体素质好，抵抗疾病没有问题。""人有个头疼脑热的很正常。我这几天也肚子疼，可能受凉了。"心理暗示的力量很大，时时说他身体好，让他相信是真的，用关怀的态度和鼓励的语言增加老年人战胜疾病的信心和勇气
步骤4	整理记录	（1）操作过程所产生的垃圾按分类处理。用七步洗手法洗净双手 （2）记录心理慰藉时间、主要内容和老年人的反应，总结老年人喜欢的话题，以备用老年人喜欢的话题进行以后的交流并做好预防意外的预案 （3）将老年人的情绪和对家属的要求通知家属，取得理解和配合，争取满足老年人的愿望
注意事项		（1）与老年人沟通交流要保持环境整洁、安静、温馨 （2）当老年人需要倾诉时，要保持足够的耐心，认真地聆听 （3）鼓励家属共同慰藉老年人的心灵并保护老年人和家属的隐私 （4）操作全过程态度和蔼，语言亲切，肢体语言恰当，体现尊重和人文关怀

🌱 知识拓展

临终关怀相关知识

一、临终关怀的起源

"临终关怀"一词始于12世纪。1879年，都柏林修女玛莉·艾肯亥将其修道院作为医院，收容癌症晚期患者。1905 年，伦敦一家医院也开展临终关怀服务。这两家医院都秉承基督教博爱精神照顾患者，但是没有融入医学技术减缓患者生理上的疼痛。20 世纪 50 年代，圣约瑟临终关怀医院护士桑德丝女士看到年轻的癌症患者大卫，疼痛至死而刻骨铭心。大卫临终前留给桑德丝五百英镑作基金，劝她设立一座更人性化的、能减除病痛的，同时给予患者心理照顾的临终关怀医院。桑德丝受此激励，攻读了社会工作及医学专业。在 1967 年，桑德丝博士根据她所提出的关于现代临终关怀"两大支柱"——"疼痛和其他症状控制"和"心理、社会等方面全面关怀"的思想，在伦敦建立了世界上第一所现代临终关怀医院。继英国之后，美国、法国、加拿大、澳大利亚、新西兰、芬兰、德国、日本、韩国、新加坡等国，以及我国香港、台湾地区相继开展临终关怀服务。

进入 21 世纪以来，临终关怀运动在全世界又有了长足发展，这是社会进步与社会文明的必然结果。

二、临终关怀概念

临终关怀是近代医学领域中新兴的一门边缘性交叉学科，是社会的需求和人类文明发展的标志。临终关怀并非是一种治愈疗法，而是一种专注于在患者在将要逝世前的几个星期甚至几个月的时间内，减轻其疾病的症状、延缓疾病发展的医疗护理。临终关怀不追求猛烈的，可能给患者增添痛苦的，或无意义的治疗，但要求医务人员以熟练的业务和良好的服务来尽可能控制患者的症状。由于临终关怀必然要涉及各种症状的姑息治疗，所以在肿瘤科领域，它和姑息治疗往往是同义语。

三、临终关怀的宗旨

1. 以照料为中心

临终关怀由以治疗为中心转为以照料为中心，让患者宁静地面对死亡，达到提高生命质量的目的。也就是通过医护人员及家属对患者的身体照顾，减轻病痛，再配合天然健康饮食提升身体能量；通过理念的建立减轻恐惧、不安、焦虑、埋怨、牵挂等心理，使患者安心、宽心，并对未来的世界（指死后）充满希望及信心；同时尊重患者的信仰。

2. 维护患者尊严

患者尽管处于临终阶段，但个人尊严不应该因生命活力降低而递减，个人权利也不可因身体衰竭而被剥夺，只要未进入昏迷阶段，仍具有思想和感情，医护人员应维护和支持其个人权利，如保留个人隐私和自己的生活方式，参与医疗护理方案的制订，选择死亡方式等。

3. 提高生活质量

有些人片面地认为临终就是等待死亡，生活已没有价值，患者也变得消沉，对周围的一切失去兴趣，甚至，有的医护人员也这样认为，并表现出态度冷漠，语言生硬，操作粗鲁，不知如何面对等。临终关怀认为：临终不是等待死亡，临终是一种特殊类型的生活；有研究证明 49% 的患者直到死亡前都是清醒的；22% 有一定意识；20% 处于清醒与混乱之间；只有 3% 的人一直处于混乱状态。对临终老年人表达积极的、明确的、温馨的关怀和尊重，是对临终患者极大的安慰；正确认识和尊重患者最后生活的价值，提高其生活质量是对临终患者最有效的服务。

4. 共同面对死亡

人的生命，有生便有死，死亡和出生一样，是客观世界的自然规律，是不可违背的、每个人都要经历的事实。因为有了死亡才使生存显得有意义。临终老年人仅是比我们早一些面对死亡的人而已，他们的现在也是我们将来所要面临的。所以，当一个临终的老年人来到我们面前，作为照护员要迎接挑战、勇敢面对，怀着对生命的敬畏，给予最后的关爱，与老年人共同面对死亡。能使老年人在安静舒适的环境中，平静地告别人生是临终关怀的关键。

技能82 为临终老年人家属进行精神支持

一、情境导入

　　于奶奶，87岁，胃癌术后多年，最近复发并转移。现在面色萎黄、消瘦、虚弱、卧床，腹部隐隐作痛，有恐惧、抑郁、焦虑等情绪，这几天拒绝进食和交流，医师已经给予止痛治疗，并对家属下达病危通知。其女儿深感悲伤和崩溃，请照护员运用语言和非语言为老年人家属提供精神支持照护。

二、操作步骤

步骤		为临终老年人家属进行精神支持技能操作流程
步骤1	工作准备	（1）环境准备：接待室清洁、整齐、安全、温馨、无异味，温湿度适宜。根据不同季节调节室温，冬季不低于18℃，夏季不高于30℃，相对湿度50%～60%，以避免受凉或中暑 （2）照护员准备：着装整齐，工作态度良好。用七步洗手法洗净双手，具备一定的临终关怀理论素养及同理心，能理解临终老年人和家属的感受并能保持良好的心态 （3）家属准备：家属衣着整齐，坐在接待室的椅子上。评估有悲伤情绪，有接受心理疏导的愿望 （4）物品准备：接待室内备有茶几、沙发（或者桌子、椅子等）、纸巾、暖水瓶、一次性纸杯、垃圾桶等
步骤2	沟通交流	（1）照护员首先要了解临终老年人家属的压力 ①面对不知何时就会失去的亲人，时时担惊受怕，导致哀伤 ②为了治病和照护，花费增多，使家庭经济窘迫，导致焦虑 ③面对亲人的痛苦，还会产生欲其生又欲其死的矛盾心理而导致抑郁 ④为了使亲人免受精神打击，常常隐瞒真实病情，增加了自我压抑 ⑤因为需要长期照护，减少了亲友间的社会互动，使抑郁情绪不能宣泄引起焦虑 （2）进入接待室在家属身边坐好，耐心聆听家属的倾诉，以理解的态度拉近与老年人家属的心理距离。例如，"阿姨好，我也有爷爷、奶奶，他们也曾经生病，家中亲戚里也有患者需要照顾，我很理解您的感受和不易，我们一起面对好吗？""您有什么要求，尽管给我讲，我会尽力帮助您，如果有我做不到的，我也会及时地反映给医师或者我的领导，他们都会帮您想办法，尽量减轻奶奶的痛苦，减轻您的痛苦。""您一直陪在这里，我知道您很累，今天我值班，您放心回家休息一下，放松一下心情，我们都有手机，随时保持联系，如果您有需要，我也可以和您视频，让您及时了解奶奶的情况。"
步骤3	心理安抚	（1）满足家属照顾老年人的需要 ①创造条件让家属陪伴在临终老年人身旁，如准备一个安宁照护室，适当安排休息床位和生活用品，既满足家属照顾老年人的需要，又避免因过度疲惫产生焦虑情绪 ②将老年人对家属的要求告知家属，让家属满足老年人的愿望，不留遗憾 ③对年老体弱的家属，适当提供生活照护，尽量给予帮助，给予安全感 （2）鼓励家属表达情感 ①要与家属保持积极的沟通，鼓励家属表达内心的感受和遇到的困难 ②对于家属因为复杂情绪而产生的过激言行，尽量给予容忍和谅解 ③积极地为家属提供必要的信息和死亡教育，帮助家属正确理解死亡，让家属明白死亡是人人都要面对的问题，提前做好接受丧亲之痛的准备，避免过度伤悲
步骤4	整理记录	（1）所产生的垃圾按分类处理，用七步洗手法洗净双手 （2）记录与家属沟通的时间、主要内容和老年人家属的反应 （3）记录老年人家属对死亡教育的接受程度，做好安抚预案
注意事项		（1）与老年人家属沟通交流要保持环境整洁、安静、温馨 （2）当老年人家属需要倾诉时，要保持自身良好心态和稳定情绪，认真地聆听 （3）鼓励家属共同安慰老年人的心灵并保护老年人和家属的隐私 （4）操作全过程态度和蔼，语言亲切，死亡教育语言适宜，肢体语言使用恰当，体现尊重和人文关怀

🌱 知识拓展

临终关怀须知

死亡，是每个人最终将会面临的结局。面对死亡，人会有怎样的感受呢？会有怎样的反应呢？为了更科学地照护临终老年人，作为照护员，应该了解这些问题。

1. 喉鸣

正常人呼吸 16～20 次/min，规律，在生命末期，人会出现呼吸困难，呼吸会变得浅而无力；会变得忽快忽慢，没有规律；会出现一长段时间呼吸停止，接着再出现几个急促的深呼吸。在濒临死亡的时候，呼吸还会夹杂杂音，也就是"临终喉鸣"，这是随着死亡的临近，喉部的肌肉变得松弛，液体积聚在喉部造成的。针对呼吸困难，照护员可以把老年人头部垫高，开窗户通风，或者打开风扇吹风，注意不要对流。针对"临终喉鸣"，照护员可以将老年人的身体翻身向一侧，床头抬高一点。一般人对"临终喉鸣"会感到不安，但是老年人可能不会感到明显不适。发现老年人口干，可以用浸湿的纱布、餐巾、棉球、棉签等，轻轻擦拭口腔，让老年人舒服一些。

2. 听觉

根据日本生物学家山田博教授提出的"人体老化顺序"，听力下降是较晚出现的老化现象。对临终老年人来说，听觉也是最后丧失的感觉。有些老年人看起来已经丧失意识，但还能听到一些声音，所以，不想让老年人听到的话，即便是在最后也不应该随便说出来。如果要讲话，就说一些愉快的回忆，说需要或者想要说的话，可以持续地说，或者小声播放他喜欢的音乐。如果有客人来访，要告诉老年人他们是谁，并鼓励客人直接与老年人讲话。

3. 流泪

有些临终老年人会出现流眼泪的现象，亲友可能会把这理解为老年人的情感流露，其实这并非事实。任何人都会分泌眼泪，对普通人来说，眨眼的一瞬间，泪水就会被吸收到鼻泪管里，所以看不到流泪。而临终的人已经丧失了这个生理功能，所以就会出现流泪现象。

4. 疼痛

有些癌症临终老年人，疼痛会存在很久，甚至在生命的最后阶段仍然与疼痛相伴。与剧痛作斗争会让人精疲力竭，会使人变得脾气暴躁，容易动怒，所以在照护临终老人时，镇痛的治疗是十分重要的。有人担心长期使用镇痛剂，会带来药物依赖或药物滥用，其实，只要严格控制药物剂量，就不会发生这样的问题。有效的止痛治疗能为临终老年人提供急需的舒适和安慰，缓解临终老年人的疼痛，也是人道主义的要求。

5. 温度

临终老年人血液循环量降低，新陈代谢降低，所以大多数临终老年人的体表温度都是偏低的，摸上去，感觉手、脚或臂膀和腿都是冰凉的，鼻子、嘴、手指和脚趾周围颜色转青。此时临终老年人往往已经丧失了知觉，任何保暖措施已经没有实质性的效果。因为这时体温的下降，并不代表临终老年人感觉到寒冷，反而，只要给他们的手脚再加盖一点点重量的被褥，都会让老年人觉得太重，感觉无法忍受。

6. 消化

恶心、呕吐、便秘甚至丧失食欲，是临终老年人经常面临的问题。当老年人出现食欲不振时，作为照护员，不要强迫他吃东西，因为强迫进食不仅能增加不适，而且也有可能导致其他肠胃问题，比如胃肠胀气等。

7. 睡眠

临近死亡的老年人睡眠比较多，照护员应该让老年人尽其所愿地睡眠，不要打扰他。为了让他感觉舒服些，可以轻轻地帮助老年人翻身，或者轻轻地按摩老年人肢体。如果在房间里留有一盏发出柔和光线的灯，可能会使老年人觉得更安心一些。

技能83 为老年人进行遗体清洁与更衣

一、情境导入

时奶奶，90岁，冠心病合并心力衰竭，3年前入住养老机构，长期卧床，骶尾部有压疮，表面覆盖消毒纱布，全口义齿浸泡于床头柜上冷水杯内，于当日9:00去世，医护人员为其撤掉所有管道，现在，请照护员进行遗体清洁及更衣照护。

二、操作步骤

步骤		为老年人进行遗体清洁与更衣技能操作流程
步骤1	工作准备	（1）环境准备：安全、安静，温湿度适宜。根据不同季节调节室温，冬季不低于18℃、夏季不高于30℃，相对湿度50%～60%，避免照护者受凉或中暑。必要时用屏风或拉帘遮挡 （2）照护员准备：照护员2位，着装整齐，工作态度端庄严肃，用七步洗手法洗净双手，戴口罩，穿一次性隔离衣，戴手套 （3）老人准备：核对逝者房间号、床号、姓名、性别、年龄、死亡原因、死亡时间，检查遗体清洁程度、压疮包扎情况 （4）物品准备：毛巾、水盆、暖水瓶、干净床单、大号防水护理垫、大单、卫生纸、湿巾、纱布、胶布、血管钳、大棉球、剪刀、梳子、寿衣、黑色垃圾袋、尸体鉴别卡、别针等，将寿衣的多件上衣和多件下装分别套在一起，将物品在护理车上摆放整齐
步骤2	沟通交流	（1）劝慰家属节哀，解释操作目的和需要配合的事项，根据家属意愿，将其安置到休息室或者就在旁边休息 （2）与家属交流，态度和蔼，理解家属心情。例如，"叔叔、阿姨，我们和奶奶相处很久了，奶奶走了，我们也很难过，我们很理解您的心情。""请叔叔、阿姨检查一下奶奶的贵重物品并取走好吗？""请叔叔、阿姨节哀，现在我们要为奶奶清洁身体，让奶奶干干净净地走，好吗？""我现在要为奶奶更换衣服，让奶奶体面地走，请您先休息一下好吗？""我们给奶奶穿衣服，您有什么要求，尽管对我讲，我按照您的要求来穿好吗？"等
步骤3	清洁遗体	（1）推护理车携物品至去世老年人右侧床边，放置在方便取物的位置 （2）为老年人闭合眼睑和嘴巴。必要时，用温热毛巾湿敷眼睑，用毛巾卷托起下颌，帮助闭合眼睑和嘴巴，戴上义齿 （3）撤去盖被装入垃圾袋。用床单盖住遗体。打开床单S形折叠对侧。解开上衣衣扣（必要时用剪刀剪开内衣），脱去上衣。拉开床单一角盖住遗体上身。脱去裤子及袜子。撤掉纸尿裤，用卫生纸和湿巾擦净局部分泌物。将干净床单遮盖于遗体之上。在遗体下平铺大号防水护理垫 （4）取脸盆，倒入温水，浸湿毛巾，手套样包裹在右手上，按照脸、颈、上肢、胸、腹、背、臀、下肢、脚、会阴部，依次擦洗遗体，使皮肤干净、无污渍，梳理整齐头发 （5）填堵七窍：用血管钳取大棉球，分别塞入口内两侧面颊部、双鼻孔、双耳道、肛门内、阴道内，填塞物避免外露 （6）更换骶尾部压疮纱布，擦净胶布痕迹，贴上新的胶布固定 （7）擦洗完毕，撤去用过的枕头和大号防水护理垫，放入黑色垃圾袋内。用床单遮盖遗体
步骤4	更换寿衣	（1）撤下床单平铺于遗体之下，保持床面干净；先穿套好的下装；再穿套好的上衣；穿好袜子和鞋子；按照里朝下、面朝上，铺好褥子；再次梳理好头发、戴好帽子、枕好枕头；垫好双足；按照里朝下、面朝上，盖好盖被 （2）将大单覆盖于老年人遗体盖被之上，填写尸体鉴别卡用别针固定于大单上
步骤5	整理记录	（1）将垃圾袋摆放整齐，房间整理整齐。将撤下的遗物交代家属，征求遗体清洁、更衣无意见后，主动离开，让家属进行告别仪式 （2）所产生的垃圾按分类处理。脱手套，脱一次性隔离衣按医疗垃圾处理，洗净双手，脱口罩按医疗垃圾处理 （3）记录老年人贵重物品名称、数量、家属取走时间，请家属签全名 （4）记录遗体清洁时间、更衣时间、老年人家属反应等

续表

步骤	为老年人进行遗体清洁与更衣技能操作流程
注意事项	（1）进行遗体清洁照护要严肃认真，同情家属的悲痛，给家属心理安慰 （2）尊重老年人及其家属的宗教信仰和民族习惯 （3）保持遗体清洁，仪态端正，四肢舒缓，铺盖整齐，维护死者尊严 （4）操作过程动作轻柔、熟练、快捷，尽量减少对其他人的干扰 （5）对患有传染病死者，严格按照消毒隔离制度进行操作，做到对社会负责

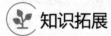 **知识拓展**

我是朝阳

—— 一名养老事业志愿者的工作感悟

我是朝阳，因为，我希望我是早晨的阳光，带来希望。

三年前，还是一位养老事业志愿者的我，现在已经成为老年护理院的一名"老"员工了，回想自己过去三年的工作经历，我感觉成熟了许多，收获了许多。面对养老护理员工作，从开始的彷徨观望到现在的得心应手和充满自信；从当初的养老护理专业知识为零到如今能够为新来的助老志愿者进行业务培训；大学毕业时立志从事老年护理工作的满腔热情已经融化到我工作中的点点滴滴成就，养老护理工作已成为我工作和生活中不可或缺的一部分。

我所在的养老护理院，不同于一般的养老机构，它的主要工作内容是"医养结合"与老年人的"临终关怀"。住院的老年人多数生活不能自理，生命已经走到了最后一程，平均年龄超过80岁，有的已经过了百岁，他们身患多种疾病、意识模糊、神志不清、身体僵直、四肢不灵。在这里，你能明显地感到人到晚年生活的无助，你能深刻地体会到生病的痛苦和无奈，这里的老年人非常需要专业的护理。

老年人住在这里，不会因为没有家属的陪伴而孤孤单单，不会因为病情恶化而担惊受怕，不会因为自己已经丧失了生活能力而失去尊严，因为，有我们在这里。我们每一天所做的工作就是让老人们得到陪伴，得到关爱，得到照顾，得到作为老年人应有的尊重。

很荣幸，我成为养老护理团队中的一员，我们共同为守护这些衰老垂危的生命而工作。在我每一天的工作中，最开心的事情就是为老年人服务时，看到他们脸上洋溢的笑容，那一抹发自内心的、浅浅的笑，像是寒日里的阳光，很温暖，很温馨。

我是一位大学本科生，选择了这样一份工作，使很多人不理解。在他们看来，大学毕业了，要么进机关坐办公室，要么事业干得轰轰烈烈才算值得。这，也许是对的。但是，我认为我自己的选择也是对的。工作有第一价值和第二价值之分，其第一价值是物质收获，即从中取得薪金报酬，以满足我生活的需要。第二价值就是工作本身对他人、对社会所能够产生的影响，自己收获的同时也能让别人受益。

我觉得，每一份工作都具备第一价值，但却不一定具备第二价值。老年养老护理工作，面对的是吃、喝、拉、撒、睡都需要照顾的老年人，在有些人眼里，是一个伺候人的活儿。我认为这是一份朝阳事业，更是一份爱心事业。从客观事实来讲，"家家有老人，人人都会老"，衰老是所有人生命中的一个必然过程，我也会有这一天，也会需要别人的照顾！从社会的发展来讲，社会的每一点进步，都离不开垂垂老去的老年人的贡献。"前人栽树，后人乘凉"，享受着前辈成就的晚辈，理应去照顾老一辈！尊老爱幼是我们中华民族的优良传统，我在传承优良传统的工作中体会到和实现了我工作的第二价值。

我知道我一个人的力量是微弱的。但是，对老年人而言，多一个人去照顾他，就意味着他的生命中多了一份关爱，在他生命走到最后的这一刻，有人爱他，呵护他，我想他是幸福的。对我而言，当老年人需要我的时候，能通过自己的努力去为老年人带去一份温馨，这是难得的"赠人玫瑰"的机会，尤其是当一个生命逝去的时候，因为我的存在，他心中装满了我对他的爱，我也是幸福的，这是用再珍贵的东西也换不来的成就。

照顾老年人的工作既繁琐又非常辛苦，但我的心里却很愉快，我愿意在照护老年人时付出爱心，收获快乐。

我深知，我面对的老年人，他们的生命即将走到尽头，无论你与他们建立了多么深的感情，不知道哪一天，他们会毫无声息地离开，随风而去。给我留下的，仅仅是一张他们曾经睡过的、空荡荡的床；他们回报我的，是深深地印在我脑海中的，令我回想起来，会情不自禁潸然泪下的音容笑貌。我很难过，但我知道，虽然"临终"是冰冷的，但是"关怀"是温暖的，我的工作就是希望每一个生命"生如夏花般绚烂，逝如秋叶般静美"。我是朝阳，我更愿意是冬日里的一缕阳光，在枯叶静静飘落间，照亮生命中的每一个角落，守候这一份静美。

我是朝阳。

技能84　为老年人进行遗物清点与整理

一、情境导入

傅奶奶，90岁，胃癌术后多年，1年前入住养老机构，今日上午9:00去世，被殡仪馆灵车接走后，房间进行终末消毒处理，照护员进行遗物清点及整理。

二、操作步骤

步骤		为老年人进行遗物清点与整理技能操作流程
步骤1	工作准备	（1）环境准备：安全、安静，温湿度适宜。根据不同季节调节室温，冬季不低于18℃、夏季不高于30℃，相对湿度50%～60%，避免照护者受凉或中暑 （2）照护员准备：照护员2位，着装整齐，工作态度端庄严肃，用七步洗手法洗净双手，戴口罩，穿一次性隔离衣，戴手套 （3）物品准备：笔记簿1本、笔1支、白色塑料袋适量、纸箱适量
步骤2	遗物分类	（1）照护员进入去世老年人房间，将老年人遗物分类放置 （2）将餐具等生活用品放入纸箱存放 （3）将书籍报纸等放入纸箱存放 （4）将所有清洁内衣放入白色塑料袋存放 （5）将所有清洁外衣放入白色塑料袋存放 （6）将备用的清洁床上用品放入白色塑料袋存放 （7）将备用的干净鞋袜放入白色塑料袋存放 （8）将手表、眼镜及其他贵重物品单独存放 （9）将更换下的衣服和床上用品分别放于黑色垃圾袋存放
步骤3	整理记录	（1）一照护员清点遗物，并读出物品名称 （2）另一照护员洗净双手，按一式两份，做好遗物名称及数量记录 （3）清点无误，整理整齐，两位照护员分别在记录簿上签全名 （4）照护员脱手套，脱一次性隔离衣按医疗垃圾处理，洗净双手，脱口罩按医疗垃圾处理

续表

步骤		为老年人进行遗物清点与整理技能操作流程
步骤4	遗物交接	（1）将遗物与家属进行核对交接，请家属在记录单上签全名与交接日期
		（2）遗物记录清单一式两份。一份存档，一份与遗物一同交予家属
		（3）存档记录清单至少保存一年
		（4）被家属遗弃的物品，按垃圾分类处理
注意事项		（1）进行遗物清洁整理要严肃认真，未经家属同意，不要随意处理
		（2）老年人遗物清点必须两人同时进行
		（3）清点发现贵重物品或钱，如果家属不在场，记录并交于主管领导单独保管。如果家属在场，当场交于家属清点并在记录单上签名为证
		（4）如果死者患有传染病，被家属遗弃的、更换下的衣服及床上用品应放入黄色垃圾袋按医疗垃圾处理，并对房间严格按照消毒隔离制度进行终末消毒，做到对机构负责、对社会负责

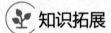 **知识拓展**

关于临终关怀工作者

要想认清临终关怀的性质与意义，必须了解人类临终问题的普遍性和严重性。据不完全统计，我国每年的去世者有800万人之多。

按国际标准，60岁以上者可称之为老年人，虽然，许多老年人生活幸福，身体健康，但是不可否认的是，人们心中都对衰老和死亡存在或多或少的恐惧。除了老年人，现代社会不时发生的各种突发事故，使得每一个人都很难说在什么时间、什么地点便会突然地面对死亡。

既然每个人都要面对死亡，那么早做准备，尤其是精神上的准备，或许可以减轻一定程度上的痛苦。临终关怀不仅仅是对临终患者提供的照护，还是对所有人提供的死亡教育，是人类在基本解决生存问题之后，进一步去解决死亡问题的一种最新的发展与努力。

临终关怀事业的开展存在极大困难。因为，目前虽然每个人都明白自己必然会老、会病、会死，但是，在年轻时、健康时、离死亡还比较遥远时，都不愿意去思考，更不愿意去接受这个事实。而那些没有思想准备，不愿接受衰老、疾病、死亡的人，将必然承受更大更强烈的临终痛苦和死亡的恐惧，所以，将临终关怀的性质定义在对人们进行的死亡教育上，非常有意义。

临终关怀是人类现代社会最具人性化的发展，是人道主义在现代社会最高体现之一。临终关怀任重而道远。鉴于临终关怀的性质，要求从事这一工作的人员不仅需要拥有一定的医学知识和能力，还要具有人文社会科学的知识与技巧。

目前，国外对从事临终关怀工作的人员的要求为：①自愿从事临终关怀工作；②具有一定的专业理论水平和操作技能，并掌握多学科的知识；③具有解除晚期患者及其家属躯体和精神心理痛苦的能力；④具有良好的沟通技巧，能够与患者及其家属建立良好的关系；⑤接受死亡教育，对死亡和濒死的回避和恐惧程度较低，能够与患者及其家属坦然地讨论生命和死亡的意义；⑥通过临终关怀团队向晚期患者及其家属提供关怀。我国还有待进一步完善和发展。

临终关怀团队一般由医护人员、照护员、社会工作者、心理咨询工作者、理疗师、药剂师、营养师、宗教人士、患者家属、志愿者等组成。

模块三　康复照护技能

项目十　老年人娱乐活动

技能85　指导老年人书法活动

一、情境导入

皮爷爷，78岁，脑梗死后遗症3年，入住养老机构2周。目前左侧肢体活动不灵，右侧活动正常，借助手杖可以缓慢行走；性格内向，不合群，常因活动不方便而闷闷不乐。经观察，发现老人以前有书法爱好。为了缓解老年人郁闷情绪，现在，照护员指导皮爷爷到活动室参加书法活动。

二、操作步骤

步骤		指导老年人书法活动技能操作流程
步骤1	工作准备	（1）环境准备：活动室整洁、宽敞、明亮、安全。温湿度适宜，根据不同季节，一般室温保持在18～30℃，相对湿度50%～60% （2）照护员准备 ①着装整齐，工作态度良好，用七步洗手法洗净双手 ②熟悉老年人爱好，提前与老年人聊天，让老年人了解活动地点和内容 ③了解书法的书写要点，能进行简单的点评 ④提前与家属沟通，确定训练目标、内容和方法，活动时间为每天1次，每次30～60min （3）老年人准备：午休后平卧在床。评估神志清楚，病情稳定，情绪低沉，经疏导，情绪好转，有参加书法娱乐活动的愿望，协助穿好衣服和防滑鞋，帮助喝水、解决大小便问题 （4）物品准备：在活动室内备好书法桌、椅子、毛笔、墨、砚台、书法纸、镇纸、笔洗、笔挂、毡子、字帖等
步骤2	沟通交流	（1）照护员进入房间到老年人床旁，坐在床边椅上，与老年人平视 （2）"爷爷好！午睡醒了呀？下床活动一下好吗？""爷爷，您入住养老院2周了，对我的服务不满意吗？""哦，没有啊，但是我看到您总是闷闷不乐，我很着急，很希望您能高兴。""爷爷，我好像听说您有书法爱好，今天天好，我带您到院子里看看花，散散心，顺便到书法室写字，好吗？" （3）为老年人选择感兴趣的书写内容
步骤3	活动实施	（1）保护皮爷爷使用手杖行走至院子里，再到书法室在桌子前坐好 （2）为老年人选择一首经典的、熟悉的、能使人高兴和愉悦的古诗词 （3）选取其中两句诗词，认为老年人准备好字帖，让老年人看清楚 （4）帮助老年人握好毛笔，备好墨水，让老年人慢慢书写 （5）书写过程中随时观察、询问老年人感受，必要时协助饮水、大小便，变换体位，发现不适，立即停止活动并安排休息 （6）"皮爷爷您写得真好！以后我们经常过来活动好吗？以后过年，请皮爷爷为我们写福字好吗？"对老年人的良好表现及时提出表扬和鼓励，维持老年人进行书法活动的兴趣和信心 （7）活动结束，征求老年人对活动的意见和建议。将老年人的书法作品收齐保存，或者张贴在房间内进行展示 （8）指导老年人清洗毛笔、砚台并洗净双手，以锻炼老年人肢体活动能力

续表

步骤		指导老年人书法活动技能操作流程
步骤4	整理记录	（1）对活动室进行卫生整理，将用物归位备用 （2）协助老年人用手杖行走，回房间休息 （3）照护员洗手，记录老年人活动时间和地点、表现和建议、下次活动的预约时间
注意事项		（1）活动前要对老年人健康状况进行评估，确定病情稳定后方可带领活动 （2）安排活动时要避开老年人的休息时间，并取得家属的同意和理解，必要时鼓励家属共同参与活动 （3）活动全过程态度和蔼、真诚，及时用语言和非语言给予鼓励，力求老年人开心愉快 （4）活动中注意观察老年人反应，发现厌烦、劳累，要及时调整体位或停止活动，安排休息，保证安全 （5）活动后征求老年人意见，根据老年人愿望安排下次活动时间与书写内容 （6）操作全过程要有耐心，保持乐观，体现对老年人的尊重及人文关怀

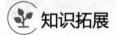 **知识拓展**

老年人进行书法娱乐活动好处多

1. 促进恢复正确体位

中国书法非常重视写字的姿势，脑血管病后遗症老年人进行书法娱乐活动时，应端坐在椅子上，与桌子保持一拳头的距离，两脚平开与肩宽，两臂张开略挺胸，放松肩部，稍稍抬高肘部与手腕，两手自然放平，左手按纸、右手拿笔。通过调整写字的姿势，放松老年人全身肌肉，逐渐恢复正确体位。

2. 促进慢性疾病康复

患有脑血管病后遗症的老年人常因活动不灵，生活不便，产生烦恼、焦虑、悲观等情绪，进行书法娱乐活动，能让老年人头脑冷静、全神贯注、心情放松、进入追求墨迹的意境，从而起到调节自主神经功能，加快新陈代谢，增强免疫力，促进某些慢性疾病康复的作用。这种作用不仅对脑血管病后遗症老年人有利，对患有高血压、糖尿病、冠心病乃至癌症等心身疾病的老年人也有较好的辅助治疗作用。

3. 促进改善心肺功能

老年人患有脑血管病后遗症后，会因长期不活动或活动减少，导致肌肉萎缩无力、心肺功能降低，表现为活动量稍微加大，就会出现心慌气短的表现。进行书法娱乐活动的时候，除了要求端正姿势，平静心情以外，还要求呼吸自如、通气自如，运气于笔端，从而达到改善或增强心肺功能的目的。

4. 促进认知，预防失智

老年人参加书法娱乐活动，不仅要用手，而且要用脑。一则要记住所要写出的字，二则要练就形神兼备的字型，这是活跃大脑思维、锻炼肢体活动能力以及平衡能力，增强记忆力的良好方法。如能坚持不懈，书法娱乐活动训练可以起到促进认知预防老年人罹患失智症的作用。

技能86 指导老年人素描活动

一、情境导入

卞奶奶，80岁，患骨关节炎多年，上肢活动良好，下肢无力，因为膝关节疼痛，活动时需要坐轮椅，有绘画爱好，喜欢素描。为了活跃思维，锻炼手指灵活程度，维持肢体的活动能力，照护员定时帮助卞奶奶到书画室参加素描绘画活动。

二、操作步骤

步骤		指导老年人素描活动技能操作流程
步骤1	工作准备	（1）环境准备：活动室整洁、宽敞、明亮、安全。温湿度适宜，根据不同季节，一般室温保持在18～30℃，相对湿度50%～60%。 （2）照护员准备 ①着装整齐，工作态度良好，用七步洗手法洗净双手 ②充分了解老年人的爱好、以前所处的文化环境、信仰。能选择老年人喜欢的绘画内容，如比较简单的几何体、人物、花卉、常用生活用品素描等。提前让老年人了解活动地点和内容 ③了解绘画基本知识，具备基本绘画基础，能对老年人进行示范 ④提前与老年人和家属沟通，确定训练目标、内容和方法，活动时间为每天1次，每次30～60min （3）老年人准备：午休后平卧在床。评估神志清楚、病情、情绪稳定、有参加绘画娱乐活动的愿望 （4）用物准备：水杯，根据活动内容准备素描纸、工具盒（内装2B～8B铅笔、橡皮、炭笔等）、参照物、素描书及餐巾纸等
步骤2	沟通交流	（1）照护员进入房间到老年人床旁，坐在床边椅上，与老年人平视。"奶奶好！午睡醒了呀？我们去画画好吗？" （2）"奶奶，我扶您坐在轮椅上，咱们去绘画室。"
步骤3	活动实施	（1）协助老年人喝水、解决大小便等问题，带好水杯、手绢等，穿好衣服和防滑鞋，转移到轮椅上坐稳，推轮椅到绘画室 （2）推轮椅带刘奶奶到绘画室在书画桌前坐好 （3）根据老年人意愿选择参照物，如几何体、餐具、水果等 （4）选取其中一个参照物，让老年人看清楚，并摆放于合适位置 （5）帮助老年人铺好素描纸，握好所需要的型号的铅笔，从排线条开始画起，直到老年人独立完成一幅素描绘画 （6）绘画过程中随时观察、询问老年人感受，必要时帮助喝水或大小便等，如有不适，立即停止并安排休息 （7）对老年人的良好表现及时提出表扬和鼓励，维持老年人进行绘画活动的兴趣和信心；如"卞奶奶您画得真好！以后我们院里举行画展，我们选择一幅好的去参展好吗？" （8）活动结束，征求老年人对绘画活动的意见和建议 （9）将老年人的素描作品收齐保存，或者张贴在房间内进行展示 （10）为了锻炼老年人肢体活动能力，指导老年人自己整理好绘画工具，摆放整齐，以备下次应用
步骤4	整理记录	（1）对绘画室进行卫生整理，将桌椅归位整齐 （2）推轮椅帮助老年人回房间休息 （3）照护员洗手，记录老年人活动时间和地点、表现和建议、下次活动的预约时间
注意事项		（1）安排活动时要避开老年人休息时间，活动前要对老年人进行评估，确定身体状况稳定方可带领活动 （2）活动过程中注意观察老年人反应，发现厌烦、劳累，要及时调整体位或停止活动，安排休息，以保安全 （3）活动中注意态度和蔼、真诚，及时给予语言及非语言鼓励，力求老年人开心愉快 （4）活动后征求老年人意见，根据老年人的愿望安排下次绘画活动时间与内容 （5）操作全过程要有耐心，保持乐观，体现对老年人的尊重及人文关怀

🌱 知识拓展

老年人进行绘画活动的好处

1. 锻炼思维能力

绘画，不仅是一门艺术，更是一种思维锻炼。要想画出一幅好画，首先要想象力丰富，另外，色彩的刺激也会增强大脑的活跃度。所以经常画画，不仅促进创作灵感，活跃思维，还可以陶冶情操，健脑增识，延年益寿。

2.维持活动能力

绘画追求整体美，属于精细活动。为了把画画好，必须做到将画笔拿稳并保持平衡，既需要身体稳定，还需要心平气和，所以绘画中的运笔是一种全身心运动，可以锻炼手指的灵活程度，维持肢体的活动能力。

3.缓解烦躁和焦虑

衰老使老年人生理功能下降，面对一些力所不能及的工作或事情，不免会产生烦躁和焦虑，如果能画一些色彩柔和淡雅的山水画，可以起到调节心情、开阔眼界，缓解烦躁和焦虑的作用。

4.预防失智发生

老年人绘画，由大脑总体支配控制手、眼同时操作，不仅刺激大脑的兴奋性，增强大脑细胞的活跃程度，还能促进血液循环和全身新陈代谢，有助于维持认知能力，预防失智发生。

5.以画结友增进交流

老年人通过绘画，可以结交共同爱好的朋友。作画完毕，既能享受作画的感受，又能体会满足和成就。与画友进行切磋，通过对画的欣赏，可以以画结友，增进交流。好多老年人患有高血压、冠心病，这些疾病与精神紧张有关。作画中头脑冷静、心平气和，互相交流中讨论技艺，放松心情，都是降低心理压力，促进老年人健康的良药。

技能87　指导老年人涂鸦活动

一、情境导入

齐奶奶，79岁，患冠心病多年，常规服药治疗，病情稳定，四肢活动良好，日常爱去活动室唱歌，当日又到唱歌时间，照护员发现齐奶奶坐在居室沙发上不愉快，经询问，得知因为女儿多天没有过来看望而伤心，不想去唱歌。照护员为了让齐奶奶开心，陪同老人家在居室内做涂鸦绘画活动解闷。

二、操作步骤

步骤		指导老年人涂鸦活动技能操作流程
步骤1	工作准备	（1）环境准备：活动室整洁、宽敞、明亮、安全。温湿度适宜，根据不同季节，一般室温保持在18～30℃，相对湿度50%～60% （2）照护员准备 ①着装整齐，工作态度良好，用七步洗手法洗净双手 ②掌握基本绘画基础，能对老年人进行示范 ③提前与老年人说明，活动时间按老年人能够耐受为准 （3）老年人准备 ①午休后，坐在房间沙发上休息。评估神志清楚，病情稳定，活动功能良好。心情不畅，经过疏导，情绪好转，愿意进行涂鸦绘画活动 ②协助喝水、解决大小便等问题 （4）用物准备：A4纸数张、各色彩笔1盒、画册、硬纸板等

步骤		指导老年人涂鸦活动技能操作流程
步骤2	沟通交流	（1）照护员进入房间到老年人身旁，坐在沙发上，与老年人平视 （2）"奶奶好，现在是上午10点钟了，其他奶奶都去唱歌了，您怎么不去呢？"（"我不去。"） （3）"为什么不去呀？"（"没有心情。"） （4）"奶奶，您不高兴，能给我说说吗？"（"女儿好几天没来了。"） （5）"哦，奶奶因为这个事难过啊，阿姨打电话来了，我正要给您讲呢。"阿姨突然接到任务出差了，她让我多关照您，说回来就来看您。"（"奥。"） （6）"奶奶，那咱们去唱歌？"（"不想去了。"） （7）"那我陪您画画好吗？"（"我不会。"）"没关系，我教您。"（"好吧。"）
步骤3	活动实施	（1）准备物品："奶奶，您先坐着，我去准备物品。"携带A4纸数张、各色彩笔1盒，进入老年人房间。在桌子一边摆好2把椅子，与老年人并排坐好 （2）示范："奶奶，我们开始吧。"向老年人说明涂鸦绘画就是即兴作画，不要底稿。取A4纸1张，用彩笔在纸上画了四棵树，树上有绿叶，开满了红色的和黄色的花 （3）指导作画 ①再取A4纸1张，帮助铺好，指导老年人涂鸦绘画。"奶奶您看我画的好吗？您照着我的画来画一下试试？" ②如果老年人无处下手，可以帮助老年人把树权画好，与老年人一起在树权上涂上各种颜色的花 ③如果老年人有绘画基础，指导老年人自己涂鸦作画，直到独立完成一幅涂鸦绘画 （4）涂鸦绘画过程中观察、询问老年人感受，必要时帮助喝水或大小便，如有不适，立即停止并安排休息 （5）对老年人的良好表现及时提出表扬和鼓励，以维持老年人绘画的兴趣和信心，改善心情。如："奶奶，您看这张画还缺点什么吗？"老年人指着树干下面的空地："我们在这里画上小草吧。""奶奶很有创意啊。""奶奶第一次画画，就画得这么好，化团锦簇，红红火火，真像我们今天的好日子。""奶奶，只要您喜欢，我会经常陪您画画。""我们把它留下来做个纪念好吧？"可以拿胶水把画粘在纸板上，做成一个艺术品挂在墙上，让老年人体验涂鸦绘画的成就感 （6）活动结束，征求老年人对涂鸦绘画活动的意见和建议 （7）将老年人作品收齐保存，根据老年人意愿决定是否张贴展示 （8）为了锻炼老年人肢体活动能力，指导老年人自己整理好绘画工具，摆放整齐，以备下次应用
步骤4	整理记录	（1）征求老年人意见，安排回到沙发上休息。"奶奶，您累吗？""奶奶您休息，有什么需要随时呼叫我，我去整理物品。" （2）进行室内卫生整理，将桌椅归位摆放整齐 （3）照护员洗手，记录老年人活动时间和地点、表现和建议、下次活动的预约时间
注意事项		（1）安排活动时要避开老年人休息时间，活动前要对老年人进行评估，如果情绪不稳定，要先进行心理疏导再指导活动 （2）活动过程中注意观察老年人反应，发现厌烦、劳累，要及时调整体位或停止活动，安排休息，以保安全 （3）活动中注意态度和蔼、真诚，及时用语言和非语言给予鼓励，尽量使老年人保持愉快心情 （4）活动后征求老年人意见，根据老年人愿望安排下次活动时间，告知提前思考绘画内容，如花草、树木、小鱼、小蝴蝶、窗帘、被罩等 （5）操作全过程要有耐心，保持乐观，体现对老年人的尊重及人文关怀

🌱 知识拓展

关于涂鸦绘画

一、何为涂鸦绘画

所谓涂鸦，就是即兴绘画，不需要先作底稿，也不用考虑很多，就在纸上信手涂鸦，想到什么就画什么，想涂什么颜色就涂什么颜色。

二、涂鸦绘画的好处

相关专家认为涂鸦是儿童表达心情和思考的重要方式，是一种非常形象的语言，对于涂鸦期的少儿来说，绘画是一种游戏，获得快乐就是最大的收获。

对老年人而言，尤其是没有绘画基础的老年人，鼓励他们在闲暇时间，用一种不设条条框框的约束，用铅笔或者彩笔，通过发挥自己的想象，自由自在地进行涂鸦，描绘自己认为的美好画面，能起到宣泄不良情绪，排遣精神孤独，减轻负面影响，满足情感需求，激发认知功能，提高语言表达能力的作用。总之，涂鸦绘画能增强手、眼、脑的协调配合，增强脑和眼对手的指挥能力，对培养审美观，发展想象力，训练观察力，维持活动力都有非常好的促进作用。

老年人常用的涂鸦方式有很多，可以选择先使用铅笔随意勾勒，再用彩笔在勾勒的线条内填上颜色的方法。例如花草、树木、人像、脸谱、小动物、窗帘图案、几何图案等。

在人口老龄化速度越来越快的形势下，目前失智症被认为是全球最大的公共卫生挑战之

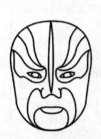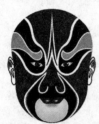

一。失智症是人大脑中最主要、最复杂的一种神经退行性疾病，其症状具有渐进性发展和不可逆性的特点。随着时间的推移，能缓慢地引起记忆力下降、思维能力紊乱和精神行为异常，最终导致工作、生活、社会能力下降直至丧失，目前国内外并无治愈的手段。因此，研究焦点逐渐转向早期诊断和早期预防，其中涂鸦绘画也是帮助早期失智老年人放松不良情绪，提高认知功能，预防和延缓失智症病情发展的良好措施。

技能88　指导老年人贴画活动

一、情境导入

康奶奶，78岁，患糖尿病多年，常规服药治疗，病情尚稳定，四肢活动尚好。最近因手指麻木而担心，情绪有些焦虑。报告医师，认为是糖尿病影响到神经和循环系统而引起的，建议除了及时用药和合理饮食以外，应加强手部活动，当日照护员指导老年人进行贴画活动，以促进手指微循环，改善症状，同时改善心情。

二、操作步骤

步骤		指导老年人贴画活动技能操作流程
步骤1	工作准备	（1）环境准备：活动室整洁、宽敞、明亮、安全。温湿度适宜，根据不同季节，一般室温保持在18～30℃，相对湿度50%～60% （2）照护员准备 ①着装整齐，工作态度良好，用七步洗手法洗净双手 ②掌握基本贴画制作基础，能对老年人进行示范和指导 ③提前与老年人说明，活动时间按老年人能够耐受为准 （3）老年人准备 ①午休后，坐在居室桌边椅子上看画报。评估神志清楚，情绪稳定，四肢活动良好，自述手指有些麻木。对老年人讲解这是糖尿病引起的，为了改善症状，除了用药和注意饮食以外，还应该加强手指活动，并且介绍常用的活动方法，老年人选择贴画活动 ②协助喝水、解决大小便等问题 （4）用物准备：A4白纸和彩纸各数张，各色碎布适量及剪刀、胶水、彩笔、布贴画画册等

续表

步骤		指导老年人贴画活动技能操作流程
步骤2	沟通交流	（1）照护员携带用物进入房间，到老年人身边，与老年人并排坐在桌子旁边 （2）"奶奶好，午睡醒来了？我们现在做布贴画活动好吗？"
步骤3	活动实施	（1）取出贴画用物品，依次摆放在桌子上，向老年人展示，引导老年人做好贴画活动的心理准备 （2）根据老年人意愿取白色或彩色A4纸1张，帮助铺好 （3）再打开画册，让老年人选择喜欢的图案。老年人选择了一幅比较简单的红花、绿叶图案 （4）指导老年人按照图案的样子在红色和绿色碎布上勾勒出线条 （5）指导老年人用剪刀剪下碎布上的图案 （6）将胶水涂抹在剪下图案的背面，按照画册的样子粘贴于A4纸上轻轻按压，粘贴牢固 （7）取彩笔在粘贴图案之间画上线条，形成一幅完整贴画 （8）当老年人操作有困难时，给予适当帮助，最好让老年人独立完成，避免包办 （9）活动过程观察、询问老年人感受，必要时帮助喝水或大小便，如有不适，立即停止并安排休息 （10）训练活动要根据老年人活动能力进行，开始尽量选用简单常见的图案，由简到繁，循序渐进，慢慢进行，避免急于求成。不要因为难度过大，打消老年人活动兴趣 （11）对老年人的良好表现及时提出表扬和鼓励，以维持老年人进行训练的兴趣，如"奶奶真棒，做得真好，一看就知道奶奶是一位心灵手巧的人。" （12）活动结束，征求老年人对贴画活动的意见和建议 （13）将老年人作品收齐保存，根据老年人意愿决定是否张贴展示 （14）为了锻炼老年人肢体活动能力，指导老年人自己整理绘画工具，摆放整齐，以备下次应用
步骤4	整理记录	（1）根据老年人意愿，安排坐回沙发或回到床上休息。"奶奶您累吗？如果累了就先休息，我们明天再做。""奶奶您休息，有什么需要随时呼叫我，我现在去整理物品。" （2）进行室内卫生整理，将桌椅归位摆放整齐 （3）照护员洗手，记录老年人活动时间和地点、表现和建议、下次活动的预约时间
注意事项		（1）安排活动时要避开老年人休息时间，活动前要对老年人进行评估，如果情绪不稳定，要先进行心理疏导再指导活动 （2）活动过程中注意观察老年人反应，发现厌烦、劳累，要及时调整体位或停止活动，安排休息，以保安全 （3）老年人开始学习贴画，避免难度太大，尽可能从简洁开始。活动中注意态度和蔼、真诚，及时用语言和非语言给予鼓励，尽量使老年人保持坚持贴画的兴趣 （4）活动后征求老年人意见，根据老年人愿望安排下次活动时间并告知提前思考贴画内容，以方便准备下次贴画的物品 （5）贴画用的剪刀等工具，活动完毕要集中保管，避免老年人拿到发生意外 （6）操作全过程要有耐心，保持乐观，体现对老年人的尊重及人文关怀

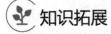
知识拓展

贴画的注意事项

很多老年人有手指发麻的表现，引起的原因有很多。糖尿病的患者不管是早期或者是已经发展到中晚期，都会因为影响神经的滋养动脉，进而影响神经的供血，出现手指麻木的症状。面对出现手指麻木的糖尿病老年人，照护员除了帮助其坚持合理饮食和规律用药以外，注意保暖，保持适量运动，也有利于血液回流，改善血液循环，缓解症状，延缓病情进展的良好措施。常用的手部活动有很多，其中做手工贴画就是其中一种，手工贴画不仅促进手指活动，还会陶冶情操，有益老年人身心健康。贴画的注意事项有：

（1）准备贴画材料

材料非常广泛，可以是干燥的树叶、花瓣、粮食、小石子、彩纸、毛线、碎布等。

（2）准备贴画工具

纸张、彩笔、铅笔、橡皮、胶水、贴画画册、剪刀等。

（3）熟悉贴画步骤

① 根据想象或者从画册中选择图片，根据图片先画出要贴画的基本图形。

② 然后把准备的材料取出，找到合适的材料或者是剪出合适的图形。先粘贴整幅画的背景，再粘贴图画主要内容，然后粘贴次要内容。粘贴完毕以后做好最后整理，使整幅画面优美完整。

③ 在粘贴的过程中，可以先把胶水涂到画纸上，再粘贴准备好的图形，也可以把胶水先涂在图形上，再粘贴在画纸上，但是要保持画纸干净。

（4）老年人贴画建议

① 老年人手指不灵活，如果选用干燥的树叶或鲜花进行粘贴，很容易不小心弄碎，达不到预期效果，挫伤贴画兴趣。建议使用布贴画方式促进手指活动，并且尽量选择比较简单的图案，以保持积极性。

② 老年人常用布贴画图案参见以下两张图。

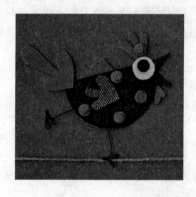 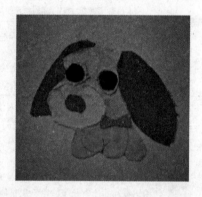

技能89　指导老年人剥豆子活动

一、情境导入

伍爷爷，81岁，2年前患脑梗死，病情稳定后回家休养，2周前入住养老院。目前左侧肢体活动不灵，左上肢向胸前屈曲，左肘、腕、指关节能做轻微活动，右侧肢体活动良好，神志清楚，能交流，帮助下能借助手杖行走，为了维持老年人手部活动能力，照护员指导伍爷爷进行剥豆子活动。

二、操作步骤

步骤		指导老年人剥豆子活动技能操作流程
步骤1	工作准备	（1）环境准备：活动室整洁、宽敞、明亮、安全。温湿度适宜，根据不同季节，室温一般保持在18～30℃，相对湿度50%～60%，避免受凉或中暑 （2）照护员准备 ①着装整齐，工作态度良好，用七步洗手法洗净双手 ②熟练掌握剥豆子活动的照护技能，并提前告知老年人活动的场地和内容 ③提前与家属沟通，确定训练目标、训练内容、训练方法，活动时间以老年人耐受为准 （3）老年人准备：早餐后平卧在床。评估神志清楚、病情、情绪稳定，左上肢向胸前屈曲，肘、腕、指关节能做轻微活动，右侧肢体活动良好，借助手杖能行走，有参加剥豆子活动的愿望。帮助喝水、解决大小便问题，并穿好衣服和防滑鞋，使用手杖行走到活动室进行剥豆子活动 （4）物品准备：活动室内摆放桌子1张、椅子2把。准备水果盘3个（分别盛装青豆角、豆子和豆壳）、餐巾纸1包、抹布1块、笔1支、笔记本1本
步骤2	沟通交流	（1）照护员携带物品进入房间到老年人身边，在老年人右侧与老年人并排坐在桌边椅子上 （2）"爷爷好！咱们现在开始做剥豆子活动好吗？"
步骤3	活动实施	（1）在桌子上把盛装豆子的水果盘放在中间，把盛装豆角的水果盘放在右边，把盛装豆壳的水果盘放在左边 （2）将餐巾纸和抹布放在老年人右手能拿到的位置 （3）帮助老年人将左上肢摆放于桌子上，自己将右上肢与左手摆放在一起 （4）照护员模拟左手活动不灵，为老年人示范：右手从盛装豆角的水果盘内拿起一个豆角，传递给左手；用左手拇指、食指、中指捏住豆角一端，再用右手捏住豆角另一端；双手同时用力在中间盛装豆子的水果盘上方剥开豆角，豆子落在水果盘内；再用左手拇指、食指、中指捏住豆壳放入盛装豆壳的水果盘内 （5）帮助老年人按照示范动作完成剥豆子操作 （6）指导老年人反复操作，继续剥豆子，直至熟练掌握。活动时间以老年人耐受为准 （7）活动中老年人遇到困难，可给予适当帮助，但是不能包办代替，尽量让老年人独立完成，锻炼老年人独立做事的能力 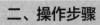 （8）剥豆结束后，协助老年人用健侧手取餐巾纸，带动患侧手，擦净双手 （9）协助老年人用右手取抹布，带动左手用抹布擦净面前桌面 （10）活动中观察老年人反应，如有不适，立即停止活动并安排休息 （11）对老年人的良好表现及时提出表扬和鼓励，维持老年人对剥豆子活动的兴趣和信心。"爷爷，我看您剥豆子时右手很灵活，左手也能活动。""您剥的豆子好好啊，多完整啊，明天我们继续剥好吗？""多做这样的活动，您双手的活动会越来越好的。" （12）活动结束后，征求老年人的意见和建议。协助老年人回房间休息
步骤4	整理记录	（1）对活动室进行卫生整理，将桌椅归位，水果盘、抹布分别清洗备用 （2）所产生垃圾按分类处理，如：剥下的豆荚按生活垃圾处理 （3）照护员洗手。记录活动时间和地点、老年人的表现和意见、预约下次活动时间和改进措施
注意事项		（1）活动前要对老年人健康状况进行评估，确定病情稳定方可带领活动。安排活动要避开老年人的休息时间，并取得家属同意和理解 （2）活动过程中尽量锻炼老年人的患侧手指，多使用鼓励的语言 （3）活动中注意观察老年人反应，发现厌烦、劳累，要及时调整体位或停止活动，安排休息，以保安全 （4）鼓励其他老年人和家属共同参与，提高老年人活动的兴趣 （5）把剥好的豆子送到厨房烹调成菜肴，让老年人品尝，维持活动兴趣 （6）操作全过程要有耐心，保持乐观，体现对老年人的尊重及人文关怀

🌱 **知识拓展**

巧剥豆子，促进上肢活动能力

脑血管病急性期（2～3周）过后半年到1年内为恢复期，此期若采取正确的康复治疗措施，可使急性期遗留下来的偏瘫等多种神经功能障碍得以恢复，如果错过了恢复期，半年或1年后就是后遗症期。一旦出现后遗症就很难再恢复了，上肢最典型的后遗症表现为肩部下降，肩关节外展及内旋，前臂旋前，腕关节掌屈，手指屈曲，拇指内收屈曲，严重影响生活能力。但是，如果能够坚持用健侧肢体带动患侧肢体进行力所能及的活动，对维持和促进肢体残余功能还是非常有益的。

2019年国家卫生健康委组织编写并正式发布了《老年失能预防核心信息》，其中第十条指出避免绝对静养。提倡老年人坚持进行力所能及的体力活动，避免长期卧床、受伤和术后的绝对静养造成的废用综合征。

为了防止废用综合征，鼓励老年人参与活动，照护员可以选择一些简单的、趣味性强的家务劳动，让老人们在体会劳动快乐的同时得到锻炼。

剥豆子活动就是简单的、趣味性强的家务劳动之一，其好处有以下几个方面：

① 能让老年人充实闲暇时间。看到剥出来的圆圆的、绿绿的豆子，还能体会到劳动的成就感，体验到生活的乐趣。

② 能锻炼老年人上肢的灵活性。通过手部的精细动作能促进大脑功能，继而再促进肢体活动能力。

③ 剥豆子能磨练老年人的耐心，使老年人安静、放松，预防焦虑症。

④ 剥豆子的同时如果能配合计算剥了多少豆角儿，能促进计算能力。

⑤ 老年人通过对豆角儿的"看、摸、闻、剥"，能观察青豆的外形，了解青豆的内部结构，不仅促进了动手能力，还锻炼了观察能力和思维能力。

技能90　指导老年人手指操活动

一、情境导入

余奶奶，77岁，患有高血压、糖尿病、冠心病等多种慢性病，服药治疗后病情稳定，但是自觉虚弱无力，偶有上肢麻木不适，医师建议老人在进行其他治疗的同时定时做手指操，以促进微循环，改善症状，强身健体。当日，照护员指导老年人做手指操。

二、操作步骤

步骤		指导老年人手指操活动技能操作流程
步骤1	工作准备	（1）环境准备：活动室整洁、宽敞、明亮、安全。温湿度适宜，根据不同季节，室温一般保持在18～30℃，相对湿度50%～60%，避免受凉或中暑 （2）照护员准备 ①着装整齐，工作态度良好，用七步洗手法洗净双手 ②熟练掌握手指操活动的照护技能，并提前告知老年人活动的场地和内容 ③提前与家属沟通，确定训练目标、训练内容、训练方法，活动时间以老年人耐受为准 （3）老年人准备 ①午餐后平卧在床。评估神志清楚，病情、情绪稳定，四肢体活动良好，能沟通交流。说明手指操的好处后有参加手指操活动的愿望 ②帮助穿好衣服和防滑鞋，帮助喝水、解决大小便问题，保护老年人从床上转移到沙发上坐稳 （4）物品准备：室内摆放长沙发1张，准备记录本1本、笔1支

步骤		指导老年人手指操活动技能操作流程
步骤2	沟通交流	（1）照护员进入房间到老年人身边，与老年人并排坐在沙发上 （2）"奶奶好！我教您做手指操好吗？"
步骤3	活动实施	（1）向老年人解释手指操有多种做法和健身作用，让老年人对手指操有所了解 （2）向老年人说明目前所做的这一套手指操有九个动作，经常活动能促进血液循环，预防多种慢性病，引起老年人的学习兴趣 （3）向老年人示范：先轻微活动上肢，热身后再进行操作 ①虎口平击36次 ②手掌侧击36次 ③手腕互击36次 ④十指交叉互击36次 ⑤虎口交叉互击36次 ⑥左右拳击掌心各36次（一手击掌心2次，再换一手击掌心2次） ⑦左右手背互击36次（一手击另一掌背2次，再交换击掌背） ⑧搓双耳36次 ⑨搓手掌心后捂眼睛36次（将手掌心搓热后再捂眼睛） （4）先指导老年人轻微活动上肢，热身后再进行操作 （5）指导老年人依次完成每一个动作并反复练习，直至熟练掌握 （6）指导老年人依次完成九个动作，并反复操作，直至熟练掌握 （7）老年人在活动中遇到困难，及时给予帮助，但是尽量让老年人独立完成，锻炼老年人记忆力和独立操作的能力 （8）活动中观察老年人反应，如有不适，立即停止活动并安排休息 （9）对老年人的良好表现及时提出表扬和鼓励，维持活动的兴趣和信心。"奶奶做得真好，坚持下去，您的身体会越来越好的。" （10）活动结束，指导老年人做上肢放松动作，避免活动后上肢疼痛
步骤4	整理记录	（1）活动完毕，征求老年人的意见和建议。协助老年人休息 （2）照护员洗手。记录活动时间和地点、老年人的表现和建议、预约下次活动时间和改进措施
注意事项		（1）活动前要对老年人健康状况进行评估，确定病情稳定方可带领活动。安排活动要避开老年人的休息时间，并取得家属的同意和理解 （2）活动过程多使用鼓励性语言，鼓励循序渐进，持之以恒 （3）每个活动方式的次数，可以根据老年人的耐受力进行调整，例如可以进行36次，也可以改为30次、20次、10次等 （4）活动中注意观察老年人反应，发现厌烦、劳累，要及时调整体位或停止活动，安排休息，以保安全 （5）鼓励其他老人和家属共同参与，提高老年人的活动兴趣 （6）操作全过程要有耐心，保持乐观，体现对老年人的尊重及人文关怀

🌱 知识拓展

老年人做手指操的方法和好处

手指操是一种很好的保健方法，老年人经常做手指操活动手指，能够起到刺激手部经络，促进大脑血液循环，预防心脑血管疾病发生的作用。

活动手指的方法有很多，这里给大家介绍一些简单的做法。

1.徒手活动手指

可以徒手按摩手心；按摩手背；抓手指；张开手指；点击手指；数手指；捏手指；由内向外分开指；旋转腕部使手指扇形张开；点击指尖；护弹手指；按压指尖；按压手指；按压手腕；对压合谷；点击手心；前后活动腕部甩手等方法。

2.借助工具活动手指

（1）在一根签字笔粗细的、1m长短的绳子上，打上20～30个结，要求老年人分别用双手指的指腹将这些绳结一一解开。开始练习的时候，绳结可以打得松一些，等解结动作熟练以后，可以慢慢将绳结打紧，以强化手指头的活动能力。

（2）选用多种颜色不同的毛线，纠结成一团，要求老年人将各色毛线分开，分别缠绕成球状。

利用手指操活动手指，可以治疗手部局部的一些疾病，比如手指麻木或者其他原因引起的功能障碍。长期做手指操，对消除疲劳、减轻精神负担、缓解情绪紧张也有非常好的功效，对延缓大脑功能衰退、预防失智症，改善脑卒中后遗症引起的肢体活动不灵，都有明显的治疗效果。但是，无论使用哪种方法，都需要持之以恒，三天打鱼，两天晒网或半途而废，很难收到好的效果。

操作时间以每天2～3次，每次15～20min为宜。活动前先对上肢进行热身活动，活动后做好放松活动，避免因为突然加大活动量导致上肢不适或疼痛。

技能91　　指导老年人合唱活动

一、情境导入

元爷爷，78岁，脑梗死1年，入住养老机构1个月。目前左侧肢体活动不灵，右侧活动正常，借助手杖能缓慢行走，常因为活动不便而闷闷不乐。照护员发现老年人有唱歌的爱好，为了缓解老年人不良情绪，故动员元爷爷到活动室参加合唱活动。

二、操作步骤

步骤		指导老年人合唱活动技能操作流程
步骤1	工作准备	（1）环境准备：活动室整洁、宽敞、明亮、安全。温湿度适宜，根据不同季节，室温一般保持在18～30℃，相对湿度50%～60%，避免受凉或中暑。已经安排部分老年人就座 （2）照护员准备 ①着装整齐，工作态度良好，用七步洗手法洗净双手 ②熟练掌握歌唱娱乐活动的照护技能，并提前告知老年人娱乐活动的场地和内容 ③提前与家属沟通，确定训练目标、训练内容、训练方法，活动时间每天1次，每次30～60min （3）老年人准备：午休后平卧在床。评估神志清楚，病情稳定，情绪郁闷，经动员，情绪好转，有参加歌唱娱乐活动的愿望 （4）物品准备：活动室内椅子数把、歌谱、乐器、投影仪、音响等已准备完好
步骤2	沟通交流	（1）照护员进入房间到老年人床旁，坐在床边椅上，与老年人平视 （2）"爷爷好！午睡醒了呀？咱们下床活动一下好吗？""爷爷，我记得您以前讲过您有唱歌的爱好，今天天好，我带您到院子里晒晒太阳，散散心，顺便到活动室唱唱歌，您看好吗？"
步骤3	活动实施	（1）协助元爷爷穿好衣服和防滑鞋，帮助喝水、解决大小便问题，带好水杯 （2）保护元爷爷使用手杖行走至院子里，再到活动室与其他老年人一起坐在椅子上 （3）为老年人选择熟悉的歌曲《北京有个金太阳》 （4）照护员按照歌谱为老年人进行示范演唱 （5）带领老年人一句一句地学唱，直到老年人掌握

续表

步骤		指导老年人合唱活动技能操作流程
步骤3	活动实施	（6）与老年人一起合唱："北京有个金太阳，金太阳，照得大地亮堂堂，亮堂堂，哎！那不是金色的太阳，那是领袖毛主席发出的光芒！" （7）活动中观察老年人反应，如有不适，立即停止活动并安排休息 （8）"元爷爷您真棒！真没有想到您唱这么好，以后我们经常来活动好吗？"对老年人的良好表现及时提出表扬和鼓励，维持老年人进行歌唱活动的兴趣和信心 （9）活动结束后，征求老年人的意见和建议。"爷爷，您高兴吗？下次我们唱哪首歌呢？我们回房间想一想好吗？"
步骤4	整理记录	（1）协助老年人回房间休息 （2）对娱乐室进行卫生整理，将用物归位备用 （3）照护员洗手，记录活动时间和地点、老年人的表现和建议、预约下次活动时间
注意事项		（1）活动前要对老年人健康状况进行评估，确定病情稳定方可带领活动。安排活动时要避开老年人的休息时间，并取得家属同意和理解 （2）活动时，注意态度和蔼、真诚、热情，及时用语言及非语言给予鼓励，力求老年人开心愉快 （3）活动中注意观察老年人反应，发现厌烦、劳累，要及时调整体位或停止活动，安排休息，以保安全 （4）活动后征求老年人意见，根据老年人愿望安排下次活动时间与内容 （5）必要时鼓励家属共同参与，以提高老年人参与活动的兴趣和信心 （6）操作全过程要有耐心，保持乐观，体现对老年人的尊重及人文关怀

技能92　　指导老年人唱歌活动

一、情境导入

卜奶奶，77岁，患冠心病多年，常规服药，病情稳定，四肢活动良好，当日到活动室参加合唱，因为忘词和大家不合拍而停止活动，回到房间坐在沙发上生闷气。照护员发现卜奶奶心情不好，请康复师一起指导老年人唱歌，缓解不良情绪。

二、操作步骤

步骤		指导老年人唱歌活动技能操作流程
步骤1	工作准备	（1）环境准备：活动室整洁、宽敞、明亮、安全。温湿度适宜，根据不同季节，室温一般保持在18～30℃，相对湿度50%～60% （2）照护员准备 ①着装整齐，工作态度良好，用七步洗手法洗净双手 ②熟练掌握唱歌活动的照护技能 ③确定训练目标、训练内容、训练方法，活动时间每天1次，每次30～60min （3）老年人准备：在居室沙发坐稳。评估生活自理，神志清楚，病情稳定，因参加唱歌活动忘记歌词和大家不合拍，心情郁闷，经过疏导之后，情绪好转，有参加歌唱娱乐活动的愿望。帮助喝水、解决大小便问题 （4）物品准备：水杯1个，内盛温水，38～40℃。餐巾纸1盒
步骤2	沟通交流	（1）护理员："奶奶好，我看您有点不高兴呢，有什么事您能和我讲讲吗？" 奶奶："我刚才去参加唱歌活动，岁数大了，忘记歌词，和别人不合拍，有些不好意思。" （2）护理员："哦，奶奶，今天唱的什么歌呀？" 奶奶："北京的金山上。" （3）护理员："是这首歌呀，奶奶，那好办，这首歌我会，现在我和您一起唱，等唱熟练了，我再陪您一起去活动室好不好？" 奶奶："好！"

续表

步骤		指导老年人唱歌活动技能操作流程
步骤3	活动实施	（1）护理员："奶奶，今天康复师过来看您，康复师很会唱歌，我们三个一起练，练好了之后我们三人小合唱，怎么样？" 奶奶："好啊！不过今天心情不好，岁数大了，记忆力不好，唱歌都记不住歌词。" （2）康复师："奶奶唱的什么歌呀？" 奶奶："北京的金山上。" （3）康复师："奶奶，我会这首歌，我们一起唱好吗？" 奶奶："好！" （4）护理员："老师，那您来带我们一起唱？" 康复师："好，我唱一句，你跟着唱一句啊。" 护理员："好！" （5）康复师唱一句，护理员和奶奶跟着唱一句："北京的金山上光芒照四方，唱！"护理员和奶奶："北京的金山上光芒照四方。"康复师："毛主席就是那金色的太阳。"护理员和奶奶："毛主席就是那金色的太阳。" 康复师："多么温暖，多么慈祥，唱。"护理员和奶奶："多么温暖，多么慈祥。"康复师："把翻身农奴的心儿照亮。"护理员和奶奶："把翻身农奴的心儿照亮。"康复师："我们迈步走在社会主义幸福的大道上，哎！巴扎嘿！" 护理员和奶奶："我们迈步走在社会主义幸福的大道上，哎！巴扎嘿！" （6）康复师带领护理员和奶奶一起合唱："我们三个一起合唱好吗？" 护理员和奶奶："好。"康复师："我起个头。"奶奶："好。"康复师："北京的金山上光芒照四方，预备唱。" （7）三人合唱："北京的金山上光芒照四方，毛主席就是那金色的太阳，多么温暖，多么慈祥，把翻身农奴的心儿照亮，我们迈步走在社会主义幸福的大道上，哎！巴扎嘿！"一边唱歌，一边配合双手动作，促进老年人兴致 （8）对老年人的良好表现及时提出表扬和鼓励，维持进行歌唱活动的兴趣和信心。"奶奶您真棒！唱这么好，以后我们经常活动好吗？" （9）活动中观察老年人反应，如有不适，立即停止活动并安排休息 护理员："奶奶，您累不累啊？"奶奶："不累。" 护理员："心里高兴就不累，但是，一般老年人活动时间在30min左右，最好休息一会儿。我去给您倒杯水，您喝口水歇一下好吗？"奶奶："好的，谢谢你。" （10）活动结束，征求老年人对活动的意见和建议，协助老年人休息
步骤4	整理记录	（1）整理房间卫生 （2）照护员用七步洗手法洗净双手 （3）记录活动时间和地点、老年人的表现和建议、预约下次活动时间和改进措施
注意事项		（1）唱歌活动要根据老年人需求进行，如果老年人健康和情绪状况允许，尽量带领到活动室进行，以增强交流，建立友谊。如果老年人因为各种原因不愿意到活动室，也可以在居室进行，但是要注意隔音，不要影响其他老年人休息 （2）活动时，注意态度和蔼、真诚、热情，及时用语言及非语言给予鼓励，力求老年人开心愉快 （3）活动中注意观察老年人反应，发现厌烦、劳累，要及时调整体位或停止活动，安排休息，以保安全 （4）活动后征求老年人意见，根据老年人愿望安排下次活动时间与内容 （5）必要时鼓励家属共同参与，以提高老年人参与活动的兴趣和信心 （6）操作全过程要有耐心，保持乐观，体现对老年人的尊重及人文关怀

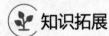 知识拓展

老年人进行歌唱娱乐活动的好处

1. 提高机体免疫功能

由于衰老，老年人免疫系统功能下降，机体防御功能、稳定功能、监护功能均降低，使

老年人很容易生病，进一步加速衰老。美国加州大学的罗伯特·温特教授对唱歌的作用进行了长期研究，他表示："压力会影响人体的免疫系统，而如果你对自己做的事情感觉很好，免疫系统就会得到增强。"唱歌可以愉悦心情，缓解压力，调节不良情绪，增强免疫功能，提高机体抵抗外界细菌和病毒的侵袭，对老年人健康有利。

2. 保持口齿清晰伶俐

唱歌需要读字准确。唱歌发音时，声带会产生振动，从而带动口腔后部和咽喉上部的肌肉运动。为了读字准确，让别人听懂歌词的内容，不仅需要唇、齿、舌配合运动，使口腔肌肉得到锻炼，还可以使面部、鼻翼、耳部肌肉得到锻炼，经常这样做，不仅使老年人保持口齿清晰，还会维护面部皮肤良好的弹性。事实证明，一些歌唱艺术家即使年老了，却仍然口齿伶俐，耳聪目明，精神矍铄。

3. 改善增强心肺功能

唱歌是声带振动产生共鸣后发出声音。人在唱歌时需要大量的气息，气息的供应者是双肺，双肺与气管、口、鼻不停地吸气、呼气，不但为声音服务，还把新鲜空气输入人体，使肺部功能都得到锻炼。为了把歌唱好，歌者需要挺直腰板，使肺部空间扩大。唱歌能使老年人增加肺活量，改善或增强心肺功能。据统计，一般成年人的肺活量是 3500mL 左右，而歌唱家的肺活量常在 4000mL 左右。

4. 帮助消化燃烧脂肪

唱歌时，需要横膈膜和两肋均匀地随着歌词和节拍不停地、反复地扩张、收缩，不仅改善心肺功能，还会带动胃肠蠕动，促进消化；利用腹式呼吸锻炼腹肌，使腹肌结实；刺激结肠蠕动，促进排便。如果唱歌的方法正确，可带动身体各部分运动，促进新陈代谢，燃烧脂肪，达到控制体重的目的。

5. 调节情绪愉悦心情

唱歌能有效调节情绪。老年人唱歌不仅可以稳定心智、增强朝气，还可提高审美能力。培养健康的审美情操，能缓解烦躁和焦虑，疏导不良心理情绪。例如：忧伤的歌有助于宣泄不满；轻快的歌能愉悦心情；老歌能唤起对青春岁月的回忆，让老年人生活充满阳光和希望。所以，动员进行歌唱娱乐活动，不仅有益身心健康，对老年人来讲是养生之道的一大"法宝"。

6. 活跃思维提高记忆

老年人唱歌，为了唱对歌词，唱准旋律，需要记住歌词和曲谱。通过记住一首歌，脑子里回旋着行云流水般的歌曲和优美动听的歌词，有助于老年人活跃思维，集中思想，增强记忆力，预防认知障碍。

7. 结交朋友减少孤独

老年人在参与歌唱娱乐活动过程中，尤其是参与合唱娱乐活动，通过互相交流，沟通彼此，结交更多志趣相投的朋友，提高自己的社会交往能力。在愉悦心情之余，还能减少孤独感。通过和有共同爱好的老朋友之间的互相认同，既增进彼此感情，又减少孤独感，让生活变得轻松和美好。

技能93　指导老年人健身操活动

一、情境导入

顾奶奶，78 岁，患有慢性胃炎、慢性腰腿痛等疾病多年，间断服药，病情稳定。四肢活动良好，性格内向，常常一个人在居室里看书，不爱与人交流。照护员观察发现，当其他老人在院子里进行健身操活动时，顾奶奶常常躲在窗边观看。考虑顾奶奶可能有参加活动的愿望，为了让老人融入集体，进行活动，现在，照护员请康复师一起到老年人居室，指导老人进行健身操活动。

二、操作步骤

步骤		指导老年人健身操活动技能操作流程
步骤1	工作准备	（1）环境准备：活动室整洁、宽敞、明亮、安全。温湿度适宜，根据不同季节，室温一般保持在18～30℃，相对湿度50%～60%，避免受凉或中暑 （2）照护员准备 ①着装整齐，工作态度良好，用七步洗手法洗净双手 ②熟练掌握音乐娱乐活动的照护技能 ③确定训练目标、训练内容、训练方法，活动时间每天1次，每次30～60min （3）老年人准备：午睡后坐在居室沙发上看书 （4）物品准备：将茶几移位靠近沙发，使活动场所尽量宽敞。水杯1个，内盛温水，38～40℃。餐巾纸1盒
步骤2	沟通交流	（1）照护员进入老年人房间："奶奶好，您午睡起来啦？" 奶奶："是呀。" （2）照护员："奶奶，别的奶奶都出去活动了，您也去吧。" 奶奶："我不会，我不去。" （3）护理员："奶奶，那您愿意学吗？" 奶奶："嗯，想学，就怕学不会，让人笑话。" （4）护理员："奶奶，您想多啦，没有人会笑话您的，如果您和其他奶奶一起参加活动，大家都会很高兴的。" 奶奶："哦。" （5）护理员："奶奶，今天我把康复师也请过来了，康复师知道您有慢性胃炎和慢性腰腿痛，他会根据您的身体情况，为您量身定制一套健美操的。我们现在试试？" 奶奶："好吧。" （6）经交流观察，评估老年人神志清楚、情绪稳定，身体活动能力良好，有参加活动的愿望，可以进行健身操娱乐活动
步骤3	活动实施	（1）照护员和康复师分别进入老年人房间。康复师："奶奶好，我这里有一套健美操，特别适合您，既简单好学，又能锻炼身体，还能愉悦心情，让我们一起来学习，好不好？"对老年人讲解健身操基本内容，征求老年人意见 （2）康复师："奶奶，做操之前要先活动一下四肢。"指导老年人做热身运动，再指导照护员小田为老年人做示范操作 （3）康复师："小田，先给奶奶做一下示范操作。"小田做示范 （4）康复师："先做原地踏步。第一个8拍，踏步，预备起！" "1、2、3、4、5、6、7、8。""2、2、3、4、5、6、7、停。" （5）康复师："请奶奶和小田一起做。"指导老年人和照护员一起做原地踏步。"预备起。""1、2、3、4、5、6、7、8。""2、2、3、4、5、6、7、停。" （6）康复师："小田，给奶奶示范第二个动作：向前走步。" "预备起，1、2、3、4、5、6、7、8。2、2、3、4、5、6、7、停。" （7）康复师："请奶奶跟小田一起做第二个动作：向前走步。" "预备起，1、2、3、4、5、6、7、8。2、2、3、4、5、6、7、停。" （8）康复师："奶奶，下面由小田示范第三个动作：并步走。" "预备起，1、2、3、4、5、6、7、8。2、2、3、4、5、6、7、停。" （9）康复师："请奶奶跟小田一起做第三个动作：并步走。" "预备起，1、2、3、4、5、6、7、8。2、2、3、4、5、6、7、停。" （10）康复师："奶奶真棒！做得非常好。""下面由小田示范第四个动作：两次并步走。""预备起，1、2、3、4、5、6、7、8。2、2、3、4、5、6、7、停。"

续表

步骤		指导老年人健身操活动技能操作流程
步骤 3	活动实施	（11）康复师："好，请奶奶跟着小田一起做第四个动作：两次并步走。好吗？""预备起，1、2、3、4、5、6、7、8。2、2、3、4、5、6、7、停。" （12）康复师："奶奶，非常棒！" （13）照护员："奶奶，下面我们请康复师带着我们一起连续操作，好不好？"奶奶："好。" （14）康复师："好，我在前面，你们和我一起做。"康复师带领老年人和照护员将刚才学习的健美操依次按：原地踏步、向前走步、并步走、两次并步走，连续操作，直至熟练 （15）活动时间不要超过30min。休息之前，要做放松运动，指导老年人两腿分开同肩宽、下蹲、两手在胸腹前交叉向下、吸气、站起、直立、吐气、放下手臂，连续操作两次 （16）活动中注意观察老年人反应，发现厌烦、劳累，要及时调整体位或停止活动，并为老年人喝水或擦去汗水 （17）对老年人的良好表现及时提出表扬和鼓励，维持老年人进行健身操活动的兴趣和信心。"奶奶，您学得非常快，坚持下去，不仅会做得越来越好，而且对健康有益。" （18）活动结束后，征求老年人对活动的意见和建议，协助休息。
步骤 4	整理记录	（1）整理房间卫生，将室内家具摆放整齐 （2）照护员用七步洗手法洗净双手 （3）记录活动时间和地点、老年人的表现和建议、预约下次活动时间和改进措施
注意事项		（1）指导老年人进行健身操活动要在老年人心态良好和情绪稳定时进行，时间安排要得当，要避开老年人休息时间 （2）健身操活动要根据老年人需求进行，如果老年人健康和情绪状况允许，尽量带领到室外进行，不仅增强交流，建立友谊，而且还能晒太阳、呼吸新鲜空气。如果老年人因为各种原因不愿到室外活动，也可以在居室进行，但是要注意场地宽敞，避免被家具磕碰 （3）根据老年人身心情况设计个性化活动项目，避免活动过度，引起劳累和损伤。活动前与家属沟通，取得支持与理解 （4）带领老年人活动，态度要和蔼、真诚、热情，及时用语言及非语言给予鼓励。当操作熟练时，可以让老年人随着音乐的节奏进行活动，力求老年人开心快乐 （5）活动中注意与老年人互动，不仅呈现优美的动作，也可用非语言配合，如眼神、表情的交流，让老年人更快地接收到需要传递的信息 （6）活动后征求老年人意见，根据老年人愿望安排下次活动时间与内容。必要时鼓励家属共同参与，以提高老年人参与活动的兴趣和信心 （7）操作全过程要有耐心，保持乐观，保证安全，体现对老年人的尊重及人文关怀

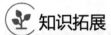 知识拓展

老年人进行健身操娱乐活动的好处

1. 延缓衰老

人的衰老是不可逆的自然规律，适当保健可以延缓衰老的进程。每天做做健身操，会促进血液循环和新陈代谢，使大脑保持活跃，使细胞更有活力，能预防骨质疏松和肌肉萎缩，避免认知障碍的出现。有关研究表明，每天坚持健身的人，其长寿概率明显增高。

2. 身心平衡

老年人做健身操时，把健身锻炼融于娱乐之中，伴随着悦耳的音乐进行着优美的肢体活动，很容易忘记忧愁和不快。精神得以放松，对神经系统有良好的作用，益于身心平衡。

3. 陶冶情操

老年健身操节奏感强，运动量适中，既活动各个关节，又锻炼全身肌肉。所伴随的优美音乐，使人悠然自得、心旷神怡，起到既健身又陶冶情操的作用。

4. 促进消化

经常进行健身操活动，可缓解精神紧张，增强消化腺的分泌功能，增加食欲，促进胃肠蠕动，对于帮助消化、避免便秘都有良好的作用。

5. 提高免疫力

经常做健身操，使心脏收缩力增强，呼吸加深并规律，可以增加心脏排血量和肺活量，能提高人体免疫力，避免感染性疾病的发生。

6. 预防动脉硬化

做健身操能使血管血流加速，减少脂肪沉淀，使血液循环通畅，预防动脉硬化，预防血管梗死。

7. 预防脂肪肝

经常做健身操可以增加肝脏的代谢功能，促进脂肪代谢，减少脂肪在肝脏的蓄积，预防脂肪肝。

8. 预防糖尿病

健身操促进血液在血管中更加流畅，可以减少胆固醇在血管壁的附着，降低血液黏稠度，提高人体胰岛素的敏感性，增强血糖代谢，预防糖尿病。

9. 降低癌症风险

有些癌症的出现与体内热量过剩有关。经常做健身操，可以消耗多余热量，起到降低乳腺癌患病风险，预防前列腺癌、大肠癌、胰腺癌等多种癌症的作用。

10. 塑造体形

健身操有助于老年人保持身材。经常进行健身操活动，有助于减少腹部脂肪堆积，可以重新塑造老年人的体型，使形体更加健美。

技能94 指导老年人游戏活动

一、情境导入

某养老机构入住了孟奶奶等很多半自理老年人，为了丰富老年人的精神生活，促进其活动能力，每天 10:00，组织游戏活动，老人们非常高兴。当日又到活动时间，照护员指导老人们进行活动。

二、操作步骤

步骤		指导老年人游戏活动技能操作流程
步骤1	工作准备	（1）环境准备：娱乐室整洁、宽敞、明亮、安全。温湿度适宜，根据不同季节，室温一般保持在18～30℃，相对湿度50%～60%，避免受凉或中暑 （2）照护员准备 ①着装整洁，用七步洗手法洗净双手 ②熟悉各种游戏方法或规则；了解老年人的愿望、爱好；能根据老年人情况选择合适的活动场地和喜欢的游戏 （3）老年人准备 ①评估老年人神志清楚，疾病稳定，有活动能力，可以进行游戏娱乐活动 ②老年人穿着合体，穿好防滑鞋，解决喝水、大小便问题 ③帮助参加活动的老年人到活动室坐好 ④提前让老年人了解本次活动为小组活动，活动项目为抛洒彩虹 （4）用物准备：大小适宜的彩色塑料球、圆形五彩绸布、音响设备等

续表

步骤		指导老年人游戏活动技能操作流程
步骤2	沟通交流	（1）携带用物进入游戏活动室 （2）"爷爷、奶奶们好，我们今天的游戏是小组活动。""活动项目是抛洒彩虹。" （3）向老年人说明游戏时间是30～60min，但是可以根据老年人身体耐受情况进行适当调整
步骤3	活动实施	（1）照护员进行示范 ①四位照护员站稳，双手分别均匀地抓住圆形五彩绸布的一个边 ②将彩色塑料球放在绸布中间 ③四人一起喊"1、2、3、4"，一起上下抖动绸布，让彩色塑料球在彩绸中间抛上再落下 （2）带领老年人一起活动 ①指导老年人站稳，双手分别均匀地抓住圆形五彩绸布的一个边，照护员分布在老年人中间。如果老年人不能站立，可以坐在轮椅上活动 ②伴随轻松有节奏的音乐，照护员和老年人一起喊"1、2、3、4" ③喊"1、2"时，将彩绸拉向自己胸前。再喊"3、4"，喊"3"时，向上挥舞彩绸，让中间的塑料彩球向上空抛起，在喊"4"的时候，让抛起的塑料彩球落回彩绸中间 ④反复操作，使老年人开心快乐，同时使上肢及其腰身得到锻炼，促进活动能力 ⑤活动中注意与老年人互动，必要时，用语言和非语言进行交流，以便于让老年人更快地接收到需要传递的信息 ⑥注意观察老年人反应，发现厌烦、劳累，及时调整活动方式或停止活动，并给老年人喝水、擦汗等 ⑦对老年人的良好表现及时提出表扬和鼓励，维持老年人进行游戏活动的兴致。"爷爷、奶奶，你们做得非常好。" ⑧活动30min后，指导老年人做放松活动后再安排休息 ⑨活动结束，征求老年人对活动的意见和建议，帮助老年人回居室休息
步骤4	整理记录	（1）整理活动室卫生，将物品归位，以备下次应用 （2）照护员用七步洗手法洗净双手 （3）记录活动时间、地点、老年人表现和建议及下次活动时间
注意事项		（1）活动前要对老年人健康状况进行评估，确定病情和情绪稳定方可带领活动。安排活动时间时，要避开老年人的休息时间 （2）活动过程中注意观察老年人反应，对于良好表现，及时给予表扬和鼓励，力求老年人开心愉快 （3）发现厌烦和劳累，要及时安排休息，以保证老年人安全 （4）鼓励老年人家属参与游戏活动，以增强家属对老年人生活的了解和对照护工作的理解 （5）活动后征求老年人和家属的意见，根据老年人及其家属的愿望安排下次活动时间与内容 （6）活动全过程保持态度乐观，体现对老年人的尊重和人文关怀

🌱 知识拓展

老年人进行游戏活动有益健康

老年人的游戏活动有很多，例如：击鼓传花、套圈夺宝、传乒乓球、下象棋、下围棋、下跳棋、打麻将等，老年人经常参加游戏活动，有益健康。

1. 排解枯燥和无聊

很多老年人一旦入住养老机构，大部分生活常常会依赖照护员，往往会使自己彻彻底底地闲下来，时间长了会感到枯燥和无聊，由此会带来或加重身体和心理的疾病。适当进行一些游戏娱乐活动，能排解枯燥和无聊的不良情绪。

2. 增加生活乐趣

好多照护员觉得，让老年人吃好、睡好，就是对老年人最好的照护。其实单纯的吃喝拉撒仅仅是生理生活的一部分，没有丰富的精神生活，老年人会感到空虚和孤独。照护员应该理解老年人的心理活动，尽量增添老年人的生活乐趣，组织一些趣味游戏活动，使老年人的生活更加丰富多彩。

3. 促进病情康复

老年人体质差，抵抗力低，容易罹患疾病。让人高兴的游戏娱乐活动，可以放松精神，娱乐心情，增强抵抗力，促进病情康复。英国的一项研究显示，玩游戏可以使老年人集中精力，转移潜在的不适，可以用来进行物理治疗或者帮助提高免疫力，增强体力，对促进老年人康复进程有所帮助。

4. 提高协调能力

老年人参加类似"抛洒彩虹"小组活动时，为了使集体活动顺利进行，每个参加活动的成员必须密切配合，动作一致。老年人坚持这样的游戏活动，有助于缓解肌肉的紧张，提高全身协调能力，不仅增强肌肉力量，还能使关节灵活性增加，对预防跌倒有益。

5. 预防老年痴呆

老年人通过集体游戏活动，可以增进友谊，促进沟通，排解寂寞，缓解压力。很多研究发现，在进行游戏的过程中，老年人的大脑处理手、眼协调的能力得到提高，因此进行游戏活动能促进认知功能，预防老年痴呆。

项目十一　老年人日常生活能力康复训练

技能95　为偏瘫老年人摆放良肢位

一、情境导入

平爷爷，82岁，20天前患脑梗死住院治疗，生命体征稳定后出院入住养老院。目前左侧偏瘫，左上肢体肌力1级，左下肢肌力2级，右侧肢体肌力正常，卧床，神志清楚，能交流。为了预防后遗症，促进病情恢复，医师要求每2h翻身一次，为老人摆放良肢位。老人躺在床上，床在房间的中间位置。

二、操作步骤

步骤		为偏瘫老年人摆放良肢位技能操作流程
步骤1	工作准备	（1）环境准备：清洁、整齐、安全，温湿度适宜，根据不同季节调节室温，一般冬季不得低于18℃，夏季不得高于30℃，以避免受凉或中暑。关闭门窗，必要时用屏风遮挡 （2）照护员准备：着装整洁，用七步洗手法洗净双手。熟练掌握摆放良肢位操作技能 （3）老人准备：平卧在床，盖好盖被，支起床档。评估意识清楚，能交流，病情及情绪稳定，左侧偏瘫，左上肢体肌力1级，左下肢肌力2级，右侧肢体肌力正常。有摆放良肢位的愿望，能配合操作 （4）物品准备：软枕5个，记录单、笔等
步骤2	沟通交流	（1）携物品进入老人房间，到老人右侧床边 （2）向老人解释目的和操作方法，取得配合。态度和蔼，语言亲切。如："爷爷好！已经平躺两个小时了，我给您向右侧翻身好吗？"
步骤3	协助健侧卧位	（1）站在床的右侧中间位置，两腿打开同肩宽，依靠床边站稳，放下右侧床档，打开盖被，S形折叠对侧。从床头到床尾操作，依次取出老年人身下的软垫。为了避免老人受凉，在床头操作时，可扇形拉开盖被一角遮盖老人下肢，在床尾操作时，可用盖被一角遮盖老人上肢，以免暴露身体过多，避免受凉 （2）左手托起老人头部，右手将枕头向左侧移动 （3）嘱老年人用右手将左手固定于胸腹前，屈曲右膝关节，用右手掌和右脚掌支撑床面 （4）面向床头，右手扶住老人左肩，左手抱住老年人右肩，嘱老年人一起用力，向床的对侧移位

步骤		为偏瘫老年人摆放良肢位技能操作流程
步骤3	协助健侧卧位	（5）面向床尾，协助老人将左下肢向对侧移位，左手扶住老年人左侧髋部，右手托住右侧髋部，环抱臀部，嘱老年人一起用力，向床的对侧移位 （6）指导老年人健侧下肢向对侧移位 （7）双手将老年人头部转向右侧，协助老年人屈曲患侧下肢膝关节，照护员右手放在老年人左髋部，左手放在左颈肩部，将老年人向健侧整体翻身至床中线位置 （8）在老年人右颈肩部垫一小软枕固定体位。整理枕头在床头中间位置。摆放老年人右上肢呈自主体位，左臂向前伸直90°～130°，手心向下，肘、腕、指关节放松伸直，臂下垫软枕。右腿向后伸，左腿膝关节屈膝，向前呈迈步状。在左腿下垫软枕。背后垫一软枕，保持体位稳定舒适 （9）盖好盖被，支起床档，检查床档安全。用七步洗手法洗净双手
步骤4	协助平卧位	（1）查看记录，老年人健侧卧位已经2h。用七步洗手法洗净双手 （2）站在左侧床中间位置，两腿打开同肩宽，依靠床帮站稳。放下左侧床档，打开盖被，S形折叠对侧 （3）撤掉老年人颈部、背部、左上肢下、两小腿下软枕 （4）双手将老年人头部转向仰卧位，嘱老年人用右手握住左前臂摆放于胸前，照护员左手扶住老年人左髋部，右手扶住左颈肩部，将老年人整体翻身至床中线位置，同时帮助老年人摆放双下肢 （5）在老年人双肩下垫软枕，保持头部固定，将双肩摆平固定。左侧上肢固定于枕头长的软枕上，使肘、腕、指关节放松伸直。在左侧大腿部至左侧足部垫软枕，膝关节放松伸直，足部摆正，避免踝关节下垂 （6）保持体位稳定舒适，盖好盖被，支起床档，检查床档安全。用七步洗手法洗净双手
步骤5	协助患侧卧位	（1）查看记录，老年人平卧位已经2h。用七步洗手法洗净双手 （2）站在床的左侧中间位置，两腿打开同肩宽，依靠床边站稳，放下左侧床档，打开盖被，S形折叠对侧，撤掉双肩下、左臂下、左下肢下的软枕，从床头到床尾操作。为了避免老年人受凉，在床头操作时，可扇形拉开盖被一角遮盖老年人下肢。在床尾操作时，可用盖被一角遮盖老年人上肢，以免暴露身体过多，避免受凉 （3）右手托起老年人头部，左手将枕头和头部向右侧移动 （4）嘱老年人用右手将左手固定于胸腹前，右腿向右侧床边移动，屈曲右膝关节，用右手掌和右脚掌支撑床面 （5）面向床头，左手扶住老年人右肩，右手抱住老年人左肩，嘱老年人一起用力，向对侧移位 （6）面向床尾，右手扶住老年人右侧髋部，左手扶住老年人左侧髋部，环抱老年人臀部，嘱老年人一起用力，向床的对侧移位 （7）协助老年人将左下肢向右侧床边移位 （8）双手将老年人头部转向左侧，协助老年人用健侧下肢带动患侧下肢屈曲双膝关节，照护员左手放在老年人右髋部，右手放在右颈肩部，将老年人向患侧整体翻身至床中线位置 （9）在老年人左颈肩部垫一小软枕固定头部体位；整理枕头在床头中间位置。摆放老年人右上肢向前呈自主体位，前臂下垫软枕。左臂向前伸直90°，手心向上，肘、腕、指关节放松伸直，臂下垫软枕。使左腿向后伸，左下足摆平放松，必要时足底放沙袋固定左足以避免足下垂。右腿向前屈曲，呈迈步状，在右小腿下垫软枕。背后垫软枕，保持体位稳定舒适 （10）盖好盖被，整理床铺使之平整、舒适。支起床档，检查床档安全
步骤6	整理记录	（1）用七步洗手法洗净双手 （2）记录翻身时间、体位、皮肤情况。异常情况及时报告
注意事项		（1）操作前要对老年人进行评估，以确定适合操作 （2）保护老年人的肢体和皮肤，避免拖、拉、拽、推，以免损伤。避免暴露身体过多引起受凉 （3）每2h翻身一次，翻身后记录的时间要准确 （4）操作全过程动作轻柔、准确、熟练、安全，与老年人的沟通交流贯穿全过程，体现尊重和人文关怀 （5）运用人体力学原理实现节力，注意劳动保护，对体重较大或单人操作不利的老年人应两人合作完成，以避免照护员损伤腰部或肢体

知识拓展

摆放良肢位的相关知识

　　脑血管病恢复期分为迟缓期、痉挛期和分离运动期。有关资料显示，脑血管病患病后的前3个月进行运动康复训练，对肢体功能改善的程度最大，这段时间也被称为"脑卒中康复的黄金期"。

　　迟缓期主要表现为肌肉松弛、肌张力低下、无自主运动，大部分时间卧床。经过数天或一段时期，进入痉挛期，表现为瘫痪肢体肌张力增高、肌肉痉挛、肌力增强等，可以做一些动作或下地行走，但是肢体僵硬，动作不灵活。典型痉挛期姿势表现为上肢下沉后缩，肘关节屈曲，前臂旋前，腕关节掌屈，下肢外旋，膝关节伸直，足下垂内翻，会出现一些特殊的步态，比如"划圈点点儿步态"等。

　　早期良肢位的摆放，是抗痉挛的重要措施之一，能够使偏瘫后的关节相对稳固，有助于预防偏瘫痉挛姿势的形成，同时也是预防以后出现病理性运动模式的方法之一。

　　一般情况下，脑血管病患者在生命体征稳定后，病情不再继续发展的48h后，只要不影响治疗就可以开始康复训练，康复训练越早，功能康复的可能性就越大，但是康复训练必须持之以恒，才能取得较好的效果。

　　良肢位体位包括仰卧位、侧卧位、坐位。侧卧位包括健侧卧位和患侧卧位。坐位包括床上坐位和椅子或轮椅坐位。

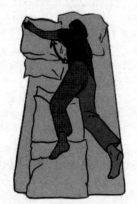 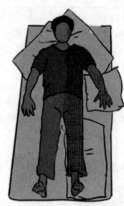 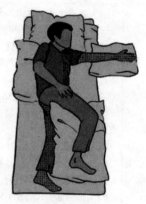

| 健侧卧位 | 仰卧位 | 患侧卧位 |

　　1. 床上坐位摆放要点

　　① 铺平床铺，摇高护理床床头使患者呈坐位，下背部放枕头。

　　② 头部不要固定，可以自由活动。

　　③ 使患者躯干挺直，臀部呈90°屈曲，重量均匀分布于臀部两侧。

　　④ 双上肢放在一张可调节高度的桌子上。桌上放置一个枕头，两臂放在枕头上，肘、腕、指关节尽量伸直、放松。

　　⑤ 摇高床尾部，使膝关节处稍微抬高，使双下肢放松。

　　2. 椅子或轮椅坐位摆放要点

　　① 协助患者坐在椅子或轮椅上。

　　② 为患者下背部放置一个枕头，使躯干挺直，重量均匀分布于臀部两侧。

　　③ 椅子或轮椅前放置一张桌子，桌子上放一枕头。

　　④ 协助患者双手向前伸，肘部放在桌上枕头上，腕、指关节放松伸直。

　　⑤ 椅子坐位将双足平放在地上或平凳上。轮椅坐位将双足平放在脚踏板上。

技能96 帮助老年人上肢康复训练

一、情境导入

黄爷爷，80岁，1个月前患脑梗死，住院治疗病情稳定后入住养老院。目前右侧偏瘫，右上肢肌力2级，右下肢肌力2级，左侧肢体肌力正常，卧床，神志清楚，构音不清，能理解他人讲话。康复师考虑老年人病情正处于恢复期早期，要求照护员对老人患侧上肢进行被动活动康复训练，以预防后遗症。黄爷爷躺在床上，左侧肢体靠墙，右侧靠活动区。

二、操作步骤

步骤		帮助老年人上肢康复训练技能操作流程
步骤1	工作准备	（1）环境准备：清洁、整齐、安静、安全、温湿度适宜，根据季节，室温一般保持在18～30℃，湿度50%～60% （2）照护员准备 ①熟练掌握上肢康复训练照护技能 ②着装整齐，工作态度良好。用七步洗手法洗净双手 ③提前接受康复师指导，与家属沟通，确定训练目标、训练内容、训练方法和时间等 ④鼓励家属积极参与评估和康复训练的过程 （3）老人准备：平卧在床，盖好盖被，支起床档。评估右侧偏瘫，右上肢肌力2级，右下肢肌力2级，左侧肢体肌力正常，神志清楚，构音不清，能理解他人讲话，已经协助喝水、排便，能配合操作 （4）物品准备：椅子1把，记录单、笔等
步骤2	沟通交流	（1）携带物品到老人右侧床边 （2）"爷爷好！我帮您活动一下右上肢好吗？"解释目的，取得配合，态度和蔼，语言亲切
步骤3	上肢康复训练	（1）热身运动：照护员双腿分开同肩宽贴近右侧床边，在床中间略靠近床头位置站稳，放下床档，打开盖被，暴露老年人右侧上肢，双手配合，轻轻抖动，从远心端至近心端拍打、按摩，以增加肌肉血流量，改善肌肉黏滞性及关节的活动度，提高肌腱与韧带和其他结缔组织的伸展性，调节心理适应，避免组织突然伸展发生损伤并加速老年人进入运动状态。热身运动一般5～10min （2）肩关节伸运动：照护员双腿前后分开同肩宽，面向老年人，左脚尖朝向老年人头部方向，右脚尖朝向床边方向，右膝部靠在床边站稳。左手托住老年人右侧肘关节，使肘关节处于伸展位置；右手托住老年人右侧腕关节，使腕关节背伸，手掌朝上，手指、掌心伸展，沿身体中线慢慢上举90°～180°，然后还原到伸展位置，反复操作，频率约9次/min，共2～3min为宜。注意患侧上肢的肩和头不要抬起；可以将患侧上肢摆放到某1个位置，让患肢悬空保持在这个位置，但要保证患侧肘关节伸直，手指尽量张开 （3）肩关节外展运动：照护员左手托住老年人右肘关节，使肘关节处于伸展位置，右手托住右侧腕关节，使腕关节处于中间位，手指、掌心呈伸展位。做肩关节被动外展动作至90°，然后还原到开始位置。频率约9次/min，共2～3min为宜 （4）肩关节内、外旋转运动：照护员摆放老年人右侧肩关节外展90°、肘关节屈曲90°位置，左手托住右肘关节，右手托住右腕关节，进行肩关节被动内、外旋转运动。频率约9次/min，共2～3min为宜 （5）肘关节屈、伸运动：照护员坐在床边椅上。摆放老年人右侧上肢自然位，左手扶住右侧肘关节，右手握住患侧腕关节，被动屈曲右肘关节至最大屈曲位。频率约9次/min，共2～3min为宜 （6）前臂旋前、旋后运动：照护员坐在床边椅上。摆放老年人右侧肘关节屈曲90°，左手握住右侧上臂近肘关节端固定，右手握住右侧腕关节，做被动旋前、旋后运动。频率约9次/min，共2～3min为宜。以防止老年人前臂旋后受限和旋前挛缩 （7）腕关节屈伸运动和侧偏运动：照护员坐在床边椅上。摆放老年人右侧肘关节屈曲90°，左手固定前臂近腕关节处，右手扶握掌指关节处，做腕关节被动屈曲、伸展、尺侧偏、桡侧偏活动。频率约9次/min，共2～3min为宜

续表

步骤		帮助老年人上肢康复训练技能操作流程
步骤3	上肢康复训练	（8）掌指关节屈伸运动：照护员坐在床边椅上。摆放老年人右侧肘关节屈曲90°，左手固定于右腕关节，右手扶握右侧手指，进行充分的被动掌指关节屈伸训练，同时进行近端、远端指间关节的屈伸运动。频率约9次/min，共2～3min为宜 （9）拇指被动运动：照护员坐在床边椅上。摆放老年人右侧肘关节屈曲90°，左手固定患侧掌指关节，右手握住右侧拇指，进行屈曲、伸展、掌侧外展、桡侧外展、对指等复杂运动。频率约9次/min，共2～3min为宜 （10）整理运动：运动结束，将老年人右侧上肢轻轻抖动、放平，从远心端向近心端轻轻拍打，放松肌肉，促进血液回流，使肢体肌肉逐步恢复到安静状态。整理运动5～10min
步骤4	整理记录	（1）为老年人恢复舒适体位，整理床铺，盖好盖被，支起床档 （2）照护员洗手。记录热身、运动、整理时间、训练内容、老年人反应等，异常情况及时报告 （3）与老年人预约下次活动时间
注意事项		（1）熟练掌握上肢康复训练相关知识。进行评估和制订康复训练计划时，应在康复师指导下进行，需要老年人、家属共同参与 （2）训练运动要有耐心，循序渐进，持之以恒，不可操之过急 （3）做肩关节屈伸、外展、旋内、旋外等运动，以老年人能耐受为准，不可用力过大，幅度由小到大。为了防止肩关节脱位，进行肩关节外展运动时，可采取一手抓住患侧肩胛骨缓慢向上、向前移动，同时另一手使患侧上肢外展的操作手法 （4）做肩关节内、外旋转运动时，为防止关节窝较浅的肩肱关节半脱位和损伤，可进行正常关节活动度的一半，即肩关节内、外旋转约45°即可。也可用一手按住患侧肩关节，使肱骨头不离开关节窝，并以肱骨头轻轻对肩关节窝按压，再进行肩关节内、外旋转运动 （5）做肘关节屈、伸运动前，要先检查肱二头肌、肱三头肌是否有痉挛，若痉挛存在，则要先轻轻按摩局部，待肌肉放松后再做肘关节屈、伸运动 （6）康复运动训练必须在康复师的指导下进行，训练中随时观察老年人反应，发现身体、情绪异常，立即停止，安排休息 （7）运动前、后要分别进行热身和整理运动，时间分别为5～10min （8）操作全过程动作轻稳、熟练、准确、快捷、安全，运用人体力学原理实现节力。与老年人的沟通交流贯穿全过程，体现尊重和人文关怀

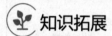 **知识拓展**

老年人脑血管病恢复期康复训练方法

一、肌力评估

常用徒手检查法，根据肌肉的活动能力和对抗阻力的情况将肌力分为六级。

①0级：完全瘫痪、肌力完全丧失。

②1级：可见肌肉轻微收缩，但无肢体运动。

③2级：肢体可以在床面移动位置，但不能抬起。

④3级：肢体能抬离床面，但不能对抗阻力。

⑤4级：能对抗阻力，但肌力减弱。

⑥5级：肌力正常。

二、训练方法

脑血管病的功能障碍主要包括运动、感觉、认知、情绪、语言和言语、吞咽、排泄及心肺功能的障碍，其恢复期分为迟缓期、痉挛期和分离运动期。迟缓期主要表现为肌肉松弛、肌张力低下、无自主运动；痉挛期主要表现为肌肉痉挛、腱反射亢进，出现异常的运动模式；分离运动期主要特点为痉挛逐渐缓解，出现分离运动，运动协调性基本接近正常。

脑血管病的恢复期时间在半年到一年，在此期如采取正确的康复训练可使急性期遗留下来的瘫痪及言语、感觉等多种神经功能障碍得以恢复，从而尽可能降低脑血管病的致残率。如果过时不恢复就是后遗症了，再进行治疗基本无效，所以应在恢复期内，积极进行康复治疗和照护。

1. 恢复的早期

脑血管病瘫痪老年人在恢复的早期，偏瘫的肢体不能完全活动，一般卧床。这个阶段的训练多以被动运动为主，如按摩、推拿、协助屈曲、伸展等，目的是防止肌肉萎缩和关节挛缩。一般局部训练每次需要5～10min，全身性的按摩一般在20～30min。推拿的手法主要是用手指或者是用手掌沿着瘫痪的肌肉向前推动。协助屈曲、伸展则需要帮助老年人活动瘫痪的上下肢体，包括每个大小关节，但是活动幅度不宜太大，避免损伤。为了增加训练次数与时间，促进脑血管病老年人更好恢复，照护员应指导家属共同参与帮助老年人进行被动运动。

2. 恢复的中期

当脑血管病老年人瘫痪的肢体出现了一些活动，但是还没有力量自主活动时，除了应用早期的训练方法以外，要增加翻身、起坐、站立等训练。这些项目主要是锻炼瘫痪下肢的关节活动。由于脑部神经支配的原因，一般情况下，瘫痪的上肢要比下肢恢复得慢而且比较困难，要求照护员在进行康复训练时，要有耐心，要循序渐进，持之以恒。

3. 恢复的后期

脑血管病瘫痪老年人在恢复的后期阶段，主要是训练手指的精细动作，以及行走、跨过门槛、上下楼梯等活动。每次训练20～30min。训练时，照护员及其家属要加强保护，注意安全第一。对上肢的训练，为了练习手指的协调性和灵活性，可以增加抓取物品、梳头、编织、拍球、打算盘、手指操等活动项目。对下肢的训练，应逐步增加活动量以及行走距离。以达到促进上、上肢功能早日恢复的训练目标。

技能97　帮助老年人下肢康复训练

一、情境导入

和爷爷，80岁，1个月前患脑梗死，住院治疗病情稳定后入住养老院。目前右侧偏瘫，右上肢肌力2级，右下肢肌力2级，左侧肢体肌力正常，卧床，神志清楚，构音不清，能理解他人讲话。康复师考虑老年人病情正处于恢复期早期，要求照护员对老人患侧下肢进行被动活动康复训练，以预防后遗症。和爷爷躺在床上，左侧肢体靠墙，右侧靠活动区。

二、操作步骤

步骤		帮助老年人下肢康复训练技能操作流程
步骤1	工作准备	（1）环境准备：清洁、整齐、安静、安全、温湿度适宜，根据季节，室温一般保持在18～30℃，相对湿度50%～60% （2）照护员准备 ①熟练掌握下肢康复训练照护技能 ②着装整齐，工作态度良好。用七步洗手法洗净双手 ③提前接受康复师指导，与家属沟通，确定训练目标、训练内容、训练方法和时间等 ④掌握康复运动时间，一天2～3次，每次20～30min ⑤鼓励家属积极参与评估和康复训练的过程 （3）老人准备：平卧在床，盖好盖被，支起床档。评估右侧偏瘫，右上肢肌力2级，右下肢肌力2级，左侧肢体肌力正常，神志清楚，构音不清，能理解他人讲话，已经协助喝水、排便，能配合操作 （4）物品准备：椅子1把，记录单、笔等

步骤		帮助老年人下肢康复训练技能操作流程
步骤2	沟通交流	（1）携带物品到老年人右侧床边 （2）"爷爷好！我帮您活动一下右下肢好吗？"解释目的，取得配合，态度和蔼，语言亲切
步骤3	下肢康复训练	（1）热身运动 ① 照护员到右侧床边中间略靠近床尾位置，双腿分开同肩宽站稳，放下床档，打开盖被，暴露老年人右下肢，帮助仰卧位 ② 双手配合，轻轻抖动老年人右下肢，从远心端至近心端拍打、按摩，以增加肌肉血流量，改善肌肉黏滞性及关节的活动度，提高肌腱与韧带和其他结缔组织的伸展性，调节心理适应，避免组织突然伸展发生损伤并加速老年人进入运动状态 ③ 热身运动时间5～10min （2）髋、膝关节屈曲伸直运动 ① 使老年人两下肢自然平伸，照护员右手托住老年人足跟部，左手托住老年人膝关节后方腘窝部 ② 双手将老年人下肢抬高，进行髋关节和膝关节同时屈曲运动 ③ 双手将老年人髋关节和膝关节继续屈曲，使膝关节向胸部方向运动 ④ 伸展时，首先伸展膝关节，然后伸展髋关节 ⑤ 速度适中，各方位活动2～3次为宜，共活动2～3min为宜 （3）膝关节旋内、旋外运动 ① 照护员左手托住膝关节后方腘窝部，右手托住老年人足跟部进行膝关节屈旋内、旋外运动 ② 约9次/min，共活动2～3min为宜 （4）踝部背伸跖屈运动 ① 使老年人仰卧，两下肢自然平伸，踝关节呈中立位 ② 右手托住老年人足跟部，左手托住腘窝部，将下肢稍微抬起 ③ 照护员坐在床边椅上，左手移动，托住老年人小腿远心端，右手掌抵住前脚掌，向小腿方向加压，并维持数秒钟，以牵拉足后跟。适当用力，手法柔和。踝部背伸正常范围在20°～30° ④ 左手托住小腿远心端，右手握住右脚背，向小腿后面加压为跖屈，跖屈正常范围在40°～50° ⑤ 共活动2～3min （5）踝部内收、外展、旋前、旋后运动 ① 内收运动：踝关节在跖屈位时，沿小腿的垂直轴向内收趾尖，接近正中面 ② 外展运动：踝关节在跖屈位时，沿小腿的垂直轴外展趾尖，向外远离正中面 ③ 活动范围在30°～45° ④ 旋前是指足围绕其自身长轴（纵轴或称为矢状轴）旋转，使足底向下、向外运动 ⑤ 旋后是指足围绕其自身纵轴旋转，使足底朝向下、向内运动。其活动范围为30°～50° ⑥ 共活动2～3min （6）足内翻、外翻、足趾被动运动 ① 内翻是足内缘提高、外缘降低、足底朝内的运动，活动范围45° ② 外翻是足外缘提高、内缘降低、足底朝外的运动，活动范围15° ③ 双手分别握住患足的足心及足趾，屈曲足趾，伸展足趾 ④ 共活动2～3min （7）整理运动：运动结束做整理运动，双手将老年人右侧下肢轻轻抖动、放平，从远心端向近心端轻轻拍打，放松肌肉，促进血液回流，使肢体肌肉逐步恢复到安静状态。整理运动5～10min
步骤4	整理记录	（1）训练完毕，恢复老年人舒适体位，盖好盖被，支起床档，检查安全 （2）护理员用七步洗手法洗净双手。记录热身、运动、整理时间、老年人感觉，异常情况及时报告

续表

步骤	帮助老年人下肢康复训练技能操作流程
注意事项	（1）熟练掌握下肢康复训练相关知识。进行评估和制订康复训练计划，需要老年人、家属、专业人员共同参与 （2）运动前、后必须分别进行热身和整理运动 （3）训练要有耐心，循序渐进，持之以恒，不可操之过急 （4）髋关节外展、内收，以老年人能耐受为准，昏迷老年人外展15°～30°，内收、内旋、外旋均为5°左右，不可用力过猛。踝部背伸、跖屈、内收、外展、旋前、旋后、内翻、外翻运动时，动作要轻柔，以老年人能耐受为准，禁忌粗暴，避免损伤 （5）训练中随时观察老年人反应及其感受，发现身体、情绪异常，立即停止，安排休息 （6）操作全过程动作轻稳、熟练、准确、快捷、安全，运用人体力学原理实现节力。与老年人的沟通交流贯穿全过程，体现尊重和人文关怀

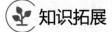 知识拓展

人体关节正常活动范围

一、上肢关节正常活动范围

（1）肩关节上臂下垂为中立位，活动度　前屈70°～90°；后伸40°～45°前屈上举150°～170°；上举160°～180°；外展80°～90°；内收20°～40°；内旋70°～90°；外旋40°～50°。

（2）肘关节中立位为前臂伸直，活动度　屈曲135°～150°；过度伸直10°；旋前80°～90°；旋后80°～90°。

（3）尺桡关节拇指在上为中立位，活动度　旋前（手掌向下）80°～90°；旋后（手掌向上）80°～90°。

（4）腕关节中立位为手与前臂成直线，手掌向下，活动度

背伸30°～60°；掌屈50°～60°；桡侧倾斜25°～30°；尺侧倾斜30°～40°。

（5）拇指中立位为拇指沿食指方向伸直，活动度　外展40°；屈曲掌拇关节20°～50°，指间关节可达90°；对掌不易量出度数，注意拇指横越手掌之程度；内收伸直位可与食指桡侧并贴。

（6）手指关节中立位为手指伸直，活动度　掌指关节伸为0°，屈可达60°～90°；近侧指间关节伸为0°，屈可达90°；远侧指间关节伸为0°，屈可达60°～90°。

二、颈椎正常活动范围

中立位为面向前，眼平视，下颌内收。前屈35°～45°；后伸35°～45°；左右侧屈45°；左右旋转各60°～80°。

三、腰椎正常活动范围

腰部中立位不易确定。前屈测量数值不易准确，直立，向前弯腰，正常时中指尖可达足面，腰呈弧形，一般称为90°；后伸30°；侧屈左右各30°；侧旋，固定骨盆后脊柱左右旋转的角度，应依据旋转后两肩连线与骨盆横径所成角度计算，正常为30°。

四、下肢关节正常活动范围

（1）髋关节中立位为髋关节伸直，髌骨向上，活动度

① 屈曲：仰卧位，被检查侧大腿屈曲膝关节，髋关节尽量屈曲，正常可达130°～140°。

② 后伸：俯卧位，一侧大腿垂于检查台边，髋关节屈曲90°，被检查侧髋关节后伸，正常可达10°～15°。

③外展：检查者一手按在髂嵴上，固定骨盆，另一手握住踝部，在伸膝位下外展下肢，正常可达30°～45°。

④内收：固定骨盆，被检查的下肢保持伸直位，向对侧下肢前面交叉内收，正常可达20°～30°。

⑤伸位旋转（内旋或外旋）：俯卧位，将膝关节屈曲90°，正常外旋30°～40°，内旋40°～50°。

⑥屈曲位旋转（内旋或外旋）：仰卧，髋、膝关节均屈曲90°，做髋关节旋转运动，正常时外旋30°～40°，内旋40°～50°。

（2）膝关节中立位为伸直，活动度 屈曲120°～150°；过伸5°～10°；旋转屈膝时内旋约10°，外旋20°。

（3）踝关节及足部关节活动范围 踝关节中立位为足与小腿间呈90°角，而无足内翻或外翻。足的中立位不易确定。踝关节背屈：应于屈膝及伸膝位分别测量，以除去小腿后侧肌群紧张的影响，正常为20°～30°。踝关节跖屈40°～50°。距下关节内翻30°，外翻30°～35°。跗骨间关节（足前部外展或内收）之活动度，采用被动活动，跟骨保持中立位，正常各约25°。跖趾关节运动：跖屈和背屈活动，尤以拇趾为重要，正常背屈约45°，跖屈为30°～40°。

五、背伸和跖屈两个动作的区别

背伸、跖屈是踝关节的基本活动术语，踝关节正常背伸为20°～30°，跖屈为40°～50°。踝的正常背伸、跖屈是人体正常运动的保障，如果踝部出现活动障碍，应积极进行功能锻炼，以恢复踝关节正常活动度。背伸和跖屈的康复训练目标主要是跟腱和关节囊，以维护踝关节正常功能。

（1）背伸 背伸是指踝关节做足尖向上的动作，俗称勾起脚尖。

（2）跖屈 跖屈是指踝关节足尖向下的运动，俗称绷直脚尖。

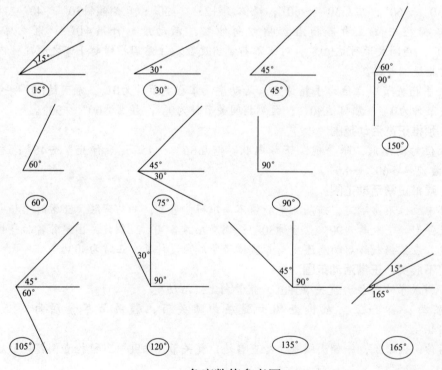

角度数值参考图

技能98　帮助老年人语言康复训练

一、情境导入

穆奶奶，79岁，1月前左侧额颞叶脑出血，手术治疗出院后入住养老机构。目前神志清楚，右侧肢体欠灵活，卧床，伴构音不清，词汇量明显减少，只能讲出2～3个简单字，无法连贯表达，提醒下，能进行熟悉话题的交流，陌生话题难以表达，因为沟通有困难，情绪焦虑。医师诊断为"运动性失语"，严重程度为"2级"，要求护理员对穆奶奶提供语言功能康复训练。

二、操作步骤

步骤		帮助老年人语言康复训练技能操作流程
步骤 1	工作 准备	（1）环境准备：清洁、整齐、安静、安全、温湿度适宜，根据季节，室温一般保持在18～30℃，相对湿度50%～60% （2）照护员准备 ①熟练掌握语言康复训练照护技能 ②着装整齐，工作态度良好。用七步洗手法洗净双手 ③能全面评估老年人活动能力、病情、语言障碍程度。提前接受康复师指导，与家属沟通，确定训练目标、训练内容、训练方法和时间等，制订适合老年人操作的语言训练方案 ④掌握训练频次，一般每项运动重复5次，2～3次/d ⑤鼓励家属积极参与评估和康复训练 （3）老人准备：摇高床头，后背及双腘窝下垫软垫，摆放床上坐位。盖好盖被，支起床档。评估神志清楚，右侧肢体欠灵活，伴构音不清，词汇量减少，只能讲出2～3个简单字，无法连贯表达，提醒下，能进行熟悉话题的交流，陌生话题难以表达，沟通有困难，考虑"运动性失语"，严重程度为"2级"。已经协助喝水、排便，能配合操作 （4）物品准备：镜子、吸管、水杯、纸片、单词卡、图片卡、短语卡等
步骤 2	沟通 交流	（1）携带物品到床边，坐在椅子上，与老年人平视 （2）"奶奶好！我陪您锻炼讲话好吗？"解释目的，取得配合，态度和蔼，语言亲切 （3）每项操作先做示范，如："奶奶，您看着我，我来做，您跟我学，好吗？"
步骤 3	康复 训练	（1）呼吸训练 ①方法1：让老年人保持正确坐姿，放松心情，集中精力，用鼻吸气，用嘴呼气，重复训练，逐渐增加老年人的肺活量 ②方法2：将双手掌置于老年人两胸肋部，嘱吸气，吸气末嘱稍停，双手向下轻压，嘱均匀呼气，反复进行。可先用口吸气，再用鼻呼气，以利调整呼吸气流，改善语言功能 ③方法3：用吸管向水杯里吹气，形成气泡；用吸管吸小纸片，呼气时再放下 （2）唇的训练 ①合紧嘴唇，用力鼓起两腮，心中数数，然后放松 ②合紧嘴唇，轮流鼓起两腮做漱口动作 ③做出吹口哨的嘴型，左右移动 ④合紧嘴唇，用力弹开，发出"啪"的声音 ⑤用下嘴唇覆盖上嘴唇，用力把上唇向下拉，然后放松 ⑥让老年人口型夸张地发出"呀""衣""呜"的声音 ⑦每个动作做5～10次 （3）舌的训练 ①让老年人做伸舌、卷舌动作 ②让老年人做舌左伸、右伸动作，尤其是用力将患侧伸出 ③每项运动重复5次 （4）腭的训练 ①用力咬紧牙关，用力张开嘴巴 ②牙关打颤，令上下颌快速闭合 ③做夸张的咀嚼食物动作 ④每项运动重复5次

续表

步骤		帮助老年人语言康复训练技能操作流程
步骤 3	康复 训练	（5）发声训练 ①一口气数1～10数字 ②唱出"do、re、mi、fa、so" （6）面肌功能训练 ①抬眉运动：有节律地，用力将双眉抬起 ②闭眼运动：有节律地用力挤眼，使上下眼睑闭合，反复开闭眼睑 ③鼓腮运动：闭住双唇，有节律地鼓起双腮，使之不漏气 ④吮嘴运动：用力吸吮双颊使嘴噘起成"O"型，两颊内陷 ⑤露齿运动：用力做双颊露齿，尤其瘫侧露齿动作 ⑥浴面运动：搓热双手，用双掌进行额部、眼部、面颊部按摩 （7）听理解训练 ①讲出物品的名称，让老年人通过卡片指出正确的物品 ②讲出单词的名称，让老年人通过卡片指出正确的单词 （8）口语表达训练 ①对老年人讲单词或句子，让老年人练习复述 ②鼓励老年人多讲话 ③鼓励老年人阅读和朗读，必要时让老年人对着镜子调整口型 （9）书写训练 ①鼓励老年人抄写单词 ②逐渐抄写句子或文章 （10）结合老年人身体状况，合理安排训练时间，一般为2～4次/d，每次20～30min，除正常训练外，鼓励家属随时随地对老年人进行语言刺激
步骤 4	整理 记录	（1）训练完毕，恢复老年人舒适体位，安抚休息 （2）洗手。记录训练时间、内容，老年人感受和效果，必要时调整训练方案
注意事项		（1）熟练掌握语言康复训练技能，评估及选择训练方法，制订训练计划，应有老年人、家属、专业人员共同参与 （2）语言训练要有耐心，由简到繁，循序渐进，持之以恒，不可操之过急，每次练习时间不宜过长，内容不宜过多，避免增加老年人负担 （3）刚开始训练时，采用简单的、智商要求低的、老年人感兴趣的词汇进行口语训练或沟通、交流，避免专业化术语，以免影响接受度 （4）训练内容应具有趣味性，如对有打麻将爱好的老年人，可采取麻将中的字、词进行交流；对喜欢音乐的老年人可采取与音乐相关的内容进行交流；对有文学爱好的老年人可选用诗句、散文进行训练 （5）如果老年人语言功能恢复较好，可简化口语训练过程，反之，应从较简单部分开始训练。可利用图片、字卡、实物等强化记忆，还可利用抄写、默写等方法加强语言记忆功能。对能发音的老年人尽量要求多读、大声地读，以刺激记忆 （6）除了常规训练以外，日常生活中，随时以最常用的语言给予语言刺激，并且鼓励家属了解训练的意义、计划和方案，并积极参与强化训练。对老年人进行强化语言训练的时间，每天最好保持4～5h （7）对老年人的进步表现，及时给予鼓励或奖励，以增强老年人恢复语言能力的信心 （8）训练中随时观察老年人反应及其感受，发现身体、情绪异常，立即停止，安排休息 （9）操作全过程动作轻稳、熟练、准确、快捷、安全，运用人体力学原理实现节力。与老年人的沟通交流贯穿全过程，体现尊重和人文关怀

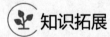 知识拓展

脑血管病老年人语言障碍康复训练

语言是人类特有的认知功能和交际工具。语言符号要在大脑中进行加工、处理，因此脑是语言的基础。言语是指应用声音来交流的口语，需要发音器官的协调运动共同发出。人的日常生活离不开交流，如果听、说、读、写、复述，任何一个环节出现问题，都会影响人的

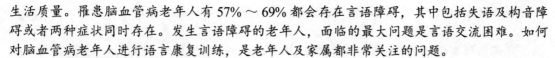

生活质量。罹患脑血管病老年人有57%～69%都会存在言语障碍，其中包括失语及构音障碍或者两种症状同时存在。发生言语障碍的老年人，面临的最大问题是言语交流困难。如何对脑血管病老年人进行语言康复训练，是老年人及家属都非常关注的问题。

一、失语的分类表现及训练方法

1.运动性失语

运动性失语表现为能理解别人的语言，但不能用语言回答，只能讲1～2个简单字，表现为表达障碍，常伴有右侧肢体瘫痪。

运动性失语其实就是口语障碍的一种具体表现，康复治疗最有效的方式就是每天练习说话，从口型和发音练起，辅助手势、语言交流等。要循序渐进，从一个字到一个词，到成语到短句，慢慢练习，对语言功能的恢复有很大帮助。

2.感觉性失语

不能理解别人的言语，也不能理解自己的所言，表现为口语理解障碍。训练方法以听力、词语、听觉辨认、记忆及视觉训练等为主。

3.完全性失语与混合性失语

以所有言语功能都有明显障碍为特点，口语表达严重障碍。训练方法以语音训练为主，从发音开始学习。

4.命名性失语

能说出人或物的性质、特征和用途，但是叫不出人或物的名称，但能从选词提示中选对，一般说写能力正常。训练方法以强化对名称的记忆为主，如训练说出常用生活用品的名称以及熟悉的人名等。

二、失语症严重程度分级

目前，国内尚无统一的语言功能评测法。关于失语症严重程度的分级，目前国际上多以波士顿失语症诊断评测法为依据。这项评测法以各种量表形式对失语症的语言功能和非语言功能分别进行计分测量。语言功能评测包括：①对话；②听力理解；③言语表达；④书写；⑤拼读理解；⑥新闻记者句子和段落；⑦描述书写；⑧听写名字等。

评测结果分为0～5级，照护员可根据失语症严重程度，分级制定相应的康复训练计划。

0级：缺乏有意义的言语或听理解能力。

1级：言语交流中有不连续的言语表达，但大部分需要听者去推测、询问和猜测；可交流的信息范围有限，听者在言语交流中感到困难。

2级：在听者的帮助下，可能进行熟悉话题的交流，但对陌生话题常常不能表达出自己的思想，使患者与评定者都感到进行言语交流有困难。

3级：在仅需少量帮助或无帮助下，患者可以讨论几乎所有的日常问题，但由于言语或理解力的减弱，使某些谈话出现困难或不大可能进行。

4级：言语流利，但可观察到有理解障碍，思想和言语表达尚无明显限制。

5级：有极少的可分辨得出的言语障碍，患者主观上可能感到有些困难，但听者不一定能明显察觉到。

三、失语康复训练的时机

失语症的老年人在病情稳定后，身体和情绪状态允许时，就可以开始语言康复训练。为了强化训练效果，除正规的训练外，在日常生活中，应要求家属随时随地地对老年人进行语言刺激。

四、失语康复训练的原则

①以最常用的语言给予适当的语言刺激。

②进行视（字形、看图识字）、听（发音）综合刺激。

③ 加强反馈机制　用已获得的某些反应（如读、复述、说话）再通过眼看、耳听反复刺激，使其形成反馈回路，并继续练习，加强正反馈。

④ 强化语言训练　采取较一般训练时间多出 6～7 倍的时间（每天 4～5h），进行反复强化训练。强化训练需要家属配合。

⑤ 集体训练与指导　集合病情、经历、文化背景等大体一致的老年人，进行集体训练，可能会收到更好效果。

五、失语康复训练常用方法

① 发音训练　一个字一个字地练，一点一滴地逐渐增加。

② 唇音训练　让患者多咳嗽，用嘴去吹燃烧着的火柴，以诱导发音。

③ 喉音训练　如"啊……"。对着镜子练习，或者在他人教导下发常用字、词、单句、生活用语等的音，并进行读写练习。

④ 呼吸训练　让老年人保持正确坐姿，心情放松，鼻吸气，嘴呼气，重复训练，逐渐增加患者的肺活量。

⑤ 构音器官功能训练　进行舌、唇、软腭、咽喉与下颌的单独运动、交替运动等，帮助改善口面肌肉的控制。

⑥ 增强构音肌肉动觉训练　利用冰水、软毛刷等刺激口面肌肉和软腭。进行发音训练时，指导老年人通过照镜子和听录音进行训练，从最简单的字到词、句、短语、短句逐渐到较长的句子，直到能够自然交流说话。

语言康复训练是一个长期的过程，需要先易后难、循序渐进、持之以恒、反复进行。并且需要老年人、照护员、家属的配合，才能得到更好的康复效果。

技能99　帮助老年人吞咽康复训练

一、情境导入

萧爷爷，80 岁，5 个月前患脑梗死住院治疗，病情稳定后出院入住养老机构。目前神志清楚，言语含糊，尚能交流，右侧肢体活动不灵，左侧活动正常，协助下能在床边椅子上坐立，咀嚼缓慢，吞咽困难，进食时有呛咳，洼田饮水试验"4 级"。家属希望老人能改善吞咽功能，故康复师请照护员对萧爷爷提供吞咽功能康复训练。

二、操作步骤

步骤		帮助老年人吞咽康复训练技能操作流程
步骤1	工作准备	（1）环境准备：清洁、整齐、安静、安全、温湿度适宜，根据季节，室温一般保持在 18～30℃，相对湿度 50%～60% （2）照护员准备 ①熟练掌握吞咽康复训练照护技能 ②着装整齐，工作态度良好。用七步洗手法洗净双手 ③了解老年人进食时有呛咳表现，并能全面评估老年人神志、活动能力、病情、吞咽障碍程度、配合情况等 ④提前接受康复师指导，并与家属沟通，制订符合老年人的个性化训练方案，确定训练目标、训练内容、训练方法和时间等，鼓励家属积极参与 （3）老年人准备：帮助在床边带扶手的椅子上坐稳。评估神志清楚，病情稳定，有咀嚼吞咽障碍，愿意接受吞咽功能训练，能配合操作 （4）物品准备：消毒棉棒、冰水、水杯（内盛温水 200mL）、污物杯、食物、压舌板、餐巾、餐巾纸、签字笔、记录本、带扶手的座椅等

续表

步骤		帮助老年人吞咽康复训练技能操作流程
步骤2	沟通交流	（1）携带物品到床边，摆放于拿取方便的位置 （2）"爷爷好！我为您进行吞咽训练好吗？""您张开口，把头稍稍抬一下。"解释目的，取得配合，态度和蔼，语言亲切。必要时为老年人后颈部垫一个软枕，增加舒适度
步骤3	训练实施	（1）吞咽功能间接训练 ①咽冷刺激训练 a.首先嘱老年人张口发"啊"音充分暴露会厌部，必要时使用开口器 b.使用棉棒蘸少许冰冻过的冷水或柠檬汁进行刺激。刺激部位一般选择软腭、腭咽弓、舌根、咽后壁等部位，应尽量做到大范围、长时间地碰触刺激部位，每部位可停留5～10s，上下、前后、左右交替进行，动作轻柔以不引起呕吐反射为宜 c.嘱其做空吞咽动作 d.寒冷刺激能有效地强化吞咽反射，提高吞咽功能。训练时机选择在餐前20min效果会更好，每次操作时间20～30min，每天进行2次。具体强度、疗程、频率需视老年人耐受而定 e.针对唾液分泌较少的老年人，进行冷刺激时一般刺激咽部的唾液腺，时间是每次10min，每天进行2～3次 ②吸吮训练：嘱老年人食指戴上胶套，放于口中，模仿吸吮动作，体验吸吮的感觉，每次吸吮20次 ③屏气—发声训练：老年人坐在椅子上，深吸气后屏气，双手支撑椅面用力按压，此时胸廓固定、声门紧闭；然后，突然松手，声门打开，发出呼气声，以训练声门的闭锁功能、强化软腭的肌力，而且有助于除去残留在咽部的食物 ④体位的调节训练：选择能预防咽部残留物进入气道的坐位进食 ⑤反复吞咽训练：一口食物多次吞咽或空吞咽 ⑥轮换吞咽训练：固体和液体食物交替吞咽，利于除去咽部残留物 ⑦健侧吞咽训练：将食物放于健侧吞咽 ⑧转头样吞咽训练：左右转头吞咽，有利于清除两侧梨状隐窝残留食物 ⑨点头样吞咽训练：先将头后仰，随后头向前低，同时做吞咽动作，以利于清除会厌部残留食物 ⑩促进吞咽反射训练：用手指沿甲状软骨到下颌上下摩擦皮肤，通过吞咽肌群的感觉，诱发吞咽反射 ⑪咳嗽训练：嘱老年人努力咳嗽，建立排除气管异物的防御反射。一般训练2周后，待吞咽功能明显好转，再进行摄食训练 （2）饮食康复直接训练 ①卧位训练：进食时抬高床头30°～45°，偏瘫侧肩部以软枕垫起，头前倾45°。照护员位于老年人健侧，把糊状食物推至健侧舌后方，以利于食物向咽部运送。食物量开始由1/4勺逐渐增加，动作缓慢，密切观察进食后反应，防止呛咳和噎食 ②坐位训练：老年人取坐位，头稍前屈位，使舌骨肌的张力增高，喉上抬，食物容易进入食管。如果头部能转向瘫痪侧80°，可以使健侧咽部扩大，便于食物进入，防止误咽 ③食物选择：根据吞咽障碍的程度及阶段，根据先易后难的原则，选择温度38～40℃，容易吞咽的食物，如密度均匀、有适当黏性、不易松散、通过咽及食管时容易变形，不会在黏膜上残留的食品。 ④一口量选择：正常人一口量约为20mL。开始训练一般先以3～4mL试之，以后酌情增加。注意选择薄而小的汤匙为宜 （3）训练过程中询问老年人无不适后再重复以上动作，持续训练30min （4）观察老年人反应，发现疲劳、呛咳等立即停止 （5）老年人有进步表现，及时给予鼓励或奖励，保持老年人治愈的信心
步骤4	整理记录	（1）训练完毕，协助取舒适体位进行休息，整理床单位，支起床档 （2）向老年人交代下次的训练时间和方法 （3）洗手。记录训练时间、内容、老年人感受、效果和改进方案
注意事项		（1）熟练掌握吞咽功能康复训练操作技能，进行评估和制订训练计划，要有老年人、家属、专业人员共同参与，要结合老年人实际，在医师指导下进行训练 （2）吞咽障碍老年人多伴肢体偏瘫、失语或语言不清等，容易烦躁，在进行饮食训练时，应针对不同老年人性格特点、文化程度和社会阅历进行有效的心理疏导。做好心理疏导是吞咽训练成功的基础和保证 （3）训练前要与老年人和家属进行充分沟通，使老年人和家属理解吞咽机制，适应训练方法，增强康复信心，主动参与训练 （4）训练时要严密观察，避免发生呛咳或窒息，如有意外立即急救 （5）吞咽困难老年人容易出现焦虑、抑郁等不良情绪变化，照护员应同情处境，尊重意愿，循序渐进、持之以恒，改善情绪，促进功能恢复 （6）操作全过程动作轻稳、熟练、准确、快捷、安全，运用人体力学原理实现节力。与老年人的沟通交流贯穿全过程，体现尊重和人文关怀

📖 知识拓展

吞咽功能评估

一、洼田饮水试验评定法

1. 操作目的

对吞咽障碍老年人进行饮食管理。

2. 评估要点

① 询问、了解老年人病情、意识、自理能力和配合程度。

② 病情相对稳定，在专业医师指导下进行。

③ 对三天内发生误吸、吸入性肺炎的老年人，要准备吸痰器并掌握急救技术。

④ 评估前向老年人及其家属说明评估内容，包括呛咳、吸入性肺炎、出血、疼痛等，以获得理解与配合。

3. 评估方法

① 物品准备　水杯（内盛 200mL 温水），放入治疗盘内。

② 具体操作　协助老年人端坐，喝下 30mL 温开水，观察所需时间和呛咳情况。

③ 等级评定

1 级（优）能顺利地 1 次将水咽下。

2 级（良）分 2 次以上，能不呛咳地咽下。

3 级（中）能 1 次咽下，但有呛咳。

4 级（可）分 2 次以上咽下，但有呛咳。

5 级（差）频繁呛咳，不能全部咽下。

④ 正常和异常标准

正常 1 级；5s 之内为可疑 1 级：5s 以上为 2 级；异常（3～5 级）。

⑤ 注意事项

洼田饮水试验必须使用温水，不得使用冰水或果汁、米汤等。

二、其他方法

用食指和中指横放于老年人的喉结上，嘱老年人空咽，能够感到喉结运动，说明吞咽功能尚存。

技能100　帮助老年人翻身康复训练

一、情境导入

尹奶奶，78 岁，3 个月前患脑梗死住院治疗，目前入住养老机构，神志清楚，病情稳定，能交流，卧床。左侧肢体活动不灵，上、下肢肌力 3 级，协助下各关节能做伸屈活动。右侧肌力和关节活动正常。不能自主翻身。为了促进活动能力，康复师要求照护员对老年人进行翻身康复训练。尹奶奶的床在居室中间位置，床的两边都是活动区。

二、操作步骤

步骤		帮助老年人翻身康复训练技能操作流程
步骤1	工作准备	（1）环境准备：清洁、整齐、安全、温湿度适宜，根据季节，室温一般保持在18～30℃，相对湿度50%～60% （2）照护员准备 ①熟练掌握翻身康复训练照护技能 ②着装整齐，工作态度良好。用七步洗手法洗净双手。能全面评估老年人神志、病情、活动程度、配合情况等 ③提前与康复师及其家属沟通，制订符合老年人操作的训练方案，确定训练目标为延缓肌肉萎缩和关节挛缩，改善肢体活动功能，预防废用综合征。训练内容为床上自主翻身运动训练。训练时间为每天2～3次，每次不超过30min ④鼓励家属积极参与 （3）老年人准备：平卧在床，盖好盖被，支起床档。评估神志清楚，病情稳定，能交流，卧床。左侧肢体活动不灵，上、下肢肌力3级，协助下各关节能做伸屈活动。右侧肌力和关节活动正常。不能自主翻身。愿意接受康复训练。已协助喝水、排便，能配合操作 （4）物品准备：软垫5个、记录单、签字笔
步骤2	沟通交流	（1）携带物品到床边，摆放于拿取方便的位置 （2）"奶奶好！我为您进行翻身训练好吗？""现在我们训练向健侧翻身。"为老年人示范，取得理解和配合，态度和蔼，语言亲切
步骤3	协助健侧翻身	（1）照护员站在床右侧中间位置，两腿打开同肩宽，依靠床边站稳。放下床档，打开盖被，S形折叠对侧 （2）嘱老年人用右手将左手放于胸腹前固定，屈曲右下肢，用右侧手掌和右侧脚掌支撑床面。照护员面向床头，右手在老年人左侧、左手在右侧，环抱老年人双肩部，协助向对侧移位。照护员面向床尾，左手在老年人左侧，右手在右侧，环抱老年人臀部，协助向对侧移位。嘱老年人用右下肢协助左下肢向对侧移位，使老年人呈仰卧位。操作过程中可分别扇形拉开被尾或被头一角，分别遮盖老年人上下躯干，以保暖或避免暴露老年人身体过多 （3）嘱老年人头转向右侧，用健侧手握住患侧手，患手拇指压在健侧拇指上，双上肢前伸90°，指向天花板，健侧脚跟放在患侧脚心部，向上移动，使双下肢屈膝90°，再用健侧脚放在患侧腿下，用脚趾钩住患侧踝部 （4）指导并协助老年人用健侧上、下肢的力量，带动患侧上、下肢左右摆动2～3次，在身体摆动同时，借助惯性动作，翻向右侧 （5）协助恢复平卧位，再次重复翻向右侧的动作，如此反复，训练20～30min （6）最后一次翻向右侧位时，在老年人右颈肩部垫软垫。左臂向前伸直，手心向下，臂下垫软垫。右上肢自主体位。右腿向后伸，左腿向前屈曲90°，呈跨步式，在左右小腿下垫软垫，为膝部和踝部骨隆突处减压，保持体位舒适稳定，盖好盖被，支起床档，安排老年人休息两个小时
步骤4	沟通交流	（1）两个小时以后到老年人床边 （2）"奶奶好！又到翻身时间了，现在，我们训练向患侧翻身好吗？"为老年人示范，取得理解和配合，态度和蔼，语言亲切

续表

步骤		帮助老年人翻身康复训练技能操作流程
步骤5	协助患侧翻身	（1）照护员站在床左侧中间位置，两腿打开同肩宽，依靠床边站稳放下床档，打开盖被，S形折叠对侧，撤去软垫 （2）协助老年人平卧，并向对侧移动，呈仰卧位 （3）嘱老年人用健侧手握住患侧手，患手拇指压在健侧拇指上，双上肢前伸90°，指向天花板，健侧脚跟放在患侧脚心部，向上移动，使双下肢屈膝90°，再用健侧脚放于患侧腿下，用脚趾钩住患侧踝部 （4）嘱老年人头部转向左侧，指导并协助老年人用健侧上、下肢的力量，带动患侧上、下肢左右摆动2～3次，在身体摆动同时，借助惯性动作，翻向左侧 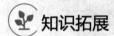 （5）协助恢复平卧位，再次重复翻向左侧的动作，如此反复，训练20～30min （6）训练完毕，老年人呈左侧卧位，在老年人左颈肩部垫软垫。左臂向前伸直，手心向上，臂下垫软垫。右上肢自主体位，腋下抱一软枕。左腿向后伸，右腿向前屈曲90°，呈跨步式，在左右小腿下垫软垫，为膝部和踝部骨隆突处减压，保持体位舒适稳定
步骤6	整理记录	（1）为老年人整理衣裤平整，盖好盖被，折好被筒，支起床挡。告知老年人右侧翻身时，进行再次训练 （2）洗手。记录训练时间、训练内容、老年人反应、效果及方案是否需要调整
注意事项		（1）熟练掌握翻身康复训练操作技能，评估与制订康复照护计划，需要老年人、家属、医护人员或康复师共同参与 （2）进行翻身康复训练，不能操之过急，要有计划、有规律、循序渐进、持之以恒 （3）当患侧上肢不能上举，患侧下肢不能屈曲时，可上举健侧手，屈曲健侧膝关节，适当用力向患侧或健侧摆动，带动躯体翻向患侧或健侧 （4）训练过程中，严密观察老年人反应，发现异常，立即停止并安排休息，必要时报告医护人员 （5）要理解老年人的心理活动，对良好表现和进步及时给予鼓励或奖励，以增强其进行自主翻身的信心 （6）操作全过程动作轻稳、熟练、准确、快捷、安全，运用人体力学原理实现节力。与老年人的沟通交流贯穿全过程，体现尊重和人文关怀

知识拓展

脑血管病早期康复训练的重要性

脑血管病是老年人的常见疾病，罹患脑梗死、脑出血等脑血管病后，局部脑组织受到损伤，其功能也会受到相应的影响，常常出现半身偏瘫、麻木、语言障碍、吞咽困难、共济失调、走路不稳等后遗症。针对后遗症，主要的治疗措施是进行康复训练。

人的大脑有很强的重组能力和可塑性，可以通过各种形式让其他部位代替受损伤的脑组织行使其原有的功能。康复训练的最佳时间是越早越好，根据国内外所有临床观察、研究证据，还有国内各类专家的共识和指南，都明确指出脑梗死后24h，脑出血后72h，只要无病情变化，即瘫痪、麻木、无力、说话不清等神经系统异常表现不再持续加重，体温、脉搏、心率、血压等生命体征稳定，就可以开始进行康复训练，但是，要避免剧烈活动。一般 3 个月之内是康复训练黄金时期，所以，越早进行康复训练，受损大脑功能的恢复就越明显。

早期的康复训练可促进神经侧支循环或神经轴突突触联系的建立，对侧大脑半球的功能代偿及功能的重组，并能减少坠积性肺炎、压疮等并发症，提高老年人战胜疾病的信心，同时可改善老年人肢体功能。因此，积极开展急性脑血管病的早期床旁康复训练，无论对降低老年人的神经功能缺损程度，提高生活自理能力及运动功能，还是对防止并发症的发生，都有非常重要的意义。

翻身训练是偏瘫患者重要的、恢复性的、治疗性的运动，是一切康复训练的开始。脑卒中分三个期，软瘫期是开始急性期的时候，偏瘫的患者可能没有主动运动，想翻身翻不了，需要照护员帮助，可在床上或者将地垫铺在地上进行，注意动作要轻，循序渐进，不能操之过急。痉挛期也就是肌张力比较高的时候，患者能够进行一些翻身动作时，应逐渐增加翻身动作，直到过渡到主动翻身。注意翻身要勤，每两小时至少翻身一次。

技能101　帮助老年人桥式运动训练

一、情境导入

姚奶奶，79 岁，6 个月前患脑梗死住院治疗，2 个月前入住养老机构，目前卧床，神志清楚，病情稳定，能交流，左侧肢体活动不灵，上、下肢肌力 3 级，协助下各关节能做伸屈活动。右侧肌力和关节活动正常。经过训练能进行床上自主翻身，希望能坐立或站立，康复师要求照护员对姚奶奶进行桥式运动康复训练，以增强其腰腿部肌肉力量，为站立和坐立做好准备。姚奶奶躺在床上，左侧肢体靠墙，右侧为活动区。

二、操作步骤

步骤		帮助老年人桥式运动训练技能操作流程
步骤1	工作准备	（1）环境准备：清洁、整齐、安全、温湿度适宜，根据季节，室温一般保持在18～30℃，相对湿度50%～60% （2）照护员准备 ①熟练掌握桥式运动康复训练照护技能 ②着装整齐，工作态度良好。用七步洗手法洗净双手 ③能全面评估老年人神志、病情、活动程度、配合情况等。提前与康复师及其家属沟通，制订符合老年人操作的训练方案，确定训练目标为提高腰背肌、臀肌、股四头肌肌力，增加躯干的运动，抑制下肢伸肌痉挛模式，提高骨盆对下肢的控制和协调能力，为坐立、站立和步行打好基础。训练内容为双桥运动训练和单桥运动训练。训练时间为每天2～3次，每次不超过30min ④鼓励家属积极参与 （3）老年人准备：平卧在床，盖好盖被，支起床档。评估神志清楚，病情稳定，能交流。左侧肢体活动不灵，上、下肢肌力3级，协助下各关节能做伸屈活动。右侧肌力和关节活动正常。能进行床上自主翻身，希望坐立，愿意接受桥式运动训练。已协助喝水、排便，能配合操作 （4）物品准备：毛巾1条，必要时用于为老年人擦汗
步骤2	沟通交流	（1）携带物品到床边，摆放于拿取方便的位置 （2）"奶奶好！要想坐起来和站起来，腰腿必须要有力量，进行桥式训练，可以增加腰腿力量。""现在我们先做双桥运动好吗？"为老年人示范，取得理解和配合，态度和蔼，语言亲切

续表

步骤		帮助老年人桥式运动训练技能操作流程
步骤3	康复训练	（1）两腿分开同肩宽，在右侧床边中间位置站稳，放下床档，打开盖被，S形折叠对侧。为老年人穿好衣服，避免受凉或暴露身体过多 （2）双桥运动训练 ① 老年人取仰卧位，两腿屈髋屈膝，使小腿与床面呈90°，双脚平放在床上，与健侧手掌一起支撑，慢慢将臀部抬起，开始从5～10s的保持，逐渐增加至1～2min，再慢慢放下，间隔10s再进行下一次，每次5下，时间20～30min，2～3次/d ② 训练时两腿之间可以夹持枕头或其他物体 ③ 老年人刚开始训练，因力量不足，臀部抬起不能保持5～10s时，可将双手置于臀下，轻轻给予托扶，让老年人慢慢适应 （3）单桥运动训练 ① 老年人取仰卧位，患侧下肢屈髋屈膝，使小腿与床面呈90°，脚掌平放于床上，与健侧手掌一起支撑，将臀部抬离床面，健侧下肢伸展、悬空或搭于患肢股骨远端，开始从5～10s地保持，逐渐增加至1～2min，再慢慢放下，间隔10s再进行下一次，每次5下，时间20～30min，每日2～3次 ② 老年人刚开始训练，因力量不足，将臀部抬起不能保持5～10s时，可将双手置于臀下，轻轻给予托扶，让老年人慢慢适应
步骤4	整理记录	（1）桥式训练结束，为老年人整理平整衣裤，盖好盖被，折好被筒，支起床档，安排老年人休息并交代下次训练时间 （2）洗手。记录训练时间、训练内容、老年人反应、效果及方案是否需要调整等
注意事项		（1）熟练掌握桥式康复训练操作技能。评估与制订康复照护计划，需要老年人、家属、医护人员或康复师共同参与 （2）在病情稳定的前提下，脑梗死后第二天，脑出血三周后方可开始训练 （3）进行桥式训练，不能操之过急，要有计划、有规律、循序渐进、持之以恒。先进行双桥运动，待腰腿部肌肉力量增强后，再进行单桥运动 （4）进行桥式动作时，臀部抬高的高度以老年人耐受为限，保持平静呼吸，不可屏气，可用数数来防止屏气 （5）训练过程中，严密观察老年人反应，发现异常，立即停止并安排休息，必要时报告医护人员 （6）要理解老年人心理活动，对老年人的良好表现和进步及时给予鼓励或奖励，以提高老年人增强腰腿肌力的信心 （7）操作全过程动作轻稳、熟练、准确、快捷、安全，运用人体力学原理实现节力。与老年人的沟通交流贯穿全过程，体现尊重和人文关怀

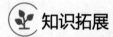 知识拓展

桥式运动的作用

桥式运动就是选择性髋伸展运动，是早期床上体位变换训练的重要内容之一，因姿势像"桥"而得名。具体方法是被训练者取仰卧位，膝关节屈曲，双足底平踏在床面上，用力使臀部抬离床面。

如果训练者是站在被训练者的右侧床边进行操作，可用右手掌放于被训练者膝关节的上方，向下按压膝部，同时向足前方牵拉大腿，左手帮助臀部抬起。随着被训练者的进步，训练者可在逐渐减少帮助的同时，要求被训练者学会自己控制活动，不让患侧膝关节伸展或向侧方倾倒。

桥式运动分为双桥与单桥，被训练者仰卧，双腿屈曲，抬高臀位并保持，为双桥运动；被训练者仰卧，患侧腿屈曲，健侧腿伸直，伸髋抬臀并保持，为单桥运动。

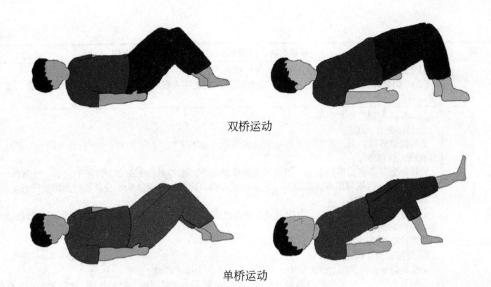

双桥运动

单桥运动

　　桥式运动的主要作用是帮助被训练者增加躯干的肌力和运动，可以很好地训练伸髋肌群及启动臀肌，属于简单有效的动作，一旦被训练者熟练地掌握，不仅可以随意地抬起臀部调整舒适体位，而且还能减少压疮的发生，有利于提高髋关节对下肢的控制和协调能力，为以后成功地坐立、站立和行走打下良好基础，防止以后因伸髋困难而引起行走不便。

　　对于偏瘫老年人，桥式运动是最基础的训练，也是所有动作练习的前提，一般每天早上醒来后和晚上睡觉前进行训练，必要时，午睡前后也可以加做一次。

技能102　帮助老年人从卧位到坐位训练

一、情境导入

　　邵奶奶，80岁，7个月前曾患脑梗死，目前神志清楚，病情稳定，能交流，卧床。左侧肢体活动不灵，上、下肢肌力3～4级，协助下各关节能做伸屈活动。右侧肌力和关节活动正常。能进行床上自主翻身，希望能坐立。康复师要求照护员对邵奶奶进行从卧位到床边坐位训练。邵奶奶的床在房间的中间位置，两侧都是活动区。

二、操作步骤

步骤		帮助老年人从卧位到坐位训练技能操作流程
步骤1	工作准备	（1）环境准备：清洁、整齐、安全、温湿度适宜，根据季节，室温一般保持在18～30℃，相对湿度50%～60% （2）照护员准备 ①熟练掌握从卧位到床边坐位康复训练照护技能 ②着装整齐，工作态度良好。用七步洗手法洗净双手 ③能全面评估老年人神志、病情、活动程度、配合情况等。提前与康复师及其家属沟通，制订符合老年人操作的训练方案，确定训练目标是让卧床老年人坐起来。训练内容是从卧位到床边坐康复训练。训练时间为2～3次/d，每次不超过30min ④鼓励家属积极参与 （3）老年人准备：平卧在床，盖好盖被，支起床档。评估神志清楚，病情稳定，能交流，卧床。左侧肢体活动不灵，上、下肢肌力4级，协助下各关节能做伸屈活动。右侧肌力和关节活动正常。能进行床上自主翻身，希望坐立，愿意接受从卧位到床边坐位康复训练，已协助喝水、排便，能配合操作 （4）物品准备：软垫数个

步骤		帮助老年人从卧位到坐位训练技能操作流程
步骤2	沟通交流	（1）携带物品到床边，摆放于拿取方便的位置 （2）"奶奶好！咱们今天进行坐立训练好吗？"为老年人进行示范操作，取得理解和配合，态度和蔼，语言亲切
步骤3	床边坐位训练	（1）床边健侧位坐立训练 ①健侧翻身训练 a.两腿分开同肩宽，在右侧床边中间位置站稳，放下床档，打开盖被，S形折叠对侧。为老年人穿好衣服，整理整齐 b.指导老年人将头偏向右侧，用健侧手握住患侧手，患手拇指压在健侧拇指上，双上肢前伸90°，指向天花板，健侧脚跟放在患侧脚心部，向上移动，使双下肢屈膝90°，再用健侧脚放于患侧腿下，用脚趾钩住患侧踝部 c.指导老年人用健侧上、下肢的力量，带动患侧上、下肢左右摆动，在身体摆动同时，借助惯性动作，翻向右侧 d.照护员在床边保护，防止坠床 ②健侧位坐立训练 a.指导老年人将健侧上肢置于床边，肘关节屈曲，支撑于床面上 b.指导老年人用肘关节使肩部向上牵拉，再用健侧手掌支撑床面，抬起上身，用健侧脚钩住患侧脚向床下移动，向右旋转臀部，坐于床边，两腿置于床下，调整坐姿，用健侧手支撑健侧身体，用软垫支撑患侧身体，保持舒适坐位20～30min c.照护员在床边保护，防止坠床 （2）床边患侧位坐立训练 ①患侧翻身训练 a.两腿分开同肩宽，在左侧床边中间位置站稳，放下床档，打开盖被，S形折叠对侧。为老年人穿好衣服，整理整齐 b.指导老年人将头偏向左侧，用健侧手握住患侧手，患侧手拇指压在健侧拇指上，双上肢前伸90°，指向天花板。患侧腿平直，健侧膝关节屈曲 c.指导老年人用右侧上、下肢的力量，带动左侧上、下肢左右摆动，在身体摆动同时，借助惯性动作，翻向左侧 d.照护员在床边保护，防止坠床 ②患侧坐位训练 a.指导老年人将左侧上肢置于床边，左侧肘关节屈曲，支撑于床面上 b.指导老年人用右手支撑于左肘关节外侧，使肩部向上牵拉，抬起上身，用健侧脚钩住患侧脚向床下移动，向左旋转臀部，坐于床边，两腿置于床下，调整坐姿，用右侧手支撑健侧身体，用软垫支撑患侧身体，保持舒适坐位20～30min c.照护员在床边保护，防止坠床
步骤4	整理记录	（1）训练完毕或老年人感觉疲劳时，指导并协助老年人恢复卧位 （2）指导并协助老年人盖好盖被，支起床档，卧床休息 （3）洗手。记录训练时间、训练内容、老年人反应、效果及方案是否需要调整等
注意事项		（1）熟练掌握床边坐位康复训练操作技能。评估与制订康复照护计划，需要老年人、家属、医护人员或康复师共同参与 （2）进行床边坐位康复训练，不能操之过急，从协助进行，到慢慢转为自主坐立，要循序渐进，持之以恒 （3）训练过程中，严密观察老年人反应，发现异常，立即停止并恢复卧位休息，必要时报告医护人员 （4）要理解老年人的心理活动，对良好表现和进步及时给予鼓励或奖励，以增强老年人自主坐立的信心 （5）操作全过程动作轻稳、熟练、准确、快捷、安全，运用人体力学原理实现节力。与老年人的沟通交流贯穿全过程，体现尊重和人文关怀

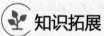 知识拓展

指导偏瘫老年人在床边坐起

从卧位到床边坐起，是脑血管病老年人站起来之前必须进行的一项训练，坐起训练能为

以后的站立打下良好基础。

一、健侧床边坐起

照护员站在老年人的健侧，指导老年人从健侧起床，并在床边坐起，保持坐立。老年人坐稳后，照护员扶住老年人的同时，转向老年人患侧进行保护，防止坠床。

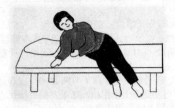

二、患侧床边坐起

照护员站在老年人的患侧，指导老年人从患侧起床，并在床边坐起，保持坐位。照护员在患侧保护，防止坠床。

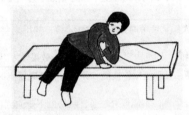

技能103　帮助老年人坐位平衡训练

一、情境导入

湛奶奶，80岁，8个月前曾患脑梗死，目前入住养老机构，神志清楚，病情稳定，能交流。左侧肢体活动不灵，上、下肢肌力4级，协助下各关节能做伸屈活动。右侧肌力和关节活动正常。能自主翻身，帮助下能在床边坐立，希望自主坐立。康复师要求照护员对湛奶奶进行坐位平衡训练。湛奶奶躺在床上，床的左边靠墙，右侧靠活动区。

二、操作步骤

项目		帮助老年人坐位平衡训练技能操作流程
步骤1	工作准备	（1）环境准备：清洁、整齐、安全、温湿度适宜，根据季节，室温一般保持在18～30℃，相对湿度50%～60% （2）照护员准备 ①熟练掌握坐位平衡康复训练照护技能 ②着装整齐，工作态度良好。用七步洗手法洗净双手 ③能全面评估老年人神志、病情、活动程度、配合情况等。提前与康复师及其家属沟通，制订符合老年人操作的训练方案，确定训练目标是让老年人能自主坐立并坐稳。训练内容是坐位平衡训练。训练时间为每天一次，每次45min，每周5～6天 ④鼓励家属积极参与 （3）老年人准备：平卧在床，盖好盖被，支起床档。评估神志清楚，病情稳定，能交流。左侧肢体活动不灵，上、下肢肌力4级，协助下各关节能做伸屈活动。右侧肌力和关节活动正常。能自主翻身，帮助下能在床边坐立，希望自主坐立。愿意接受坐位平衡训练，已协助喝水、排便，能配合操作 （4）物品准备：软垫1～2个

续表

项目		帮助老年人坐位平衡训练技能操作流程
步骤2	沟通交流	（1）携带物品到床边，摆放于拿取方便的位置。 （2）"奶奶好！为了坐得更稳，咱们今天进行坐立平衡训练好吗？"为老年人进行示范操作，取得理解和配合，态度和蔼，语言亲切
步骤3	坐立平衡训练	（1）协助下坐立训练 ① 在老年人右侧床边两脚分开站稳，左手托住老年人左侧上肢，右手扶住老年人腰背部，保持髋、膝、踝关节屈曲90°，坐稳。必要时，用软垫支撑老年人左侧腰部 ②指导、协助老年人利用上身力量对身体做前、后运动，反复进行 （2）自主坐立训练 ①指导老年人自主坐位，保持髋、膝、踝关节屈曲90°，双足落地，与地面充分接触 ②指导老年人用右侧手与左侧手十指相扣，如果左侧手指张力过高而屈曲时，可用右侧手直接握住左侧腕部，用右侧上肢带动左侧上肢向前伸直90°，然后反复进行重心前、后、左、右调整活动 ③在老年人对面双腿分开站稳，两手分开向前伸直，在老年人活动范围进行保护，预防坠床 （3）动态坐位平衡训练 ① 当老年人能够独立完成坐位平衡时，对老年人的身体进行前、后、左、右推动，训练老年人对抗阻力，维持正常体位 ② 当老年人能够抗阻力时，指导老年人进行躯干前屈、左右旋转、左侧屈、左侧屈等运动，反复训练动态平衡能力
步骤4	整理记录	（1）训练完毕或老年人感觉疲劳时，及时停止训练，协助老年人恢复舒适体位，盖好盖被，支起床档，卧床休息 （2）洗手。记录训练时间、训练内容、老年人反应、效果及方案是否需要调整等
注意事项		（1）熟练掌握坐位平衡康复训练操作技能。评估与制订康复照护计划，需要老年人、家属、医护人员或康复师共同参与 （2）进行坐位平衡康复训练，不能操之过急，从协助下坐立到自主坐立到动态平衡坐立，循序渐进，持之以恒 （3）训练过程中，严密观察老年人反应，发现异常，立即停止并恢复卧位休息，必要时报告医护人员 （4）要理解老年人的心理活动，对良好表现和进步及时给予鼓励或奖励，以增强老年人稳定坐立的信心 （5）操作全过程动作轻稳、熟练、准确、快捷、安全，运用人体力学原理实现节力。与老年人的沟通交流贯穿全过程，体现尊重和人文关怀

🌱 知识拓展

坐位平衡训练

1. 坐位平衡训练的作用

增加坐位的稳定性，为以后的站立、步行做铺垫。

2. 坐位平衡训练分级

坐位平衡训练分为三级，一级为静态平衡；二级为自动平衡；三级为动态平衡。因脑血管病导致偏瘫的老年人能在床边坐立后，应多采取端坐位静态平衡训练，继而进行前后左右躯干腰部自动平衡坐位训练，如左右侧屈训练，以早日实现平衡坐位。平衡坐位是进行步行训练的评估条件。

进行平衡坐位训练时，照护员要始终站在老年人对面，伸直双上肢在身体两边进行保护。

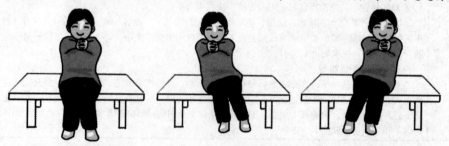

静态端坐位训练　　右侧屈自动平衡坐位训练　　左侧屈自动平衡坐位训练

技能104 帮助老年人从坐位到站位训练

一、情境导入

汪爷爷，80岁，1年前曾患脑梗死，出院后入住养老机构，目前神志清楚，病情稳定，能交流。左侧肢体活动不灵，上、下肢肌力4级，各关节能做伸屈活动。右侧肌力和关节活动正常。能自主翻身，能在床边自主坐立，希望站立。康复师要求照护员对汪爷爷进行从坐位到站立位康复训练。汪爷爷躺在床上，左侧肢体靠墙，右侧为活动区。

二、操作步骤

步骤		帮助老年人从坐位到站位训练技能操作流程
步骤1	工作准备	（1）环境准备：清洁、整齐、安全、温湿度适宜，根据季节，室温一般保持在18～30℃，相对湿度50%～60% （2）照护员准备 ①掌握从坐位到站位康复训练照护技能 ②着装整齐，工作态度良好。用七步洗手法洗净双手 ③能全面评估老年人神志、病情、活动程度、配合情况等。提前与康复师及其家属沟通，制订符合老年人站立活动的训练方案，确定训练目标是让老年人站起来，提高生活品质。训练内容是从坐位到站位康复训练。训练时间为每天2～3次，每次不超过30min ④鼓励家属积极参与 （3）老人准备：平卧在床，盖好盖被，支起床档。评估神志清楚，病情稳定，能交流。左侧肢体活动不灵，上、下肢肌力4级，各关节能做伸屈活动。右侧肌力和关节活动正常。能自主翻身，能在床边自主坐立，希望站立。已经协助喝水、排便，能配合操作 （4）物品准备：座椅2把
步骤2	沟通交流	（1）搬座椅到房间，一把摆放于床边，另一把摆放于对面 （2）"爷爷好！咱们今天进行站立训练好吗？"解释目的，取得理解和配合，态度和蔼，语言亲切 （3）指导老年人侧卧，起床，转移在床边椅子上坐稳
步骤3	进行示范	（1）与老年人相对，在座椅上坐直，双膝关节呈90°，十指相扣握拳，两臂向前伸直。左脚模拟患侧，右脚模拟健侧 （2）右脚向椅子侧移动，使右膝关节呈70°～80°，左膝关节仍然呈90°，两臂向下前伸，使身体重心慢慢向前移 （3）臀部抬离椅子，用右侧下肢用力蹬住地面，带动患侧下肢站立、站稳 （4）恢复坐位，与老年人交流，询问是否理解以上训练动作
步骤4	协助站立	（1）指导老年人在椅子上坐直，双膝关节呈90°，十指相扣握拳，两臂向前伸直 （2）指导老年人健侧脚向后移动，膝关节呈70°～80°，两腿前后分开同肩宽，膝关节微屈，站在老年人对面，扶住老年人两臂，协助向上伸直，身体重心慢慢前移 （3）协助老年人臀部抬离椅子，用健侧下肢用力蹬地，带动患侧下肢站立、站直、站稳 （4）与老年人交流，如无不适，恢复坐位，再次重复训练

续表

步骤		帮助老年人从坐位到站位训练技能操作流程
步骤5	整理记录	（1）训练完毕，协助老年人恢复舒适体位，盖好盖被，支起床档，卧床休息 （2）洗手。记录训练时间、训练内容、老年人反应、效果及方案是否需要调整等
注意事项		（1）熟练掌握站立康复训练操作技能。评估与制订照护计划，需要老年人、家属、医护人员或康复师共同参与 （2）进行站立康复训练，不能操之过急，要循序渐进、持之以恒。开始协助进行，慢慢转为自主站立 （3）训练过程中，随时询问老年人感受，发现疲劳及不适，及时停止操作，安排休息，必要时报告医护人员 （4）理解老年人的心理活动，对老年人的良好表现和进步，及时给予鼓励或奖励，以增强老年人自主站立的信心 （5）操作全过程动作轻稳、熟练、准确、快捷、安全，运用人体力学原理实现节力。与老年人的沟通交流贯穿全过程，体现尊重和人文关怀

 知识拓展

纠正偏瘫站立不稳的训练

偏瘫老年人由于神经系统受损，导致平衡失调和身体控制能力变差，会出现站立和行走困难，如何锻炼是纠正站立不稳的问题的关键。

1. 腿部功能锻炼

做一系列的运动加强腿部的力量，可在老年人日后的恢复中获得很好的运动范围，低强度和拉伸类腿部锻炼对肢体恢复是一个很好的补充。

2. 站立和平衡的功能锻炼

准备一张桌子，在进行锻炼时，作为稳定的支撑物。站立和平衡的锻炼对于帮助老年人恢复生活质量是至关重要的。

（1）基本水平站立和平衡锻炼　指导老年人用一侧手掌按住作为支撑物的桌子一边的平面上，把体重转移在支撑物上，保持身体笔直站立，使对侧腿向对侧水平摆向一边，保持这个姿势10s，再将腿慢慢地放下，重复10次。然后交换另一侧手掌和腿，重复以上动作。

（2）中间站立和平衡锻炼　指导老年人掌握了第一个锻炼，就可以进入中级水平锻炼。依靠一个稳定的支撑物，保持背部挺直，把体重转移到一条腿上，将另一条腿向前、向上抬起，并屈曲膝关节90°，保持10s，然后慢慢地放下，重复10次，然后换另外一条腿，重复以上动作。

（3）高级水平站立和平衡锻炼　老年人能够熟练地完成第二个动作以后，就可以进步到高级水平。做法是：挺直背部，把体重转移到一条腿上，把另一条腿向后面摆动，越远越好，坚持10s，然后慢慢地放下，重复10次。换另条一腿重复以上动作。

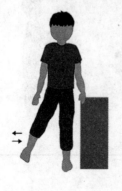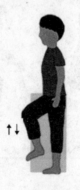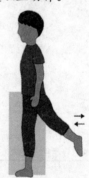

3.蚌式练习

（1）基本蚌式运动　老年人取坐位，伸展小腿肌肉，坐稳后，用一条毛巾或弹力带采取马镫的姿势，用双手轻轻地拉动小腿向身体靠近，再进行足部的屈伸练习，也可以进行伸直膝关节练习。

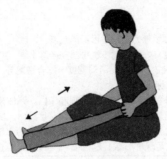

（2）侧卧蚌式练习　当老年人有一定灵活性后，可开始做蚌式锻炼。做法：侧卧，弯曲膝关节，然后保持双脚并拢，上方腿抬起膝关节，离开下方膝关节，使两关节分开，保持10s，再慢慢合拢膝关节，反复多次。锻炼的时候，臀部不要向后倾斜。

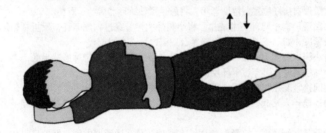

（3）进阶的蚌式练习　当老年人掌握了侧卧蚌式练习之后，再提升一定的难度。做法：抬起上方的膝关节和足，保持这个姿势10s，再慢慢降下来，反复多次，以建立力量和运动范围。训练程度以老年人可承受为准，必要时在家属陪伴下进行。

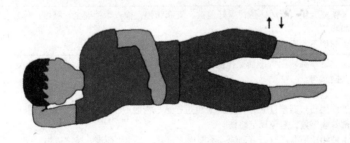

技能105　为老年人穿脱足踝矫形器

一、情境导入

祁爷爷，78岁，半年前患脑梗死，住院治疗出院后入住养老院。目前神志清楚，右侧肢体活动良好，左侧肢体活动不灵，左上肢向腹前屈曲，左膝关节伸直，左足趾屈，协助下左踝关节能做屈伸活动，能借助手杖行走，步态呈画圈点点儿状，康复师要求照护员对老人进行足部趾屈矫正，现在请护理员为祁爷爷穿脱弹力足踝矫形器。

二、操作步骤

步骤		为老年人穿脱足踝矫形器技能操作流程
步骤1	工作准备	（1）环境准备：清洁、整齐、宽敞、安全、温湿度适宜，根据季节，室温一般保持在18～30℃，相对湿度50%～60% （2）照护员准备 ①熟练掌握为老年人穿脱弹力足踝矫形器的技能 ②着装整齐，工作态度良好。用七步洗手法洗净双手 ③能全面评估老年人神志、病情、活动程度、配合情况等。提前与医师或康复师及其家属沟通，制订训练方案，确定训练目标 （3）老年人准备：平卧在床，盖好盖被，支起床档。评估神志清楚，右侧肢体活动良好，左侧肢体活动不灵，左上肢向腹前屈曲，左膝关节伸直，左足趾屈，协助下左踝关节能做屈伸活动，能借助手杖行走，步态呈"画圈点点儿状"，有使用足下垂矫形器的愿望。已经协助喝水、排便，能配合操作 （4）物品准备：后叶式足踝矫形器1支、四脚手杖1支，检查完好，可以使用。纱布或棉花适量
步骤2	沟通交流	（1）携带物品到老年人房间，摆放于使用方便的位置 （2）"爷爷好，现在，我帮您使用矫形器好吗？""如果您坚持使用，足下垂一定会好转的。"解释目的，取得理解，态度和蔼，语言亲切
步骤3	操作实施	（1）到老年人床边站稳，放下床档，打开盖被，帮助在床边坐稳，穿外衣保暖 （2）为老年人穿好右脚鞋袜，将左裤腿塞进左脚袜子里，协助双脚着地 （3）取矫形器摆好位置，协助老年人将患足紧贴矫形器后叶，踩稳 （4）粘贴矫形器小腿部魔术搭扣，将小腿外侧绷带穿过内侧卡环，反折粘贴加强固定。一边操作一边询问松紧度，如"爷爷，您觉得松紧合适吗？"必要时调整 （5）将小腿内侧弹力绷带自足背外侧向下绕足一周，再包绕矫形器足底，再从足内侧向小腿外侧牵拉，再调整松紧度，再穿过卡环反折粘贴固定 （6）询问松紧度并调整舒适，再协助老年人的左脚穿好拖鞋 （7）协助老年人站起，让老年人患足平踏地面与小腿垂直，并感受弹力绷带力度是否适中，必要时调整 （8）询问足部舒适度，必要时使用纱布或棉花垫在矫形器内侧，保护足跟和足踝两侧骨隆突处免受损伤 （9）搀扶老年人站立，指导使用手杖、抬起患侧脚行走。行走时间以老年人能够耐受为准 （10）观察老年人反应，如果感觉劳累，帮助老年人坐立。协助依次松开弹力绷带搭扣、小腿部固定带及魔术搭扣，脱下矫形器。检查老年人小腿和足部皮肤无异常，矫形器无异常，安排老年人回到床上休息
步骤4	整理记录	（1）恢复老年人舒适体位，盖好盖被，支起床档，检查床档安全，嘱卧床休息。"爷爷您休息，有事情呼叫我。" （2）照护员洗手。记录穿脱矫形器时间、老年人反应、训练效果等
注意事项		（1）熟练掌握使用矫形器操作技能。在评估与制订照护计划时，需要老年人、家属、康复师或医护人员共同参与 （2）为老年人穿脱前后要检查矫形器完好 （3）使用矫形器要注意松紧度，避免过松造成滑脱或过紧影响下肢血液循环。注意用纱布或棉花保护足部骨隆突处，避免局部硌伤 （4）使用矫形器进行康复训练，不能操之过急，要循序渐进、持之以恒 （5）操作全过程动作轻柔、准确、熟练、快捷、安全，运用人体力学原理实现节力。与老年人的沟通交流贯穿全过程，体现尊重和人文关怀

知识拓展

脑卒中足下垂的预防和康复

一、脑卒中足下垂症状和危害

脑卒中患者中枢神经损害，使高级中枢交互抑制低级中枢的作用减弱，会导致局部肌群功能失衡。大多数脑卒中患者偏瘫侧肢体远端功能恢复较差，常遗留足下垂。足下垂表现为不能背屈足部，在步行时出现足跟不能着地，足尖拖地，导致画圈点点式步态，不仅影响生活活动能力，也降低生活质量，还影响美观。脑卒中造成的足下垂，如长时间未能积极康复，可能造成踝关节的损伤，除了影响步态，还可引起下肢损伤，导致跌倒。

二、如何预防脑卒中后足下垂

1. 卧床期

（1）保持良肢位，每2h更换体位一次，每次将足部摆放功能位置。

（2）足关节运动　鼓励进行足关节背屈运动，2次/d，每次做15个。

（3）患侧足被动运动　照护人员位于患侧，一手托于腘窝部，另一手掌托住患足跟部，利用前臂力量向前上方推，使足底及踝关节充分背屈，每次维持数秒，每天训练4次，每次15～20min。

（4）鼓励进行桥式运动　患者取仰卧位，两腿屈曲，双足底平着力于床上，两臂平放于床面，反复做抬臀动作。每天训练3次，每次抬臀5～30次，训练时遵循循序渐进原则，以患者能耐受为宜，逐步过渡到单桥运动，以改善足下垂。

2. 离床期

（1）坐椅子或坐轮椅时将足底摆平，使足跟着地做背屈训练。

（2）将厚5～6cm的海绵放在足底与地面之间，进行患侧足背屈训练，一天两次，每次做10个。

3. 温热疗法

温热疗法可促进患足局部血液循环，消除肌痉挛，增加舒适感，每天早晚各一次，以38～40℃的温水浸泡双脚10～15min，可防止因肌痉挛而导致的足下垂。如果足下垂已经出现，要及时配合康复照护，以提高患足的步行能力。

三、应用足踝矫形器

为了保持踝关节的侧向稳定，可使用踝足矫形器，协助患者在站立的后期，能使足部离地，改善行走步态。

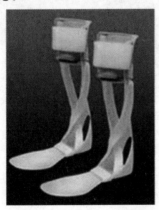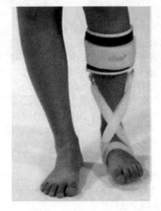

后叶式足踝矫形器

技能106　帮助老年人上下轮椅转移训练

一、情境导入

毛爷爷，78岁，3个月前因跌倒导致左下肢胫骨粉碎性骨折，进行钢板内固定手术治疗出院后入住养老机构。目前卧床，一般情况较好，神志清楚，能正常交流，帮助下能在床边坐立，局部无明显疼痛和肿胀，希望坐轮椅活动。康复师请照护员对毛爷爷进行上下轮椅转移训练。毛爷爷躺在床上，左侧肢体靠墙，右侧为活动区。

二、操作步骤

步骤		帮助老年人上下轮椅转移训练技能操作流程
步骤1	工作准备	（1）环境准备：清洁、整齐、宽敞、安全、温湿度适宜，根据季节，室温一般保持在18～30℃，相对湿度50%～60% （2）照护员准备 ①熟练掌握上下轮椅转移训练照护技能 ②着装整洁，工作态度良好。用七步洗手法洗净双手 ③能全面评估老年人神志、病情、活动程度、配合情况等。提前与医师和康复师及其家属沟通，制订适合老年人操作的训练方案，确定训练目标是让卧床老年人能够上下轮椅，使用轮椅进行活动。训练时间为2～3次/d，每次不超过30min ④鼓励家属参与训练活动 （3）老年人准备：平卧在床，盖好盖被，支起床档。评估一般情况较好，神志清楚，能正常交流，帮助下能在床边坐立，局部无明显疼痛和肿胀，希望使用轮椅活动，医师同意进行训练。已经协助穿衣、喝水、排便，能配合操作 （4）物品准备：轮椅，检查轮胎气压充足，刹车制动良好，坐垫、靠背、安全带、脚踏板、架腿布完好。T形手杖1支
步骤2	沟通交流	（1）推轮椅带T形手杖到老年人房间，摆放于使用方便的位置 （2）"爷爷好！咱们今天进行上下轮椅训练好吗？"解释目的，取得理解和配合，态度和蔼，语言亲切
步骤3	转移示范	（1）一侧肢体活动不灵转移 ①在老年人对面备床一张，床头与老年人床头相对 ②将轮椅推到床头侧，与床边呈30°～45°角，固定，打开脚踏板 ③卧床，模拟左侧肢体活动不灵，以右侧肢体带动左侧向右侧翻身、坐立 ④调整右侧肢体靠近轮椅，左脚前、右脚后分开，平稳着地 ⑤以手抓住轮椅远侧扶手，右脚蹬地，抬起臀部，以右脚为支点，以右腿、右手发力，向右侧旋转身体坐入轮椅，调整坐稳，系好安全带 ⑥用右脚放下脚踏板，带动患侧脚将双脚平放于脚踏板上，松开刹车，双手转动车轮，慢慢离床，移动轮椅进行活动 （2）双下肢活动不灵转移 ①在老年人对面备床一张，床头与老年人床头相对 ②将轮椅推到床一侧的中间位置，打开脚踏板，使轮椅坐垫前方与床边贴近，刹车固定 ③卧床，模拟下肢活动不灵，以双上肢和上身力量带动双下肢慢慢坐起 ④以臀部为支点，以上肢力量向右旋转，背向轮椅坐到床边，用双手支撑身体向轮椅靠近，抓住轮椅两侧扶手，慢慢使臀部坐入轮椅，贴近后背，系好安全带，松开刹车，双手转动车轮，慢慢离床 ⑤再次固定刹车，用T形手杖协助放下脚踏板，双手提起膝部裤腿将两腿提起，双脚放于踏板上 ⑥再次松开刹车，双手转动车轮，慢慢移动轮椅进行活动 （3）询问老年人，能够理解后，停止示范，指导转移
步骤4	轮椅转移训练	（1）指导从床至轮椅转移训练 ①指导老年人按一侧肢体活动不灵转移方法进行轮椅转移训练，直到学会掌握 ②指导老年人按双下肢活动不灵转移方法，进行轮椅转移训练，直到学会掌握 （2）指导从轮椅至床转移训练 ①主动转移：指导老年人将轮椅移动到床尾，与床边呈30°～45°角，固定；松开安全带，用健侧脚抬起脚踏板，身体慢慢向前移动至坐垫前方1/3处，双足左脚前、右脚后落地；右侧手按住床面，右脚蹬地，用右腿发力，支撑身体前倾，抬起臀部，带动左侧下肢，向右侧旋转身体，坐到床边，调整位置坐稳；用右侧手和脚松开轮椅；以臀部为支点，用右侧上下肢支撑，带动左侧肢体向左侧旋转；右侧脚钩住左侧脚踝部，将双足移到床上；用右手支撑床面，慢慢右侧卧，再平躺休息 ②协助转移：指导、协助老年人在床尾部固定轮椅，与床边呈30°～45°角，照护员与老年人相对，松开安全带，扶住老年人，用脚支配脚踏板，调整老年人体位，坐在轮椅坐垫前面1/3处；右脚向前，伸入老年人两腿中间，左脚向后，双膝半蹲位呈骑马步，站稳；双手托住老年人两侧腋下，用双腿力量协助老年人站立；将老年人扶住，向右侧移转，使老年人坐在床边；左手托扶老年人肩背部，右手托住双腘窝部，以臀部为支点，向左侧旋转至床中心位置，再将双脚摆放于床上，左手扶住右肩部，右扶住左肩部，协助老年人慢慢平卧

续表

步骤		帮助老年人上下轮椅转移训练技能操作流程
步骤 5	整理 记录	（1）协助老年人恢复舒适体位，盖好盖被，支起床档，卧床休息 （2）洗手。记录训练时间、训练内容、老年人反应、效果及方案是否需要调整等
注意事项		（1）熟练掌握上下轮椅康复训练操作技能。评估与制订照护计划，需要老年人、家属、康复师或医护人员共同参与 （2）进行上、下轮椅康复训练，不能操之过急，要循序渐进、持之以恒。开始协助进行，慢慢转为让老年人自主上、下轮椅 （3）转运过程中，随时询问老年人感受，注意保护左下肢骨折处，发现劳累及不适，及时停止操作，安排休息，必要时报告医护人员 （4）理解老年人的心理活动，对老年人的良好表现和进步，及时给予鼓励或奖励，以增强老年人自主使用轮椅进行活动的信心 （5）操作全过程动作轻稳、熟练、准确、快捷、安全，运用人体力学原理实现节力。与老年人的沟通交流贯穿全过程，体现尊重和人文关怀

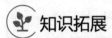 **知识拓展**

照护胫骨骨折老年人的注意事项

小腿胫骨骨折是一种比较常见的骨折，多数由直接外力或者间接外力而造成，分为简单骨折和复杂骨折，复杂骨折包括粉碎性骨折、多段骨折。骨折后的愈合时间因骨折的具体部位、年龄、全身健康状况以及治疗方案的不同而有所差异。

胫骨骨折钢板内固定是偏心型固定，承担力偏弱，愈合快者，3个月可以下床活动，愈合差者，可能需要6～8个月的时间才能行走。

老年人生理功能减退，修复功能降低，一般愈合时间要比青壮年缓慢，如果粉碎性骨折累及了膝关节或者踝关节，骨骼的生长速度会更慢一些，而且关节后期的活动度也比较差。加强日常护理，包括加强饮食营养、温水泡脚促进局部血液循环，同时进行积极的活动功能锻炼，都有利于骨折的愈合及下肢功能的早期康复。长时间不活动，关节会僵硬，肌肉会萎缩，锻炼的目的就是恢复关节活动度和肌肉力量。

需要注意的是，无论何时下地行走，在准备行走之前，都要复查X射线，以确定骨折线已经模糊，甚至消失才可以进行行走活动。在骨折线没有模糊之前，不可轻举妄动，避免二次损伤。在不能下地行走之前，老年人有活动的愿望，可以使用轮椅转运，转运过程中，注意保护患肢。

技能107　帮助老年人使用电动轮椅训练

一、情境导入

禹爷爷，77岁，1年前脑梗死，现在入住养老机构，目前左侧偏瘫，左上肢肌力3级，左下肢肌力4级，右侧肢体活动正常，神志清楚，能正常交流，能使用拐杖在室内平地行走，希望使用电动轮椅到户外活动。康复师请护理员指导禹爷爷使用电动轮椅，老人及其家属表示同意。禹爷爷躺在床上，左侧靠墙，右侧是活动区。

二、操作步骤

步骤		帮助老年人使用电动轮椅训练技能操作流程
步骤1	工作准备	（1）环境准备：室内清洁、整齐、安全，温湿度适宜，根据不同季节调节室温，一般冬季不得低于18℃，夏季不得高于30℃，以避免受凉或中暑。室外道路宽敞、平整，训练活动场所安全 （2）照护员准备 ①着装整齐，工作态度良好。用七步洗手法洗净双手 ②熟练掌握使用电动轮椅训练技能 ③能全面评估老年人神志、病情、认知功能、活动程度、配合情况等。提前与医师和康复师及其家属沟通，制订适合老年人操作的训练方案，确定训练目标是让老年人能使用电动轮椅进行活动。训练时间以老年人能够耐受为准，建议2～3次/d，每次不超过30min，以防老年人劳累 ④鼓励家属参与训练活动 （3）老年人准备：平卧在床，盖好盖被，支起床档。评估一般情况良好，神志清楚，能正常交流，左侧偏瘫，左上肢肌力3级，左下肢肌力4级，右侧肢体活动正常，能使用拐杖在室内平地行走，希望使用电动轮椅到户外活动，家属同意进行训练，已经协助穿衣、喝水、排便，能配合操作 （4）物品准备：选择适合老年人使用的电动轮椅放在老年人居室固定位置，检查轮椅完好，电量充足；笔、记录单
步骤2	沟通交流	（1）敲门进入老年人居室，来到老年人床边向老年人问好。 （2）"爷爷好！休息好了吗？我们现在进行电动轮椅使用训练好吗？"解释目的，态度和蔼，语言亲切，取得老年人配合
步骤3	操作实施	（1）协助老年人坐起，整理衣服，穿好防滑鞋，在床边椅子上坐稳 （2）推电动轮椅至老年人面前较宽敞位置，刹车，关闭电源 （3）向老年人介绍电动轮椅的构造及使用方法，告知老年人操作方法、注意事项。教老年人使用前先检查电动轮椅是否安全 （4）示范电动轮椅的使用方法 ①上轮椅：模拟老年人身体状况，使健侧身体靠近轮椅，用右手刹车，关闭电源，用脚收起脚踏板，用健侧手扶轮椅扶手，缓慢坐入轮椅，调整坐姿，坐稳，将患手放在轮椅扶手以内，用脚展开脚踏板，将双脚放在脚踏板上，双手配合系好安全带，用健侧手扶稳操控杆 ②开动轮椅：打开电源开关，缓慢启动轮椅，平稳加速，目视前方，进行前行、转向等行驶，到达目的地后，缓慢操控转向杆，平稳停车 ③下轮椅：用健侧手刹车，关闭电源开关，收起脚踏板，双脚踩在地面，健侧手扶轮椅扶手，用健侧脚蹬地，缓慢起身离开轮椅，借助手杖站稳 （5）协助老年人使用轮椅 ①指导老年人上轮椅：护理员在老年人患侧搀扶保护，指导老年人将拐杖放在轮椅旁边，健侧肢体靠近轮椅，用右手刹车，关闭电源，取拐杖收起脚踏板，放下拐杖，用健侧手扶轮椅扶手，缓慢坐入轮椅 ②指导老年人移动身体，在轮椅内调整坐姿，坐稳，将患手摆放在轮椅扶手以内，用脚展开脚踏板，将双脚放在脚踏板上 ③指导老年人双手配合系好安全带，用健侧手扶稳操控杆 ④指导老年人启动轮椅缓慢行驶到户外，观察环境宽敞，地面平整 ⑤指导老年人练习操控电动轮椅前进、后退和拐弯，护理员在轮椅旁边保护老年人安全 （6）训练过程中与老年人沟通、交流，观察老年人使用电动轮椅的能力，向老年人询问使用电动轮椅的感受，对于老年人的良好表现及时给予鼓励，如有不适立即停止
步骤4	整理记录	（1）训练结束，指导行驶轮椅到房间，将轮椅放回固定位置以备下次应用 （2）协助老年人恢复舒适体位卧床休息，盖好盖被，支起床档，检查床档安全。对老年人交代下次训练时间，嘱有事及时呼叫 （3）用七步洗手法洗净双手。记录训练时间、训练内容、老年人反应、效果及方案是否需要调整等
注意事项		（1）熟练掌握使用电动轮椅训练操作技能。评估与制订照护计划，需要老年人、家属、康复师或医护人员共同参与 （2）一定要依据老年人身体状况，帮助选择合适的电动轮椅 （3）老年人坐入轮椅后，如果上半身躯干无法保持挺直或向前弯曲呈驼背状，需要使用软垫进行两侧支撑，或者使用双十字胸带或H形固定带加以固定，以维持躯干挺直，避免发生脊椎变形 （4）进行训练，不能操之过急，要循序渐进，让老年人慢慢掌握使用方法 （5）对老年人的良好表现和进步，及时给予鼓励或奖励，以增强老年人自主使用电动轮椅的自信心。发现不适，立即停止，休息，必要时报告医师 （6）操作全过程动作轻稳、熟练、准确、快捷、安全，运用人体力学原理实现节力。与老年人的沟通交流贯穿全过程，体现尊重和人文关怀

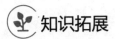 **知识拓展**

电动轮椅

一、电动轮椅基本介绍

电动轮椅是在传统手动轮椅的基础上，叠加高性能动力驱动装置、智能操纵装置、电池等部件，改造升级而成的，具备人工操纵智能控制器，能驱动轮椅完成前进、后退、转向、站立、平躺等多种功能的新一代智能化轮椅，是现代精密机械、智能数控、工程力学等领域相结合的高新科技产品，通常是通过安装在扶手上的一个小的操纵杆，就能操纵轮椅移动。

二、电动轮椅适用范围

电动轮椅由蓄电池提供动力，一次充电能移行20km左右，有单手控制装置，能够前进、后退和转弯，可在室内外使用，已经成为行动不便、残疾人不可缺少的代步工具。不仅适用于年老体弱的老年人，同样也适合于重度残疾但是有单手控制能力的人。尽管电动轮椅适用对象十分广泛，但是需要使用者意识清晰，认知功能正常，活动能力允许，并且要有比较宽敞和平整的活动空间才能使用。

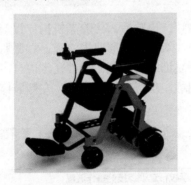 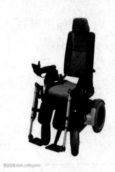

三、电动轮椅优点

1. 方便使用

传统的手推轮椅必须依靠人力推拉前进，电动轮椅只要充好电，则无须陪伴，自己就能操作。

2. 增强自理能力

使用电动轮椅，可增强老年人和残疾者的自理能力，可扩大活动范围。

四、电动轮椅选择

1. 选择座位长度

选择电动轮椅长度时，要测量老年人坐下时，后臀部至小腿腓肠肌之间的水平距离，将测量结果减6.5cm即可。因为座位太短，体重将主要落在坐骨上，易造成局部受压过多；若座位太长会压迫腘窝部，影响局部血液循环，并刺激该部位皮肤。对大腿较短或有髋、膝屈曲挛缩的患者，则使用短座位较好。

2. 选择座位宽度

选择电动轮椅，座位太窄，上下轮椅比较困难，臀部及大腿组织会受到压迫；座位太宽不易坐稳，操纵轮椅不方便，双上肢易疲劳，进门出门时也有困难。要测量老年人坐下时两股之间的距离，再加5cm，即坐下以后两边各有2.5cm的空隙。

3. 选择座位高度

选择座位高度，首先测量坐下时足跟或鞋跟至腘窝的距离，再加上4cm即可。因为座位太高，吃饭时轮椅不能进入餐桌下面；座位太低，会使坐骨承受重量过大。

4. 选择坐垫

为了舒服和防止压疮，轮椅坐垫最好选择厚度为 5 ~ 10cm 的泡沫橡胶垫或凝胶垫。为防止座位下陷，使用时可在坐垫下放一张 0.6cm 厚的胶合板。

5. 选择靠背高度

轮椅靠背越高，越稳定，可根据需要选择。选择低靠背时，可测量坐面至腋窝的距离，将此结果减 10cm 即可。选择高靠背时，测量坐面至肩部或后枕部的实际高度即可。

6. 选择扶手高度

适当的扶手高度有助于保持正确的身体姿势和平衡。扶手太高，上臂被迫上抬，易感觉疲劳；扶手太低，则需要上身前倾才能维持平衡，不仅容易疲劳，也影响呼吸。测量椅面至前臂下缘的高度，加 2.5cm 即可。使人坐下时，上臂呈垂直，前臂平放于扶手上最好。

技能108　帮助老年人手杖行走训练

一、情境导入

狄爷爷，80岁，9个月前患脑梗死住院治疗，出院后入住养老机构，目前神志清楚，病情稳定，能交流，左侧活动不灵，左上肢肌力3级，左下肢肌力4级，右侧肌力和关节活动正常，经过翻身、桥式运动、坐位、站立等康复训练后，现在能够在床边自主站立，希望行走。康复师请照护员对狄爷爷进行手杖行走训练。狄爷爷躺在床上，左侧肢体靠墙，右侧为活动区。

二、操作步骤

步骤		帮助老年人手杖行走训练技能操作流程
步骤1	工作准备	（1）环境准备：清洁、整齐、宽敞、安全、温湿度适宜，根据季节，室温一般保持在18 ~ 30℃，相对湿度50% ~ 60% （2）照护员准备 ①熟练掌握使用手杖行走训练康复照护技能 ②着装整齐，工作态度良好。用七步洗手法洗净双手 ③能全面评估老年人神志、病情、活动程度、配合情况等。提前与康复师及其家属沟通，制订符合老年人使用手杖行走训练方案，确定训练目标是让老年人能够借助手杖行走。训练时间为2 ~ 3次/d，每次20 ~ 30min ④鼓励家属积极参与 （3）老年人准备：平卧在床，盖好盖被，支起床档。评估神志清楚，病情稳定，能交流，左侧活动不灵，向前屈曲，左上肢肌力3级，左下肢肌力4级，右侧肌力和关节活动正常。经过翻身、桥式运动、坐位、站立等康复训练后，现在能够在床边自主站立，希望行走。已协助喝水、排便，能配合操作 （4）物品准备：四脚手杖、安全腰带。检查手杖把手、橡胶垫、调节高度和方向的按钮完好
步骤2	沟通交流	（1）携带物品到房间，摆放于方便拿取的位置 （2）"爷爷好！咱们今天进行行走训练好吗？"解释目的，取得理解和配合，态度和蔼，语言亲切
步骤3	进行示范	（1）调节手杖高度为屈肘150°，四脚方向为较短的两个脚向内，较长的两个脚向外。用健侧手握住手杖把手，旁开健侧小脚趾15cm，挺直腰背，站稳，两眼平视，向前行走 （2）示范"三点式行走"：先手杖，再患侧，后健侧。反复数次 （3）示范"两点式行走"：先手杖和患脚，再健脚。反复数次 （4）示范"上下楼梯"：上楼梯先上健脚，再上手杖，后上患脚；下楼梯先下手杖，后下患脚，再下健脚。反复数次 （5）询问老年人理解、看懂，停止示范

续表

步骤		帮助老年人手杖行走训练技能操作流程
步骤4	行走训练	（1）指导、协助老年人侧卧，起床，在床边站稳 （2）为老年人系好保护腰带，根据老年人身高，调节手杖高度为屈肘150°。四脚方向为较短的两个脚向内，较长的两个脚向外。指导老年人用健侧手握住把手，放在健脚外侧15cm处，身体直立，目视前方。照护员站在老年人患侧，左手掌向上，轻轻托扶患侧前臂，右手握住后背部腰带，保护老年人向前行走 （3）三点式行走：老年人刚开始训练，先选择三点式行走，即先手杖，再患脚，后健脚，反复训练，2～3次/d，每次20～30min，直到老年人熟练掌握 （4）两点式行走：当老年人熟练掌握三点式行走以后，再开始训练两点式行走，即先手杖和患脚，再健脚。每天2～3次，每次20～30min，直到老年人熟练掌握 （5）上、下楼梯行走：当老年人熟练掌握三点式、两点式行走以后，再训练上、下楼梯行走，2～3次/d，每次20～30min，直到老年人熟练掌握 　①上楼梯行走：先上健脚，再上手杖，后上患脚行走，照护员站在老年人患侧的后方进行保护 　②下楼梯行走：先下手杖，再下患脚，后下健脚。照护员站在老年人患侧前面进行保护
步骤5	整理记录	（1）训练完毕，协助老年人恢复舒适体位，盖好盖被，支起床档，卧床休息 （2）洗手。记录训练时间、训练内容、老年人感受和存在的问题
注意事项		（1）熟练掌握使用手杖行走康复训练操作技能。评估与制订照护计划，需要老年人、家属、医护人员或康复师共同参与 （2）进行手杖行走康复训练，不能操之过急，要循序渐进、持之以恒从行走较慢的"三点式"开始，逐渐过渡到行走较快的"两点式"，最后进行用力较大的上、下楼梯行走 （3）训练过程中，严密观察老年人反应，发现异常，立即停止并恢复坐位或卧位休息，必要时报告医护人员 （4）理解老年人心理活动，对老年人的良好表现和进步及时给予鼓励或奖励，以增强老年人自主行走的信心 （5）掌握保护技巧，避免拉、拽、搀扶患侧上肢，以免在老年人站立不稳或意外跌倒时发生骨折 （6）操作全过程动作轻稳、熟练、准确、快捷、安全，运用人体力学原理实现节力。与老年人的沟通交流贯穿全过程，体现尊重和人文关怀

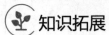 **知识拓展**

常用手杖的种类和适应人群

一、四脚手杖

（1）特点　四脚手杖与地面有四个接触点，可以增加行走的稳定性，但是，因为四个点可以构成多个平面，在不平坦的路面，反而容易造成摇晃不稳的现象，所以，四脚手杖最好在室内平地使用。

（2）适应人群　适用于平衡能力差，上、下肢肌力较弱的老年人。如脑卒中老年人在刚开始康复的时候在室内行走应用。

二、三脚手杖

（1）特点　三脚手杖与地面有三个接触点，由于底面积较大，所以能够提供比一般手杖更好的支持与稳定性，尤其是用于不平的路面，可以在户外使用。

（2）适应人群　可在脑卒中老年人进行户外行走活动时使用。

三、T形手杖

（1）特点　T形手杖也就是俗称的单脚手杖。

（2）适应人群　可用于帮助平衡能力下降，下肢肌肉力量减弱的人群行走，或者肌力、行走能力恢复较好的脑卒中老年人行走。

技能109　帮助老年人穿脱开衫上衣训练

　　米奶奶，79岁，2年前患脑梗死住院治疗，现在入住养老院。目前左侧肢体活动不灵，左肘、腕、指关节向胸前屈曲，右侧肢体活动正常，卧床，神志清楚，能交流，帮助下左侧肢体能做轻微伸屈活动，能在床上坐立，希望自主穿脱衣服，康复师请照护员帮助米奶奶进行穿脱开衫上衣训练。米奶奶躺在床上，左侧肢体靠墙，右侧为活动区。

二、操作步骤

步骤		帮助老年人穿脱开衫上衣训练技能操作流程
步骤1	工作准备	（1）环境准备：清洁、整齐、宽敞、安全、温湿度适宜，根据季节，室温一般保持在18～30℃，相对湿度50%～60% （2）照护员准备 ①熟练掌握穿脱衣服康复训练照护技能 ②着装整齐，工作态度良好。用七步洗手法洗净双手 ③能全面评估老年人神志、病情、活动程度、着衣习惯、意愿、配合情况等。根据评估情况，选择训练方法，达到穿脱开衫上衣的训练目标 ④鼓励家属积极参与 （3）老年人准备：平卧在床，盖好盖被，支起床档。评估神志清楚，病情稳定，能正常交流，左侧肢体活动不灵，左肘、腕、指关节略有屈曲，右侧肢体活动正常。帮助摇高床头45°，后背垫软垫，使老年人呈坐位。已提前协助喝水、排便，能配合操作 （4）物品准备：干净开襟上衣2件（一件是为老年人准备的清洁上衣，一件是为照护员进行示范时应用的衣服）
步骤2	沟通交流	（1）携带衣服到老年人床旁 （2）"奶奶好！咱们今天进行穿脱衣训练好吗？"解释目的，取得理解和配合，态度和蔼，语言亲切
步骤3	进行示范	（1）取照护员应用衣服1件，穿好，模拟左肘、腕、指关节略有屈曲，面对老年人解释、示范每一步的操作要点 （2）脱法 ①先脱健侧：右侧手抓住右侧衣领，先脱下右侧衣袖的一半，使右侧肩部脱出，再逐渐向下脱出肘关节，再将右手脱出 ②后脱患侧：右手从左侧颈后抓住右侧衣领向左侧颈肩部拉，先脱下左侧衣领，使患侧肩部脱出，逐渐向下顺着左肘关节屈曲度慢慢将肘关节脱出，再向下脱出左手，完成脱衣动作 （3）穿法 ①先穿患侧：用右侧手握住左侧衣领处，将左手从衣领处慢慢套入衣袖内并露出，再用右侧手顺着手腕部逐渐向上拉，再按左肘关节屈曲度，慢慢将肘关节套入衣袖，再将衣领向上拉至左侧肩颈部，完成患侧穿衣袖动作 ②用右手由颈后抓住右侧衣领并向右侧肩部拉，再将右手从领口处向上或向下插入衣袖内，完成健侧穿衣袖动作。然后用右手带动左手共同系好纽扣，整理整齐衣服，完成穿衣动作
步骤4	进行训练	（1）询问："奶奶，刚才我怎样进行穿脱衣服的，您看明白了吗？"老年人表示已经看明白 （2）脱衣服训练：照护员站在老年人右侧保护，指导老年人按示范动作，用右手先脱去原来穿着的开衫上衣的右侧衣袖，再脱去左侧衣袖 （3）穿衣服训练 ①取干净开衫上衣，站在老年人右侧保护，指导老年人按示范动作，用右手先帮助穿上左侧衣袖，再穿上右侧衣袖 ②脱、穿开衫上衣完毕，指导老年人用右手带动左手共同系好纽扣，整理整齐衣服，完成穿衣动作 （4）训练结束征求老年人意见，对老年人的良好表现给予鼓励。"奶奶，您觉得这样穿脱衣服能适应吗？""奶奶，您右手很灵活，慢慢训练，您完全能够自己穿脱衣服。""您先休息，明天我再帮您穿脱衣服好吗？"
步骤5	整理记录	（1）训练完毕，帮助整理平整衣服，恢复平卧，盖好盖被，支起床档，检查床档安全 （2）用七步洗手法洗净双手 （3）记录训练时间、老年人表现及下次训练时间

续表

步骤	帮助老年人穿脱开衫上衣训练技能操作流程
注意事项	（1）熟练掌握穿脱衣服康复训练操作技能。评估与制订照护计划，需要老年人、家属、医护人员或康复师共同参与 （2）可将复杂的动作分解成若干单一动作，循序渐进，慢慢进行 （3）刚开始训练时，依据老年人的活动能力，给予适当帮助，但不可催促和代替，以保证训练效果 （4）天气较冷时，必要时准备浴巾遮盖暴露的身体，避免老年人受凉 （5）禁止拉拽患侧上肢，预防肌肉拉伤或骨折 （6）操作全过程动作轻稳、熟练、准确、快捷、安全，运用人体力学原理实现节力。与老年人的沟通交流贯穿全过程，体现尊重和人文关怀

🌱 知识拓展

如何为失能老年人选择服装

　　失能老年人自主活动能力减弱，甚至无法控制大小便，使衣服很容易被污染。为老年人及时更换衣服，是照护员很重要的工作任务，为老年人选择合适的衣服也是照护内容之一。如何为老年人选择衣服，要注意以下方面。

　　（1）实用　做到冬装能保暖，夏季能消暑。

　　（2）舒适　最好选择纯棉面料，要让老年人感到舒适。

　　（3）整洁　保持衣服整洁，以维护老年人的健康和尊严。

　　（4）方便　卧床老年人的肢体比较僵硬，选择衣服时要注意穿脱方便，最好选择宽松的开襟上衣和带松紧带裤腰的裤子。

技能110　帮助老年人晨间洗漱活动训练

一、情境导入

　　贝爷爷，80岁，1年前曾患脑梗死住院治疗，现在入住养老机构。左侧肢体活动不灵，右侧肢体活动正常，神志清楚，能交流，经过康复训练，目前左上肢肌力3级，左下肢肌力4级，协助下能使用手杖行走。康复师请照护员带贝爷爷到盥洗室进行晨间洗漱活动训练。贝爷爷躺在床上，左侧肢体靠墙，右侧为活动区。

二、操作步骤

步骤		帮助老年人晨间洗漱活动训练技能操作流程
步骤1	工作准备	（1）环境准备：清洁、整齐、宽敞、安全、温湿度适宜，根据季节，室温一般保持在18～30℃，相对湿度50%～60% （2）照护员准备 ①熟练掌握老年人晨间洗漱活动训练照护技能 ②着装整齐，工作态度良好。用七步洗手法洗净双手 ③能全面评估老年人神志、病情、活动程度、洗漱习惯、意愿、配合情况等。根据评估情况，选择训练方法，以达到自主洗漱的训练目标 ④鼓励家属参与训练活动 （3）老人准备：平卧在床，盖好被褥，支起床档。评估神志清楚，病情稳定，能正常交流，左侧肢体活动不灵，左上肢肌力3级，左下肢肌力4级，右侧肢体活动良好，能坐立、站立，能使用手杖行走，有自主进行晨间洗漱的愿望，能配合操作 （4）物品准备：镜子1个、脸盆1个、热水瓶1把（内盛38～40℃温水）、毛巾2条、香皂1块、润肤油1支、电动剃须刀1把、梳子1把、记录本1本、签字笔1支，摆放于盥洗室内拿取方便的地方。手杖1支

步骤		帮助老年人晨间洗漱活动训练技能操作流程
步骤2	沟通交流	（1）携带手杖到老年人床旁 （2）"爷爷好！起床了呀，现在我帮您练习洗漱好吗？慢慢地您自己就可以洗漱了。"解释目的，取得理解和配合，态度和蔼，语言亲切 （3）协助老年人起床，穿衣服，坐起，穿防滑鞋，站立，使用手杖行走到盥洗室
步骤3	进行示范	（1）解释洗漱顺序："爷爷，咱们先漱口再洗脸，然后剃胡须、洗手，再涂润肤油，最后梳头发。" （2）模拟左手活动欠灵，用右手带动左手，双手配合，按照洗漱顺序，依次示范，直到老年人理解
步骤4	修饰仪容仪表训练	（1）训练漱口：指导老年人用健侧手带动患侧手，双手配合打开水龙头，在水杯内盛自来水（天冷时要用温水），叮嘱老年人喝水漱口，将漱口水吐于水盆中，再用清水冲掉 （2）训练洗脸：指导老年人双手配合拧开水龙头，在脸盆内盛水适量，浸湿毛巾，用毛巾湿润面部，涂香皂，洗面部，用清水冲净皂液，用干净毛巾擦干面部 （3）训练剃须：指导老年人在脸盆内盛自来水适量，帮助加入适量热水，调水温38～40℃。指导老年人双手配合用温热毛巾热敷两侧面颊部，对着镜子，用左手按住皮肤，右手握电动剃须刀，按从外至内、从上到下，先顺毛孔，再逆毛孔的顺序，分别对两侧面颊进行剃须，剃须结束，用右手使用小毛巾用温水洗净面颊，再取干毛巾擦干 （4）训练洗手：指导老年人用右手在左手上涂香皂，用右手带动左手，双手搓出泡沫，在流水下冲净，用干毛巾擦干。"爷爷好！手要经常洗，吃饭以前、排便以后，都要洗手，以后您练习熟练了，就可以自己随时洗手了。" （5）训练涂润肤油：指导老年人用右手在左手手心挤一点润肤油，用右手带动左手，在手心揉匀，再分别涂于面部和手背部 （6）训练梳头发：指导老年人用右手取梳子，对着镜子将头发梳理整齐。"爷爷真帅！"及时给予赞美，让老年人开心，提高其参加训练的兴趣 （7）训练清洗用物：指导老年人用右手带动左手，双手配合洗净毛巾、脸盆等。指导用右手将物品放回原处备用。如："爷爷，把毛巾放在这里，把剃须刀放在这里。" （8）对老年人的良好表现及时给予鼓励或奖励，以维护晨间洗漱的兴趣和信心。如："爷爷您右手很灵活，坚持下去，您的左手也会越来越灵活的。"
步骤5	整理记录	（1）帮助老年人走回房间，坐入轮椅，指导老年人用右手带动左手系好安全带。"爷爷您系好安全带，坐好休息，一会儿吃早餐。" （2）照护员用七步洗手法洗净双手 （3）记录老年人晨间洗漱的表现，总结经验，必要时调整训练方式
注意事项		（1）熟练掌握晨间洗漱活动训练操作技能。评估与制订照护计划，需要老年人、家属、医护人员或康复师共同参与 （2）指导自主洗漱前，要进行示范，每次仅示范一个动作，完成一个动作后再继续下一个动作，以便于老年人记忆、学习和配合，可将复杂的动作分解成若干单一动作，循序渐进，慢慢进行 （3）刚开始训练时，依据老年人的活动能力，给予适当协助，不可催促和代替，指导老年人尽量使用健侧手带动患侧手活动，以保证训练效果 （4）剃须不可太短，避免倒须引起"剃刀肿块"，刺激皮肤引起局部疼痛 （5）操作全过程动作轻稳、熟练、准确、快捷、安全，运用人体力学原理实现节力。与老年人的沟通交流贯穿全过程，体现尊重和人文关怀

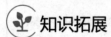 知识拓展

关于刷牙的相关问题

一、刷牙的时间选择

早饭后刷牙要比早饭前刷牙好，因为吃早饭后，食物的残渣会积存在牙齿的表面或者牙颈部，这些食物残渣被细菌利用，可引起龋病或者牙周病。所以建议在早餐后刷牙，早饭后

刷牙能保证整个上午牙面清洁，避免出现牙齿疾病。

如果早饭前必须要刷牙，建议早餐后再刷一次。

人在睡觉时，口腔的自洁作用减弱，细菌会在口腔内大量繁殖，晨起后会有口干、口臭等表现，此时直接进食，一来难以接受口腔内的异味，二来细菌能随着食物直接进入胃部，伤害身体，最好的做法是早上起床后，用水漱口，既可有效清除口腔内细菌，又可达到去除异味的目的。

餐后刷牙能更好地清理残留在口腔内的食物残渣，保证在下次进食前口腔内的清洁。但是饭后不可马上刷牙，因为进餐后，食物中的酸性物质在30min内使牙釉质耐磨性降低，此刻刷牙会损伤牙釉质，在进食后0.5～1h刷牙为好。

"每天保证至少刷牙两次。"这是牙医经常叮嘱人们的话，除了早餐后刷牙以外，每天晚饭后、睡觉前刷牙，也是全国乃至世界都认可的保持口腔健康的好习惯。

二、牙刷蘸水好还是不蘸水好？

很多人喜欢在刷牙前漱口，让牙齿湿润一下，或者用牙刷蘸一下水再挤上牙膏刷牙。对此，护齿专家表示，刷牙前要不要漱口，牙刷要不要蘸水，要视情况而定。

使用一般的清洁型的牙膏，刷牙前漱口或牙刷蘸水，影响都不大。

含有脱敏成分的牙膏与普通牙膏不同，会在牙齿表面形成一个修复层，为避免破坏这个有效成分，用脱敏牙膏的时候，建议不要先漱口，也不要把牙刷蘸湿，将牙膏挤在干燥的牙刷上刷牙为好。

不管何种情况，刷牙时不漱口和牙刷不蘸水都是最好的，因为用牙刷挤上牙膏慢慢干刷，渐渐出现细微的泡沫，可以使牙膏的清洁成分被发挥到最大作用，利于口腔健康。

技能111　帮助老年人自主进食训练

一、情境导入

明爷爷，81岁，一年前曾因脑梗死住院治疗，一周前入住养老院。目前神志清楚，构音不清，能勉强交流。右侧肢体活动不灵，右上肢向胸前屈曲，左侧肢体肌力正常，卧床，由照护员帮助喂饭。经过观察，发现明爷爷右肘、腕、指关节能做轻微伸屈活动，康复师请照护员帮助老年人进行自主进食康复训练。

二、操作步骤

步骤		帮助老年人自主进食训练技能操作流程
步骤1	工作准备	（1）环境准备：清洁、整齐、宽敞、安全、温湿度适宜，根据季节，室温一般保持在18～30℃，相对湿度50%～60% （2）照护员准备 ①熟练掌握进行自主进食康复训练照护技能 ②着装整齐，工作态度良好。用七步洗手法洗净双手 ③能全面评估老人神志、病情、活动程度、进餐习惯、意愿以及配合情况等 ④鼓励家属积极参与 （3）老年人准备 ①评估神志清楚，情绪、病情稳定，能正常交流，右侧肢体活动不灵，右上肢向胸前屈曲，右侧肘、腕、指关节能做轻微活动，左侧肢体活动良好，咀嚼、吞咽尚好，有自主进食康复训练的愿望 ②协助老年人在轮椅上坐稳，胸前戴好围兜，洗净双手，摆放于面前的小餐桌上 （4）物品准备：餐盘1个（内放花卷）、餐碗3个（内放炒青菜末、蒸肉丸、虾仁豆腐汤）、水杯1个（内盛温水）及餐巾纸、橡胶扣、记录本、签字笔等

续表

步骤		帮助老年人自主进食训练技能操作流程
步骤 2	沟通交流	（1）照护员再次洗手，端餐盘到老年人右侧床边，将食物摆放于餐桌上 （2）"爷爷好！我们现在吃饭好吗？""爷爷，经过观察，我觉得您的右手虽然不太灵活，但是是能活动的，您愿意试着自己吃饭吗？如果您愿意，我来教您，好吗？"
步骤 3	操作实施	（1）照护员一手端水杯在另一手腕部测试温度适宜，为38～40℃。指导老年人用左手配合右手端水杯喝水。"爷爷，先喝一口水，润滑一下口腔和食管。" （2）将餐盘推到老年人右手旁边，指导老年人用右手取餐盘内花卷。"爷爷拿花卷咬一口啊。" （3）照护员一手端汤碗在另一手腕部测试温度适宜，在38～40℃之间。将虾仁豆腐汤碗放到老年人右手旁边，指导老年人用左手扶好汤碗，用右手拿汤匙喝汤。"爷爷，您喝一口汤。" （4）测试炒青菜末和肉丸温度适宜，并将肉丸弄碎，指导老年人用左手扶好菜碗，用右手拿汤匙取炒青菜和蒸肉丸。"爷爷，您吃口青菜和肉丸。" （5）观察老年人汤匙滑落，无力取炒青菜末和肉丸。照护员取橡胶扣将汤匙固定于老年人右手拇指与食指、中指之间，再指导老年人取炒青菜末和肉丸 （6）用餐期间随时用餐巾纸擦净老年人口角和散落在小餐桌上的饭渍 （7）对老年人的良好表现，给予鼓励，以维持自主进餐的兴趣和信心。"爷爷真棒，您的手会越用越灵活的，慢慢地，您就能自己吃饭了。" （8）如果家属在场，鼓励家属参与对老年人进行自主进食康复训练
步骤 4	整理记录	（1）指导老年人用餐完毕，为老年人摘下围兜，用温热毛巾擦净老年人面部及双手，将餐具放回洗碗间清洗干净，消毒备用 （2）所产生垃圾按分类处理。照护员用七步洗手法洗净双手 （3）记录老年人进食时间、自主进食训练表现和调整训练方案的方法
注意事项		（1）熟练掌握指导老年人进行自主进食康复训练技能 （2）制订照护计划，需要老年人、家属、医护人员或康复师共同参与 （3）指导康复训练要循序渐进，持之以恒 （4）当老年人活动不灵时可以给予适当帮助，指导老年人尽量用健侧手带动患侧手自己完成进食，不可催促和代替，以保证训练效果 （5）操作全过程动作熟练、准确、安全，运用人体力学原理实现节力。与老年人的沟通交流贯穿全过程，体现尊重和人文关怀

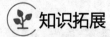 知识拓展

无餐具用餐，找到进餐乐趣

由于受到神经系统或者脑血管疾病的影响，部分老年人很难使用筷子或汤匙等餐具吃饭。难以将食物顺利送入口中，还可能让老年人因为无法进餐而产生悲观、焦虑等情绪。

为了让老年人开心进餐，法国记忆与健康协会从2011年起推行了"无餐具用餐计划"，鼓励患有神经退化性疾病的老年人在家人或照护人员的陪同下，进行无餐具用餐。在无餐具用餐的时候，厨师会对食物的质地、形状进行改良，以便老年人用手抓饭进餐。这些经过改良的食物的特点是：块小、入口即化或一两口即可咽下，而且很容易拿取，不容易撒落。这样做不仅使老年人能够顺利进餐，而且还会让他们找到进餐的乐趣，在维持残存的进餐活动能力的同时，还有可能促进老年人进餐功能的改善。

所以，照护员可不用限制老年人用手抓饭进餐。但是，需要注意的是，餐前必须为老年人进行手部清洁，且"无餐具用餐计划"必须提前征得家属的理解和配合。

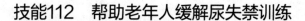

技能112　帮助老年人缓解尿失禁训练

　　臧奶奶，81岁，3个月前患脑梗死，现入住养老院，目前神志清楚，能交流，左侧肢体活动不灵，右侧肢体活动正常，卧床，有尿失禁存在，康复师请照护员帮助老人进行缓解尿失禁康复训练。臧奶奶躺在床上，左侧肢体靠墙，右侧为活动区。

二、操作步骤

步骤		帮助老年人缓解尿失禁训练技能操作流程
步骤1	工作准备	（1）环境准备：清洁、整齐、宽敞、安全、温湿度适宜，根据季节，室温一般保持在18～30℃，相对湿度50%～60% （2）照护员准备 ①熟练掌握帮助老年人缓解尿失禁训练照护技能 ②着装整齐，工作态度良好。用七步洗手法洗净双手 ③能全面评估老年人神志、病情、活动能力、排尿情况、意愿、配合程度等。根据评估情况，选择训练方法，以达到自主排尿的训练目标 ④鼓励家属积极参与 （3）老年人准备：平卧在床，盖好盖被，支起床档。评估神志清楚，病情稳定，能正常交流，卧床，左侧肢体活动不灵，右侧上下肢能活动，尿失禁，骶尾部皮肤无异常，有进行缓解尿失禁康复训练的意愿 （4）物品准备：插入式便盆或充气式便盆1个、一次性护理垫2张、记录本1本、签字笔1支
步骤2	沟通交流	（1）携带物品到老年人床旁 （2）"奶奶好！今天我帮您进行缓解尿失禁训练好吗？"解释目的，取得理解和配合，态度和蔼，语言亲切
步骤3	缓解尿失禁训练	（1）盆底肌功能训练 ①在老年人右侧床边两脚分开站稳，指导老年人平卧位 ②指导老年人做收缩肛门和阴道的动作，每次收缩时间不少于3s，然后放松 ③连续做15～30min，每日做2～3次，或者每天做150～200次，6～8周为一个疗程 ④做收缩肛门和阴道动作时，嘱老年人避免臀大肌及腹肌收缩，以免加重病情 ⑤一个疗程后，继续坚持训练4～6周，功能会达到一定程度的改善 ⑥症状改善后，继续坚持训练为"情境反射"，当有咳嗽、喷嚏或大笑之前，能主动而有力地收缩盆底肌肉，缓解尿失禁 （2）行为疗法功能训练 ①通过排尿记录训练膀胱功能，如定时排尿，每隔2～5h，排尿间隔时间增加10～15min，直到合理的间隔时间位置 ②控制每日饮水量在1000～1500mL，每小时平均100～125mL ③辅以放水或吹口哨等利用视力或听力提示的生物反馈，效果更佳 ④行为疗法需要几周或几个月才能达到满意的效果，指导家属参与进行一对一的操作训练 （3）膀胱功能训练 ①指导老年人养成起床排尿、定时排尿、睡前排尿的习惯 ②根据老年人病情轻重，设计适宜的排尿间隔时间，刚开始训练时，可间隔30～60min排尿1次，以后逐渐延长 ③指导老年人尽量控制尿意，尽量在规定的排尿时间排尿 ④排尿时间已到，即使老年人无尿意，也应尽量排尿 ⑤指导老年人有意识地延长排尿间隔时间，最后达到每2～3h排尿1次的目标 ⑥在老年人排尿时，指导反复中断排尿，以提高尿道括约肌的收缩控制能力
步骤4	整理记录	（1）训练完毕，恢复老年人舒适体位，盖好盖被，支起床档，协助休息 （2）洗手。记录训练时间、老年人表现、效果，必要时调整训练方法

续表

步骤	帮助老年人缓解尿失禁训练技能操作流程
注意事项	（1）熟练掌握缓解尿失禁康复训练照护技能。评估与制订照护计划，需要老年人、家属、医护人员或康复师共同参与 （2）掌握盆底肌功能训练的两个原则。第一掌握正确的盆底肌肉群训练方法，指导做收缩肛门和阴道的动作时要控制臀大肌及腹肌的收缩，避免不但不能改善症状，反而可能会使病情加重。第二要有持久性 （3）行为疗法对认知或言语功能障碍的脑卒中后尿失禁老年人效果较好。膀胱功能训练对脑卒中尿失禁的效果不显著，有待于进一步研究。应依据老年人的情况，选择合适的康复训练方法 （4）要尊重和理解尿失禁老年人，对老年人的良好表现及时给予鼓励或奖励，以维护老年人缓解尿失禁的兴趣和信心 （5）操作全过程动作轻稳、熟练、准确、快捷、安全，运用人体力学原理实现节力。与老年人的沟通交流贯穿全过程，体现尊重和人文关怀

 知识拓展

缓解尿失禁康复训练常用的便盆

随着我国进入老龄化社会速度的加快和人口寿命的延长，脑卒中的发病率和致残率逐年增高，脑卒中幸存老年人尿失禁的发生率也在不断增加。尿失禁作为脑卒中老年人的常见继发症之一，严重影响了老年人的生活质量和生活满意度，增加了心理负担，及家庭和整个社会的经济负担。如何对脑卒中尿失禁老年人进行康复训练，是提高脑卒中老年人生活质量的重点。在此，介绍缓解尿失禁康复训练常用的便盆。

1. 充气式便盆

充气式便盆柔软舒适，可以在充气前平铺于老年人臀下，用打气筒根据体重调节充气压力，压力不可过大，充气量达到70%～80%，使便盆达到所需要的高度即可，对卧床老年人进行排便照护或进行缓解尿失禁训练都可采用。

2. 插入式便盆

插入式便盆的曲面设计，很容易塞入老年人臀下，更方便瘫痪老年人使用。便盆前端的针织套，可以隔凉，也可以预防皮肤擦伤，使老年人在进行缓解尿失禁康复训练时更加舒适。

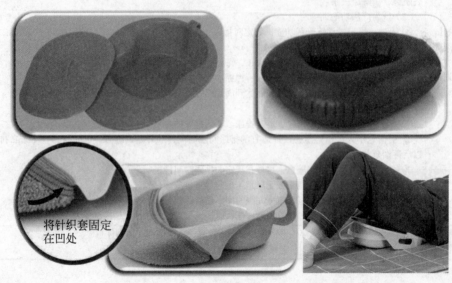

将针织套固定在凹处

项目十二　失智老年人康复训练

技能113　对失智老年人进行认知功能评估

一、情境导入

计奶奶，75岁，老伴去世，独居。患高血压病多年，常规服药，病情稳定。近6个月，记忆力下降，经常想不起老同学的姓名，找不到存放的物品，购物时账目计算不清，口服药物需要儿女提醒，偶尔出门忘记锁门，做饭后忘记关闭煤气灶等，四肢活动良好，生活尚能自理。子女担心老年人独自在家发生意外，当日送住养老院，专业医师请照护员对计奶奶进行认知功能评估。

二、操作步骤

步骤		对失智老年人进行认知功能评估技能操作流程
步骤1	工作准备	（1）环境准备：评估室整洁、明亮、安全。温湿度适宜，根据不同季节，室温一般保持在18～30℃，相对湿度50%～60%，避免受凉或中暑。室内摆放桌子1张，椅子3～4把 （2）照护员准备 ①着装整齐，用七步洗手法洗净双手 ②掌握简易智能精神状态量表的使用方法 ③提前与老年人及家属沟通，取得理解与配合 （3）老年人准备：着装整齐，由家属陪同，在评估室桌子前面坐好 （4）物品准备：简易智能精神状态量表1份、写有"请闭上您的眼睛"的卡片1张、铅笔1支、手表1块、A4纸适量及记录本和笔等

简易智能精神状态量表（MMSE）

项目	对	错/不做	项目	对	错/不做
1.今年的年份＿＿	1	0	13.回忆刚才那三个词：		
2.现在是什么季节＿＿	1	0	皮球＿＿	1	0
3.今天是几号＿＿	1	0	国旗＿＿	1	0
4.今天是星期几＿＿	1	0	树木＿＿	1	0
5.现在是几月份＿＿	1	0	14.说出下列物品的名称		
6.现在您在哪个省（市）＿＿	1	0	手表	1	0
			铅笔	1	0
7.现在您在哪个县（区）＿＿	1	0	15.复述"四十四只石狮子"	1	0
8.现在您在哪个乡/街道＿＿	1	0	16.按卡片写的做动作："请闭上您的眼睛"	1	0
9.现在我们在几楼＿＿	1	0	17.按指令做"用右手拿纸、把纸对折、放在大腿上"		
10.这里是什么地方＿＿	1	0	用右手拿纸＿＿	1	0
11.复述，并记住这三个词			把纸对折＿＿	1	0
皮球＿＿	1	0	放在大腿上＿＿	1	0
国旗＿＿	1	0	18.请您说一句完整的、有意义的句子＿＿	1	0
树木＿＿	1	0			
12.用100连续减7			19.按照下列图形画图		
100-7＿＿	1	0		1	0
-7＿＿	1	0			
-7＿＿	1	0			
-7＿＿	1	0			
-7＿＿	1	0			

步骤		对失智老年人进行认知功能评估技能操作流程
步骤2	交流 观察	（1）照护员携带物品进入评估室，面对老年人坐好 （2）将"简易智能精神状态量表"和其他用物在自己面前摆放整齐 （3）"奶奶好！欢迎您来我们院。""奶奶您帮助我填写一个表格好吗？""我来问，您来答，可以吗？"通过交流和观察，评估老年人神志清楚，情绪稳定，能够配合操作
步骤3	实施 操作	（1）评估定向力：第1～10项，分数最高，合计10分 ①时间定向："奶奶好！现在是星期几？几号？几月份呢？ 什么季节？哪一年呢？"答对1题得1分 ②地点定向："我们现在在哪个省市？哪个区或县？哪个街道或乡？现在我们在几楼？在什么地方呢？"答对1题得1分 （2）评估记忆力（瞬时记忆）：第11项，合计3分 ①现在我要说三样东西的名称，在我讲完之后，请您重复说一遍好吗？""您不但要对我讲一遍，还要请您记住这三样东西，几分钟后我还要再问您的。"注意把要讲的三个词组仔细讲清楚，每讲一样东西用时约一秒钟 ②"奶奶听好！皮球、国旗、树木，请您把这三样东西讲一遍。"注意以第一次答案记分，不一定按照同一顺序，只要答对即可。如果没有记住可以重复，最多不能重复5次，重复5次仍然没答对，可以跳过回忆力测试。每个答案正确得1分，答对几个得几分 （3）评估注意力和计算力：第12项，合计5分 ①"奶奶请您算一下，100减去7等于几呢？然后从所得的数目再减去7等于几呢？"如此一直计算下去，连减5次 ②减对一次得1分，错了不得分。答案分别是93、86、79、72、65 （4）评估记忆力（延时记忆）：第13项，合计3分 ①"奶奶好！现在请您说出刚才我让您记住的那三样东西好吗？" ②答案是皮球、国旗、树木。无需按顺序，答对一个得1分 （5）评估语言能力：第14～18项，合计8分 ①命名：（出示手表）这个叫什么？　　答对得1分 　　　　（出示铅笔）这个叫什么？　　答对得1分 ②复述："奶奶，现在我要说一句话，请您跟着我清楚地重复一遍好吗？""四十四只石狮子。"要求正确吐字清楚。复述正确得1分 ③理解指令 a.按卡片写的（"请闭上您的眼睛"）做动作。老年人按指令读出卡片上的字，并且闭上眼睛，得1分 b."奶奶我给您一张纸，请您按我说的去做好吗？" "用右手拿起这张纸。"老人拿起来得1分。"用两只手将它对折起来。"老年人能对折得1分。"放在您的大腿上。"老年人将对折的纸放在腿上得1分。注意不要重复说明，也不要示范，请老年人按指令完成 c."请奶奶说一个完整的句子，句子必须有主语、动词、有意义。"例如："我要喝果汁。""我要穿衣服。""树上长满了绿叶。"等。正确得1分 （6）评估视空间能力（结构模仿）：第19项，计1分 ①"奶奶好！这是一张图，请您在同一张纸上照样把它画下来。"让老年人看清楚下列图形，照样画一个图。图的特点是两个五边形画在一起，中间是个四边形 ②老年人画出两个五边形的图案，交叉处有个四边形，得1分。画不出不得分
步骤4	判断 结果	（1）19个条目合计30个题目，每个题目回答正确得1分，回答错误或不知道得0分，总分范围为0～30分 （2）评估标准：与文化程度有关（按北京协和医院标准） ①判定失智：文盲≤17分、小学≤20分、初中及以上≤26分 ②判定失智程度：轻度21～26分、中度10～20分、重度<10分 （3）评估结果：将得分相加，根据得分总和，判断计奶奶失智程度

续表

步骤		对失智老年人进行认知功能评估技能操作流程
步骤5	整理记录	（1）评估完毕，帮助老年人回房间休息。整理用物，摆放整齐备用 （2）用七步洗手法洗净双手。记录评估时间和结果
注意事项		（1）熟悉智能精神状态量表评估标准和方法 （2）操作前评估老年人意愿及情绪，老年人无意愿或情绪不稳定时不可强迫进行 （3）需要老年人自己独立完成的项目，照护员不可代替 （4）照护员仅负责评估不能诊断，发现可疑，需要请专业医师进行相关检查，做出最终诊断 （5）操作全过程要耐心、体贴，体现尊重和人文关怀。如果老年人因为回答困难出现焦虑情绪，要及时疏导，以保证老年人情绪稳定

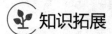

知识拓展

常用认知功能评估量表相关知识

一、简易智能精神状态量表相关知识

简易智能精神状态量表简单易行，国内外广泛应用，是失智筛查的首选量表。可评估定向力、记忆力、计算力、回忆力、语言能力、视空间能力等6个方面认知能力。

1. 优点

（1）操作简便，耗时 5～10min。

（2）敏感性 80%～90%，特异性 70%～80%；重测信度 0.80～0.99。

（3）可作为大样本流调筛查工具。

（4）用于界定试验人群。

（5）5年随访研究表明：①正常衰老 MMSE 分值下降约 0.25 分/年；②病理衰退 MMSE 分值下降约 2～4 分/年。

2. 缺点

（1）没有时间限制。需要一对一进行评估，评估环境必须安静。

（2）易受教育程度影响，文化程度较高者可能出现假阴性。

（3）非言语项目偏少，对右半球、额叶功能障碍不敏感。

（4）需结合其他测试以及神经影像学和生化等检测进行综合分析。

二、画钟测验

画钟测验（clock drawing test，CDT）是一项常用的，在门诊、机构、社区都可以进行操作的评估工具，可以一对多人进行评估。

画钟测验测查的认知域包括理解能力、计划性、视觉记忆和图形重建能力、视觉空间能力、运动和操作能力（画出圆和直线）、数字记忆和排列能力、抽象思维能力、抗干扰能力、注意力的集中和持久及对挫折的耐受能力。

画钟测验操作方法较为简单，耗时较短，1～5 min 即可完成。

操作指导语为请画出一个钟表表盘；请把时间数字标在正确位置上；请把指针标于 10 点 10 分的位置。注意不要给一个分针和时针较近的位置，比如 12 点，以免被测试者不容易画好。

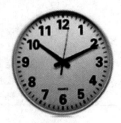

1. 评分方法

用4分评分法。

（1）画出闭合圆的表盘　　　　　　　1分

（2）12 个数字均正确无遗漏　　　1 分
（3）钟表时间安放在正确位置　　　1 分
（4）将指针安放在正确位置　　　　1 分

评分分级： 4分：正常

 0分：重度痴呆　　　　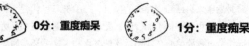 1分：重度痴呆

 2分：中度痴呆　　　　 3分：轻度痴呆

2.画钟测验特点

（1）画钟测验对痴呆的敏感性和特异度均达 85% 以上。和 MMSE 有较高的相关性。对环境要求少。受教育、种族、社会经济等因素影响小。但是对识别 MCI（轻度认知障碍）患者不敏感。

（2）早期出现视空间功能障碍，可能与额顶颞叶萎缩有关。轻度失智患者画钟测验，主要错误表现在钟表的指针放置错误或不知如何放置。

（3）中、重度失智视空间功能损害的总趋势是在每个阶段均明显下降，与失智患者病程特点的总趋势相吻合，与大脑皮质主管视空间功能的相应脑区萎缩病变的范围及程度逐渐增加有关。所以会出现数字不完整、位置不准确、不能完成一个闭锁的圆或没有指针等错误。

（4）重度患者认知功能全面衰退，不能够完成画钟测验，往往数字位置放置错误，甚至只能完成一个闭锁的圆。

技能114　指导失智老年人音乐照顾活动

一、情境导入

伏奶奶，77 岁，小学老师，3 个月前发生额颞叶脑梗死，住院治疗病情稳定后入住养老院。目前四肢活动无障碍，记忆力下降，阅读困难，认字量明显减少，有命名性失语，为此烦躁、焦虑。MMSE 评估得分 24 分，考虑轻度失智。为了疏导不良情绪，延缓病情进展，康复师请照护员指导老年人参加音乐照顾活动。

二、操作步骤

步骤		指导失智老年人音乐照顾活动技能操作流程
步骤1	工作准备	（1）环境准备：活动室整洁、宽敞、明亮、安全。温湿度适宜，根据不同季节，室温一般保持在 18～30℃，相对湿度50%～60%，避免受凉或中暑 （2）照护员准备 ①着装整齐，工作态度良好，用七步洗手法洗净双手 ②熟练掌握音乐照顾活动的照护技能 ③确定训练目标、训练内容、训练方法，活动时间为每天1次，每次30～60min （3）老年人准备：午睡后坐在居室沙发上看电视 （4）物品准备：根据照护项目准备用物，如手指棒、摇铃、木槌、圆环、响板及其音响设备等

步骤		指导失智老年人音乐照顾活动技能操作流程
步骤2	沟通交流	（1）照护员进入老年人房间："奶奶好，看电视呢？节目很好看是不是？" （2）通过交流向老年人说明活动的内容和意义。例如"奶奶，我们这里有音乐照顾活动，通过这个活动，能促进人的认知功能，您也参加好吗？""我连字都不认识了，心情不好，我不去。""奶奶，我们试一下好不好？好多老年人得了脑血管病，不能活动，不能讲话，与他们相比，您恢复得非常好，如果适当参加一些锻炼活动，会恢复得更好。音乐照顾活动是非常好的促进恢复的方法，我带您做，好不好？"与失智老年人交流，最好使用闭合式提问法 （3）经观察交流，评估老年人神志清楚，情绪稳定，身体活动能力良好，有参加活动的愿望，可以进行音乐照顾活动
步骤3	活动实施	（1）照护员带领老年人进入活动室，与其他老年人一起活动 （2）指导老年人先做热身运动，例如做空抓活动十指，十指交叉活动腕关节，肘关节屈伸活动肘关节，肩关节前后旋转活动肩关节等 （3）向老年人讲解本次互动可以使用摇铃等活动用具，也可以徒手活动，配合的音乐是《小城故事》 （4）为老年人完整操作一遍。然后再分步做示范操作 ①徒手或右手握住摇铃，站稳，播放音乐《小城故事》 ②第一步"播放音乐前奏"：站直、曲肘、双手上举、高度同肩平、双脚分开同肩宽，做好准备动作 ③第二步"小城故事多"：站稳，双手掌心向前，向右旋转4次 ④第三步"充满喜和乐"：站稳，双手掌心向前，向左旋转4次 ⑤第四步"若是你到小城来"：站稳，双掌心向前，向右旋转4次 ⑥第五步"收获特别多"：站稳，双手掌心向前，向左旋转4次 ⑦第六步"看似一幅画"：站稳，双手腕向左右两侧旋转4次 ⑧第七步"听像一首歌"：站稳，双手腕向左右两侧旋转4次 ⑨第八步"人生境界真善美"：站稳，双肘关节伸4次 ⑩第九步"这里已包括"：站稳，双肘关节屈伸4次 ⑪第十步"谈的谈说的说"：双手掌心向前，向右旋转4次，双脚配合向右移动 ⑫第十一步"小城故事真不错"：双手掌心向前，向左旋转4次，双脚配合向左移动 ⑬第十二步"请你的朋友一起来"：双手掌心向前，向右旋转4次，双脚配合向右移动 ⑭第十三步"小城来做客"：双手掌心向前，向左旋转4次，双脚配合向左移动 ⑮第十四步"谈的谈说的说"：站稳，双手腕向左右两侧旋转4次 ⑯第十五步"小城故事真不错"：站稳，双手腕向左右两侧旋转4次 ⑰第十六步"请你的朋友一起来"：双手掌心向前，向右旋转4次，双脚配合向右移动 ⑱第十七步"小城来做客"：双手掌心向前，向左旋转4次，双脚配合向左移动 ⑲第十八步：双手慢慢放下、抬头、站稳、呼气 （5）示范完毕，暂时不要播放音乐，指导老年人分步骤完成每一个动作，直至熟练掌握 （6）播放音乐，指导老年人做好准备动作：站直、曲肘、双手上举、高度同肩平、双脚分开同肩宽。按照①站稳，双手掌心向前，向右旋转4次；②站稳，双手掌心向前，向左旋转4次；③站稳，双手掌心向前，向右旋转4次；④站稳，双手掌心向前，向左旋转4次；⑤站稳，双手腕向左右两侧旋转4次；⑥站稳，双手腕向左右两侧旋转4次；⑦站稳，双肘关节向前屈伸4次；⑧站稳，双肘关节向前屈伸4次；⑨双手掌心向前，向右旋转4次，双脚配合向右移动；⑩双手掌心向前，向左旋转4次，双脚配合向左移动；⑪双手掌向前，向右旋转4次，双脚配合向右移动；⑫双手掌向前，向左旋转4次，双脚配合向左移动；⑬站稳，双手腕向左右两侧旋转4次；⑭站稳，双手腕向左右两侧旋转4次；⑮双手掌心向前，向右旋转4次，双脚配合向右移动；⑯双手掌心向前，向右旋转4次，双脚配合向左移动；⑰双手慢慢放下、抬头、站稳、呼气。连续完成全套动作 （7）活动时间不要超过30min。活动后做放松运动。例如：指导老年人两腿分开同肩宽、下蹲、两手在胸腹前交叉向下、吸气，站起、直立、吐气、放下手臂，连续操作两次 （8）活动中观察反应，发现厌烦、劳累，要及时调整体位或停止活动，并为老年人喝水或者用餐巾纸擦去汗水 （9）对老年人的良好表现及时提出表扬和鼓励，维持老年人进行音乐照顾活动的兴趣和信心。"奶奶，您做得非常好，坚持下去，对您病情的恢复非常有益。"

续表

步骤		指导失智老年人音乐照顾活动技能操作流程
步骤4	整理记录	（1）活动结束后，征求老年人对活动的意见和建议。协助老年人休息 （2）整理活动室卫生，将室内用物摆放整齐，以备下次应用 （3）照护员洗手。记录活动时间和地点，老年人的表现和建议，预约下次活动时间和改进措施
	注意事项	（1）指导老年人进行音乐照顾活动要在老年人心态良好和情绪稳定时进行，时间安排要得当，要避开老年人休息时间。活动前与家属沟通，取得支持与理解 （2）音乐照顾活动要根据老年人需求进行，如果老年人健康允许，尽量带领到活动室参加集体活动，以利老年人互相交流，建立友谊。如果老年人因为各种原因不愿意到活动室活动，也可以在居室进行，但是要注意提前安排宽敞场地，避免被家具磕碰 （3）根据老年人活动能力设计个性化活动动作，从易到繁，循序渐进。避免因为动作复杂，影响老年人活动兴趣 （4）活动时间不宜过长，一般不超过30min，避免劳累 （5）带领失智老年人进行活动，第一次起始动作向右或向前，以后活动时，起始动作一直要坚持向右或向前。避免一会儿向右或向前，一会儿向左或向后，引起老年人思维混乱，影响记忆，影响活动兴趣 （6）活动中注意与老年人互动，互动不仅呈现优美的动作，还要有非语言的配合，如眼神、表情的交流，让老年人更快地接收到希望传递的信息 （7）活动后征求老年人意见，根据老年人愿望安排下次活动时间与内容。必要时鼓励家属共同参与，以提高老年人参与活动的兴趣和信心 （8）操作全过程要有耐心，保持乐观，保证安全，体现对老年人的尊重及人文关怀

🌱 知识拓展

关于音乐照顾

一、音乐照顾的起源

音乐照顾起源于日本，由加贺谷哲郎创办于1967年，主要曲目是《Jang Jang》《Gili Gili》。加贺谷哲郎生于1911年1月，终生以声乐家为目标，退休后成立了音乐疗法集团，在东京等地为身心障碍机构实施音乐疗法课程，并成立了音乐疗法协会。音乐照顾的带动者一般运用儿童玩耍的手指棒、摇铃、响板、木槌、圆环等器具，配合优美的音乐，让被带动者有规律地活动肢体，给被带动者带来身体和心理双方面的刺激，达到稳定情绪，愉悦心情，提高身体活动能力的效果。

二、音乐照顾的特点

① 利用音乐特性，刺激活动者的协调性和想象力，增强人际关系，稳定情绪，同时促进运动，改善智能，使身体生理和心理活动及其生活有更好的改变。

② 一般用于婴幼儿脑瘫、智能障碍、自闭倾向的小孩，语言障碍、身心障碍、严重行动不便、重度失明残障者，失智老年人、卧床老年人、脑卒中及一般老年人。

③ 利用身体语言传达意愿，感受音乐的自由性，达到美的满足感，促进身心健康。

④ 有些老年人因为各种原因需要康复训练，康复训练需要长期坚持，而康复训练的枯燥，常常使老年人因为没有兴趣而半途而废，而音乐照顾活动中悦耳的音乐与简单优美动作的结合，会让老年人感觉乐此不疲，从而达到康复的预期效果。

⑤ 任何人都可以参与音乐照顾，在美国，一些老年人活动中心会请每一位老人拿着一个简单的音块，治疗师指向谁，谁就击打一下音块，在轮流的击打中，美妙的旋律也就随之飘出，在这个过程中，老人们需要集中精神等待治疗师的指示。音乐响起的时候，他们还会不由自主地摇晃身体，配合节奏进行活动。据观察，即使是失去了行为能力，一切只能被动

地听从别人，依赖别人的老年人，甚至一些视力、听力不佳的老年人，在音乐治疗的过程中也能主动展现自我，促进了身体某些功能奇迹般地恢复。

⑥ 关于音乐照护使用的曲目，除了加贺谷哲郎创作的主要曲目《Jang Jang》《Gili Gili》，很多曲目都可以运用到音乐照顾中，例如我国老年人熟悉的《北京有个金太阳》《北京的金山上》《跑马溜溜的山上》《小城故事》《小苹果》等。

技能115 指导失智老年人图片识别记忆力训练

一、情境导入

成爷爷，80 岁，最近 10 个月记忆力明显下降，经常洗手后忘记关闭水龙头；记不得以前熟悉的人名；想不起某些水果和蔬菜的名称，为此而烦恼、焦虑。经专业人员评估，MMSE 23 分，诊断为轻度失智症。儿女希望老年人得到专业照护，近日送住养老院。为了延缓成爷爷病情发展，康复师请照护员指导老年人进行水果图片识别记忆力训练。

二、操作步骤

步骤		指导失智老年人图片识别记忆力训练技能操作流程
步骤1	工作准备	（1）环境准备：活动室整洁、宽敞、明亮、安全。温湿度适宜，根据不同季节，一般室温保持在 18～30℃，相对湿度 50%～60% （2）照护员准备 ① 着装整齐，工作态度良好，用七步洗手法洗净双手 ② 掌握图片识别记忆力训练基本知识 ③ 提前与老年人说明，训练活动时间以老年人能够耐受为准 （3）老年人准备 ① 午休后，坐在房间沙发上休息。评估神志清楚，情绪稳定，活动功能良好。有进行记忆力训练娱乐活动的愿望 ② 协助喝水、解决大小便等问题 （4）用物准备：水果彩图数张，笔和记录本 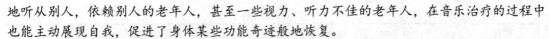
步骤2	沟通交流	（1）照护员携用物进入老年人房间，在茶几前与老年人并排而坐 （2）"爷爷好，休息呢？其他爷爷都出去散步了，您去吗？"（"不想去。"） （3）"那我陪您做游戏好吗？"（"好呀。"）
步骤3	活动实施	（1）取出水果彩图摆放在茶几上，向老年人展示，引导老年人做好识别的心理准备 （2）再将水果卡片反面向上，取出其中一张让老年人识别："爷爷您看这是什么呢？""绿色，带有黑色条纹。""西瓜。""对。"依次取其他图片让老年人识别："爷爷，您看这是什么呀？""香蕉。""橘子。""苹果。""爷爷，您把这些水果名称记住啊，一会儿我们来回忆刚才看了什么。"当老年人识别不清时，可适当提醒并让老年人复述，直至记住。注意如果让老年人识别的是香蕉，让老年人看的一定是香蕉图片，绝不出示香蕉图片问老年人"您看这是香蕉啊还是橘子啊？"避免老年人思维混乱 （3）当老年人能正确识别一样水果以后，可立刻将彩图正面向下，要求老年人立即回忆刚才看到的是什么水果，以训练感觉记忆（也称为瞬间记忆）

续表

步骤		指导失智老年人图片识别记忆力训练技能操作流程
步骤3	活动实施	（4）当老年人对多张彩图进行识别和瞬间回忆正确时，可将所有水果彩图正面向下，让老年人回忆刚才记忆过的某个或所有水果名称，以训练短时记忆 （5）训练活动过程中观察、询问老年人感受，如有不适，立即停止并安排休息 （6）对老年人的良好表现及时提出表扬和鼓励，维持老年人进行训练的兴趣，如："爷爷记忆力挺好的，如果坚持练习会更好的。""爷爷，您喜欢这个游戏吗？如果喜欢，我会经常来陪您的。" （7）征求老年人意见，必要时安排休息。如"爷爷您累不累？累了我先帮助您休息好不好？""爷爷您休息，有什么需要随时呼叫我，我去整理物品。"
步骤4	整理记录	（1）训练活动结束，征求老年人对训练活动的意见和建议 （2）为了维持老年人的记忆力和活动能力，指导老年人自己整理水果彩图，摆放整齐，以备下次应用 （3）整理室内卫生，家具摆放整齐 （4）照护员洗手。记录老年人训练活动时间、表现、下次预约的时间和改进措施
注意事项		（1）训练活动要有计划性、规律性并持之以恒，安排游戏活动时要避开老年人休息时间，为避免失智老年人走失，应提供安全、封闭的训练环境 （2）训练活动应有趣味性，根据老年人记忆力下降程度和兴趣爱好选择训练方法。与老年人交流，要用闭合式提问方式 （3）活动前要对老年人进行评估，如果情绪不稳定，要先进行心理疏导再进行活动，如果活动方法是应用水果图片，要按老年人既往熟悉的或南方特点选择 （4）活动过程中，老年人出现焦虑，要及时使用转移法转移老年人注意力，待情绪稳定后再进行，避免出现异常精神与行为 （5）训练活动全过程要有耐心，保持乐观，注意安全，体现对老年人的尊重及人文关怀

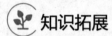

记忆与记忆力训练基本知识

一、关于记忆的基本知识

1. 记忆

记忆是人在头脑中积累和保存个体经验的心理过程，是人的大脑对外界输入的信息进行编码、存储和提取的过程。人们感知过的事情、思考过的问题、体验过的情感或从事过的活动，都会在头脑中留下不同程度的印象，其中有一部分作为经验能保留很长时间，这就是记忆。

2. 记忆力和理解力

记忆就像计算机数据的输入和保存。理解就像程序的设计和应用。没有程序只有数据，数据是死的。没有数据只有程序，程序是虚的。记忆是基础，理解是运用，二者缺一不可。记忆力和理解力是人类两大学习能力。

3. 复述

复述是以言语不断重复刚刚识别、记忆的材料，达到巩固记忆的心理操作过程。学习材料在复述的作用下，能保持在短时记忆中，并向长时记忆转移。

4. 记忆的分类

根据信息保持时间的长短，记忆分为：

（1）感觉记忆 也称为瞬间记忆，是记忆系统对外界信息进行进一步加工之前的暂时的登记，保存时间很短，一般为 $0.25 \sim 2s$。

（2）短时记忆　是信息从感觉记忆到长时记忆之间的过渡，信息保持时间有限，大约为1min，如果得不到复述，会很快消失。短时记忆信息与长时记忆中的信息建立联系后，才可以长期保存，到需要时才会比较容易地回忆起来。

（3）长时记忆　是储存时间在1min以上的记忆，可以是许多天、许多月、许多年，容量没有限制，是个天文数字。它像一个巨大的图书馆，保存着我们将来可以运用的各种事实、表象和知识。在长时记忆中，信息可能保存到永远。但是，任何信息都必须经过感觉记忆和短时记忆，才可能转入长时记忆。

5. 提取长时记忆基本形式

（1）再认　人们对感知过、思考过、体验过的事物再度出现时，仍能认识的心理过程。例如好友重逢能认出对方；故地重游有很熟悉的感觉。一般情况下，老年人的再认能力保持良好。

（2）回忆　或称为"再现"，是人们对过去经历过的事，以形象或概念的形式在头脑中重新出现的过程。例如，眼下节日的情景，使人回想起当年与远方亲人相聚的时光；在海边看到海燕会想起高尔基的文章《海燕》等。

6. 老年人记忆力变化特点

从发展趋势看，随着年龄增长，老年人的记忆力有所减退。会给人一种"健忘"的印象。从规律来看，记忆力50岁开始出现减退；70岁以后减退明显；过了80岁，记忆力减退非常迅速。但是并非所有老年人的记忆力都出现明显下降，记忆力下降的速度和程度存在很大的个体差异，年龄相仿的老年人中，有些仍能保持很好的记忆力，有些则出现明显下降。

7. 老年人记忆力下降特点

（1）短时记忆明显减退　70岁以后减退明显，由于记忆速度和广度明显下降，近期记忆变差，远期记忆保持较好。

（2）情景记忆能力明显下降　对信息再认能力衰退不明显，回忆能力明显衰退。

（3）不善于主动运用记忆策略　提取信息速度慢，如果给一些提示或长一些时间让老年人回忆，或者训练老年人使用记忆策略，他的记忆成绩也会提高。

8. 失智症记忆力下降特点

记忆力下降是失智症早期最常见症状之一。特点是近期记忆减弱，远期记忆增强。如近事遗忘严重，常常丢三落四，刚放下电话就忘记谁打来的，洗完手忘记关水龙头，做完饭忘记关闭煤气灶，购物时忘记付款或多次付款，不能记住新近接触的人名或地名，反复说着同样的话或问着同样的问题，对过去非常熟悉的人或物品似曾相识，记忆不清，需要提醒。

二、失智老年人记忆力训练常用方法

1. 感觉记忆减弱

采取读数字的方法。对老年人念一串不按顺序的数字，从三位数开始，每次增加一位数，念完后立即让老年人复述，直至不能复述为止，以促进感觉记忆形成。

2. 短时记忆减弱

采取记忆物品、回忆物品的方法。例如准备一些老年人以前熟悉的水果、蔬菜、生活用品等图片或者实物，让老年人记忆，然后再请他回忆刚才看过的东西来强化短时记忆。

3. 长时记忆减弱

采取回忆近期发生事件的方法，例如：让老年人回忆最近来家里做客的亲戚朋友的姓名，前几天买过的东西或看过的电视故事；晚上聊天时回忆早餐或午餐的内容；鼓励老年人关心家中的事情，规范日常生活用品的放置位置；培养、鼓励老年人参加各种兴趣活动等，都有助于其维持长时记忆。

技能116 指导失智老年人记忆相册记忆力训练

一、情境导入

　　戴奶奶，89岁，大学文化，退休教师。最近1年，记忆力明显下降，时常记不清以前熟悉的同事、学生、亲戚和以前去过的城市及经常去活动的公园，为此烦躁、焦虑、失眠。专业人员评估，MMSE 25分，诊断为轻度失智症，为了延缓病情进展，康复师请照护员指导老年人制作记忆相册，进行记忆力训练。

二、操作步骤

步骤		指导失智老年人记忆相册记忆力训练技能操作流程
步骤1	工作准备	（1）环境准备：活动室整洁、宽敞、明亮、安全。温湿度适宜，根据不同季节，一般室温保持在18～30℃，相对湿度50%～60% （2）照护员准备 ①着装整齐，工作态度良好，用七步洗手法洗净双手 ②掌握失智老年人记忆相册记忆力训练基本知识 ③提前与老年人家属了解老年人的单位、去过的城市、公园等，熟悉同事、学生、亲戚的姓名、关系和职业等，并得到相关照片 （3）老年人准备 ①午休后，坐在房间沙发上休息。评估神志清楚，情绪稳定，活动功能良好，能够配合操作 ②协助喝水、解决大小便等问题 （4）用物准备：相册、老照片、笔和记录本
步骤2	沟通交流	（1）照护员携用物进入老年人房间，在茶几前与老年人并排而坐 （2）"奶奶好，休息呢？" （3）"奶奶，您以前是老师，您教过的学生很多，是不是？" （4）"对，我是老师，我在一中教书，我学生很多，有一个学生也做了老师，还有个学生去了北京。" （5）"奶奶，我这里有很多老照片，我们从照片里找找您说的那些学生好不好？"与失智老年人交流，最好使用闭合式提问法
步骤3	活动实施	（1）取出相册放在茶几上，老照片也摆放在茶几上，向老年人展示，引导老年人做好识别的心理准备 （2）请老年人从照片中识别自己的照片和学生的照片，"这是我20岁的照片，这是30岁的，这是40岁的，这位是当老师的，这位出国了，这位去北京了……"将能识别的照片分别插入相册，并将写好姓名的卡片也插入相册 （3）再请老年人从照片中识别哪位是老同事、亲戚等，并分别将照片插入相册并将写好姓名的卡片也插入相册。如：同事×××、妹妹×××、弟弟×××等 （4）将老年人去过的城市、公园等记忆比较深刻的留念照片找出来插入相册，并把写好地名的卡片也插入相册。如：×××大学留念、北京天安门留念、杭州西湖留念、南京中山陵留念、山东孔庙留念等。最好把老年人的回忆编写成小故事，一并插入相册，供老年人查找、阅读，增强记忆力 （5）当老年人识别不清时，可适当提醒并让老年人复述，直至记住。如果要让老年人识别杭州西湖，所取出的照片一定是杭州西湖，避免拿出其他类似照片让老人辨认，例如不要讲："奶奶，您看一下，这是杭州西湖？还是扬州瘦西湖呢？"不要考验老年人的记忆力，避免造成思维混乱，影响记忆 （6）把老年人能够辨认的照片全部插入相册后，让老年人保存，以便随时翻看，增强记忆。"奶奶，我把相册放在您枕头边上，您可以经常翻看，如果有问题随时问我，我会帮您解决的。" （7）对记忆不深刻或完全没有记忆的照片收好保存，不必强迫老年人全部识别和记忆 （8）训练过程中观察、询问老年人感受，必要时帮助喝水或大小便，如有不适，立即停止安排休息 （9）对老年人的良好表现及时提出表扬和鼓励，维持老年人观看和记忆的兴趣，如："奶奶您真棒，能记住这么多过去的事情。" （10）征求老年人意见，必要时安排休息。如"奶奶您累吗？如果累了就休息一下"。"相册就放在您枕头边上，您随时看，如有想不起来的事情，随时呼叫我，我马上过来帮您。"

续表

步骤		指导失智老年人记忆相册记忆力训练技能操作流程
步骤4	整理记录	（1）训练活动结束，征求老年人对训练活动的意见和建议 （2）整理室内卫生，家具摆放整齐 （3）照护员用七步洗手法洗净双手 （4）记录制作记忆相册时间、老年人表现、下次活动计划等
注意事项		（1）活动过程中，在老年人回忆起过去时，要做到耐心倾听，点头附和，不要纠正，不要考验老年人的记忆力，避免造成思维混乱，影响记忆 （2）必要时，可以把照片背后的特殊意义写成故事，供老年人回忆 （3）活动前要对老年人进行评估，如果情绪不稳定，要先进行心理疏导再进行活动 （4）活动过程中，老年人出现焦虑，要及时使用转移法转移老年人注意力，待情绪稳定后再进行训练，避免诱发异常精神与行为。与老年人交流，要用闭合式提问方式 （5）活动全过程要有耐心，保持乐观，注意安全，体现对老年人的尊重及人文关怀

技能117 指导失智老年人计算力训练

一、情境导入

谈爷爷，81岁，记忆力下降1年，加重伴计算力下降1个月，目前2～3位数加减困难，对乘除法理解模糊，经专业人员评估，MMSE 22分，诊断为轻度失智症。为了延缓病情发展，康复师请照护员在对老年人进行记忆力训练的同时，进行计算力训练。

二、操作步骤

步骤		指导失智老年人计算力训练技能操作流程
步骤1	工作准备	（1）环境准备：环境整洁、宽敞、明亮、安全，温湿度适宜，根据不同季节，一般室温保持在18～30℃，相对湿度50%～60%，避免受凉或中暑 （2）照护员准备 ①着装整齐，工作态度良好，用七步洗手法洗净双手 ②掌握维持计算能力训练活动的基本知识 ③提前与老年人说明，训练活动时间以老年人能够耐受为准 （3）老年人准备 ①早餐后，坐在房间桌前椅上休息。评估神志清楚，情绪稳定，活动功能良好。有进行计算力训练活动的愿望 ②协助喝水、解决大小便等问题 （4）用物准备：0～9的数字卡片，加减乘除符号卡片。必要时可以准备大小适宜，方便老年人抓握，但是难以进口的塑料球或玩具、筷子、钱等物品，笔和记录本
步骤2	沟通交流	（1）照护员携带物品进入老年人房间来到桌子旁边，与老年人并排而坐 （2）"爷爷好，休息呢？我来陪您聊天、做游戏好不好？"与失智老年人交流，最好使用闭合式提问法
步骤3	活动实施	（1）取出数字及加减乘除符号卡片摆放在桌子上，向老人展示，引导老人做好识别的心理准备 （2）"爷爷，现在来做识别数字和加减乘除游戏好吗？"向老年人说明活动内容 （3）要求老年人先做数字识别，将所有数字按0～9的顺序排列整齐。当老年人排列有误时可以提醒，并要求对识别不清的数字进行复述，直至能够记忆。提醒时对老年人只能说正确数字，如："7"就是"7"，不能说："爷爷您看，这个数是7还是9呢？"避免老年人思维混乱，影响识别 （4）当老年人对数字识别正确以后，可以任意抽取数字要求老年人回忆 （5）老年人能够识别所有数字以后，让老年人取出两个数字卡片识别大小，并识别其中一个数字比另一个数字大多少或小多少。可以加用"减号"和"等号"表示。识别有误时可以提醒，并要求复述，直至能够记忆

步骤		指导失智老年人计算力训练技能操作流程
步骤3	活动实施	（6）让老年人将数字按2位数组合，识别其中一组数字比另一组数字大多少或小多少。加用"减号"和"等号"表示。计算有误时可以提醒，并要求复述，直至能够记忆。提醒时对老年人只说正确数字，如："20"就是"20"，不能说："爷爷您看，这个得数是20还是22呢？"避免老年人思维混乱，不知所措
		（7）让老年人取出两个数字，识别两个数字相加是多少。可以加用"加号"和"等号"表示。识别有误时可以提醒，并要求复述，直至能够记忆
		（8）让老年人将数字按2位数组合，识别其中一组数字比另一组数字大多少、小多少、总和是多少，加用"减号"或"加号"和"等号"表示。识别有误时可以提醒，并要求复述，直至能够记忆。注意对加或减的得数，只能对老年人说正确数字，不能说："爷爷您看，得数是10还是12呢？"避免老年人思维混乱
		（9）如果活动顺利，可以对老年人进行"乘、除"训练
		（10）活动过程中观察、询问老年人感受，必要时帮助喝水或大小便，如有不适，立即停止并安排休息
		（11）对老年人的良好表现及时提出表扬和鼓励，以维持老年人进行活动的兴趣，如："爷爷计算力很好，图片上的数字您都认识，加减乘除都会，真好！"
		（12）如果老年人对数字识别不感兴趣，可以使用数塑料球、数筷子、数小玩具、数钱等方式或将塑料球、筷子、小玩具、钱等分成两堆，让老年人分辨每堆是多少？这一堆和另一堆相比多了多少或少了多少的办法对老年人进行计算力训练
		① 数字再认：向老年人展示不同数字和加减符号的卡片，反复引导老年人学习，重新学习卡片中的数字和加减符号的意思。例如：准备一些小球和杯子，引导老年人往杯子里放5个小球，再从杯子里拿出2个小球，还剩下几个小球等。类似的活动可以重复练习
		② 练习数数：指导老年人对一些物品逐个数，例如数水果、水杯、饭碗、勺子、筷子等。让老年人数钱也是练习数数的好办法。在反复数数的过程中，可加强老年人对数字的敏感性
		（13）活动中征求老年人是否继续进行的意见，必要时安排休息。"爷爷您累吗？""累了，那爷爷您先休息。""有什么需要随时呼叫我，我去整理物品。"
步骤4	整理记录	（1）活动结束，征求老年人对训练活动的意见和建议
		（2）为了维持老年人记忆能力，指导老年人自己整理卡片或物品，摆放整齐，放在固定位置，以备下次应用
		（3）整理室内卫生，家具摆放整齐
		（4）照护员洗手。记录活动时间、老年人表现、下次预约时间和改进措施
注意事项		（1）活动前熟悉老年人认知程度，根据文化程度、兴趣爱好、职业特征等制订老年人的训练方案，安排活动时要避开老年人休息时间
		（2）活动前要对老年人身体情况、情绪状态和意愿进行评估，如果情绪不稳定，要先进行心理疏导再进行训练活动
		（3）训练过程中出现兴趣丧失，可暂时终止，及时使用转移法转移老年人注意力，待情绪稳定后再进行，避免出现异常精神与行为
		（4）训练过程中，逐渐增加难度以刺激老年人的记忆力，但要避免突然增大难度，避免影响记忆。与老年人交流，要用闭合式提问方式
		（5）操作全过程要有耐心，保持乐观，体现对老年人的尊重及人文关怀

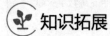 知识拓展

大脑皮质各叶的主要功能是什么

人的大脑主要包括左、右大脑半球，是中枢神经中最大和最复杂的结构，是调节机体功

能的器官，也是意识、精神、语言、学习、记忆和智能等高级神经活动的物质基础。左边的大脑主要是分管语言跟逻辑，思维跟计算，主要是语言中枢，语言中枢包括听、说、读、写，也包括逻辑、数学、计算。左侧大脑还支配右侧的上肢、下肢的运动感觉。右边的大脑支配左侧的肢体运动感觉，还主管空间、位置，还有音乐、想象、构思等。右侧半球发生脑血管病会出现左侧偏瘫，一般不会有语言障碍；左侧半球发生脑血管病，会出现在右侧瘫痪，往往伴有语言障碍。

大脑半球表面呈现不同的沟或裂。沟、裂之间隆起的部分叫脑回。大脑半球借沟和裂分为5叶：即额叶、颞叶、顶叶、枕叶和脑岛。各叶功能如下。

(1) 枕叶 分管视觉能力。枕叶位于枕顶裂和枕前切迹连线之后。负责处理视觉信息。枕叶负责语言、动作感觉、抽象概念及视觉。视觉信息从视网膜光感受器到大脑枕叶视中枢的传导途径称为视路。枕叶为视觉皮质中枢，枕叶病损时不仅发生视觉障碍，并且出现记忆缺陷和运动知觉障碍等症状，但以视觉症状为主。

(2) 颞叶 分管听觉和语言能力。颞叶位于大脑半球的外侧面，主要与听觉，语言的理解，记忆和精神活动有关。其中优势大脑半球的颞上回后部属于感觉性语言中枢，其损伤后会出现感觉性失语。表现为患者对对方和自己说话的含义不能理解，答非所问。优势大脑半球的颞上回后部损伤，可以出现命名性失语。患者不能说出物品的名称，但可以知道物品的用途。颞叶损伤可出现记忆力下降，精神症状，人格改变，表情淡漠等表现。

(3) 顶叶 分管触觉和空间能力。大脑顶叶主要由感觉和监控身体各部分对外界刺激反应的皮质构成。因其所处的特定位置，顶叶的感觉联合区域可进行多种感觉信息与言语的整合，该部分受损会导致书写、阅读障碍。

(4) 额叶 额叶有两部分。一是运动皮质，协调肢体运动。二是前额皮质，其功能是理解、记忆、判断。额叶分为左侧和右侧，左侧一般控制语言功能。右侧一般控制情绪、情感、记忆、智能和感知觉功能。额叶受到损伤，出现认知功能异常。额叶认知功能损害的表现有各种各样，除了语言、记忆力下降，性格改变以外，还会出现精神症状，如喜怒无常、情绪不稳定、容易愤怒、发脾气等。

(5) 岛叶 岛叶是位于脑组织深部的皮质结构，参与处理传入大脑的内脏感觉、内脏运动、前庭觉、注意、疼痛、情绪、语言、运动、音乐和饮食等相关信息。还与味觉、视觉、嗅觉、听觉、触觉有关。岛叶损伤会引起情感淡漠、欲望减少、无法辨别新鲜与变质的食品等。

技能118 指导失智老年人思维能力训练

一、情境导入

宋奶奶，79岁，记忆力伴判断力下降半年，加重1个月，目前经常想不起熟人的姓名，分辨不清常用物品的名称和类别，经专业人员评估，MMSE 24分，诊断为轻度失智症。为了延缓病情发展，康复师要求照护员在指导记忆力训练的同时，指导老年人进行思维能力训练。

二、操作步骤

步骤		指导失智老年人思维能力训练技能操作流程
步骤1	工作准备	（1）环境准备：环境整洁、宽敞、明亮、安全，温湿度适宜，根据不同季节，一般室温保持在18～30℃，相对湿度50%～60%，避免受凉或中暑 （2）照护员准备 ①着装整齐，工作态度良好，用七步洗手法洗净双手 ②掌握维持思维能力训练活动的基本知 ③提前与老年人说明，训练活动时间以老年人能够耐受为准 （3）老年人准备 ①午睡后，坐在房间桌前椅上休息。评估神志清楚，情绪稳定，活动功能良好。有进行训练活动的愿望 ②协助喝水、解决大小便等问题 （4）用物准备：数字卡片、小动物卡片、蔬菜卡片、水果卡片、文具卡片、人物卡片，笔和记录本等
步骤2	沟通交流	（1）照护员携带物品进入老年人房间，来到桌子旁边，与老年人并排而坐 （2）"奶奶好，休息呢？我这里有好多好看的图片，现在我们来做识别卡片物品的游戏好吗？"向老年人说明活动内容与失智老年人交流，最好使用闭合式提问法
步骤3	活动实施	（1）取出卡片，按照类别摆放在桌子上，向老年人展示，引导老年人做好物品识别的心理准备 （2）先打开其中一盒卡片，指导老年人将其中一类物品进行识别，例如：对文具卡片中的钢笔、铅笔、橡皮、尺子等进行识别。当老年人识别有误时，及时提醒，并要求复述，直至能够全部记忆。然后再从文具卡片中任意抽取一张卡片让老年人识别，例如取出"钢笔卡片"让老年人识别 （3）再为老年人打开另一盒卡片，指导识别另一类物品，例如：对动物卡片中的小猫、小狗、青蛙、蝴蝶、蜻蜓等进行识别。识别有误时进行提醒并要求复述，直至能够记忆。然后再从动物卡片中任意抽取一张卡片，让老年人识别、复述、记忆 （4）指导老年人依次对其他物品卡片进行识别并记忆 （5）老年人能够顺利识别所有物品卡片以后，将卡片打乱，指导老年人对卡片上所示的物品进行分类。例如按文具类、水果类、动物类、蔬菜类进行分类整理。识别、分类有误时及时给予提醒，并要求复述，直至能够记忆 （6）活动过程观察、询问老年人感受，必要时帮助喝水或大小便，如有不适，立即停止并安排休息 （7）训练活动要根据老年人认知能力，逐渐增加识别物品的个数，要循序渐进，慢慢进行，避免急于求成，突然增加难度，引起老年人情绪急躁，兴趣降低 （8）对老年人的良好表现及时提出表扬和鼓励，以维持老年人进行训练的兴趣，例如："奶奶脑子真好，这些卡片上的物品您都认识。""奶奶对物品的分类很正确，真棒。" （9）征求老年人是否继续的意见，必要时安排休息。"奶奶您累吗？""奶奶先休息，有事随时呼叫我，我去整理物品。"
步骤4	整理记录	（1）活动结束，征求老年人对训练活动的意见和建议 （2）为了维持老年人的记忆和活动能力，指导老年人按照类别自己整理卡片，摆放整齐，以强化老年人的记忆力和思维能力 （3）整理室内卫生，家具摆放整齐 （4）照护员洗手。记录老年人活动时间、表现、下次预约的时间和改进措施
注意事项		（1）熟悉老年人认知程度，根据文化程度、兴趣爱好、职业特征等制订老年人的训练方案，安排活动时要避开老年人休息时间 （2）能对老年人身体情况、情绪状态和意愿等进行评估，如果情绪不稳定，要先进行心理疏导再进行训练活动 （3）与老年人交流，要用闭合式提问方式 （4）训练过程中出现兴趣丧失，可暂时终止，及时使用转移法转移老年人注意力，待情绪稳定以后再进行，避免出现异常精神与行为 （5）操作全过程要有耐心，保持乐观，体现对老年人的尊重及人文关怀

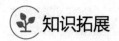 **知识拓展**

人思维能力的特点

人的思维能力是指人们在工作、学习、生活中每逢遇到问题时，总要"想一想"，这种"想一想"就是思维。思维能力包括理解力、分析力、综合力、比较力、概括力、抽象力、推理力、论证力、判断力等。它是人整个智慧的核心，参与、支配一切智力活动。思维能力的特点如下。

1. 思维能力是学习能力和效果及智力的综合反映

思维能力的影响因素可以分为先天与后天两类。仅有先天智力而无后天勤奋，很难拥有智慧。只有注意知识的应用性，能够把知识做到活学活用，后天因素的作用才大。勤能补拙就是这个意思。

2. 思维能力与思维习惯使人具有事物敏感性

具有思维习惯的人群分布规律与知识层次有关。对同一知识层次的人群，又与年龄有关。知识层次越高或受教育的层次越高，具有思维习惯的人越多。真正养成思维习惯的人中，成年人和知识分子比例较大。养成思维习惯的人非常理智，具有统筹能力及预见能力，具有对事物的敏感性，这对一个管理者来说，是不可或缺的能力。

3. 思维活跃使人具有创造意识和创新精神

思维敏捷性和灵感的频率，这两方面的素质既来自先天的遗传，也来自后天的训练。思维活跃的人表现在不墨守成规，具有创造意识和创新精神，能够创造性地提出问题和创造性地解决问题。后天的思维活跃训练，教育者的教育风格起到非常重要的作用。

4. 思维成熟使人持重、稳定、理智

思维成熟性建立在经验和思维习惯的基础上。经历是促进思维成熟的必要过程。一个人对任何事物的认识，只有经过独立思考，对其具有自己的观点和见解，才谈得上认识的成熟性。思维成熟的人不人云亦云，而是持重、稳定、理智，考虑问题，善于抓住问题的各个方面，又不忽视其重要细节，总能从整体出发，很好地处理整体与局部的关系。

思维能力的训练是一种有目的、有计划、有系统的教育活动。

技能119　指导失智老年人家务劳动训练

一、情境导入

茅奶奶，70岁，大专文化，无明显慢性病，半年前老伴发现茅奶奶记忆力下降，做家务时丢三落四，有时碗没有洗好，就去扫床叠被子，被子没有叠好，又回到客厅看电视并且做家务的动作不再熟练。子女觉得老人家有些不正常，请教专业医师，MMSE评估为23分（北京协和医院标准），诊断为轻度失智症。医师建议其进行家务劳动训练，以维持生活能力，延缓病情进展。现在，家属要求照护员上门对茅奶奶进行整理床单位家务劳动训练。

二、操作步骤

步骤		指导失智老年人家务劳动训练技能操作流程
步骤1	工作准备	（1）环境准备 ①老年人居室安静、明亮、安全 ②双人床的左边靠墙，右边是活动区，右边床尾处摆放椅子一把 （2）照护员准备 ①着装整齐，戴工作牌，工作态度良好，用七步洗手法洗净双手 ②掌握家务劳动训练的基本知识和技能 ③提前与家属说明，训练活动时间以老年人能够耐受为准 （3）老年人准备：早餐后，坐在客厅沙发上看电视 （4）用物准备：床、床垫、褥子，床单铺在褥垫上面。床刷和刷套。扫把、簸箕1套。床上有2个枕头和两条没有叠的被子。口罩、帽子、鞋套、含酒精湿巾等
步骤2	沟通交流	（1）照护员轻敲房门，进门后穿上鞋套，取含酒精湿巾消毒双手，进入客厅，与老年人交流。"奶奶好！看电视啊！今天我来陪您整理床铺好不好？"与失智老年人交流，最好使用闭合式提问法 （2）观察老人精神状态和活动能力良好，情绪稳定，能配合操作
步骤3	整理床单位	（1）进行叠被子示范 ①戴好口罩和帽子，打开窗户通风 ②首先在床上把被子平铺，被子的四个角和四个边都要充实无虚沿 ③把被子纵向分成三等份，取近侧1/3的宽度向对侧折叠，再取对侧三分之一的宽度向近侧折叠，适当拍打、铺平，拍掉被子里的空气，整理整齐 ④把被子横向分成四等份，两手分别抓住被头、被尾，同时向被子中间折叠，适当拍打铺平，拍掉被子里的空气，整理整齐 ⑤两手抓住被子折叠好的一端，向另一端折叠，使两边合并，适当拍打铺平，拍掉被子里的空气，整理整齐 ⑥折叠好的被子呈四边形，对于不满意的边角，可以适当整理，最后摆放整齐 ⑦关闭窗户 （2）指导叠被子 ①"奶奶，叠被子之前，先开一下窗户。"引导老年人到居室窗前，指导开窗通风 ②到右侧床中间位置前站稳，向老年人分步骤进行叠被子示范，让老年人记住一个步骤以后，再进行下一个步骤，以利于老年人记忆和模仿 ③指导老年人分别将一条被子纵向分成三等份，将两边分别向内对折两折。再横向分成四等份，分别从两端向内对折，将被子叠成四边形。叠好以后摆放在床尾椅子上 ④再叠另一条，叠好后也放在床尾椅子上 ⑤再将两个枕头分别放在两条叠好的被子上面 （3）指导扫床单 ①"奶奶，咱们扫床单。"先对老年人分步骤进行示范 ②指导老年人将半干的刷套套在床刷上，站在床的中间位置，两腿分开同肩宽，双腿紧靠床边，俯身先从床头到床尾清扫对侧床面，再从内向外清扫，每扫一刷重叠上一刷1/3 ③最后将床尾的渣屑扫到右侧床尾的地面上。将床单铺平 ④取扫把将地面的渣屑扫进簸箕，放在不影响操作处 （4）指导摆好被子 ①"奶奶，咱们把被子摆放在床头。" ②先分步骤对老年人进行示范。示范后，再将被子和枕头放回床尾椅子上 ③指导老年人分别把放在床尾椅子上的、叠好的两条被子和两个枕头，分别摆放在床头中线两侧。被子在下，枕头在上，整理整齐 （5）指导关闭窗户 "奶奶，被子叠好了，我们把窗子关好。"引导老年人到床铺对面的窗子前，指导老年人关闭窗子 （6）活动过程中观察、询问老年人感受。必要时给予帮助，但是不要包办。如有焦虑和厌烦，立即停止操作，安排休息 （7）训练活动要根据老年人认知功能和活动能力进行。要循序渐进，慢慢进行，避免因为急于求成引起老年人兴趣降低或出现异常精神与行为 （8）对老年人的良好表现及时提出表扬和鼓励。"奶奶真好，叠的被子很整齐。"以维持老年人进行训练的兴趣 （9）训练完毕，安排老年人回到客厅，坐在沙发上休息

续表

步骤		指导失智老年人家务劳动训练技能操作流程
步骤4	整理记录	（1）将簸箕中的渣屑倾倒于垃圾桶，将扫把和簸箕放回原处 （2）照护员洗手。记录老年人活动时间、表现、预约下次训练的时间和改进措施 （3）为老年人书写一份叠被子的步骤，摆放在方便老年人阅读的位置，以加强老年人记忆
注意事项		（1）训练前充分了解老年人情况，根据老年人认知功能、文化程度、活动能力，制订家务劳动训练方案。训练时避开老年人休息时间 （2）提前与家属沟通交流，签订照护协议，以保障双方合法权益 （3）活动前对老年人身体情况、情绪状态和意愿进行评估，如果情绪不稳定，要先进行心理疏导再进行训练活动。如果没有训练意愿，不可强迫进行 （4）操作后，再次与老年人家属沟通，要求家属尽量让老年人自己叠被子，当老年人完成有困难时，可以提醒或给予适当帮助，尽量不要包办代替，以维持老年人进行家务劳动的活动能力 （5）操作全过程要有耐心，体现对老年人的尊重及人文关怀，保证老年人安全

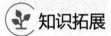 知识拓展

指导失智老年人进行家务劳动训练相关知识

1. 失智症丧失家务劳动能力的特点

失智症除了记忆力、计算力、判断力、思考能力下降和注意力不集中以外，还会影响生活的方方面面。随着病情的发展，失智症老年人处理家务劳动的能力也会逐渐下降，从忘记某个步骤开始，逐渐使原本非常熟悉的家务活被一点一点地忘却，直到完全丧失劳动能力。

2. 鼓励坚持家务劳动以延缓病情进展

在失智的早期，老年人仍然保持着许多做家务活的能力，为了延缓病情进展，应鼓励老年人坚持力所能及的家务劳动。在进行家务劳动训练之前，照护员有一个很重要任务，就是发现老年人还能做什么。只有发现他（她）还能做什么，才能根据他（她）的能力去进行指导，以引起他（她）的兴趣，把他（她）剩余的能力发挥出来，让他（她）仍然拥有生活的信心和满足感。

例如发现老年人还有整理床单位的兴趣和能力，可以从叠被子开始，指导老年人坚持这种活动。在指导老年人叠被子的时候，可以按照我们设计的步骤叠成方块形。但是当老年人习惯于叠成长条形时，我们要尊重老年人的习惯，让他（她）自己选择，按照自己的喜好去做好他（她）喜欢的事情。有些老年人可能已经不能判断自己叠得是否整齐，此时，不要逼迫他（她）做超过能力范围的事情，即使叠得不好，只要他（她）去做，就要给予表扬和鼓励，避免老年人因为挫折或压力引起焦虑情绪，从而抗拒训练。因为只有他（她）接受训练，坚持做事，才能维持活动能力，延缓功能丧失的速度。

3. 对失智老年人进行训练要反复进行

短时记忆对学习非常重要，有认知障碍的老年人，在早期，短时记忆就会下降，一般情况下很难再学习新知识。但是，这不等于他们没有学习新知识的愿望，他们和其他人一样，也喜欢新事物，也喜欢与人交流，也喜欢动手做事情，但是他们很难形成长时记忆，千万不要认为你今天教会他们的事情，明天他们还会记住，没有人帮助，失智老年人很难独立完成一项工作。所以对失智老年人进行训练时要反复进行。在他们还能听懂你的话，还能进行活动的时候，要注意不厌其烦地对他们反复交代，尽量引导他们多学习、多做一些简单的家务劳动。如果他们操作有困难，可以给予提醒和帮助。但要注意，千万不能包办代替，因为所有的包办代替，都会促进老年人认知障碍的快速发展。

4. 进行家务劳动训练要注意安全

家务劳动训练项目有很多。为失智老年人选择训练项目时，要注意做到安全第一，例如整理床单位、擦桌子、拖地板、整理书籍、洗小件衣服、叠衣服、洗碗等，可以一边指导，一边让老年人独立进行。但是进行做饭、烧开水、晾晒衣服、熨烫衣服、使用微波炉或粉碎机等训练时，照护员必须陪伴在旁，协助进行，避免发生危险。

5. 训练活动要在家属的理解和支持下进行

将家务劳动训练的目的和注意事项告知家属，在家属的理解和支持下进行，最好指导家属随时对老年人进行训练。

技能120 指导失智老年人社会活动训练

一、情境导入

庞爷爷，76岁，退休工程师。3个月前，突然发生额颞叶脑出血进行手术治疗。目前神志清楚，四肢活动良好，言语缓慢，阅读困难，有命名性失语，为此郁闷焦虑，退出微信群，不愿与人交往。MMSE 评估 24 分，诊断为轻度失智，为了延缓认知功能下降，医师鼓励其参加社会活动。今有同学聚会，家属希望老年人参加，现在请照护员陪同庞爷爷参加聚会活动。

二、操作步骤

步骤		指导失智老年人社会活动训练技能操作流程
步骤1	工作准备	（1）环境准备：聚会场所宽敞、温馨、明亮、安全，温湿度适宜 （2）照护员准备 ①着装整齐，工作态度良好，用七步洗手法洗净双手 ②掌握社会活动训练的基本知识和技能 ③提前与老年人及其家属策划活动方案，了解参加聚会老同学的姓名、性别、爱好、认知及活动能力等 ④与老年人说明训练时间以老年人能够耐受为准 （3）老年人准备：早餐后，坐在客厅沙发上休息 （4）用物准备：老年人外衣、防滑鞋、手绢或面巾纸、手机、钱适量、A4纸适量、签字笔适量
步骤2	沟通交流	（1）照护员轻敲房门，进门后穿上鞋套，进入客厅，与老年人及其家属交流。"爷爷好！吃过早餐了是不是？今天，我陪您参加老同学聚会好不好？"与失智老年人交流，最好使用闭合式提问法 （2）如果老年人拒绝或者面露难色，要先疏导不良情绪。如："爷爷，您虽然得了病，但是恢复得很好，比那些躺在床上的好多了。""您的老同学都希望见到您呢。""我想，您也是想念老同学的。""医师说了，你要多参加活动，多与人接触，多讲话，这样会恢复得更快。" （3）评估神志思维清晰，讲话缓慢但是能够交流，四肢活动无障碍。情绪消极，疏导后好转，能配合操作
步骤3	活动实施	（1）穿衣服出门 ①引导老年人穿好外衣，穿好防滑鞋，梳理整齐头发，到镜子前询问老年人对仪容仪表是否满意 ②引导老年人打开房门，出门下楼梯 （2）乘坐公交车 ①"爷爷，今天天气很好，咱们到车站乘公交车好吗？一方面活动一下，另一方面晒晒太阳，呼吸下新鲜空气。"动员老年人尽量多活动，以增强肌肉力量和关节活动能力 ②引导老年人上车，照护员在老年人身后保护，再指导打卡、到座位上坐稳 ③到站后，引导老年人走到车门口，照护员下车保护老年人下车

步骤		指导失智老年人社会活动训练技能操作流程
步骤3	活动实施	（3）到达聚会场所 ①"爷爷，您的老同学都到了，您过去与他们打个招呼好吗？"引导老年人到每一个老同学面前，叫出每一个同学的姓名 ②当老年人叫不出同学姓名时，要及时提醒，避免老年人羞愧，影响聚会兴趣 ③引导老年人到餐桌前的座位上坐稳、喝茶 （4）参与聚会活动 ①引导老年人多与老同学讲话，回忆过去的美好时光。如果苏爷爷言语不利，照护员及时提醒，避免窘迫，使老年人保持好心情 ②引导参加聚会的老年人参与趣味游戏活动。例如：取出提前准备好的A4纸和签字笔，让老年人在纸上签名，或者写出一句有意义的话，或者一句美好的诗词等，以留作聚会纪念 ③当书写不利时，照护员可以在另一张纸上写下来，必要时在字的旁边标注汉语拼音，让老年人识别、记忆、书写 ④安排吃饭，指导苏爷爷讲出菜名 ⑤拍照留念，并按照顺序写好聚会老同学姓名，随后将照片和姓名卡片插入相册，必要时将聚会中有意义的事情写成故事也插入相册，供老年人识别、阅读、回忆 （5）活动过程中观察、询问老年人感受。发现老年人疲惫，立即停止活动，安排休息 （6）对老年人进行社会活动训练的项目有很多，例如家庭聚会、老朋友聚会、社区活动等。选择项目要根据老年人认知功能和活动能力进行。并且要循序渐进，慢慢进行，避免因为急于求成引起老年人兴趣降低，影响训练 （7）对老年人的良好表现及时提出表扬和鼓励。如："爷爷真棒，讲话越来越流利，认识的字越来越多，这样下去很快就恢复了。"以维持老年人参加训练的兴致 （8）训练完毕，安排老年人回家休息
步骤4	整理记录	（1）照护员与家属交流，让家属了解老年人参加聚会的表现，以配合训练 （2）照护员洗手。记录训练活动时间、内容、老年人表现、预约下次训练的时间和改进措施
注意事项		（1）根据老年人认知功能、文化程度、活动能力，制订社会活动训练方案 （2）提前与家属沟通交流，签订照护协议，以保障双方合法权益 （3）活动前对老年人身体情况、情绪状态和意愿进行评估，如果情绪不稳定，要先进行心理疏导再进行训练活动。如果没有训练意愿，不可强迫进行 （4）操作后，再次与家属沟通，让家属了解老年人参加社会活动表现，要求家属配合训练，维持和促进老年人参与社会活动的能力 （5）操作全过程要有耐心，保持乐观，注意安全，体现对老年人的尊重及人文关怀

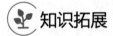 知识拓展

失智症的照护重点与原则

　　失智症是一种因脑部伤害或疾病所导致的渐进性认知功能退化性表现。发病人群以65岁以上的老年人为主。根据世界卫生组织的预测，到2050年，失智症患者人数可能达到一亿以上。

　　中国失智症患者人数已居世界第一，同时也是全球增速最快的国家/地区之一。根据数据统计，目前中国失智症已经超过1000万人。

　　失智症呈慢性渐进性发展，随着时间的推移，病情逐渐加重，病程长达10～20年，可分为三个阶段：轻度、中度和重度。到了中晚期，其智能损害的程度足以干扰社会、职业、日常活动和自我照顾能力。

　　失智症的防治和护理已引起我国医学界、全社会的广泛重视。加强失智症问题研究，解决失智症照护问题，提升服务水平，对提高失智症患者的生活质量，促进家庭与社会和谐，都具有非常重要的意义。

　　失智症老年人在不同的病程期间，都有其照护的重点与原则，在患病的早期，以下原则可供参考。

①失智症可以夺去老年人部分能力，但是他仍可保存有很多功能，例如能讲话、能交流、能自己洗漱、能如厕、能拖地擦桌子、能整理床铺、能洗小件衣服等。此时，照护重点要放在鼓励他去做会做的事情上，尽量让他去干他会的活儿或者参加力所能及的活动，发挥他的主观能动性，维持他的活动能力。

②要为失智老年人安排规律的作息时间，定时吃饭、睡觉，养成每天散步、晒太阳、运动的习惯。规律的生活能改善失智老年人的情绪和夜间睡眠质量。

③要创造机会让失智老年人参与家庭、同学、朋友聚会或社区活动等。参加一定的社会活动，可以扩大人际关系交往范围，获取丰富的信息以充实自己的精神生活。

④定时创造让老年人觉得自己有价值的体验，在安全保障下，允许老年人做他想做的事情，并且适度调整做事结果的标准，减少对失智老年人的控制，允许他有较多的自由来安排自己的行动。

⑤失智老年人原本会做的事情，患病后可能不会做了，照护员可以提醒他做，指导他做。若是失智者拒绝做时，不要强迫，先对他依从，再使用转移法转移注意力，待他情绪稳定时再尝试另一种方式引导他去做好。为维持老年人的做事能力，尽量鼓励他自己做好，必要时才替他做，避免包办代替。

⑥要维护失智老年人的尊严，与老年人交流，不要以对待孩子的口气讲话，但是要以疼爱孩子的心情去爱他、赞美他。在可以接受的范围内，多以非语言方式传达温暖与关怀。

⑦照护者对失智老年人的过去要有所了解，例如家庭背景、文化程度、生活及工作经历，以在照护过程中尽量配合老年人的习惯和喜好，与老年人互动。谈话时多讲他熟悉的、喜欢的往事，以维持言语能力并促进愉悦的情绪。

⑧要注意世上没有两片一模一样的叶子，同时也没有两位一模一样的患者。照护者要尊重每一位失智者的独特性。随着时间推移，失智老年人的状况会随病程而改变，照护员要按照老年人的状态和需求，随时调整照护措施。

⑨失智老年人由于短时记忆下降，今天教会的事情，明天很难再记住，面对反复讲解、叙述和老年人随时表现出的异常精神和行为，照护员的耐心非常重要。但是照护员在情绪不稳定时，要注意多运用团体资源，让自己有调整心情的机会。所以照护者除了掌握照护失智老年人的技能，也要具备照顾好自己的能力，因为只有照顾好自己才能更好地照顾别人。

⑩掌握与失智老年人的提问方式。对失智老年人提问要掌握方式。提问方式有两种，即封闭式提问方式和开放式提问方式。

a. 何谓封闭式提问。封闭式提问是指使用一个封闭性问题提出询问。对方可以用一个词或者一个短语来回答这个问题，封闭式提问容易回答，使提问者可以迅速得到答案，答案的内容具体而明确。例如："奶奶好，电视节目很好看是不是？""我带您做音乐活动，好不好？""我陪您做游戏好不好？""奶奶您教过的学生很多是不是？""我来陪您整理床铺好不好？""我陪您参加老同学聚会好不好？"而对方只要回答"是"与"不是"；"好"与"不好"即可。封闭式提问的谈话控制权在提问者一方。

b. 何谓开放式提问。开放式提问通常会引出一个很长的回答，如果提问者希望回答者讲出较长的内容，那这个提问就可以被定义为开放式提问。开放式提问一般以"是什么""为什么""怎么样"或者"请描述"等短语开头，是谈话过程中使用最多的提问方式。例如："奶奶好！我发现您今天心情不好，为什么呢？""爷爷，您觉得今天中午的饭菜怎么样？""奶奶，您觉得什么样的活动适合您呢？"开放式提问通常用于寻求对方的想法和反应，能帮助提问者获取不同于他人的观念和感觉，同时把谈话控制权交给对方，让对方开口讲话，说出自己要想表达的内容。

c. 多使用闭合式提问方式。失智老年人因为大脑控制语言功能受到破坏，造成了记忆力丧失和言语信息传入大脑处理的能力降低，所以出现语言空洞，找词困难的表现，为了不影响老年人情绪，维持良好沟通，最好使用简单句子进行交流，所以，对失智老年人询问时，最好使用闭合式提问方式。

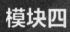

模块四	心理照护技能

项目十三　心理疏导

技能121　观察分析老年人不良情绪原因

一、情境导入

　　熊爷爷，79岁，退休教师，患慢性胃炎多年，身体虚弱，老伴半年前去世，儿子在外地工作。现在入住养老机构一周，住309室，单间，生活基本自理。观察老年人性格内向，情绪低沉，不爱讲话，一般独自在居室看书、看报、看电视，基本不运动，不与其他老年人交流。夜里睡眠不深，翻身次数较多。饮食由照护员送餐到居室，进食量较少。询问原因，说是心情不好，夜间睡不好，白天没有食欲，不想吃饭。通知家属带他到医院做相关检查，除了慢性胃炎，没有其他大病，故请照护员观察和分析老年人的不良情绪原因。

二、操作步骤

步骤		观察分析老年人不良情绪原因技能操作流程
步骤1	工作准备	（1）环境准备：清洁、整齐、安全、无异味，温湿度适宜，根据不同季节，一般室温保持在18～30℃，以避免受凉或中暑 （2）照护员准备：着装整齐，工作态度良好，用七步洗手法清洁双手，掌握对老年人不良情绪的原因进行观察和了解的常识 （3）老年人准备：午睡后坐在沙发上喝茶、看画报。评估神志清楚，情绪低沉，四肢能活动，有沟通的愿望，已处理大小便问题，能配合操作 （4）物品准备：记录单1份、笔1支
步骤2	沟通交流	（1）进入房间，坐在老年人对面椅子上，眼睛与老年人平视 （2）说明操作目的，取得配合。语速缓慢，语调适中，态度和蔼，言语亲切。通过与老年人谈话，从中了解老年人不良情绪原因 ①照护员："熊爷爷好，看画报啊？""我给您在杯子里加些水好吗？" 熊爷爷："好的。" ②照护员："爷爷您入住我们机构一周了，我觉得您心情不是很好，也很少见您出门活动，我想了解一下，您对我们机构的感觉怎样？有什么不满意吗？" 熊爷爷："没有不好，就是不爱动。" ③照护员："您看，这个时间其他老年人都到活动室去唱歌、写字、画画，或者做些健身运动，从来没看见您去，您喜欢什么活动呢？" 熊爷爷："这些都喜欢，以前当老师，写写画画是常事，现在没心情。" ④照护员："为什么没心情呢？能给我讲讲吗？" 熊爷爷："不好讲。" ⑤照护员："爷爷，您能住到我们院，是对我们的信任。我是您的责任照护员，很希望您在这里不仅能吃好、住好，还能愉快，如果您不开心，我会很难过，总觉得没有照顾好您，心里很内疚。""我今天过来和您聊聊天，希望您能高兴。" 熊爷爷："你还年轻，不了解老年人心情，看到你很善良，我也愿意和你说说话。" ⑥照护员："爷爷，我知道您家奶奶半年前去世了，您很难过。" 熊爷爷："是啊，老伴病了很多年，一直都是我照顾她，当时也觉得很累，但是，当她真的走了，心里就老想着她的好，总是放不下，心里郁闷。"

续表

步骤		观察分析老年人不良情绪原因技能操作流程
步骤2	沟通交流	⑦照护员："爷爷，您的心情我理解，我的爷爷奶奶也不在了，我经常想念他们。" 熊爷爷："老年人念旧，现在的事记不住，过去的事忘不了，想到过去心里不好受。" ⑧照护员："爷爷，我还知道您的儿子在外地工作，您见不到他，是否也想念他啊？" 熊爷爷："是啊，就这么一个孩子，从小培养他好好读书，研究生毕业留在外地工作了。""以前还常回来，现在年龄越大，工作越忙，还有他自己的家，就没有时间回来了。""其实，我住养老院，也是为了他，为了让他放心工作、生活，别惦记我。""但是，想起他，我心里也难过，老伴没了，好不容易培养大的儿子，也与我渐行渐远了。" ⑨照护员："爷爷，我看您吃饭很少，晚上睡觉也不沉，不舒服吗？" 熊爷爷："没有，心情不好，吃什么都没胃口，就不想吃了。夜里别想事还好，一想到老伴和儿子，一想到为了这个家，辛辛苦苦一辈子，到最后就剩我孤身一人，就睡不着了。" ⑩照护员："爷爷，谢谢您今天和我讲了这么多心里话，您这么信任我，我很感动，以后我经常陪您聊天好吗？" 熊爷爷："好的，人老了，怕别人嫌弃，不敢随便找人说话耽误人家时间，你能来和我聊天，我就不那么孤单了，谢谢你。"
步骤3	整理记录	（1）与老年人聊天完毕，根据老年人需求摆放舒适体位，安排老年人休息。为老年人清洁水杯，椅子放回原处，摆放整齐 （2）用七步洗手法洗净双手。记录观察时间和老年人的叙述
步骤4	分析原因	（1）被自己照顾的老伴去世了，丧失了原来所担当角色的情感，产生了失落感、孤独感 （2）辛辛苦苦培养成才的儿子不在身边，加重了失落感 （3）为了家庭付出了一辈子，老来剩下孤身一人，丧失希望，加重孤独感 （4）老伴去世，儿子不在身边，无奈入住养老机构，产生自卑感 （5）因为心情不佳导致食欲不振、睡眠不良、活动减少、身体虚弱加重。而身体的不适，进一步加重了不良情绪，形成恶性循环
注意事项		（1）与老年人交流，不要居高临下，取坐位与老年人平视，让对方有亲切感。每个人都有一个心理上的个人领地，为了提供安全感，应保持空间距离为50cm左右 （2）对老年人叙述的问题和看法，要注意倾听，不要急于做出判断和下结论，更不要随便打断老年人的讲话。倾听本身就是一个帮助老年人进行心理疏导的过程，可能通过一番絮絮叨叨的叙述，老年人的心情就会变得愉快起来 （3）观察老年人的神态，发现神情不安，立即调整交流方式，尽量创造一个轻松的氛围，避免老年人烦躁或紧张 （4）对老年人进行提问，为了不限制老年人倾诉自己的真实感受，避免过多使用闭合式问题。每次只提一个问题，避免提问太多影响集中思考。提问的语句尽量简单、明确，避免老年人因难以回答而引起反感，拒绝配合 （5）对观察内容要进行及时、详细、准确的记录并及时进行分析 （6）操作全过程要体现对老年人的尊重和人文关怀

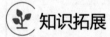 知识拓展

老年人常见不良情绪及其原因

1. 失落感

失落感是一种若有所失、无所事事又无所适从的感觉。老年人比较容易产生失落感。因为工作、生活环境的改变，社会、家庭角色的改变，使老年人放弃了多年来已经形成的习惯行为模式，丧失了原来所担当角色的情感，又不能很快适应新角色的生活规律，从而产生了失落感。

2. 孤独感

孤独感是指个体由于社会交往需求未得到满足而产生的一种寂寞、冷落、被遗弃的内心体验。老年人由于信息交流不畅，远离社会生活，体力渐衰，行动不便，老朋友逐渐不来

往，新朋友不易结交，尤其是丧偶、子女不在身边等原因，很容易产生孤独感。孤独感是老年人比较常见的消极情绪，严重的孤独感容易使老年人发生人格改变，对健康不利，影响寿命。

3. 自卑感

自卑感是一种不能自助的复杂情感。当一个人觉得自己的价值特性不如他人的价值特性时，就会产生自卑感。老年人离退休后，原有的社会地位发生了改变，出现了"英雄无用武之地"的感觉；逐渐的衰老使身体功能不断下降，出现了"心有余而力不足"的现象，这些问题让老年人自尊心受挫，误以为自身价值已经丧失，久而久之就会低估自己甚至看不起自己。这种自卑感一旦形成，老年人会对自己的能力和所做的事情产生怀疑，表现出外表淡漠，内心焦虑的情绪。

4. 恐惧感

随着身体的老化，随着生理、心理功能的减退，一旦生病，老年人通常会产生恐惧感。其实对于疾病和死亡的恐惧，不仅老年人有，很多人都有。因为人只要有一点疾病，都可能会让自己不舒服，进而产生很多想法，变得害怕衰老，害怕生病，害怕死亡，害怕变成家庭的累赘。实际上老年人的很多"病"不一定就是病，只是老了而已。作为长期照护员要帮助老年人克服这样的恐惧心理，让老年人安度晚年。

技能122　制订改善老年人不良情绪计划

一、情境导入

纪爷爷，79岁，退休教师，患慢性胃炎多年，身体虚弱，现入住养老机构一周，住309室，单间，生活基本自理。观察老年人不爱讲话，情绪低沉，一般独自在居室看书、看报、看电视，基本不与其他老年人交流，也不外出运动。夜里睡眠不深，翻身次数较多。饮食由照护员送餐到居室，进食较少，有下午喝茶的习惯。询问原因，说是没有食欲，不想吃。通知家属带领他到医院做相关检查，除了慢性胃炎，没有其他大病。通过交流，了解到老年人以前有书法和打太极拳爱好，现在因为常年被自己照顾的老伴去世，含辛茹苦培养长大的儿子在外地工作，感到孤独，故请照护员制订改善老年人不良情绪计划。

二、操作步骤

步骤		制订改善老年人不良情绪计划技能操作流程
步骤1	工作准备	（1）环境准备：清洁、整齐、安全、无异味，温湿度适宜，根据不同季节，一般室温保持在18～30℃，以避免受凉或中暑 （2）照护员准备：着装整齐，工作态度良好，用七步洗手法清洁双手，掌握为老年人制订改善不良情绪计划并落实的技能 （3）老年人准备：午睡后坐在沙发上喝茶、看电视。评估神志清楚，情绪低沉，经疏导后好转。活动能力良好，有参与制订改善不良情绪计划的愿望，已处理大小便问题，能配合操作 （4）物品准备：记录单1份、签字笔1支
步骤2	沟通交流	（1）进入房间，坐在老年人对面椅子上，眼睛与老年人平视 （2）说明操作目的，取得配合。语速缓慢，语调适中，态度和蔼，言语亲切。动员老年人参与制订改善不良情绪计划并且落实 ①照护员："爷爷好，看电视啊？""茶水凉了，我给您加些热水好吗？" 纪爷爷："好的。"

续表

步骤		制订改善老年人不良情绪计划技能操作流程
步骤2	沟通交流	② 照护员："爷爷，昨天我们聊了很长时间，回去后，我反复考虑，还是想和您讲讲话，希望爷爷能生活得更好。""奶奶虽然走了，但是生前能得到您无微不至的照顾，我觉得奶奶是幸福的。""我想奶奶也希望您幸福快乐。" 纪爷爷："是的。" ③ 照护员："您把儿子培养得那么好，虽然人在外地工作，我觉得他的心一直是牵挂您的，只是忠孝不能两全而已。""您住养老院，不就是不想让他为您担心嘛。""但是，如果儿子知道您不愉快，他肯定是不放心的，为此耽误了工作，影响了生活，岂不是辜负了您的期望？" 纪爷爷："是的。" ④ 照护员："那我们先分析一下您不高兴的原因好吗？" 纪爷爷："嗯。" "爷爷，您是不是在奶奶去世后，觉得很失落、很孤独？" 纪爷爷："是的。" ⑤ 照护员："爷爷，其实，我也有亲戚离世的经历，我也觉得很难过，很失落，但是，人活着，日子还得过下去，您就是为了儿子，也要好好活着。" 纪爷爷："是啊。" ⑥ 照护员："您觉得住在这里挺好的，我是您的护理员，我把您当爷爷，您把我当孙女好吗？" 纪爷爷："好啊。" ⑦ 照护员："爷爷您心情不好，导致食欲不振、睡眠不良；因为活动减少，使身体虚弱加重；因为全身无力又进一步加重了不良情绪；这样下去对健康不利。我给您制订一个计划，咱换一个活法，让身体和心情都好起来，好吗？" 纪爷爷："好吧。"
步骤3	制订计划	（1）改善失落感：纪爷爷是退休教师，有书法爱好，每天早餐后安排写毛笔字活动，每次30～60min。通过写字，恢复爱好，转移注意力，增加生活乐趣，使心情平静，改善失落感 （2）改善孤独感：每天午睡后带领老年人到活动室参加太极拳活动，每次30～40min，让老人在锻炼身体的同时扩大交流，融入集体。同时，征得老年人及其儿子同意，定时通过视频通话、见面，改善孤独感 （3）改善自卑感：搜集老人和儿子的照片，为老年人做一个相册，让老人回忆过去的辉煌，体会儿子的成长和成就，增强自豪感，改善自卑感 （4）改善食欲不振：根据老年人需求调整饮食口味，以改善食欲不振，增加进食量，保证营养，促进身体健康 （5）改善睡眠不良：增加日间活动量，避免下午喝茶，影响睡眠。睡前为老人用温水泡脚，增强舒适感，促进睡眠 （6）将制订好的计划让老年人过目，征得老人的理解和同意
步骤4	整理记录	（1）根据老年人需求摆放舒适体位，安排老年人休息。为老年人清洁水杯。椅子放回原处，摆放整齐 （2）用七步洗手法洗净双手。记录制定计划时间和计划内容
注意事项		（1）与老年人交流，不要居高临下，取坐位与老年人平视，让对方有亲切感。每个人都有一个心理上的个人领地，为了提供安全感，应保持空间距离为50cm左右 （2）对老年人讲话，态度要和蔼，语言要亲切，语速相对缓慢，语调适中，根据老年人文化程度、理解能力选择用词、用语 （3）要根据老年人的喜好和能力制订改善计划。计划的制订要便于落实 （4）制订计划要多专业参与，例如相关的医师、护士、康复师、照护员等，以使计划切实可行并且安全有效 （5）制订计划要有老年人及其家属参与，以取得理解和同意 （6）操作全过程要体现对老年人的尊重和人文关怀

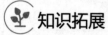 知识拓展

"情绪"与"健康"

什么是健康？世界卫生组织的定义是：健康不仅仅是没有疾病，而是包括三个方面，即身体健康、心理健康和社会功能良好。这三方面都健康，才是全面的健康。三者互相促进、

互相影响。心理健康促进身体健康，身体健康促进心理健康，只有心理和身体都健康才能生活愉快，安康长寿。

人的心理和生理是密切相连的，作为心理活动之一的情绪，会通过神经和内分泌系统使生理发生一系列变化。心情愉快，血液中会增加有益于健康的化学物质；情绪恶劣，血液中会产生有损健康的化学物质。良好的情绪能促进血液循环，维持心、脑、肾功能正常，使人面色红润，精神焕发。而恶劣的情绪会损害神经组织和心血管组织，引起很多疾病。与情绪有关的常见疾病有：

1. 头痛

头痛并非一定是脑子里有病。颅内只有血管、脑膜和少数神经有痛觉，而头部绝大部分疼痛感觉区在颅外的头皮、肌肉和血管等组织上。脑子里有占位性病变或血管病变可以引起头痛，但是，研究显示，有99%的头痛患者患的是神经性头痛。患有神经性头痛的老人往往敏感多疑，固执己见，不愿与人交往，而且胆小怕事，谨小慎微，爱钻牛角尖，遇到不称心的事往往想不开，造成额部、头部和颈部的肌肉收缩，时间长了就产生了紧张性头痛。

2. 高血压

血压的形成需要三个因素：心脏的收缩力；血管的弹性；血液的容量。人在紧张、忧虑、恐惧、愤怒的情绪下，心肌收缩力加强，血管痉挛，导致血压增高，久而久之，引起人体神经内分泌系统对血压的调节发生改变，形成高血压病。

3. 冠心病

心脏是循环系统的动力中心，它的血液供应依靠冠状动脉，如果长期性情急躁，好与人争，可能会引起神经内分泌的改变，引起脂肪代谢紊乱，血液中胆固醇增高。一些脂类物质沉积于冠状动脉管壁，使管腔变细、变硬，发生冠状动脉粥样硬化，导致冠心病。

4. 胃十二指肠溃疡

人们很早就注意到情绪对消化系统的影响：只要心情不好，首先影响食欲，再好的饭也味同嚼蜡，所谓"愁得茶饭不思""急得五脏俱焚""悲伤得肝肠寸断"，都说明了胃肠是最能表达情绪的地方。不良的情绪影响胃液的正常分泌和胃的正常运动，使胃酸分泌过多，容易发生胃十二指肠溃疡。

5. 溃疡性结肠炎

结肠的主要功能是吸收水分，长期紧张、焦虑、愤怒、恐惧可使神经内分泌系统失调刺激肠蠕动，使结肠持续性收缩，造成肠腔变窄，肠黏膜分泌增多，肠黏膜血管变脆，导致结肠下端和直肠的黏膜发生溃疡、化脓、出血，形成溃疡性结肠炎。

6. 癌症

对癌症患者的统计表明，3/5的患者在得癌症前都受过情绪上的打击，有专家认为："情绪是癌细胞的促活剂。"调查显示：癌症患者往往是两种极端性格的人。要么性格急躁，缺乏修养，争强好胜，咄咄逼人。要么性格郁闷，感情矛盾，沉默寡言，孤僻离群。不良的情绪造成精神上的压力，长期精神压力过重，使人免疫力降低，诱发癌症。

项目十四　心理保健

技能123　对老年人异常情绪进行评估

一、情境导入

舒爷爷，76岁，大学文化，与老伴同住。退休后，定期参加老年大学书法活动。近半年，突然精力明显减退，对生活丧失兴趣，感冒、关节疼痛、大便干结等问题时常发生，多次去医院检查，无明显慢性疾病。为此心情烦闷，怀疑得了不治之症，任凭医师劝说，总觉得要有大祸临头，没有愉快感。最近1个月，食欲不振，入睡困难，不再参加书法活动。老伴请照护员对老年人异常情绪进行评估，判断是否有抑郁症存在。

二、操作步骤

步骤		对老年人异常情绪进行评估技能操作流程
步骤 1	工作准备	（1）环境准备：清洁、整齐、安全、无异味，温湿度适宜，根据不同季节，一般室温保持在18～30℃，以避免受凉或中暑 （2）照护员准备：着装整齐，工作态度良好，用七步洗手法清洁双手，掌握对老年人异常情绪进行评估的技能 （3）老年人准备：午睡后坐在桌子前看电视。评估神志清楚，情绪低沉，四肢能活动，有接受对异常情绪进行评估的愿望，已处理大小便问题，能配合操作 （4）物品准备：抑郁量表1份，记录单1份，签字笔1支
步骤 2	沟通交流	（1）携带物品进入老年人房间，与老年人打招呼"爷爷好！看电视啊，我过来陪您聊天好吗？"搬一把椅子，在桌子面前坐好，与老年人平视 （2）说明操作目的，取得配合。态度和蔼，言语亲切。"爷爷，我听说您最近心情不好，今天我们做个游戏，我来问，您来答，我们找找原因，想办法解决好吗？"
步骤 3	抑郁状态评估	（1）"爷爷好！我现在问您几个问题，您来回答好吗？" ①"您对生活基本上满意吗？" ②"您不喜欢活动和以前的兴趣了吗？" ③"您觉得生活空虚吗？" ④"您感到厌倦吗？" ⑤"觉得未来有希望吗？" ⑥"您常因为脑子里有一些想法摆脱不掉而烦恼吗？" ⑦"您大部分时间精力充沛吗？" ⑧"您害怕会有不幸的事落到自己头上吗？" ⑨"您大部分时间感到幸福吗？" ⑩"您常常感到孤立无援吗？" 让老年人回答是或不是并标注，回答完毕，安排老年人适当休息、喝水、活动 （2）"爷爷好！我再问您几个问题好吗？" ⑪"您经常坐立不安，心烦意乱吗？" ⑫"您希望待在家里而不愿去做些新鲜事吗？" ⑬"您常常担心将来吗？" ⑭"您觉得记忆力比以前差吗？" ⑮"您觉得现在活着很惬意吗？" ⑯"您常感到心情沉重、郁闷吗？" ⑰"您觉得像现在这样活着毫无意义吗？" ⑱"您总为过去的事忧愁吗？" ⑲"您觉得生活很令人兴奋吗？" ⑳"您开始一件新的工作很困难吗？" 让老年人回答是或不是并标注，回答完毕，安排老年人适当休息、喝水、活动 （3）"爷爷好！最后我再问您10个问题好吗？" ㉑"您觉得生活充满活力吗？" ㉒"您觉得自己的处境已毫无希望吗？" ㉓"您觉得大多数人比自己强得多吗？" ㉔"您常为一些小事伤心吗？" ㉕"您常常觉得想哭吗？" ㉖"您集中精力有困难吗？" ㉗"您早晨起来觉得很快活吗？" ㉘"您希望避开聚会吗？" ㉙"您对一件事情做决定很容易吗？" ㉚"您头脑像往常一样清晰吗？" 让老年人回答是或不是并标注。全部问题回答完毕，安排老年人休息、喝水、活动，向老年人表示感谢。"爷爷好！谢谢您今天回答我这么多问题。"

续表

步骤		对老年人异常情绪进行评估技能操作流程
步骤4	评分判断	（1）老年抑郁量表中的30个条目，其中有10个条目：1、5、7、9、15、19、21、27、29、30是反序计分，即：回答"是"计"0"分，回答"不是"计"1"分 （2）再把30个条目的得分相加，得到总分 （3）总分范围为0～30分。0～10分为正常；11～20分为轻度抑郁；21～30分为中重度抑郁。根据评分标准计分，判断抑郁程度
步骤5	整理记录	（1）评估完毕，安排老年人休息，座椅归位，保持老年人居室干净整齐 （2）用七步洗手法洗净双手，按要求填写评估记录
注意事项		（1）熟悉老年抑郁量表评估内容、方法和标准 （2）操作前要评估老年人意愿、身体及情绪状态，老年人无意愿时不可强迫进行 （3）需要老年人自己独立回答每个问题，照护员不可代替 （4）老年人感到疲劳时要及时安排休息。情绪不良时，要停止评估，及时疏导和安抚 （5）操作全过程要耐心、体贴、礼貌，体现尊重和人文关怀

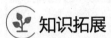

知识拓展

对老年人异常情绪进行抑郁评估

在老年人特有的精神障碍疾病中，抑郁症是一种常见的情感性障碍，由各种原因引起，以心境低落为主。可表现为闷闷不乐、郁郁寡欢到悲痛欲绝，严重者可出现幻觉、妄想等精神症状。老年抑郁症作为一种常见的心理疾病，中科院的调研结果显示：60岁以上老年人大约15%患有抑郁症；55岁以上老年人罹患抑郁症的比例高达10%～15%；在患有躯体疾病的老年人中抑郁症的发生率高达50%～55%；女性的发病率高于男性。主要发病原因与遗传因素、环境因素、性格因素、服药因素有关。常见的表现有以下几个方面。

① 对日常生活丧失兴趣，无愉快感。

② 精力明显减退，无原因持续疲乏感。

③ 动作明显缓慢，焦虑不安，易发脾气。

④ 自我评价过低，自责或内疚，负罪感。

⑤ 思维迟缓或自觉思维能力明显下降。

⑥ 反复出现自杀想法或行为。

⑦ 失眠或睡眠过多。

⑧ 食欲不振或体重减轻。

老年抑郁量表（GDS）

如果发现老年人有持续两周以上的情绪异常，并伴有以上症状中的几项，就要警惕老年抑郁的可能，要尽早使用老年抑郁量表（GDS），进行抑郁筛查，以早期发现，早期治疗。

技能124　对老年人进行健康心理宣教

一、情境导入

屈爷爷，77岁，最近因为腰腿疼出现了焦虑心理。在他的照护员与其他老年人聊天时，发现也有一些人因为并不严重的老年病而情绪消沉。为了避免老年人因为心理问题影响身体健康，其所在社区邀请长期照护员为老年人进行健康心理宣教。

二、操作步骤

步骤		对老年人进行健康心理宣教技能操作流程
步骤1	工作准备	（1）环境准备：会议室清洁、整齐、安全、无异味，温湿度适宜，根据不同季节，一般室温保持在18～30℃，以避免受凉或中暑 （2）照护员准备 ①做好语言准备。宣教语言具备逻辑性、形象性、感染性、趣味性、清晰性、启发性 ②做好时间准备。一节课需要讲多长时间，多少内容，做到心中有数 ③做好姿势准备。讲课时站立要稳，但是不能呆板，可稳重地活动脚步，以吸引听课者的注意力 ④做好衣着准备。服装以整洁、朴素、大方为原则 ⑤宣教态度良好，用七步洗手法清洁双手，做好PPT课件 （3）老年人准备：上午10点，组织社区老年人20～30位，在会议室课桌前坐好 （4）物品准备：屏幕、音响、电脑、优盘、麦克风等
步骤2	沟通交流	（1）携带优盘进入会议室，与老年人打招呼"爷爷好！奶奶好！欢迎大家来听课。" （2）将优盘插入电脑，播放PPT课件。说明宣教题目与内容，取得配合。态度和蔼，言语亲切
步骤3	宣教实施	（1）例如："爷爷、奶奶，今天由我来给大家讲课，我给大家讲课的题目是《老年人如何保持心理健康》，学习内容有三个：第一，心理健康的概念；第二，情绪对健康的影响；第三，老年人保持心理健康的方法 （2）首先讲第一个学习内容：心理健康的概念 ①第一，健康的概念 ②第二，心理健康的概念 （3）第二个学习内容是：情绪对健康的影响 ①心理和生理密切相关 ②情绪与人体功能 ③情绪与健康 （4）最后讲第三个学习内容：老年人保持心理健康的方法 ①保持良好认知功能 ②充分地了解自己 ③保持平和的心态 ④处理好人际关系 ⑤保持愉悦的心情 ⑥保持与外界接触 ⑦保持正常的行为
步骤4	整理记录	（1）宣教完毕，征求意见，解答问题，安排老年人休息。将物品、桌椅归位，保持会议室干净整齐 （2）用七步洗手法洗净双手。记录健康知识宣教时间、宣教内容、老年人反应等
注意事项		（1）熟悉老年人常见心理问题，能有针对性地对老年人进行健康宣教 （2）按规定时间进行宣教，不能迟到，要提前到达，帮助老年人在会议室坐好 （3）宣教内容应通俗易懂，不要过多使用专业术语，避免老年人听不懂 （4）走上讲台后不要急于开讲，先环顾四周，增强自信，引起老年人注意并保持听讲秩序 （5）时间不宜太长，一般30～50min，避免老年人疲劳，影响宣教效果 （6）操作全过程要谦逊、礼貌，体现对老年人的尊重和人文关怀

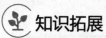 知识拓展

老年人保持心理健康的方法

一、保持良好认知功能

认知功能决定了老年人的社会功能和生活质量，是老年期最为重要的健康标准之一。老年人认知功能正常表现为：记忆力正常，感知觉正常，定向力正常，思维逻辑清晰，做事果

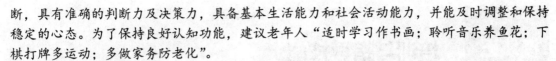

断，具有准确的判断力及决策力，具备基本生活能力和社会活动能力，并能及时调整和保持稳定的心态。为了保持良好认知功能，建议老年人"适时学习作书画；聆听音乐养鱼花；下棋打牌多运动；多做家务防老化"。

二、充分地了解自己

充分地了解自己，是能够客观分析自己的能力，并作出恰如其分的判断。能否对自己能力做出客观正确的判断，对老年人情绪有很大的影响。如果过高地估计自己的能力，勉强去做超过自己能力的事情，会因为得不到想象中的预期结果，使自己的精神遭受失败的打击。或者过低估计自己的能力，因缺乏信心而沮丧。为了避免心态失衡，建议老年人"无事能澄然，有事能斩然，得志能淡然，失意也泰然，凡事想得开，坦然度晚年"。

三、保持平和的心态

人到老年，生理功能下降，某些疾病增加，此时保持一个平和的心态尤为重要。其实所谓很多病，不一定是"病"了，而是"老"了，比如动脉硬化、骨质疏松、腰腿疼、消化不良、前列腺肥大等。衰老是一种自然规律，如同花开花谢，日出日落，不可避免。老年人应该正确面对自己的衰老，别把正常的衰老当成"病"，更别和年轻人比较查体数据。北京医院王建业教授讲，老年人有些体检指标不正常，但经过治疗后能达到基本正常的水平，他就是健康老人。举个例子，如果一个老年人血压高，但按时服用降压药，血压可以控制在130/85mmHg 或者 140/90mmHg，他就是健康老人。有些老年人不服老，总和年轻时代较劲，达不到年轻人的指标，就自怨自艾、沮丧、焦虑、恐惧等。而心理健康的老年人却能积极、乐观地面对衰老，凡事顺其自然。做到"遵循规律，安然生活"。

四、处理好人际关系

人际关系的融洽与否，对人的心理健康影响较大。融洽和谐的人际关系表现为：乐于与人交往，能与家人保持情感上的融洽并得到家人发自内心的理解和尊重；有自己知心的朋友，在交往中能保持独立而完整的人格；能有自知之明，不卑不亢；能客观评价他人，取人之长补己之短，做到"宽以待人，友好相处；乐于帮助人，也乐于接受他人帮助"。

五、保持愉悦的心情

据统计，老年人最严重的心理疾病为抑郁症。其原因有很多，包括疾病影响、离退休后的心理落差等。而心理健康的老年人则任何时候都能想得开、看得开，能适度表达和释放不愉快的情绪，保持心情愉快。广泛的兴趣爱好是缓解不良情绪的"良药"，建议做到"热爱自然看山水，聊天散心交老友"。

六、保持与外界接触

保持与外界环境接触，不仅丰富自己的精神生活，还可以调整自己的行为，以便更好地适应环境。与外界环境保持接触包括三个方面，即与自然、社会和人的接触。老年人退休在家，有着过多的空闲时间，无所事事时常常产生抑郁或焦虑。如今的老年活动中心、老年文化活动站以及老年大学都为老年人接触外界环境提供了条件。心理健康的老年人一般能做到"保持外界接触，乐于社会活动"。

七、保持正常的行为

能坚持正常的生活，保持正常的行为，在学习、娱乐、交友等活动中做到乐观、恬静、豁达、宽容，其一切行为符合自己的年龄特征以及在各种场合的身份和角色。做到"享受生活，乐在其中"。

模块五　培训与指导技能

项目十五　老年人家属培训指导

技能125　对患有脑梗死后遗症老年人的家属进行照护理论培训

一、情境导入

项爷爷，78岁，3个月前，突然意识恍惚，左侧肢体活动不灵，急送医院诊断为脑梗死，经治疗后出院回家休养，最近办理了家庭病床。今天照护员上门随访，见老人卧床，喝水、吃饭、如厕、洗漱等所有生活活动均由家属照顾。评估生命体征稳定，意识清楚，能沟通交流，左侧上下肢肌力3级，右侧活动良好，帮助下能翻身和坐立。为了促进患侧肢体功能恢复，避免健侧肢体发生废用综合征，维持生活活动能力，请照护员对老人家属进行脑梗死患者照护理论培训。

二、操作步骤

步骤		对患有脑梗死后遗症老年人的家属进行照护理论培训技能操作流程
步骤1	工作准备	（1）环境准备：老年人居室清洁、整齐、安全、无异味，温湿度适宜，根据不同季节，一般室温保持在18～30℃，以避免受凉或中暑 （2）照护员准备 ①清洁准备。进入居室之前穿好鞋套，用七步洗手法洗净双手 ②衣着准备。服装以整洁、朴素、大方为原则 ③语言准备。培训语言具备逻辑性、感染性、趣味性、清晰性、启发性，将有关专业知识用最通俗的语言让家属理解 ④培训内容准备。每次培训内容不宜过多，要有针对性，避免家属不感兴趣而影响效果 ⑤时间准备。照护理论培训时间一般为30～50min ⑥姿势准备。与家属相对而坐，保持50～100cm距离 ⑦培训材料准备。必要时准备理论培训手册，送给家属复习 （3）家属准备：10:00，在家中客厅沙发上坐好 （4）物品准备：沙发、椅子、水杯、餐巾纸、签字笔、记录簿、培训手册等
步骤2	沟通交流	（1）携带签字笔、记录簿、健康教育手册进入客厅。"阿姨叔叔好，现在我们讨论一下康爷爷的照护问题好吗？"征得家属同意，取椅子与家属相对而坐 （2）"爷爷虽然得了脑梗死，但是病情稳定，为了预防后遗症和废用综合征，力所能及的活动应该让老年人自己来做，不应该包办代替。今天我们就了解一下为什么要让爷爷自己活动，好吗？"说明照护理论培训内容，取得配合。态度和蔼，言语亲切
步骤3	培训实施	（1）首先找出康爷爷健康问题 ①脑梗死3个月 ②目前生命体征稳定，意识清楚，能沟通交流，左侧上下肢肌力3级，右侧活动良好，帮助下能翻身，能坐立 ③卧床，所有生活活动均由家属包办代替 （2）脑梗死疾病基本知识培训 告诉家属，脑梗死是老年人常见病、多发病，存活者中有50%～70%会遗留残疾。因脑内栓塞的部位不同，出现的症状也有所不同。抢救治疗病情稳定后，需要后期照护，照护得当，可减少复发，减轻残疾

续表

步骤		对患有脑梗死后遗症老年人的家属进行照护理论培训技能操作流程
步骤3	培训实施	（3）脑梗死照护基本知识培训 ① 生活照护。患脑梗死以后，老年人因为病情恢复期长，会产生不安情绪。在生活上应给予周到而细致的照护，用照护来填补老年人体力、智力和意志方面的缺陷，帮助树立战胜疾病的信心 ② 康复照护。脑梗死后遗症包括肢体运动障碍、感觉障碍、语言障碍、吞咽障碍等。针对这些后遗症，应在康复师指导下进行康复照护，以改善老年人的活动能力，使老年人能够独立翻身、起坐，站立、行走以及独立完成日常生活活动，提高老年人的自理能力 ③ 预防复发照护。注意控制血压，将血压控制在正常水平，注意血压过高或过低都对病情不利。还要积极治疗其他基础疾病，例如高血脂、糖尿病、高尿酸等。并且注意改掉不良习惯，例如戒烟、戒酒、合理饮食、保持良好情绪等 （4）对康爷爷的照护建议 ① 患脑梗死生命体征稳定后即进入恢复期。恢复期分为迟缓期、痉挛期和分离运动期。迟缓期主要表现为肌肉松弛、肌张力低下、无自主运动；痉挛期主要表现为肌肉痉挛、出现异常的运动模式；分离运动期运动协调性基本接近正常 ② 脑梗死的恢复期一般在半年内，黄金恢复期在发病后3个月之内，超过半年或一年就称作脑梗死后遗症。后遗症一旦形成很难再恢复，最典型的后遗症表现是上肢向胸前屈曲，下肢膝关节强直。后遗症严重者会长期卧床，丧失生活自理能力 ③ 康爷爷患病已经3个月，正在恢复期。目前生命体征稳定，意识清楚，能够沟通交流，左侧上下肢肌力3级，右侧活动良好，帮助下能翻身，能坐立。作为家属，不应该让老年人长期卧床，所有活动都包办代替，应该抓紧时间帮助康爷爷进行患侧肢体康复训练，并鼓励他利用健侧肢体带动患侧肢体，进行力所能及的生活活动 ④ 康复训练内容包括：睡眠时帮助摆放正确体位；帮助患肢进行活动；帮助使用健侧肢体带动患侧肢体进行独立翻身、坐立、喝水、吃饭、如厕、洗漱、穿衣等活动；进行增强腰腿部肌力的训练，为日后能正常站立、行走、生活自理做好准备 ⑤ 康复训练必须在康复师指导下进行，并且要严格按照康复计划，循序渐进，持之以恒
步骤4	整理记录	（1）照护理论培训完毕，征求意见，解答问题，将物品、桌椅归位，保持客厅干净整齐，请家属休息 （2）用七步洗手法洗净双手。记录对家属进行照护理论培训的时间、培训内容、家属接受和理解程度等
注意事项		（1）熟悉脑血管疾病及照护理论基本知识，能有针对性地对家属进行照护理论知识培训 （2）培训要按预约时间进行，不能迟到，不能随便更改时间 （3）培训照护理论知识，内容要通俗易懂，不要过多使用专业术语，避免家属听不懂 （4）进门后不要急于开讲，先看望老年人，安抚家属情绪，取得理解与信任后再进行培训 （5）培训时间不宜太长，一般30～50min，避免家属疲劳，影响效果 （6）培训全过程要谦逊、礼貌，体现对老年人家属的尊重和人文关怀

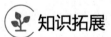 知识拓展

对老年人家属进行照护培训

一、培训方法

1.语言培训方法

通过语言的交流与沟通，讲解及宣传照护知识，引导老年人家属正确对待衰老、疾病和死亡，增加老年人家属对相关疾病知识的理性认识。

2.文字培训方法

根据老年人家属的文化背景和阅读能力，发放延缓衰老，延缓失智、失能与相关疾病的照护知识手册，来达到宣教照护知识的目的。

3.实操培训方法

通过对老年人的某些照护技能进行现场示范，指导家属进行实践操作，达到掌握一定的

照护技能，并能实际应用于照护老年人过程中的目的。

二、照护培训内容

（1）**生活照护培训**　包括清洁照护、饮食照护、排泄照护、睡眠照护等知识。

（2）**基础照护培训**　包括协助用药、冷热照护、消毒和急救照护、安全照护等知识。

（3）**康复照护培训**　包括康乐活动和康复训练等知识。

（4）**心理照护培训**　包括心理疏导和心理保健等知识。

（5）**评估与计划培训**　包括评估量表的使用和照护计划的制订等知识。

技能126　对老年人家属进行照护技能指导

一、情境导入

祝爷爷，78岁，20d前，突然意识恍惚，左侧肢体活动不灵，急送医院诊断为脑梗死，治疗10d后出院回家休养并办理了家庭病床。评估生命体征稳定，意识清楚，能讲话交流，左侧上下肢肌力3级，肌张力下降，右侧活动良好。考虑老年人正值恢复期的迟缓期，为了促进老年人功能恢复，预防后遗症，现在请照护员以"为老年人进行健侧良肢位体位摆放照护"为例，对老年人家属进行照护技能指导。

二、操作步骤

步骤		为老年人进行健侧良肢位体位摆放照护技能操作流程
步骤1	工作准备	（1）环境准备：老年人居室清洁、整齐、安全、无异味，温湿度适宜，根据不同季节，一般室温保持在18～30℃，以避免受凉或中暑 （2）照护员准备 ①清洁准备：进入居室之前穿好鞋套，用七步洗手法洗净双手 ②衣着准备。服装以整洁、朴素、大方为原则 ③语言准备。指导语言具备逻辑性、感染性、趣味性、清晰性、启发性，使家属尽快掌握操作技能 ④指导项目准备。每次指导项目不宜过多，要有针对性，选择老年人需要、家属感兴趣的项目，避免影响指导效果 ⑤时间准备。操作技能指导时间一般为50min ⑥姿势准备。指导家属运用人体力学原理实现节力，做好劳动保护 ⑦指导材料准备。必要时准备技能操作手册，送给家属照本练习 （3）老年人及其家属准备：老年人平卧在床，盖好盖被，支起床档。家属在老年人右侧床前站稳 （4）物品准备：大小不等软垫4个、签字笔、记录簿、操作技能手册等
步骤2	沟通交流	（1）进入老人居室。"阿姨好，今天我们学习为老年人摆放良肢位操作技能好吗？"征得家属同意 （2）"良肢位是为了保持肢体的良好功能，对抗痉挛的出现而设计的一种临时性体位。""祝爷爷还处在脑梗死早期，大部分时间是在床上度过的，摆放良肢位是防止肩关节脱位、预防关节挛缩最基本最有效的措施。"说明照护技能指导内容，取得配合。态度和蔼，言语亲切
步骤3	指导实施	（1）首先通过交流和观察得出评估结果 "爷爷好，休息呢，我来帮您翻身好吗？""爷爷，有没有不舒服啊？""您活动一下，我看看您的活动能力好吗？"评估意识清楚，病情与情绪稳定，能沟通交流，左侧肢体肌力3级，右侧肢体活动良好，能配合操作 （2）操作技能示范 ①"阿姨，我们先学习摆放健侧卧位。"说明操作技能项目 ②进行示范 第一步：站在床的右侧中间位置，两腿打开同肩宽，依靠床边站稳，放下右侧床档，打开盖被，S形折叠对侧

步骤		为老年人进行健侧良肢位体位摆放照护技能操作流程
步骤3	指导实施	第二步：左手托起老年人头部，右手将枕头和头部向左侧移动 第三步：嘱老年人用右手将左手固定于胸腹前，屈曲右膝关节，用右手掌和右脚掌支撑床面 第四步：面向床头，右手扶住老年人左肩，左手抱住老年人右肩，嘱老年人一起用力，向床的对侧移位 第五步：面向床尾，左手扶住老年人左侧髋部，右手扶住老年人右侧髋部，环抱老年人臀部，嘱老年人一起用力，向对侧移位 第六步：协助老年人尽量用健侧下肢带动患侧下肢向对侧移位 第七步：双手将老年人头部转向右侧，嘱老年人用健侧下肢带动患侧下肢屈曲双膝关节，照护员右手放在老人左髋部，左手放在左颈肩部，将老年人向右侧整体翻身至床中线位置 第八步：整理枕头在床头中间位置。在老人右颈肩部垫一小软枕固定体位 第九步：摆放老年人右上肢呈自主体位。左侧上肢上抬约90°，伴肩胛骨前伸，肘关节稍微屈曲，腕指关节伸直，掌心向下，臂下垫软枕，使患侧上肢高于心脏水平 第十步：右腿向后伸，左腿向前屈髋屈膝约90°，再分别在左右小腿下垫软枕，为膝部和踝部骨隆突处减压预防压疮 第十一步：询问老年人有无不适。使老年人保持体位稳定、舒适，盖好盖被，支起床档，检查床档安全，安抚老年人休息 （3）指导实际操作 ①让老年人家属按照示范步骤，一步一步进行实际操作 ②操作不当时，照护员要耐心指导，直至学会为止
步骤4	整理记录	（1）技能操作指导完毕，征求意见，解答问题，保持居室干净整齐，请老年人和家属休息 （2）用七步洗手法洗净双手。记录对家属进行照护技能指导的时间、指导内容、家属实操接受程度等
注意事项		（1）熟悉老年人脑梗死后摆放良肢位的知识 （2）指导家属为老年人摆放良肢位时，要注意鼓励老年人尽量患侧卧位；适当健侧卧位；少采用仰卧位；避免半卧位 （3）要按预约时间进行，不能迟到，不能随便更改时间 （4）指导家属操作动作要轻柔、准确，保证老年人的安全和舒适 （5）指导家属正确运用人体力学原理实现节力，避免家属在操作中受到损伤 （6）指导时间不宜太长，一般30～50min，在家属或老年人疲劳时，要适当休息以后再继续进行 （7）指导全过程要谦逊、礼貌，体现对老年人家属的尊重和人文关怀

🌱 知识拓展

对家属进行照护技能培训是专业照护员的重要工作

随着我国社会老龄化程度的不断加剧，中国人养老观念从消极养老、被动养老转为积极养老、主动养老；养老服务内容也由低层次的日常生活照料升级到高层次的医疗保健、康复护理及精神慰藉等。

目前我国养老模式主要分为居家养老、社区养老和机构养老。

居家养老就是在家里养老，传统上由儿女或者是请照护员上门提供照顾。

居家养老服务适合我国国情，符合我国"未富先老"的社会特点，与机构养老相比，具有成本低，覆盖面广，服务方式灵活等很多优点。

一是可以让一部分家庭经济有困难，但又有养老服务需求的老年人，通过居家养老服务得到精心照护，对促进家庭稳定，促进社会和谐都能起到良好作用。

二是居家养老也适应我国老年人的生活习惯和心理特征。受中华民族传统文化和家庭伦理观念影响，我国大多数老年人不愿意离开自己的家庭，到一个不熟悉的地方去养老。居家养老让老年人在自己家里接受照护，适应了老年人的生活习惯，也满足了老年人的心理需求，有助于老年人安度晚年。

选择居家养老老年人的照护问题，大多由家属完成，为了让老年人得到科学、合理、全面、安全的照护，提高老年人生活品质，对家属进行照护技能培训也是专业照护员非常重要的工作。

项目十六　养老照护员培训与指导

技能127　对养老照护员进行照护理论培训

一、情境导入

某养老机构，新进董某等10位照护员，分管院长安排一位高级养老护理员对新来人员进行初级养老护理员理论知识培训，培训内容为"职业道德"。

二、操作步骤

步骤		对养老照护员进行照护理论培训技能操作流程
步骤1	工作准备	（1）环境准备：培训室清洁、宽敞、安全、无异味，温湿度适宜，根据不同季节，一般室温保持在18～30℃，以避免受凉或中暑 （2）护理员准备 ①清洁准备：用七步洗手法洗净双手 ②衣着准备：整洁、朴素、大方 ③语言准备：培训语言具备逻辑性、感染性、趣味性、清晰性、启发性，能有效地将有关专业知识传授给学员 ④知识准备：熟悉教材，提前做好培训计划、编写教案、准备PPT ⑤教材准备：准备《养老护理员》教材，以利授课与学员复习应用 ⑥时间准备：理论培训一般一节课50min，可根据学员接受程度灵活安排，如果学员文化程度较低，培训内容不宜过多，时间不宜过长 （3）学员准备：完成晨间照护工作以后，上午9点钟，在机构培训室坐好，等待上课 （4）物品准备：屏幕、电脑、签字笔、记录簿、培训手册等。提前5min进入培训室，打开电脑，播放PPT，做好培训前准备
步骤2	沟通交流	（1）安排学员坐好。"各位同仁好，大家都是新来的，为了提高照护服务质量，今天，我们来分享一下养老护理知识"。说明目的，取得配合 （2）进行课程导入。"我们今天用的教材是《养老护理员》一书。我给大家讲的是第一课，题目是'职业道德'，学习目标有两个：第一是道德基本知识；第二是职业道德基本知识。希望大家认真学习。"态度和蔼，言语亲切，说明所用教材，与学员建立融洽关系。课程导入在2min内完成
步骤3	培训实施	（1）首先，我们学习第一个目标"道德基本知识"。学习内容有三个：第一，道德的概述；第二，道德的特点；第三，道德的作用。培训时间为50min （2）首先讲第一个学习内容："道德的概述" 依次讲解：道德的普适性、非强制性、传统性、与时俱进性等 （3）再讲第二个学习内容："道德的特点" 依次讲解：道德的由来和内涵 （4）再讲第三个学习内容："道德的作用" 依次讲解：引导规范人的行为、调整人际关系、稳定社会秩序等 （5）现在，我们来学习第二个目标"职业道德基本知识"。学习内容有五个：第一，职业道德的概述；第二，职业道德基本要素；第三，职业道德的特征；第四，职业道德的作用；第五，公民道德建设实施纲要 （6）首先讲第一个内容："职业道德的概述" 依次讲解：职业道德的内涵和基本规范

续表

步骤		对养老照护员进行照护理论培训技能操作流程
步骤3	培训实施	（7）再讲第二个内容："职业道德基本要素" 依次讲解：职业理想、态度、义务、纪律、良心、荣誉、作风等七个内容 （8）再讲第三个内容："职业道德的特征" 依次讲解：行业性、有限性、多样性、约束性、稳定性、利益相关性等 （9）再讲第四个内容："职业道德的作用" 依次讲解：职业道德是个人发展的基础、良好社会风尚形成的保证以及推动社会经济发展的力量等 （10）最后讲第五个内容："公民道德建设实施纲要" 依次讲解：公民道德建设实施纲要和新时代公民道德建设实施纲要
步骤4	整理记录	（1）授课时间50min，预留其中10min，对重点内容进行测试，并征求意见、解答问题、布置课后复习、安排下课 （2）培训完毕，将培训室物品、桌椅归位，保持培训室干净整齐。用七步洗手法洗净双手。记录培训时间、培训内容、学员人数、学员反应、培训改进措施等
注意事项		（1）熟悉教材，熟练掌握本次授课内容 （2）按预定时间进行，不能迟到，不能随便更改时间 （3）进入培训室后不要急于开讲，先环顾学员，增强信心，提高学员注意力 （4）按照学员文化背景和理解能力运用授课语言技巧。做到条理清楚、主次分明、发音准确、吐字清晰，措辞恰当、富有启发性 （5）避免脱离教材和出现知识性错误。做到以教材为纲，举一反三，循循善诱，避免简单地按照教材宣读 （6）培训全过程要谦逊、礼貌，体现对学员的尊重和人文关怀

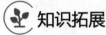 知识拓展

培训教案编写的基本概念、作用和内容

一、教案编写的概念和作用

培训教案也是课时计划，通常以一节课为单位编写。培训教案是教师实施教学活动的具体方案；是教学组织能力和教学思想的体现；是对教学环节及课堂教学程序的设计；也是为课堂教学实践活动提供的备忘材料，能够帮助教师有效完成教学任务。

二、培训教案编写的基本内容

编写教案有一定的格式要求，但不能千篇一律，应从实际出发，方便教学，以提高教学质量为准。教案的主要内容包括：课题、教学目的、重点和难点、课时安排、教学法和教学媒体的选择、教学步骤、PPT或板书设计、课后回忆等。

1. 课题

课题是本课时所讲的题目，一般要醒目地写在PPT首页或板书的首行中间。

2. 教学目的

教学目的是一个课时教材教学的行动纲领，是教学大纲的具体落实，也是一个课时的出发点和落脚点，要求具体、明确，有指导作用。确定教学目的的依据是教学标准、教材和学员。教学标准规定了各职业级别、各学科的基础知识和基本技能训练的具体要求，因此必须从具体的教材内容出发，从学员的知识水平和接受能力出发，拟定教学目的。

3. 重点和难点

教学重点和难点的确定，应从本节课的教学目的出发，从重点和难点上启发学员的思维，激发和培养学员的能力。

4. 课时安排

课时安排要根据教材的内容数量和学员的接受能力而定。各课时教学内容的数量要基本相近，不能过多或过少。

5. 教学法和教学媒体的选择

教学方法包括：讲授法、讨论法、直观演示法、练习法。教学媒体是教学内容的载体，包括实物、口头语言、图表、图像以及动画等，常常通过一定的物质手段去实现，如书本、板书、投影仪、录像、电脑等。

6. 教学步骤

教学步骤是在教案上编写落实教学目的，完成教学内容的实施程序。哪些内容由学员自学；哪些内容由教师讲解；哪些内容使用教具或板书，都要有一个周密而细致的安排。教学步骤的安排既要符合学员的认识规律，又要符合教材的逻辑规律，做到循序渐进，既完整又系统。

7. PPT 或板书设计

教案中要设计好上课用的 PPT 或板书，PPT 或板书设计要尽量体现教师的用意和思路，要使学员能够理解。

8. 课后回忆

课后对每节课进行回忆总结，为以后的教学总结经验，积累资料，这是提高教学水平的有效措施。

技能128 对养老照护员进行实操技能指导

一、情境导入

某培训机构需要对梁某等 20 位初级养老护理员进行照护理论和技能培训。作为高级养老照护员，昨天对初级养老护理员进行了协助老年人穿脱开衫上衣照护理论培训，现在对养老照护员"以协助老年人穿脱开衫上衣"为例进行实操技能指导。

二、操作步骤

步骤		对养老照护员进行实操技能指导流程 （以协助老年人穿脱开衫上衣为例）
步骤1	工作准备	（1）环境准备：实训室清洁、宽敞、安全、明亮
		（2）教师准备
		① 清洁准备：用七步洗手法洗净双手
		② 衣着准备：服装整洁，仪态大方
		③ 语言准备：具备逻辑性、清晰性、启发性
		④ 项目准备：选择老年人常用、照护员需要尽快掌握的项目
		⑤ 时间准备：操作技能指导时间一般为60min左右
		⑥ 动作准备：做好示范关键操作动作准备，并指导初级照护员运用人体力学原理实现节力，做好劳动保护
		（3）学员准备：服装整理，注意礼仪，提前做好喝水和如厕准备
		（4）用品准备：护理床3张、开衫上衣11件、指导手册、记录本、签字笔等

续表

步骤		对养老照护员进行实操技能指导流程 （以协助老年人穿脱开衫上衣为例）
步骤2	回顾 分组	（1）回顾 ① 教师进入实训室。"各位同仁好，昨天我们学习了协助老年人脱穿开衫上衣照护理论培训，今天我们进行协助老年人脱穿开衫上衣照护技能实操指导。" ② 回顾上一节课理论培训内容，介绍本次实操的安排，如目标、时间、重点内容等。在10min内完成 ③ 向学员说明按照操作步骤与流程分动作进行示范，示范操作时间为20min （2）分组 ① 将学员分成2组，每组10人，每组分配护理床一张 ② 每两位学员组成一个小组，每小组分配开衫上衣一件 ③ 老师取开衫一件，使用护理床一张，请助手帮助进行示范操作，请学员观看
步骤3	示范 指导	（1）示范 ① 讲解工作准备 a.环境准备：说明老年人更换衣服时，居室要清洁、整齐、安全，温湿度适宜，根据不同季节调节室温，一般冬季不得低于18℃，夏季不得高于30℃，以避免受凉或中暑。关闭门窗，必要时用屏风遮挡 b.照护员准备：说明要着装整洁，用七步洗手法洗净双手 c.老年人准备：说明操作前首先要进行评估。例如：评估老年人平卧在床，盖好盖被，支起床档，左侧肢体靠墙，右侧为活动区，意识清楚，病情及情绪稳定，能交流，右侧肢体活动良好；左侧肢体活动不灵，左上肢肩关节内旋，前臂旋前屈曲于胸前，腕关节掌屈，手指屈曲，拇指内收屈曲，有更衣愿望，已解决喝水及排便问题，能配合操作等 d.物品准备：说明为老年人准备清洁开衫上衣一件 ② 示范沟通交流 a.备好物品来到老年人右侧床边，站在床中间位置，两腿打开同肩宽，靠近床边站稳；摇高床头至老年人感觉适宜和便于操作的坐位体位；从床头向床尾方向打开盖被，暴露上身，遮盖下身保暖 b.解释目的，取得配合，如"奶奶好！您的衣服穿了好多天了，需要换了，今天我为您换一件干净的好吗？"态度和蔼，语言亲切 ③ 示范穿开衫上衣：让助手扮演老年人在护理床上呈平卧位，帮助穿上开衫上衣 a.先穿患侧：取清洁开襟上衣，分清左右侧，照护员右手从左袖口处伸入衣袖，握住老年人左手套入手部，双手配合顺应左上肢屈曲位置，按左手部、左前臂、左肘部、左上臂、左肩部依次穿上左侧衣袖。拽住衣领处自下而上拉平，穿好左侧衣袖 b.再穿健侧：协助老年人向右侧轻轻翻身；将衣服翻卷塞向右侧身下；再协助平卧，稍微左侧卧，从右侧身下拉出衣服；双手配合将右手从右领口处伸入衣袖，右手握住老年人右手，左手拽住衣领处自下而上拉平，穿好右侧衣袖 ④ 示范脱开衫上衣：让助手扮演老年人在护理床上呈平卧位，帮助脱下开衫上衣 a.先脱健侧：解开上衣纽扣，从右领口处向下拉，脱出右肩部，一手托住老人右肘部，一手脱去右侧衣袖。协助老年人向左侧轻轻翻身，将右侧衣服反卷塞向左侧身下 b.再脱患侧：协助老年人平卧、稍微右侧卧，左手扶住老年人，右手从左侧将衣服拉出，再从左领口处向下拉衣服，按左肩部、左上臂、左肘关节屈曲位置、左前臂、左手屈曲位置，依次脱下左侧衣袖。将脱下的衣服折叠后放入收纳袋中 ⑤ 示范整理记录 a.更衣后观察老年人无异常，放平床头，协助取舒适卧位，整理衣服，使之平整无皱褶。盖好盖被，折好被筒，保持床单位平整。检查床档安全 b.将更换下的衣服送洗衣房清洗、晾干备用 c.用七步洗手法洗净双手。记录更衣时间、送洗时间和老年人反应 （2）指导操作 ① 示范完毕，指导学员两人一小组，按照以上流程，分别为对方穿脱开衫上衣，直至熟练掌握 ② 指导操作时间为30min
步骤4	总结 讲评	（1）指导完毕，对重点内容进行测试，征求意见，解答问题，安排课后复习 （2）总结讲评时间为5min

续表

步骤	对养老照护员进行实操技能指导流程 （以协助老年人穿脱开衫上衣为例）
注意事项	（1）熟悉教材，熟练掌握本次授课的技能操作 （2）按预定时间进行，不能迟到，不能随便更改时间 （3）进入实训室后不要急于指导，先做好分组，保持实操秩序 （4）按照学员理解能力运用授课语言技巧，做到条理清楚、主次分明、发音准确、吐字清晰，措辞恰当、富有启发性 （5）以教材为纲进行示范指导，避免简单地按照教材宣读 （6）要求学员操作全过程动作轻柔、熟练，避免拉拽老年人上肢，做到安全第一 （7）指导全过程要谦逊、礼貌，体现对学员的尊重和人文关怀

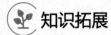 **知识拓展**

实操指导的关键环节及要求

1. 示范

实操指导对学员掌握操作技能是必修课。指导学员实操前，培训老师应认真备课，规范每一项操作步骤与流程，上课时首先为学员进行示范。常见的示范方法有通过真人模特示教和通过模拟人示教等。

2. 分组

如果学员较少，可以一对一进行指导。如果学员较多，应根据参加培训人数将其分成若干组，每组不多于10人，以维持培训秩序，让每一个学员都有公平参加实操的机会。

3. 指导

培训老师进行示范、分组以后，开始指导每一个学员进行实操。在学员实操不当时，指导老师要认真、耐心地进行纠正，直至操作规范。

4. 观摩

进行实操指导期间，要求各组学员互相观摩，取长补短，互相促进。

5. 讲评

实操培训指导结束后，指导老师要对各小组学员的实训情况进行点评，总结经验，分析不足，以促进学员今后更好地学习。

附录

附录1 中华人民共和国民政行业标准：老年人能力评估表

A 老年人能力评估基本信息表

A.1评估基本信息表

A.1.1评估编号	□□□□□□□
A.1.2评估基准日期	□□□□年□□月□□日
A.1.3评估原因	1接受服务前初评 2接受服务后的常规评估 3状况发生变化后的即时评估 4因评估结果有疑问进行的复评 □

A.2被评估者的基本信息表

A.2.1姓名		
A.2.2性别		1男 2女 □
A.2.3出生日期		□□□□年□□月□□日
A.2.4身份证号		□□□□□□□□□□□□□□□□□□
A.2.5社保卡号		□□□□□□□□□
A.2.6民族		1汉族 2少数民族 □
A.2.7文化程度		1文盲 2小学 3初中 4高中/技校/中专 5大学专科及以上 6不详 □
A.2.8宗教信仰		0无 1有＿＿＿ □
A.2.9婚姻状况		1未婚 2已婚 3丧偶 4离婚 5未说明的婚姻状况 □
A.2.10居住情况		1独居 2与配偶/伴侣居住 3与子女居住 4与父母居住 5与兄弟姐妹居住 6与其他亲属居住 7与非亲属关系的人居住 8养老机构 □
A.2.11医疗费用支付方式		1城镇职工基本医疗保险 2城镇居民基本医疗保险 3新型农村合作医疗 4贫困救助 5商业医疗保险 6全公费 7全自费 8其他 □/□/□/□
A.2.12经济来源		1退休金/养老金 2子女补贴 3亲友资助 4其他补贴＿＿＿ □/□/□/□
A.2.13 疾病诊断	A.2.13.1 痴呆	0无 1轻度 2中度 3重度 □
	A.2.13.2 精神疾病	0无 1精神分裂症 2双相情感障碍 3偏执性精神障碍 4分裂情感性障碍 5癫痫所致精神障碍 6精神发育迟滞伴发精神障碍 □
	A.2.13.3 慢性疾病	
A.2.14 近30天内意外事件	A.2.14.1跌倒	0无 1发生过1次 2发生过2次 3发生过3次及以上 □
	A.2.14.2走失	0无 1发生过1次 2发生过2次 3发生过3次及以上 □
	A.2.14.3噎食	0无 1发生过1次 2发生过2次 3发生过3次及以上 □
	A.2.14.4自杀	0无 1发生过1次 2发生过2次 3发生过3次及以上 □
	A.2.14.5其他	

A.3信息提供者及联系人信息表

A.3.1信息提供者的姓名	
A.3.2信息提供者与老人的关系	1配偶　2子女　3其他亲属　4雇佣照顾者　5其他_____ □
A.3.3联系人姓名	
A.3.4联系人电话	

B　老年人能力评估表

B.1日常生活活动评估表

B.1.1进食：指用餐具将食物由容器送到口中、咀嚼、吞咽等过程	□分	10分，可独立进食（在合理的时间内独立进食准备好的食物）
		5分，需部分帮助（进食过程中需要一定帮助，如协助把持餐具）
		0分，需极大帮助或完全依赖他人，或有留置营养管
B.1.2洗澡	□分	5分，准备好洗澡水后，可自己独立完成洗澡过程
		0分，在洗澡过程中需他人帮助
B.1.3修饰：指洗脸、刷牙、梳头、刮脸等	□分	5分，可自己独立完成
		0分，需他人帮助
B.1.4穿衣：指穿脱衣服、系扣、拉拉链、穿脱鞋袜、系鞋带	□分	10分，可独立完成
		5分，需部分帮助（能自己穿脱，但需他人帮助整理衣物、系扣/鞋带、拉拉链）
		0分，需极大帮助或完全依赖他人
B.1.5大便控制	□分	10分，可控制大便
		5分，偶尔失控（每周<1次），或需要他人提示
		0分，完全失控
B.1.6小便控制	□分	10分，可控制小便
		5分，偶尔失控（每天<1次，但每周≥1次），或需要他人提示
		0分，完全失控，或留置导尿管
B.1.7如厕：包括去厕所、解开衣裤、擦净、整理衣裤、冲水	□分	10分，可独立完成
		5分，需部分帮助（需他人搀扶去厕所、需他人帮忙冲水或整理衣裤等）
		0分，需极大帮助或完全依赖他人
B.1.8床椅转移	□分	15分，可独立完成
		10分，需部分帮助（需他人搀扶或使用拐杖）
		5分，需极大帮助（较大程度上依赖他人搀扶和帮助）
		0分，完全依赖他人
B.1.9平地行走	□分	15分，可独立在平地上行走45m
		10分，需部分帮助（因肢体残疾、平衡能力差、过度衰弱、视力等问题，在一定程度上需他人搀扶或使用拐杖、助行器等辅助用具）
		5分，需极大帮助（因肢体残疾、平衡能力差、过度衰弱、视力等问题，在较大程度上依赖他人搀扶，或坐在轮椅上自行移动）
		0分，完全依赖他人
B.1.10上下楼梯	□分	10分，可独立上下楼梯（连续上下10～15个台阶）
		5分，需部分帮助（需他人搀扶，或扶着楼梯、使用拐杖等）
		0分，需极大帮助或完全依赖他人
B.1.11日常生活活动总分	□分	上述10个项目得分之和
B.1日常生活活动分级	□级	0能力完好：总分100分 1轻度受损：总分65～95分 2中度受损：总分45～60分 3重度受损：总分≤40分

B.2 精神状态评估表

B.2.1 认知功能	测验	"我说三样东西，请重复一遍，并记住，一会儿会问您，苹果、手表、国旗。"
		（1）画钟测验："请您在这儿画一个圆形的时钟，在时钟上标出10点45分。"
		（2）回忆词语："现在请您告诉我，刚才我要您记住的三样东西是什么？" 答：_____、_____、_____（不必按顺序）
	评分 □分	0分，画钟正确（画出一个闭锁圆，指针位置准确），且能回忆出2～3个词
		1分，画钟错误（画的圆不闭锁，或指针位置不准确），或只回忆出0～1个词
		2分，已确诊为认知障碍，如老年痴呆
B.2.2 攻击行为	□分	0分，无身体攻击行为（如打/踢/推/咬/抓/摔东西）和语言攻击行为（如骂人、语言威胁、尖叫）
		1分，每月有几次身体攻击行为，或每周有几次语言攻击行为
		2分，每周有几次身体攻击行为，或每日有语言攻击行为
B.2.3 抑郁症状	□分	0分，无
		1分，情绪低落、不爱说话、不爱梳洗、不爱活动
		2分，有自杀念头或自杀行为
B.2.4 精神状态总分	□分	上述3个项目得分之和
B.2 精神状态分级	□级	0能力完好：总分为0分 1轻度受损：总分为1分 2中度受损：总分2～3分 3重度受损：总分4～6分

B.3 感知觉与沟通评估表

B.3.1 意识水平	□分	0分，神志清醒，对周围环境警觉
		1分，嗜睡，表现为睡眠状态过度延长。当呼唤或推动其肢体时可唤醒，并能进行正确的交谈或执行指令，停止刺激后又继续入睡
		2分，昏睡，一般的外界刺激不能使其觉醒，给予较强烈的刺激时可有短时的意识清醒，醒后可简短回答提问，当刺激减弱后又很快进入睡眠状态
		3分，昏迷，处于浅昏迷时对疼痛刺激有回避和痛苦表情；处于深昏迷时对刺激无反应（若评定为昏迷，直接评定为重度失能，可不进行以下项目的评估）
B.3.2 视力：若平日戴老花镜或近视镜，应在佩戴眼镜的情况下评估	□分	0分，能看清书报上的标准字体
		1分，能看清楚大字体，但看不清书报上的标准字体
		2分，视力有限，看不清报纸大标题，但能辨认物体
		3分，辨认物体有困难，但眼睛能跟随物体移动，只能看到光、颜色和形状
		4分，没有视力，眼睛不能跟随物体移动
B.3.3 听力：若平时佩戴助听器，应在佩戴助听器的情况下评估	□分	0分，可正常交谈，能听到电视、电话、门铃的声音
		1分，在轻声说话或说话距离超过2m时听不清
		2分，正常交流有些困难，需在安静的环境或大声说话才能听到
		3分，讲话者大声说话或说话很慢，才能部分听见
		4分，完全听不见
B.3.4 沟通交流：包括非语言沟通	□分	0分，无困难，能与他人正常沟通和交流
		1分，能够表达自己的需要及理解别人的话，但需要增加时间或给予帮助
		2分，表达需要或理解有困难，需频繁重复或简化口头表达
		3分，不能表达需要或理解他人的话
B.3 感知觉与沟通分级	□级	0能力完好：意识清醒，且视力和听力评为0或1，沟通评为0 1轻度受损：意识清醒，但视力或听力中至少一项评为2，或沟通评为1 2中度受损：意识清醒，但视力或听力中至少一项评为3，或沟通评为2；或嗜睡，视力或听力评定为3及以下，沟通评定为2及以下 3重度受损：意识清醒或嗜睡，但视力或听力中至少一项评为4，或沟通评为3；或昏睡/昏迷

B.4社会参与评估表

B.4.1生活能力	□分	0分，除个人生活自理外（如饮食、洗漱、穿戴、二便），能料理家务（如做饭、洗衣）或当家管理事务
		1分，除个人生活自理外，能做家务，但欠好，家庭事务安排欠条理
		2分，个人生活能自理；只有在他人帮助下才能做些家务，但质量不好
		3分，个人基本生活事务能自理（如饮食、二便），在督促下可洗漱
		4分，个人基本生活事务（如饮食、二便）需要部分帮助或完全依赖他人帮助
B.4.2工作能力	□分	0分，原来熟练的脑力工作或体力技巧性工作可照常进行
		1分，原来熟练的脑力工作或体力技巧性工作能力有所下降
		2分，原来熟练的脑力工作或体力技巧性工作明显不如以往，部分遗忘
		3分，对熟练工作只有一些片段保留，技能全部遗忘
		4分，对以往的知识或技能全部磨灭
B.4.3时间/空间定向	□分	0分，时间观念（年、月、日、时）清楚；可单独出远门，能很快掌握新环境的方位
		1分，时间观念有些下降，年、月、日清楚，但有时相差几天；可单独来往于近街，知道现住地的名称和方位，但不知回家路线
		2分，时间观念较差，年、月、日不清楚，可知上半年或下半年；只能单独在家附近行动，对现住地只知名称，不知道方位
		3分，时间观念很差，年、月、日不清楚，可知上午或下午；只能在左邻右舍间串门，对现住地不知名称和方位
		4分，无时间观念；不能单独外出
B.4.4人物定向	□分	0分，知道周围人们的关系，知道祖孙、叔伯、姑姨、侄子侄女等称谓的意义；可分辨陌生人的大致年龄和身份，可用适当称呼
		1分，只知家中亲密近亲的关系，不会分辨陌生人的大致年龄，不能称呼陌生人
		2分，只能称呼家中人，或只能照样称呼，不知其关系，不辨辈分
		3分，只认识常同住的亲人，可称呼子女或孙子女，可辨熟人和生人
		4分，只认识保护人，不辨熟人和生人
B.4.5社会交往能力	□分	0分，参与社会，在社会环境有一定的适应能力，待人接物恰当
		1分，能适应单纯环境，主动接触人，初见面时难让人发现智力问题，不能理解隐喻语
		2分，脱离社会，可被动接触，不会主动待人，谈话中很多不适词句，容易上当受骗
		3分，勉强可与人交往，谈吐内容不清楚，表情不恰当
		4分，难以与人接触
B.4.6社会参与总分	□分	上述5个项目得分之和
B.4社会参与分级	□级	0能力完好：总分0～2分
		1轻度受损：总分3～7分
		2中度受损：总分8～13分
		3重度受损：总分14～20分

C 老年人能力评估报告

C.1 一级指标分级	C.1.1 日常生活活动：□级		C.1.2 精神状态：□级
	C.1.3 感知觉与沟通：□级		C.1.4 社会参与：□级
C.2 老年人能力初步等级	0 能力完好　1 轻度失能　2 中度失能　3 重度失能		□
C.3 等级变更条款	1 有认知障碍/痴呆、精神疾病者，在原有能力级别上提高一个等级 2 近30天内发生过2次及以上跌倒、噎食、自杀、走失者，在原有能力级别上提高一个等级 3 处于昏迷状态者，直接评定为重度失能 4 若初步等级确定为"3重度失能"，则不考虑上述1-3中各情况对最终等级的影响，等级不再提高 □		
C.4 老年人能力最终等级	0 能力完好　1 轻度失能　2 中度失能　3 重度失能		□

评估员签名_____、_____　　　　　　日期____年__月__日
信息提供者签名_____　　　　　　　　日期____年__月__日

注：老年人能力初步等级划分标准
0 能力完好：
日常生活活动、精神状态、感知觉与沟通分级均为0，社会参与分级为0或1
1 轻度失能：
日常生活活动分级为0，但精神状态、感知觉与沟通中至少一项分级为1及以上，或社会参与的分级为2；
或日常生活活动分级为1，精神状态、感知觉与沟通、社会参与中至少有一项的分级为0或1
2 中度失能：
日常生活活动分级为1，但精神状态、感知觉与沟通、社会参与均为2，或有一项为3；
或日常生活活动分级为2，且精神状态、感知觉与沟通、社会参与中有1～2项的分级为1或2
3 重度失能：
日常生活活动的分级为3；
或日常生活活动、精神状态、感知觉与沟通、社会参与分级均为2；
或日常生活活动分级为2，且精神状态、感知觉与沟通、社会参与中至少有一项分级为3

D 老年人能力评估结果判定卡

能力等级	日常生活活动	精神状态				感知觉与沟通				社会参与			
		0	1	2	3	0	1	2	3	0	1	2	3
0 能力完好	0												
	1												
	2												
	3												
1 轻度失能	0												
	1												
	2												
	3												
2 中度失能	0												
	1												
	2												
	3												
3 重度失能	0												
	1												
	2												
	3												

注：使用结果判定卡时，一般根据日常生活活动进行初步定位，锁定目标区域，然后根据其他三项能力，在判定卡上同一颜色区域定位查找相应的能力等级。以下为几种特殊情况：
1 当日常生活活动为0，精神状态、感知觉与沟通有一项为1及以上，或社会参与为2，判定为轻度失能
2 当日常生活活动为1，后三项有一项为0或1，判定为轻度失能；后三项均为2或某一项为3，则判定为中度失能
3 当日常生活活动为2，后三项全部为2或某一项为3，判定为重度失能，否则为中度失能

附录2 青岛市长期照护需求等级评估表

A 基本情况调查

A.1基本信息

A.1.1 姓名			A.1.2 性别	1男 2女	☐
A.1.3 出生日期		年 月 日	A.1.4 民族	1汉族 2少数民族 ____	☐
A.1.5 身份证号			A.1.6 社保卡号		
A.1.7 户籍所在地			A.1.8 居住地		
A.1.9 文化程度		1文盲 2小学 3初中 4高中/技校/中专 5大学专科及以上 6不详			☐
A.1.10 婚姻状况		1未婚 2已婚 3丧偶 4离婚 5未说明的婚姻状况			☐
A.1.11 经济状况	A.1.11.1人员类别	1离休 2退休（含退职） 3在职 4低保户 5低保边缘户 5城乡特困人员 6其他_____			☐
	A.1.11.2医疗费用支付方式	1职工基本医疗保险 2居民基本医疗保险 3医疗救助 4商业医疗保险 5自费 6其他			☐
A.1.12 生活环境	A.1.12.1居住状况	1与子女同住 2与其他亲属同住 3空巢（有或无子女，有配偶） 4独居 5已入住养老机构 6其他			☐
	A.1.12.2居住安全	1居所安全设施完备，无须改进 2可改进的不安全因素：_____ 3不可改进的不安全因素：_____			☐
	A.1.12.3居住楼层	1一或二楼较方便 2三楼以上无电梯 3楼房有电梯			☐
	A.1.12.4洗浴设施	1独用 2合用 3无			☐
A.1.13 家庭支持	A.1.13.1家庭支持状况	1提供足够的物质和情感支持 2仅提供物质支持 3仅提供情感支持 4缺乏物质和情感支持			☐
	A.1.13.2家庭经济状况	1家庭年收入2万元以下 2家庭年收入2万～5万元 3家庭年收入5万～10万元 4家庭年收入10万～20万元 5家庭年收入20万元以上			☐
	A.1.13.3照护者身份	1配偶 2子女 3亲戚朋友 4保姆 5无照护者 6其他			☐
	A.1.13.4照护者或被评估者对照护方式的意见	1居家照护 2日间照护 3入住机构			☐

A.2健康状况

	A.2.1.1就医方式	□居家医疗　　　　　　□外出就诊 习惯就医地点为：	
A.2.1 疾病状况	A.2.1.2神经系统	疾病类别或名称	程度或主要合并症
		□脑血管疾病、中枢神经系统感染	1左侧偏瘫　2右侧偏瘫　3左侧上肢　4左侧下肢 5右侧上肢　6右侧下肢　7全瘫　　8其他　□
			1肌力0级　2肌力Ⅰ级　3肌力Ⅱ级 4肌力Ⅲ级　5肌力Ⅳ级　6肌力Ⅴ级　　□
		□运动障碍与神经变性疾病（运动神经元疾病等）	1运动障碍　2感觉障碍　3吞咽障碍 4呼吸障碍　5截瘫　　6其他　□
			1肌力0级　2肌力Ⅰ级　3肌力Ⅱ级 4肌力Ⅲ级　5肌力Ⅳ级　6肌力Ⅴ级　　□
		□癫痫	1大发作　　2小发作　　3精神运动发作　　4其他　□
		□帕金森病	1震颤　　2活动障碍　　3僵直　　　　4其他　□
		□认知功能障碍与痴呆	1轻度　　　2中度　　　3重度　□
		□其他	
	A.2.1.3心血管系统	□高血压病	1高血压病1级　2高血压病2级　3高血压病3级　□
		□冠心病	1心功能Ⅰ级（正常）　　2心功能Ⅱ级（心衰1度） 3心功能Ⅲ级（心衰2度）　4心功能Ⅳ级（心衰3度）□
		□其他	
	A.2.1.4呼吸系统	□慢性阻塞性肺疾病	1肺功能Ⅰ级（基本正常）　2肺功能Ⅱ级（稍有减退） 3肺功能Ⅲ级（显著减退）　4肺功能Ⅳ级（严重损害） 5肺功能Ⅴ级（呼吸衰竭）
		□肺心病	1心功能Ⅰ级（正常）　　2心功能Ⅱ级（心衰1度） 3心功能Ⅲ级（心衰2度）　4心功能Ⅳ级（心衰3度）□
		□肺纤维化	1早期　　　　　　2中后期
		□其他_____	
	A.2.1.5内分泌系统	□糖尿病	1糖尿病1型　　2糖尿病2型　□
			1糖尿病眼病　2糖尿病坏疽 3糖尿病肾病　4其他___　□
		□甲状腺疾病	1甲状腺危象　2其他___　□
		□其他	
	A.2.1.6消化系统	□消化性溃疡	1出血　2穿孔　3幽门梗阻　4恶变　5其他_____　□
		□消化道出血	1呕血　2黑粪　3昏厥　4休克　5贫血　6发热　□
		□肝、胆疾病	1肝硬化　　　2胆石症　　　3胆囊炎
		□其他	
	A.2.1.7泌尿系统	□慢性肾功能不全	1代偿期　2功能不全期　3衰竭期　4尿毒症期　□
		□前列腺疾病	1感染　　　2肥大　□
		□其他	
	A.2.1.8运动系统	□骨质疏松	1轻度　　2重度　□
		□骨折	1上肢　　2下肢　　3髋部　4脊柱　5其他　□
			1坠积性肺炎　2下肢深静脉血栓形成　3压疮　□
		□骨关节病	1活动障碍　　　　　2关节轻度变形 3多个关节严重变形　　4其他　□
		□其他	
	A.2.1.9感觉系统	□白内障	1失明　　2光感　　3其他　□
		□视网膜病变	1失明　　2光感　　3其他　□
		□其他_____	
	A.2.1.10其他疾病	□恶性肿瘤	1恶病质　2其他　□
		□其他	

续表

A.2.2 特殊医疗护理需求	A.2.2.1近两年医药费使用情况	1年均5千元以下　　2年均5千～1万元 3年均1万～2万元　4年均2万元以上	☐
	A.2.2.2最后一次出院护理级别	1特级护理　　　2一级护理 3二级护理　　　4三级护理	☐
	A.2.2.3意识状态	1清醒　2模糊　3嗜睡　4昏迷　5其他_____	☐
	A.2.2.4管道留置	1鼻胃管　2导尿管　3气管套管　4其他_____	☐
	A.2.2.5呼吸机使用情况（有创/无创）	1持续使用　2间断使用　　3其他_____	☐
	A.2.2.6压疮	1可疑的深部组织损伤　2Ⅰ期　3Ⅱ期　4Ⅲ期　5Ⅳ期　6不明确分期	☐
	A.2.2.7近两年住院	1无　2一次　3二次　　4三次　5四次以上	☐
A.2.3 近30天内意外事件	A.2.3.1跌倒	1无　2发生过1次　3发生过2次　4发生过3次以上	☐
	A.2.3.2噎食	1无　2发生过1次　3发生过2次　4发生过3次以上	☐
	A.2.3.3自杀	1无　2发生过1次　3发生过2次　4发生过3次以上	☐
	A.2.3.4走失	1无　2发生过1次　3发生过2次　4发生过3次以上	☐
	A.2.3.5其他		
A.2.4 营养状况	A.2.4.1过去三个月中，是否因食欲不振，咀嚼或吞咽困难，消化不良等问题导致进食量越来越少	1厌食　　　　2食欲不振　　　3食欲正常	☐
	A.2.4.2近三个月体重变化	1体重减轻>3kg　　　　2体重减轻1～3kg 3体重无改变　　　　4不知道	☐
	A.2.4.3身体质量指数（BMI）体重（kg）/身高（cm）^{2}	1 BMI< 19　　　　2 19≤BMI<21 3 21≤BMI<23　4 23≤BMI≤32　5 BMI>32	☐
	A.2.4.4小腿围（CC）（cm）（若无BMI）	1 CC<31　　　　2 CC≥31	☐

A.3 信息提供者及联系人信息

A.3.1 信息提供者与被评估者的关系	1配偶　2子女　3其他亲属 4雇佣照顾者　5其他	☐
A.3.2联系人（主要监护人）	姓名：　　　　　　1配偶　　2子女　　3其他	☐
A.3.3联系人电话		
A.3.4信息提供者签名		

B 能力评估

B.1日常生活活动评估表

B.1.1进食： 指用餐具将食物由容器送到口中、咀嚼、吞咽等过程	□分	10分，可独立进食（在合理的时间内独立进食准备好的食物） 5分，需部分帮助（进食过程中需要一定帮助，如协助把持餐具） 0分，需极大帮助或完全依赖他人，或通过鼻饲管进食
B.1.2洗澡	□分	5分，准备好洗澡水后，可自己独立完成洗澡过程 0分，在洗澡过程中需他人帮助
B.1.3修饰： 指洗脸、刷牙、梳头、刮脸等	□分	5分，可自己独立完成 0分，需他人帮助
B.1.4穿衣： 指穿脱衣服、拉拉链、穿脱鞋袜、系鞋带等	□分	10分，可独立完成 5分，需部分帮助（能自己穿脱，但需他人帮助整理衣物、系扣/鞋带、拉拉链） 0分，需极大帮助或完全依赖他人
B.1.5大便控制	□分	10分，可控制大便 5分，偶尔失控（每周<1次），或需要他人提示 0分，完全失控
B.1.6小便控制	□分	10分，可控制小便 5分，偶尔失控（每天<1次，但每周>1次），或需要他人提示 0分，完全失控，或留置导尿管
B.1.7如厕： 包括去厕所、解开衣裤、擦净、整理衣裤、冲水	□分	10分，可独立完成 5分，需部分帮助（需他人搀扶去厕所、需他人帮忙冲水或整理衣裤等） 0分，需极大帮助或完全依赖他人
B.1.8床椅转移	□分	15分，可独立完成 10分，需部分帮助（需他人搀扶或使用拐杖） 5分，需极大帮助（2人，能坐） 0分，完全依赖他人
B.1.9平地行走	□分	15分，可独立在平地上行走（可用辅助器具） 10分，需部分帮助（因肢体残疾、平衡能力差、过度衰弱、视力等问题，在一定程度上需他人搀扶） 5分，需极大帮助（因肢体残疾、平衡能力差、过度衰弱、视力等问题，在较大程度上依赖他人搀扶，或坐在轮椅上自行移动） 0分，完全依赖他人
B.1.10上下楼梯	□分	10分，可独立上下楼梯 5分，需部分帮助（需他人搀扶，或扶着楼梯、使用拐杖等） 0分，完全依赖他人
B.1.11日常生活活动总分	□分	上述10个项目得分之和
B.1.12日常生活活动分级	□级	0能力完好：总分100分 1轻度受损：总分65～95分 2中度受损：总分45～60分 3重度受损：总分≤40分

B.2 精神状态评估表

B.2.1 认知功能 此项绝大多数失能人员无法配合	测验	"我说三样东西，请重复一遍，并记住，一会儿会问您，苹果、手表、国旗" （1）画钟测验："请在这儿画一个圆形时钟，在时钟上标出10点45分。" （2）回忆词语："现在请您告诉我，刚才我要您记住的三样东西是什么？" 答：_____、_____、_____（不必按顺序）
	□分	0分，画钟正确（画出一个闭锁圆，指针位置准确），且能回忆出2～3个词 1分，画钟错误（画的圆不闭锁，或指针位置不准确），或只回忆出0～1个词 2分，已确诊为认知障碍，如老年痴呆
B.2.2 攻击行为	□分	0分，无身体攻击行为（如打/踢/推/咬/抓/摔东西）和语言攻击行为（如骂人、语言威胁、尖叫） 1分，每月有几次身体攻击行为，或每周有几次语言攻击行为 2分，每周有几次身体攻击行为，或每日有语言攻击行为
B.2.3 抑郁症状	□分	0分，无 1分，情绪低落、不爱说话、不爱梳洗、不爱活动 2分，有自杀念头或自杀行为
B.2.4 精神状态总分	□分	上述3个项目得分之和
B.2 精神状态分级	□级	0能力完好：总分为0分 1轻度受损：总分为1分 2中度受损：总分2～3分 3重度受损：总分4～6分

B.3 感知觉与沟通评估表

B.3.1 意识水平	□分	0分，神志清醒，对周围环境警觉 1分，嗜睡，表现为睡眠状态过度延长。当呼唤或推动其肢体时可唤醒，并能进行正确的交谈或执行指令，停止刺激后又继续入睡 2分，昏睡，一般的外界刺激不能使其觉醒，给予较强烈的刺激时可有短时的意识清醒，醒后可简短回答提问，当刺激减弱后又很快进入睡眠状态 3分，昏迷，处于浅昏迷时对疼痛刺激有回避和痛苦表情；处于深昏迷时对刺激无反应（若评定为昏迷，直接评定为重度失能，可不进行以下项目的评估）
B.3.2 视力： 若平日戴老花镜或近视镜，应在佩戴眼镜的情况下评估	□分	0分，能看清书报上的标准字体 1分，能看清楚大字体，但看不清书报上的标准字体 2分，视力有限，看不清报纸大标题，但能辨认物体 3分，辨认物体有困难，但眼睛能跟随物体移动，只能看到光、颜色和形状 4分，没有视力，眼睛不能跟随物体移动
B.3.3 听力：若平时佩戴助听器，应在佩戴助听器的情况下评估	□分	0分，可正常交谈，能听到电视、电话、门铃的声音 1分，在轻声说话或说话距离超过2m时听不清 2分，正常交流有些困难，需在安静的环境或大声说话才能听到 3分，讲话者大声说话或说话很慢，才能部分听见 4分，完全听不见
B.3.4 沟通交流： 包括非语言沟通	□分	0分，无困难，能与他人正常沟通和交流 1分，能够表达自己的需要及理解别人的话，但需要增加时间或给予帮助 2分，表达需要或理解有困难，需频繁重复或简化口头表达 3分，不能表达需要或理解他人的话
B.3 感知觉与沟通分级	□级	0能力完好：意识清醒，且视力和听力评为0或1，沟通评为0 1轻度受损：意识清醒，但视力或听力中至少一项评为2，或沟通评为1 2中度受损：意识清醒，但视力或听力中至少一项评为3，或沟通评为2；或嗜睡，视力或听力评定为3及以下，沟通评定为2及以下。 3重度受损：意识清醒或嗜睡，但视力或听力中至少一项评为4，或沟通评为3；或昏睡/昏迷

B.4社会参与评估表

B.4.1生活能力	□分	0分，除个人生活自理外（如饮食、洗漱、穿戴、二便），能料理家务（如做饭、洗衣、擦玻璃、铺床等）或当家管理事务（如钱财管理）
		1分，除个人生活自理外，能做家务（如洗碗、叠被、整理衣物等），但欠好，家庭事务安排欠条理
		2分，个人生活能自理；只有在他人帮助下才能做些家务，但质量不好
		3分，个人基本生活事务能自理（如饮食、二便），在督促下可洗漱
		4分，个人基本生活事务（如饮食、二便）需要部分帮助或完全依赖他人帮助
B.4.2脑力或体力运作能力	□分	0分，原来熟练的脑力工作或体力技巧性工作可照常进行
		1分，原来熟练的脑力工作或体力技巧性工作能力有所下降
		2分，原来熟练的脑力工作或体力技巧性工作明显不如以往，部分遗忘
		3分，对熟练工作只有一些片段保留，技能全部遗忘
		4分，对以往的知识或技能全部磨灭
B.4.3时间/空间定向	□分	0分，时间观念（年、月、日、时）清楚；可单独出远门，能很快掌握新环境的方位
		1分，时间观念有些下降，年、月、日清楚，但有时相差几天；可单独来往于近街，知道现住地的名称和方位，但不知回家路线
		2分，时间观念较差，年、月、日不清楚，可知上半年或下半年；只能单独在家附近行动，对现住地只知名称，不知道方位
		3分，时间观念很差，年、月、日不清楚，可知上午或下午；只能在左邻右舍间串门，对现住地不知名称和方位
		4分，无时间观念或不能单独外出
B.4.4人物定向	□分	0分，知道周围人们的关系，知道祖孙、叔伯、姑姨、侄子侄女等称谓的意义；可分辨陌生人的大致年龄和身份，可用适当称呼
		1分，只知家中亲密近亲的关系（包括经常服务的医务人员、社工、护理员等），不会分辨陌生人的大致年龄，不能称呼陌生人
		2分，只能称呼家中人，或只能照样称呼，不知其关系，不辨辈分
		3分，只认识常同住的亲人，可称呼子女或孙子女，可辨熟人和生人
		4分，只认识保护人，不辨熟人和生人
B.4.5社会交往能力	□分	0分，参与社会，在社会环境有一定的适应能力，待人接物恰当
		1分，能适应单纯环境（如社区日间照料中心、养老机构内环境等），主动接触人，初见面时难让人发现智力问题，不能理解隐喻语
		2分，脱离社会，可被动接触，不会主动待人，谈话中很多不适词句，容易上当受骗
		3分，勉强可与人交往，谈吐内容不清楚，表情不恰当
		4分，难以与人接触
B.4.6社会参与总分	□分	上述5个项目得分之和
B.4社会参与分级	□级	0能力完好：总分0～2分
		1轻度受损：总分3～7分
		2中度受损：总分8～13分
		3重度受损：总分14～20分

C 照护需求等级评估结果

C.1 现场评估

维度分级	C.1.1 日常生活活动：□级	C.1.2 精神状态：□级
	C.1.3 感知觉与沟通：□级	C.1.4 社会参与：□级

C.2 综合评估

C.2.1 综合评估标准	0级（能力完好）： 日常生活活动、精神状态、感知觉与沟通分级均为0，社会参与分级为0或1 一级（轻度失能）： 日常生活活动分级为0，但精神状态、感知觉与沟通中至少一项分级为1及以上；或社会参与分级为2及以上；或日常生活活动能力为1，精神状态、感知觉与沟通、社会参与中至少有一项分级为0或1 二级（中度失能1）： 日常生活活动能力为1，但精神状态、感知觉与沟通、社会参与均为2；或有一项为3 三级（中度失能2）： 日常生活活动能力为2，且精神状态、感知觉与沟通、社会参与其中1项的分级为2以下 四级（重度失能1）： 日常生活活动能力和精神状态为2，感知觉与沟通、社会参与均大于等于2；或日常生活活动能力为2，精神状态为3 五级（重度失能2）： 日常生活活动能力为3，或处于昏迷状态的可直接确定为五级
C.2.2 综合评估结论	□0级（能力完好）　□一级（轻度失能）　□二级（中度失能1） □三级（中度失能2）□四级（重度失能1）　□五级（重度失能2） 本次评估有效期　　月
现场评估员签名 _____、_____ ；　评估师签名_____、_____	年　　月　　日

附录3 青岛市长期护理保险失智老人评估表
（中文简易智能精神状态检查量表，MMSE量表）

评估机构：（章）　　　　　　　　　　　评估时间：　年　月　日

姓名		性别		出生年月		文化程度		职业	
身份证号			社保类别	职工□ 居民一档□		子女情况		婚姻状况	

家属对老人的病史及病情（含基础疾病）陈述：

与老人的关系：　　　　　　　　　　　　　　　家属（签字）：

项目		最高分	评分
定向力（10分）	今年是哪一年	1	
	现在是什么季节？	1	
	现在是几月份？	1	
	今天是几号？	1	
	今天是星期几？	1	
	您住在哪个省？	1	
	您住在哪个县（区）？	1	
	您住在哪个村/组（街道）？	1	
	我们现在在什么地方？（这是哪里？）	1	
	我们现在在第几层楼？	1	
记忆力（3分）	现在我告诉您三种东西（任意与他生活工作相关的物品），我说完后，请您重复一遍并记住，待会还会问您（各1分，共3分）	3	
注意力和计算力（5分）	100-7=？连续减5次（93、86、79、72、65。各1分，共5分。若错了，但下一个答案正确，只记一次错误）	5	
回忆能力（3分）	现在请您说出我刚才告诉您让您记住的那些东西	3	
语言能力（9分）	出示手表，问这个是什么东西	1	
	出示钢笔，问这个是什么东西	1	
	我现在说一句话，请跟我清楚地重复一遍（四十四只石狮子）		
	（闭上您的眼睛）请您念念这句话，并按上面意思去做	1	
	我给您一张纸请您按我说的去做，现在开始："用右手拿着这张纸，用两只手将它对折起来，放在您的左腿上。"（右手拿纸、把纸对折、放在腿上，每个动作1分，共3分）	3	
	书写能力要求受试者自己写一句完整的句子/口述一句完整的、有意义的句子（句子必须有主语、动词）记录所述句子的全文	1	
	（出示图案）请您照上面图案画下来	1	
评估结论	评估专家（签字）	合计	

本表一式二份

判定标准：

（1）认知功能　最高得分为30分，分数在27～30分为正常，分数<27为认知功能障碍。

（2）按受试者受教育程度进行认知障碍评分修正　文盲≤17分，小学程度≤20分，中学程度（包括中专）≤22分，大学程度（包括大专）≤23分。

（3）认知功能障碍严重程度分级　轻度≥21分；中度10～20分；重度≤9分。

参考文献

［1］ 中国就业培训技术指导中心，人力资源和社会保障部社会保障能力建设中心．养老护理员（基础知识）[M]．北京:中国劳动社会保障出版社，2013.

［2］ 杨根来．职业技能鉴定培训教材和养老护理员考试指南[M]．北京:中国社会出版社，2014.

［3］ 谭美青，杨根来．养老护理员（基础知识）[M]．北京:中国劳动社会保障出版社，2020.

［4］ 人力资源社会保障部教材办公室．养老护理员（初级）[M]．北京:中国劳动社会保障出版社，2020.

［5］ 人力资源社会保障部教材办公室．养老护理员（中级）[M]．北京:中国劳动社会保障出版社，2020.

［6］ 人力资源社会保障部教材办公室．养老护理员（高级）[M]．北京:中国劳动社会保障出版社，2020.

［7］ 邹文开，赵红岗，杨根来．失智老年人照护职业技能教材（初级）[M]．3版．北京:化学工业出版社，2022.

［8］ 邹文开，赵红岗，杨根来．失智老年人照护职业技能教材（中级）[M]．2版．北京:中国财富出版社，2022.

［9］ 邹文开，赵红岗，杨根来．失智老年人照护职业技能教材（高级）[M]．北京:中国财富出版社，2020.

［10］ 洪立，王华丽．聪明的照护者[M]．北京：中国新闻联合出版社．2011.